周仲瑛简介

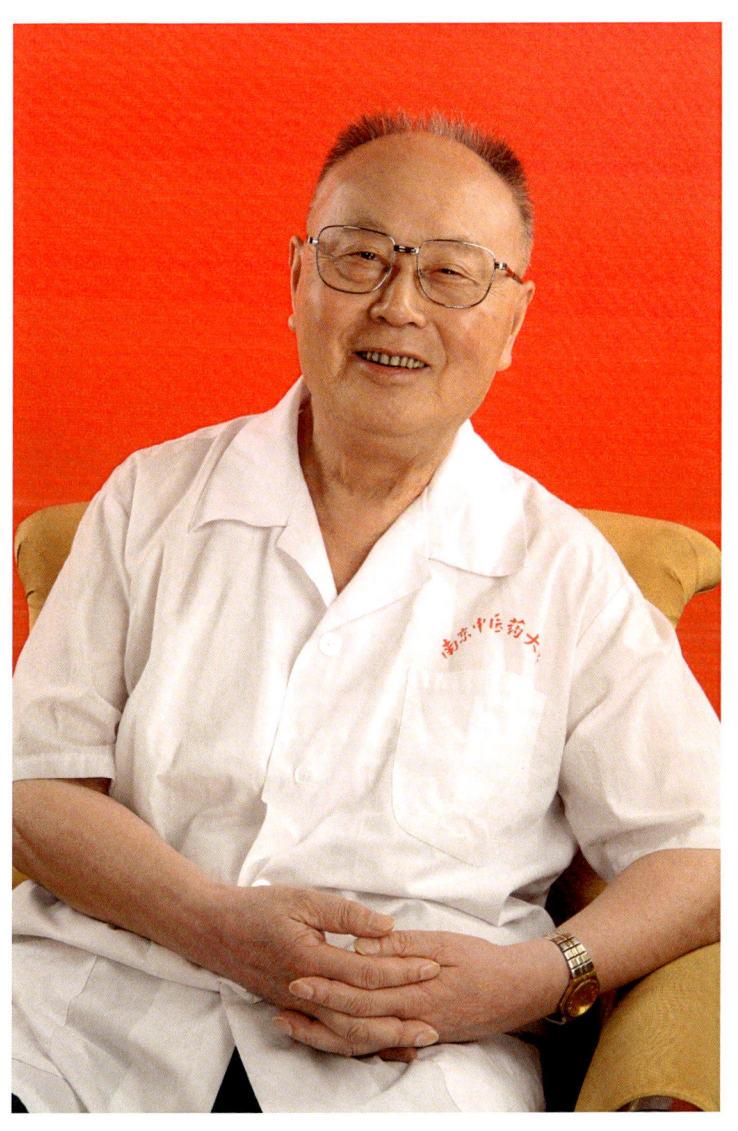

周仲瑛，男，汉族，江苏如东人，1928年10月出生，南京中医药大学终身教授、主任医师、博士研究生导师。世代中医，幼承庭训，随父周筱斋教授学

习中医。1948年开始从事中医临床工作。1956年进入江苏省中医院工作,曾任医院副院长。1983年调任南京中医学院院长。目前担任中国中医科学院学术委员、中华中医药学会终身理事、江苏省中医学会终身名誉会长等职。

周仲瑛教授是国务院首批政府特殊津贴获得者,全国首批(1991年)、第三批(2003年)、第四批(2008年)和第五批(2012年)继承老中医专家学术经验导师,先后获全国老中医药专家学术思想优秀指导老师、全国优秀中医临床人才研修项目优秀指导老师、全国高等学校先进科技工作者、全国优秀研究生导师、第一批国家级非物质文化遗产项目"中医诊法"代表性传承人、世界中医药学会联合会首届"王定一杯"中医临床国际贡献奖、首届"国医大师"等多项荣誉称号。

周仲瑛教授从事中医内科医、教、研工作60余年,擅长诊治急症、疑难病证,有胆有识,屡起沉疴。临证精于辨证论治的灵活性,主张辨证应首重病机,病机为理论联系实际的纽带,是通向论治的桥梁,提出"病机十三条",倡导"以病机证素为辨证论治的核心";重视中医内科学科建设,倡导学科的发展必须自主创新。先后创建了内科学总论——辨证论治纲要,确立了以脏腑病机为辨证核心、内科疾病系统分类的基础,为临床专业化的发展开辟了途径。在科研中坚持以中医理论为指导、临床实践为基础作为课题研究设计的基本原则。先后主持、参与国家、部省级课题37项,获科技进步奖24项,多项成果在国内外处于领先地位,创制科研新药转让投产7种,获专利授权12项。先后发表学术论文165篇,主编《中医内科学》、《中医内科急症学》、《瘀热论》、《中医病机辨证学》等系列教材、著作共38部,其中《中医内科学》曾获国家教委优秀教材特等奖、国家科技进步三等奖和第一届中国出版政府奖图书奖提名奖。多年来,培养研究生、博士后及学术继承人50余名,为中医药事业的发展做出了突出贡献。

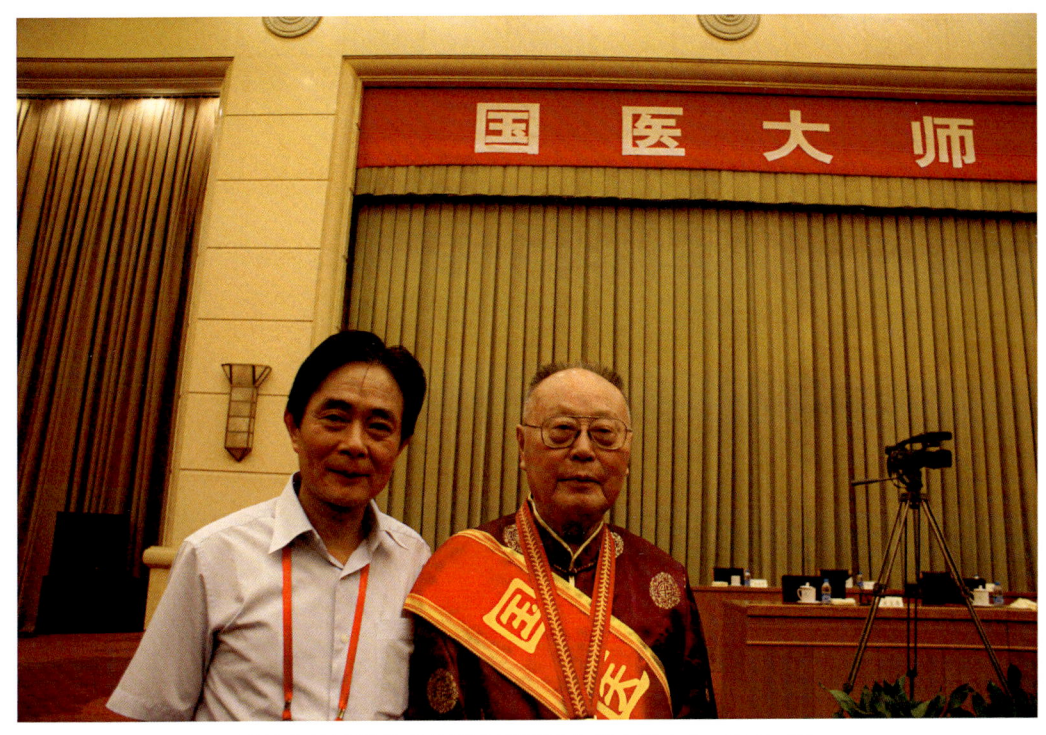

吴勉华陪同周仲瑛教授出席国医大师表彰大会（2009年）

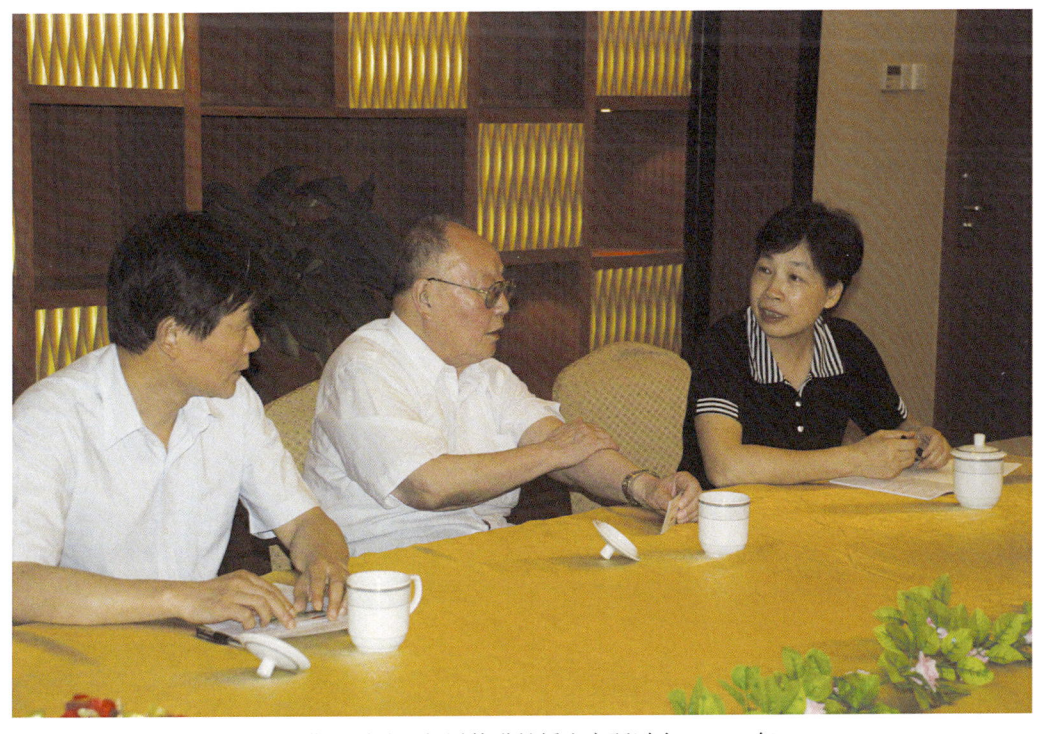

吴勉华、周学平与周仲瑛教授出席研讨会（2010年）

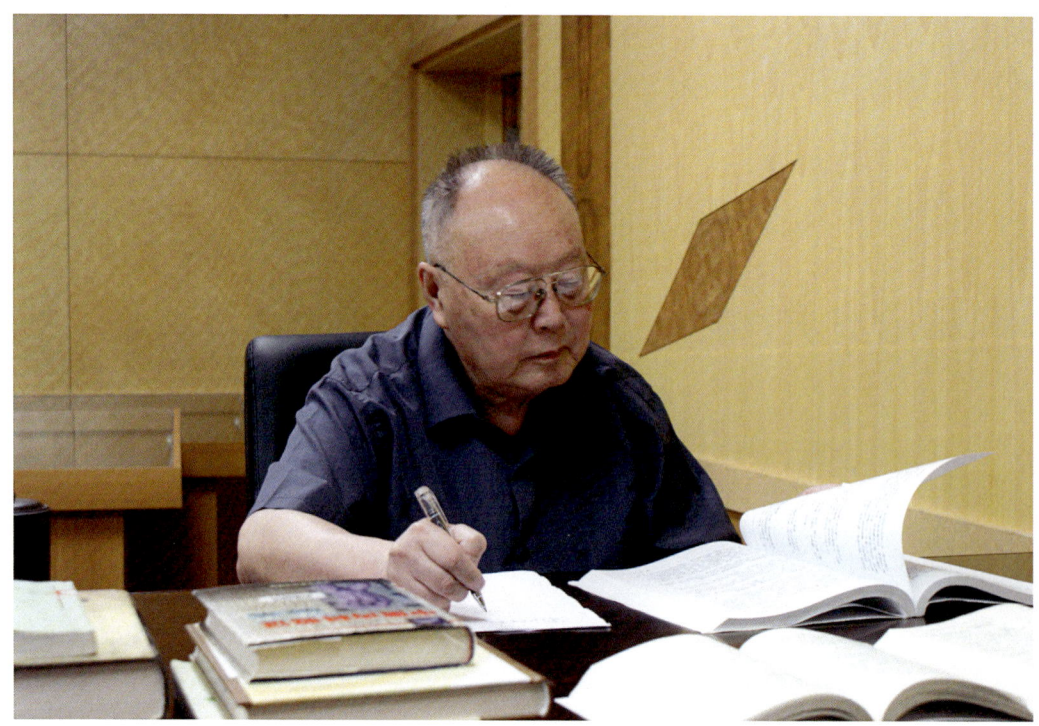

周仲瑛教授读书

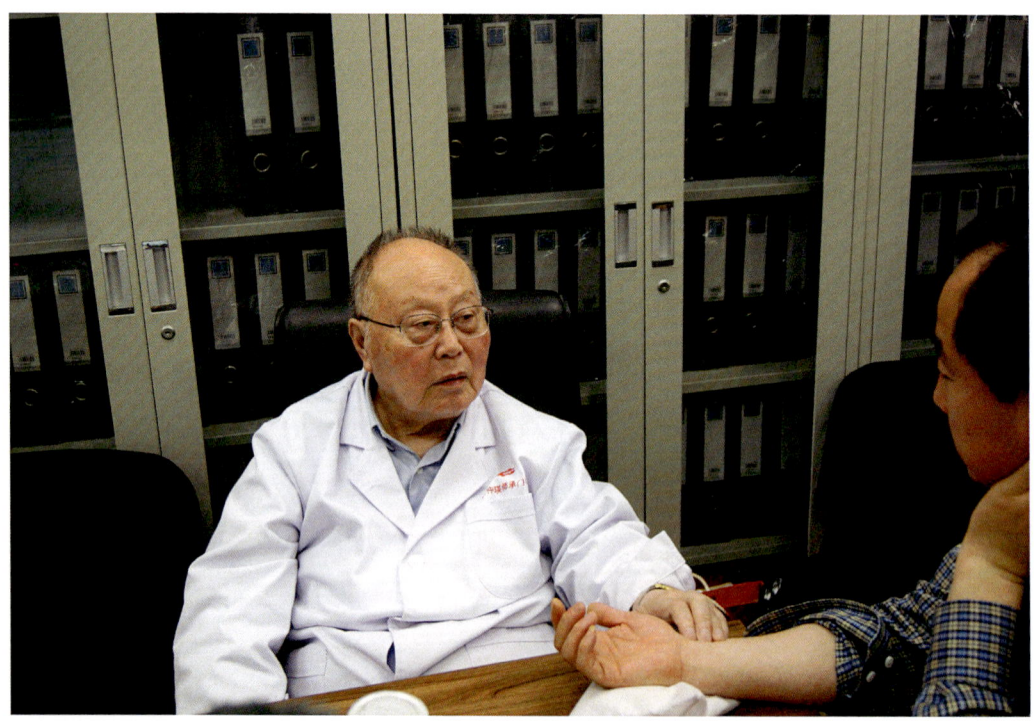

周仲瑛教授看诊

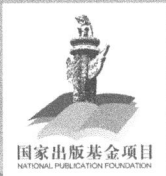

"十二五"国家重点图书出版规划项目

国医大师临床研究

周仲瑛临床经验精粹

中华中医药学会 组织编写

吴勉华 周学平 主编

周仲瑛 周珉 主审

科学出版社

北京

内 容 简 介

本书是国医大师周仲瑛教授的临床经验精粹选录。全书分学术思想、临床经验和临床验案三个部分。第一部分学术思想重点介绍了周仲瑛教授所构建的中医病机辨证新体系及诸多临证技巧；第二部分临床经验从急症、肺、心脑、脾胃、肝胆、肾膀胱、气血津液和肢体经络八个大类选取重点病证，逐一例述周仲瑛教授的临床诊治心得；第三部分临床验案收录了部分效验案例，并加以辨析、讨论和提炼。全书理论与实践结合，借以反映周仲瑛教授在中医学术、临床诸方面的独到见解。

本书可供中医临床、科研工作者阅读。

图书在版编目（CIP）数据

周仲瑛临床经验精粹 / 吴勉华，周学平主编. —北京：科学出版社，2015.6

（国医大师临床研究）

国家出版基金项目·"十二五"国家重点图书出版规划项目

ISBN 978-7-03-044984-9

Ⅰ. 周… Ⅱ. ①吴… ②周… Ⅲ. 中医学-临床医学-经验-中国-现代 Ⅳ. R249.7

中国版本图书馆 CIP 数据核字（2015）第 130198 号

责任编辑：郭海燕　刘　亚／责任校对：张怡君
责任印制：赵　博／封面设计：黄华斌　陈　敬

版权所有，违者必究。未经本社许可，数字图书馆不得使用

科学出版社出版
北京东黄城根北街16号
邮政编码：100717
http://www.sciencep.com

三河市春园印刷有限公司印刷
科学出版社发行　各地新华书店经销

*

2015年6月第 一 版　　开本：787×1092　1/16
2025年5月第七次印刷　印张：19 1/4　插页：2
字数：444 000

定价：**108.00元**

（如有印装质量问题，我社负责调换）

《国医大师临床研究》丛书编辑委员会

顾　问	王玉川	王永炎	邓铁涛	石学敏
	朱良春	苏荣扎布	李大鹏	李连达
	李济仁	李振华	李辅仁	吴以岭
	吴咸中	张　琪	张伯礼	张灿玾
	张学文	陆广莘	陈可冀	陈凯先
	周仲瑛	胡之璧	贺普仁	班秀文
	徐景藩	郭子光	唐由之	程莘农
	路志正	颜正华	颜德馨	

主　编　王国强

副主编	马建中	王新陆	吕玉波	孙树椿
	严世芸	李俊德	李清杰	杨明会
	吴　浈	张大宁	陈传宏	林　鹏
	徐镜人	高思华	曹洪欣	谢阳谷

编　委	王　健	王之虹	王垂杰	王麟鹏
	布仁达来	权　红	朱婉华	刘小斌
	次旦久美	李　军	李　艳	李郑生
	李炜弘	杨金生	吴　坚	张　冰
	张佩青	张增敏	陆为民	阿古拉
	范永升	范春琦	周海哲	洪　净
	徐丹华	徐光星	郭淑云	黄　辉
	曹正逵	巢国俊	彭　斌	韩天雄
	程海英	谢　钟	谢新才	颜乾麟
	戴　铭			

学术秘书　庄乾竹　曹丽英

(以上名单均按姓氏笔画排序)

《周仲瑛临床经验精粹》编委会

主　编　吴勉华　周学平

主　审　周仲瑛　周　珉

编　委　(以下按姓氏笔画排序)

　　　　王志英　叶　放　李　柳　吴勉华

　　　　金妙文　周学平　郭立中　程海波

《国医大师临床研究》丛书序

2009年6月19日，人力资源和社会保障部、卫生部和国家中医药管理局在京联合举办了首届"国医大师"表彰暨座谈会。30位从事中医临床工作（包括民族医药）的老专家获得了"国医大师"荣誉称号。这是新中国成立以来，中国政府部门第一次在全国范围内评选国家级中医大师。国医大师是我国中医药事业发展宝贵的智力资源和知识财富，在中医药的继承创新中发挥着不可替代的重要作用。将他们的学术思想、临床经验、医德医风传承下来，并不断加以发展创新，发扬光大，是继承发展中医药学，培养造就高层次中医药人才，提升中医药软实力与核心竞争力的重要途径。

为了弘扬中华民族文化，广泛传播和充分利用中医药文化资源，满足中医药人才队伍建设的需要；进一步完善中医药传承制度，将国医大师的学术思想、经验、技能更好地发扬光大。科学出版社精心组织策划了"国医大师临床研究"丛书的选题项目，这个选题首先被新闻出版总署批准为"十二五"国家重点图书出版规划项目，后经科学出版社遴选后申报国家出版基金项目，并在2012年获得了基金的支持。这是国家重视中医药事业发展的重要体现，同时也为中医药学术传承提供良好契机。国家出版基金是国家重大常设基金，是继国家自然科学基金、国家社会科学基金之后的第三大基金，旨在资助"突出体现国家意志，着力打造传世精品"的重大出版工程，在"弘扬中华文化，建设中华民族共有精神家园"方面与中医药事业有着本质和天然的相通性。国家出版基金设立六年以来，对中医药事业给予了持续的关注和支持。

作为我国成立最早、规模最大的中医药学术团体，中华中医药学会长期以来为弘扬优秀民族医药文化、促进中医药科学技术的繁荣、发展、普及推广发挥了重要作用。本丛书编辑出版工作得到了中华中医药学会大力支持。国家卫生和计划生育委员会副主任、国家中医药管理局局长、中华中医药学会会长王国强亲自出任丛书主编。

作为中国最大的综合性科技出版机构，60年来科学出版社为中国科技优秀成果的传播发挥了重要作用。科学出版社为本丛书的策划立项、稿件组织、编辑出版倾注了大量心血，为丛书高水平出版起到重要保障作用。

本丛书同时还得到了各位国医大师及国医大师传承工作室和所在单位的大力支持，并得到各位中医药界院士的支持。在此，一并表示感谢！

本丛书从重要论著、临床经验等方面对国医大师临床经验发掘整理，涵盖了中医原创思维与个性诊疗经验两个方面。并专设《国医大师临床研究概览》分册，总括国医大师临床研究成果，从成才之路、治学方法、学术思想、技术经验、科研成果、学术传承等方面疏理国医大师临床经验和传承研究情况。这既是对国医大师临床研究成果的概览，又是研究国医大师临床经验的文献通鉴，具有永久的收藏和使用价值。

文以载道，以道育人。丛书将带您走进"国医大师"的学术殿堂，领略他们深邃的理论造诣，卓越的学术成就，精湛的临床经验；丛书愿带您开启中医药文化传承创新的智慧之门。

《国医大师临床研究》丛书编辑委员会
2013 年 5 月

序

《黄帝内经》将医者分为上工、中工、下工，以"上工治未病"为医者之最高境界。唐代名医孙思邈践行"大医精诚"，宋代苏轼誓"不为良相，便为良医"的宏愿，然能为"上工"、"大医"、"良医"者，古今不过百人矣。何也？岐黄医术博大精深，犹若吾中华传统之书画、围棋，入门易而深入难也。

吾师周仲瑛教授，家世业医，幼承庭训，师承其父周筱斋教授习岐黄之术，悬壶济世，迄今已60余春秋矣，未曾间断。虽年逾八旬，仍坚持每周2~3次看诊，以此授徒带教，立己树人。其在临证之余，如有所感所思、所得所悟，常以笔录集存，集腋成裘。

今应科学出版社所邀，师门诸人执笔，摘录周师临证经验之精华，并附以部分验案，剖幽析微，整理成册。愿能为有志之士所识，抛砖引玉，相互启发，为传承、发展、振兴伟大之中医中药，造福广大民众尽绵薄之力。

谨志数语，是为序。

编 委 会
甲午年冬于南京中医药大学

目 录

《国医大师临床研究》丛书序
序

第一部分　学术思想

病机辨证 …………………… 3
　"审证求机"是活化辨证论治的锁钥 …
　　…………………………… 3
　"辨机论治"内科疑难杂病述要 …… 6
　常用脏腑病机词汇类证鉴别 ……… 17
　论瘀热 ……………………………… 28
　"伏毒"新识 ……………………… 33
谈中医临证技巧 ……………… 40
　四诊合参之望、闻、问、切 ……… 40
　中医辨证的思维方法 ……………… 44

　中医辨证的内容 …………………… 45
　知常达变，掌握证的五性 ………… 47
　中医辨证要点及影响因素 ………… 50
　立法的具体应用 …………………… 51
　复法运用解析 ……………………… 53
　临证选方要领 ……………………… 56
　临证选药规则 ……………………… 59
　中药的用量与炮制 ………………… 61
　药物配伍之同类相须 ……………… 62
　药物配伍之异类相使 ……………… 66

第二部分　临床经验

急症篇 ………………………… 73
　中医内科急症概论 ………………… 73
　出血热中医辨治概要 ……………… 83
　病毒感染性高热的治疗经验 ……… 86
　下法在温热病中的运用 …………… 88
　暴喘辨治心法 ……………………… 91
　昏迷的辨治 ………………………… 93
　从厥脱谈休克的辨证论治 ………… 96
肺系篇 ………………………… 100
　咳嗽辨治十要 ……………………… 100
　哮喘杂谈 …………………………… 106
　肺炎的辨证施治 …………………… 114
　肺痨十问 …………………………… 122
　肺痈证治述要 ……………………… 126

　慢性肺心病的辨治要点 …………… 128
心脑篇 ………………………… 134
　高血压的辨治体会 ………………… 134
　滋肾养肝、化痰消瘀法治疗动脉粥
　　样硬化的理论探讨 ……………… 137
　中风辨治述要 ……………………… 140
　凉血通瘀法治疗出血、缺血两类中风
　　的浅识 …………………………… 148
脾胃篇 ………………………… 154
　试论温清通补治胃痞 ……………… 154
　苦降辛通法的临床应用 …………… 157
　漫谈"酸甘化阴"法治疗胃痛 …… 161
　久泻论治 …………………………… 164
肝胆篇 ………………………… 168

清化瘀毒、调养肝脾法辨治慢乙肝 …… 168
重症肝炎辨治述要 ………… 172
提高中医药辨治病毒性肝炎疗效的再思考 ………… 176
胆病辨治杂说 ………… 179

肾膀胱篇 ………… 181
从"泻下通瘀"法治疗出血热少尿期——谈蓄血、蓄水与伤阴 ………… 181
略论肾炎从肺论治 ………… 185
从"风湿相搏"辨治慢性肾脏病初探 ………… 193
肾炎治血心法 ………… 197

泌尿系统结石辨治经验 ………… 205

气血津液篇 ………… 209
中医药辨治肿瘤若干理念问题的探讨 ………… 209
颅内肿瘤辨治经验 ………… 213
痰饮治法述要 ………… 217
糖尿病杂谈 ………… 224
血证论治 ………… 226
从肝肾亏虚、痰瘀阻络辨治高脂血症的经验 ………… 233

肢体经络篇 ………… 236
尪痹辨治探讨 ………… 236
辨证治疗痿证的经验 ………… 243

第三部分 临床验案

急症验案一束 ………… 249
疑难病案一束 ………… 259
无病可辨案例一束 ………… 269
经方的变通应用 ………… 275
补中益气汤新用 ………… 280

大补阴丸验案拾萃 ………… 284
牵正散在治疗疑难杂症中的应用 … 287
一贯煎的临床运用 ………… 291
同病异治、异病同治血小板增多/减少症案例探析 ………… 293

第一部分 学术思想

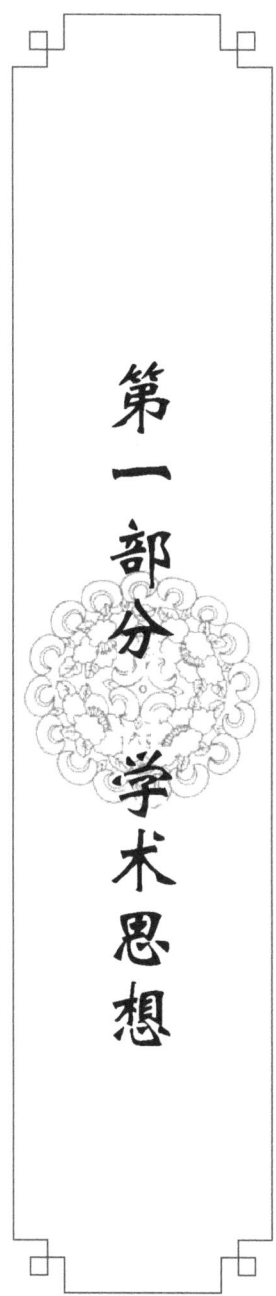

病机辨证

"审证求机"是活化辨证论治的锁钥

周仲瑛教授在60余年的医、教、研生涯中，逐步理解认识到最具中医特色的辨证论治体系——理法方药诊疗体系，原本是机圆法活的一种思辨技能，而今却难以与辨证标准化、规范化、量化等要求合拍，虽然当前已经制定有多种病证的诊疗标准、指导原则、指南、路径，却不能求得共识，以方便在临床执行实施，值得令人反思、共商。

周仲瑛教授回顾自身临证实践，反复质疑，逐渐感悟到若能应用病机理论指导辨证，似可达到机圆法活的境界，跳出机械僵化的框架，为此，周仲瑛教授曾在内科课堂教学中，不断加强病机的系统论述，明确病因与病机两者之间的因果关系、区别和联系，从每个病证的病机发生、发展、演变、转归、联系与证的相关性，以体现证候的可变性、时相性、交叉复合性，并不是固定不变的程式。同时在实习带教中，开设专题讲授"脏腑病机词汇类证鉴别"，介绍以脏腑为主体的病机辨证，鉴别类证之间的异同及其治法方药，通过临床演示，使教材的规范知识活化为实用技能，证实了"审证求机，辨机论治"是灵活应用辨证论治的重要思辨方法。进而引申为科研设计的立论依据，如曾以"瘀热相搏"这一复合病机证候要素（简称证素）为主证，针对不同疾病的瘀热子证，先后立题研究了流行性出血热（简称出血热）的"瘀热水结证"、出血性疾病的"瘀热血溢证"、出血性中风的"瘀热阻窍证"、重症肝炎的"瘀热发黄证"及慢性乙型病毒性肝炎（简称乙肝）的"湿热瘀毒证"等。突现了病机的层次性、复合性，从多方面展示了病机辨证的实用价值及引领作用，萌生了以病机为核心构建辨证论治新体系的设想。

（一）病机的概念及内涵

病机一词首见于《素问·至真要大论》"审察病机，无失气宜"，"谨守病机，各司其属"，告诉我们治病要审查病机，不要违背六气主时的规律；分析和掌握病机与病证之间的内在联系及归属。所列"病机十九条"，经过历代多家的发挥补充，为病机辨证奠定了基础。

概言之，病机的涵义是指疾病的病因、病性、病位及病程中变化的要理。如张景岳说："机者，要也，变也，病变所由出也。"

病机的内涵，在宏观整体层面上，大致可概括为邪正盛衰、阴阳失调、气血津液输化代谢失常。具体而言，又均由脏腑病变导致某个系统，某种疾病，某一证候及某个特异性症状、体征的病理表现，因而其类别有脏腑病机、疾病病机、证候病机、症状病机等多个方面，相互之间有其关联性、层次性，而最终必须落实在证候病机上，根据证素提供的辨证信息，构成内涵清楚、外延明确的病机证素条目。

从《内经》"病机十九条"的内容来看，构成证候的病机要素有内外六淫、脏腑病机、上下病机等，涵盖了多个病理因素，这就启示我们，求因的本义，应是求其病理因素，也就是现今所称之"第二病因"，求因实是求机。具体言之，凡属多种内、外病因作用于人体后，在疾病发生、发展、演变过程中，随个体的差异、不同的季节和地区、病程的先后，可以表现为不同的病理变化和相应的临床症状，根据"有诸内必形诸外"的道理，通过司外揣内、取象比类的思辨方法，自可求得内在的病理实质，为辨识病机证素提供依据。

进而言之，同一原始病因，伤人致病后，实际多随个体而从化，即使外因六淫也常易从火化，如刘河间即倡"六气皆从火化"之说，提示病机的动态演变，才是疾病形成和发展过程中的关键因素，现今之"寒温统一"论，当亦与此有一定的渊源。至于"内生五气"的转化兼夹，它如因病生痰、因痰致病、因病致瘀、因瘀致病的理念，更可理解以病理因素作为病机辨证之纲的用意。

（二）病机辨证的实用意义

1. 活化辨证

根据"但见一症便是，不必悉具"的启示，辨证内容可以"特异症"为主体，参考相关佐症，通过识辨、取舍，提取病机特点，把握主要矛盾，有机组合成"证"，以免人为的计量评分、分证型。临证若能据此理念思辨分析，自能活化辨证，提升诊疗能力，达到活泼地如珠之走盘的境界。

2. 理论前移

中医理论源于临床，是通过反复实践构成的理论体系，是指导临床的依据，只有融理论与实践为一体，才能转化成为实用技能，显示理论的价值，为此，有必要把理论前移，贴近临床，融入辨证论治的诊疗体系之中，我们所倡的病理因素——"第二病因"说，就是意在把基础理论转化为应用基础，密切结合临床，指导临床，显示中医学实践性强的特色，不同于实验医学。假如分割理论与临床的统一性，必将导致理论成为僵化的教条，失去它的实用意义。

3. 执简驭繁

病机辨证体系，内涵病势的动态演变，病性、病位涉及脏腑经络、气血津液、卫气营血、三焦、六经、八纲等，因而既可继承多元辨证的优势，以供选择应用，又能融多元辨证为一体，综合应用，有机组合，由博返约，由繁至简，起到提纲挈领的作用。

4. 求同存异

病机辨证不仅能使辨证得到活化，而且也可在治疗原则求得共识的层面上，既能提供治法和方药的参考范例，也可发挥各自的特色，体现三因制宜、医者的个体化经验及不同学术流派的风格，以彰显各家优势，保证传承的需要。

（三）构建病机辨证体系的设想

1. 总体思路

病机辨证的总体思路以病理因素为主纲，以病机证素为条目，以症状、体征为依据，以病性、病位为核心，以脏腑理论为基础，以多元辨证为内涵，以活化辨证谋创新，以提示治则为目的，真正体现辨证论治的灵魂。

2. 抓纲带目，倡建"病机十三条"

根据病理因素的不同特性和临床表现，概述其要领如下。

风病善变，寒多阴伏，火热急速（温暑同类），湿性缠绵，燥胜伤津，痰证多怪，水饮同源，瘀有多歧（血病多瘀），气病多郁（疑病多郁、郁病多杂），虚多久病，毒多难痼，疫为戾气，多因复合——风火相煽、寒热错杂、湿热郁蒸、痰瘀互结、瘀热相搏、燥湿相关、邪实正虚、多脏同病等，并据此组合拟成病机辨证网络，以示其因果交叉复合关系，使病机辨证从源头上得到活化，体现"证"是病机单元交叉组合的客观现象，病机单元是证候的基本要素，也是我们以病理因素为主导的用意所在。

3. 辨病理因素是病机辨证的主导

病理因素既是疾病续发的第二病因，又是病证表现于外的病理现象，因而随着病势的演变转化，每与相关病邪杂合或从化，提示了病机证素是有其变动转化的。证是病机动态演变的客观表现。通过求理定性，从性定位，表明病机辨证当以辨病理因素为主导。

4. 病机证素是辨证的内核

证是病的外在表象，机是病的内在本质，"证"本质的研究并不代表辨证的源头，只有"审证求机"才能把握病的实质，做到从外知内、从证测机，进而从机测证，据此可以认为病理因素的内核应是病机证素。

所谓病机证素，是指辨识证候的病机要素，能概括、体现疾病某一证候的病理特点，使病机与证候做到有机的统一，通过对症状、体征的辨析取舍，提取可供辨证的证素，与相关病机单元组合成证，并可随病势病情而演变转化。体现以辨机为目的，意在使辨证得到活化，适应临床应用，不同于证素的计量辨证，重在以证为依据，使之规范化。

（四）病理因素的多元交叉、因果转化，是复合病机的病理基础

病理因素是疾病发生的重要中间环节，决定疾病的性质、病位、演变及转归，且常相互兼夹、复合为患。因而病机证素的组合也有单一病机、兼夹病机、复合病机之分。除单一病机外，所谓兼夹病机是指两种单一病理因素的杂合，虽有主次关系，但无新的质变；复合病机是指两种以上的病理因素互为因果，胶结和合，形成新的致病特质，促使病势的演变发展，具体表现有多因复合、多病位复合、多病势复合。

多因复合，即多种病理因素互为因果。如"风火相煽证"的病机特点表现为"风助火势，火动风生"；"湿遏热伏证"的病机特点为"热处湿中，湿遏热外，如油入面"。

它如曾提出慢性乙肝的基本病机病证是"湿热瘀毒，肝郁脾虚证"，认为其病理因素有湿、热、瘀、毒、郁、虚，病性以实为多，实中有虚，病位在肝、脾，病势表现有多因素的因果互动转化，具有复杂、多变的特点。

多病位复合，即多脏同病，如《素问·玉机真藏论》说："五藏相通，移皆有次，五藏有病则各传其所胜"，显示了脏腑整体观的特色、病理生理的相关性，如多个病种表现的肝脾、肺肾、肝肾、肺脾或肝脾肾等同病，特别是在急难病症方面的多脏同病，对临床更有重要的实用价值。

多病势复合，即同一病理因素，可多向转化，若多因杂呈，则病机转化更为错综复杂多变，因果互为交并，病势演变多歧。

总之，病机的多因交叉转化，是复合病机形成的发病学基础，反映了不同病理因素之间、不同脏腑之间的病机转化、传变规律，是临床辨证必须把握的关键。

（五）病机辨证的基本要领及程序

首以"病机十三条"为纲要。精炼论述该条的"概念"、"病理要点"、"临床特点"、"治疗原则"，以助理解与病机证素的相关性。

次以病机证素为条目，在"辨证"部分，分列"特异症"、"可见症"、"相关舌脉"，以供辨析取舍，提示"病性、病位、病势"的辨证印象；"治疗"部分列举"治法"、"方药范例"、"加减"，以供参考应用，并列"临证备要"，以加深实践启悟。

对"兼夹病机证素"，可按主次归属，列出证名、治法，以供与相关病理因素联系互参。

在构建病机辨证体系的基础上，可进一步延伸到具体病证，根据临床表现，按其病理特点，制定病证的病机辨治方案，从多元辨证求机角度，交叉组合病机证素，落实到临床应用。

综上所述，可知审证求因，实是求机，审证求机的过程，就是辨证的过程，求机的实质是求病理因素，病机是辨证的核心，是通向论治的桥梁，抓住了病机，就抓住了病变本质，组合形成病机证素，得出证名诊断，治疗也就有了更强的针对性。

倡议构建病机辨证新体系的目的，旨在能使辨证论治的诊疗特色从源头上得到活化，回归到临床实用，走中医继承发展、自主创新之路。

"辨机论治"内科疑难杂病述要

中医所称之"疑难杂症"与现今的"难治病"同义，泛指辨证求因诊断难明（疑），无特效治疗，甚至出现危急症状（难、急）、症状怪异多端（怪）、久病顽痼难愈（痼）、病势（症）复杂多变（杂）等，既有各自的特点，但又互为相关。如其中许多难症在病的某个阶段，可以突变为急症，而多个急症，原本就是难症，故可统称为疑难（急）杂症。在中医内科范围内的"风、痨、臌、膈"四大难症，迄今仍是临床需要研究的难题。据此，开展中医急难症研究的新领域意义十分重大，这将对中医学术的振兴、自身独特优势的发扬、临床疗效的提升，开辟新的蹊径。

对疑难病的研究,首先在理念上不应陷入认识的误区,它并不是漫无边际,随机处理的,而是各个学科对自身难点及当前新问题的探索和破解,有特定的病种和内涵、自身的理论特色、可供挖掘的前人的有效经验,关键是要找准切入点。周仲瑛教授认为以病机学说为主导,"审证求机"辨机论治是突破难治病疗效瓶颈的关键性理论和技术问题。兹择其要者列述如下。

(一) 疑病多郁

郁,主要指情志之郁,常与精神、心理因素密切相关。患者往往自觉痛苦,症状繁杂多变,有多系统表现,疑为实质性病变,但又查无任何器质性异常,故当归属"疑"病一类,临床常见于心身疾病、功能性疾病及亚健康状态患者。郁源于肝,病在气分,因肝为刚脏,性喜条达,最忌抑遏,肝郁则不能疏泄,气机郁结而为病,故气郁是郁病的病理基础。诚如《丹溪心法·六郁》所谓:"气血冲和,百病不生,一有怫郁,诸病生焉。"

"气为百病之始",气机升降失调是百病之根,是从无形到有形的发展过程、病理演变的始动因素。气无形而血有质,气滞则血瘀、气郁则化火、气滞则津凝成痰、气不化津而生湿、气滞中焦而积食,由此衍成"六郁",互为因果交错,变生有形之疾,且总以实证为主。

"肝为五脏之贼",肝病最易延及他脏,故有"诸病多自肝来"之说。肝气郁结,乘脾犯胃,则腹痛、腹胀、泄泻,或气逆呕吐、嘈杂、泛酸;肝郁伤神,气逆冲心,则心烦、动悸、惊惕不寐;肝气侮肺,则呛咳阵作、胁痛、气急;下夺于肾则眩晕、耳鸣、视糊;如肝气自郁于本经,多见两胁胀痛、胸闷气憋、喜太息,或见一过性刺痛;若肝气走窜入络,又可见周身不定位疼痛、麻木;特别与女性患者的关系尤为密切,因"女子以肝为先天",生理禀赋之异、经带胎产之疾、乳房胞宫之恙,莫不与肝气郁结有关,临证当仔细审察。

对郁证的治疗,基于"肝气郁结"这一核心病机病证,当以疏肝理气解郁为主法,通用方可选柴胡疏肝散、越鞠丸等。药如柴胡、白芍、白术、枳壳、桔梗、香附、夏枯草、法半夏、牡丹皮、栀子、黄连、吴茱萸、白蒺藜、川芎、丹参、白檀香等。针对病位不同的特点、六郁兼夹之异,合方并治,如肝气乘脾配痛泻要方;肝气犯胃配左金丸、香苏饮;肝郁伤神配百合知母汤、酸枣仁汤、甘麦大枣汤;肝气侮肺配加减泻白散;耗伤肾阴配滋水清肝饮;痰气互结配四七汤;肝郁化火配丹栀逍遥丸;肝郁血瘀配血府逐瘀汤。

总之,郁之为病,症无定格,治有常变,难以守法执方,还当圆机活法,以变应变。

临证尤当注意郁病初期虽多为无形之气,但部分患者失治误治,病久势深可发展至形质损害,从无形而至有形,应慎加辨识。

气郁之病极易化火伤阴,而理气之品多偏辛香燥热,易于耗伤阴血,故用药应当适度,多选药性平和之花类理气药,如玫瑰花、绿萼梅、代代花、佛手花、厚朴花、白残花等,理气而不伤阴。

久病阴血不足之体,投疏肝理气药而少效者,可从酸入肝,肝以敛为泻,需赖阴血以柔养等特性,配伍白芍、乌梅、木瓜、枸杞子等敛肝柔肝。

气为血帅,血为气母,互为资生,每易因果同病,"初病在经,久病入络",故对气郁的治疗,当参以活血通络之品,如红花、川芎、旋覆花、茜草根等。

(二) 难病多毒

毒,意指病邪的亢盛、病情的深重、病势的多变,是诸多病邪进一步酝酿发展形成的,表现为邪盛生毒,毒必兼邪,如尤在泾说:"毒者,邪气蕴蓄不解之谓";但也可为特异性的致病因子,与相关病邪杂合为患,表现为一毒一病,既可从外感受,也可由内而生。外感之毒多与六淫、疠气为伍,"毒寓于邪",毒随邪入,而致病情危急难治;内生之毒,是在病势发展演变的过程中,由于脏腑功能严重失调,发生形质性损害,与风、火、痰、瘀等多种病理因素互为酝生,其性质多端,且可交错为患,成为疾病顺逆转归的决定性因素,如出血热的疫热毒。慢性肾衰竭的湿(浊)毒。破伤风、三叉神经痛的风毒。红斑狼疮的瘀毒。重症肝炎的湿热毒。恶性肿瘤的癌毒等。特别要提出的是,无论外毒、内毒,若邪毒潜藏体内,伏而不觉,发时始显者,另属"伏毒"一类,为病更杂,治疗尤难(另有专论)。

基于"万病一毒说"的理念,临证治疗难治病的感悟,约而言之,毒的病证特点有如下数端:①凶,病势凶猛;②急,起病暴急;③变,传变无常,极易内陷;④顽,病情顽痼,易于反复;⑤杂,多因杂呈,难以定格,颇难以用规范方案应对。

对毒邪的辨证,首辨毒的外受、内生。次辨毒的阴阳属性,阳毒为病,暴戾、杂合、多变;阴毒为病,隐伏、缠绵、暗耗。而阴阳两类病性,又可交错并见。三辨毒的病理因素,区别风、寒、火(热)、燥、湿、痰、水、瘀(血)等不同类别,把握其兼夹转化。四辨毒的脏腑病位、整体相关性、病变与脏腑的特异性。治疗应以解毒护正、攻毒祛邪为原则,针对毒的表里气血病位、寒热虚实病性,采用相应的治法,兹姑举其要者如下。

(1) 宣表透毒法:用于毒遏肌表,痧、麻、斑、疹欲出不出,肌肤瘙痒,四肢关节肿痛,寒热等症;或因邪毒阻于半表半里,湿热秽浊杂感伤人,憎寒壮热、头痛身疼、苔如积粉。

例方:宣毒发表汤(《医宗金鉴》葛根、木通、连翘、牛蒡子、升麻、桔梗、竹叶、前胡、枳壳、荆芥、防风、薄荷、甘草、芫荽),疏风解表、宣毒透疹,治麻疹初起欲出不出者;柴胡达原饮(《通俗伤寒论》柴胡、枳壳、厚朴、青皮、黄芩、槟榔、草果、桔梗、荷叶、炙甘草),开达募原、辟秽化浊,治寒热往来、胸胁痞满、腹胀便秘。

药如葛根、升麻、柴胡、黄芩、厚朴、赤芍、蝉衣、僵蚕、浮萍、荆芥、连翘。

(2) 清热(火)解毒法:用于里热炽盛、高热烦躁、谵语神昏、斑疹等气营两燔之候。

例方:栀子金花丸(《外台秘要》黄连、黄芩、黄柏、栀子、大黄),泻火解毒,主治三焦火热,烦躁、错语、便秘、发斑、黄疸;清瘟败毒饮(《疫疹一得》石膏、生地、犀角、黄连、栀子、桔梗、黄芩、知母、赤芍、玄参、连翘、竹叶、牡丹皮、甘草),清气泄热、凉血解毒,主治大热烦躁、昏谵、吐衄、发斑等。

药如银花、连翘、野菊花、大青叶、黄连、黄芩、大黄、栀子、赤芍、石膏、知母。

(3) 凉血解毒法:用于疫毒内陷,瘀热里结,热毒炽盛,营血伏毒,高热烦躁、头痛欲狂、斑疹深紫、口秽喷人。

例方：犀角地黄汤［《备急千金要方》（简称《千金方》）犀角、地黄、芍药、牡丹皮］，凉血止血、散瘀解毒，用于热入血分，热与血搏，高热烦躁、昏迷、吐衄、发斑、急黄等症，合清瘟败毒饮（见上）。

药如水牛角片、赤芍、大生地、牡丹皮、紫草、栀子、大青叶、玄参。

（4）通腑泄毒法：用于瘀热里结，热入下焦，血瘀水停，二便秘塞不通、尿血、腰痛、腹胀腹痛、身热、烦躁等症。

例方：桃仁承气汤（《温疫论》大黄、芒硝、桃仁、当归、赤芍、牡丹皮）合犀角地黄丸（《济生方》犀角、地黄、赤芍、牡丹皮、大黄、黄芩），泻下通腑、凉血化瘀。

药如生大黄、芒硝、枳实、桃仁、生地、麦冬、猪苓、白茅根、牛膝。湿浊瘀阻，胃气上逆加黄连、吴茱萸、苏叶、半夏、干姜，去芒硝、生地。

（5）祛寒（温阳）散毒法：用于寒毒外侵，伏阴里结，不从热化，手足厥冷、背强咽痛、小腹痛、呕吐下利、体如被杖、寒热无汗、面青、苔白质淡等。

例方：消风百解散（《医效秘传》荆芥、白芷、陈皮、麻黄、苍术、甘草、葱白、生姜），辛温散寒，用于外寒入客，寒热无汗、头身疼痛、脉紧；麻黄附子细辛汤（《伤寒论》麻黄、附子、细辛），助阳祛寒，用治阳虚感寒，表里同病，恶寒甚、微发热、无汗、头痛、脉沉；正阳散（《太平圣惠方》附子、皂角、炮姜、炙甘草、麝香），回阳救逆、开窍醒神，用治心肾阳虚，阴寒内盛，面青肢冷、神识蒙昧、舌黑而润、脉沉伏。

药如麻黄、桂枝、细辛、附子、干姜、炙甘草、升麻、苍术、白芷、葱白等。

（6）扶正托毒法：用于正虚毒恋，内不能化解，外不能透达，气虚血亏，阳虚阴伤，阴疽，寒痰流注，恶疮久溃不愈，骨节肿痛，面黄神萎，舌淡脉细。

例方：托里黄芪汤（《圣济总录》黄芪、人参、当归、桂心、远志、麦冬、五味子），益气养血、补正托毒，用治恶疮溃不能敛，伏毒里陷，不能外发；阳和汤（《外科全生集》熟地、白芥子、鹿角胶、炮姜炭、麻黄、肉桂、生甘草），温阳补血、散寒通络，用治阴疽寒痰流注，鹤膝风、瘰疬等。

药如党参、黄芪、当归、熟地、炙甘草、黄精、麦冬、枸杞子、首乌、无花果、白芷、皂角刺、炮山甲、乳香等。

此外，在辨证施治的基础上，还当"审证求机"，针对不同的病理因素配药。交错为病者，可杂合用之。

风毒：僵蚕、全蝎、蜈蚣、马钱子、蜂房；

寒毒：川乌、草乌、干姜、细辛；

热毒：漏芦、山豆根、天葵子、龙葵；

湿毒：土茯苓、拔葜、墓头回、石上柏、重楼；

痰毒：白附子、南星、白毛夏枯草；

瘀毒：莪术、地鳖虫、山甲；

燥毒：沙参、麦冬、天冬、鳖甲、天花粉；

水毒：泽漆、猪苓、薏苡仁。

对特异性的一毒一病，则当选用对应性的治法、药物，如癌毒选红豆杉、蟾皮、蛇舌草、半枝莲；"胎毒"所致的麻痘，则应强化防重于治，宣散清透，使"伏毒"外发，特别要发于机先。

临床对毒盛邪实之证,每有采用"以毒攻毒"法者,尤多主张选用虫类走窜之品,直达病所,搜毒、剔毒、散毒,药如蜈蚣、全蝎、僵蚕、蜂房、守宫、水蛭、山甲、地鳖虫、地龙、蟾皮、斑蝥、蜣螂、蝼蛄、刺猬皮、马钱子、雄黄等,可根据毒的病性、病位,选择应用。但必须严谨把握"大毒治病,十去其六……衰其大半而止","毋使过之,伤其正也"的原则,对正虚为主者慎用,脾胃虚败者,尤当权衡利弊,应与扶正类药有机配比合用,中病即止,忌久用不舍,要密切观察对肝肾等脏器的损伤,不能反而导致"药毒"损正。

毒为邪盛,但邪盛则正衰,故在治毒的同时必须护正。阳毒为病,风火为多,极易伤阴耗液劫津,故应配伍滋阴、增液、生津之品;阴毒为病,痰瘀为源,极易伤气耗血损阳,故当补气养血温阳。阴阳并伤者兼顾之,要做到解毒不伤正,扶正不助毒。

毒虽多热,属寒者少,但又不可忽视,"寒毒"一词肇自王叔和"寒毒藏于肌腠,至春变为温病……"《时病论》说:"寒疫乃反常之变气也",提示时疫亦有阴寒证,《阴证略例》云:"大抵阴毒,本因肾气虚寒,或因冷物伤脾,外伤风寒,内继伏阴,或先寒而内伏阴,内外皆阴,则阳气不守",可知寒毒既有外受,亦可内生。既能伏寒化温,也有不从热化之证,属于阴盛阳虚内寒之类。

(三) 急为风火

风有内外,外风上受,首先犯肺,内风为病,多源于肝;火有虚实,外因六气所化,内由五志所生。

风火同气,皆为阳邪。风性善行数变,"风胜则动",故致病多快,病变部位不定,且为"外六淫"之首,多兼夹它邪伤人;火为热之极,故火热发病亦快,变化较多,病势较重。暑为夏令主气,系火热所化,故有"暑为夏火"之说,夏令伤人致病尤多。若风与火两阳相合,则为病更烈,风助火势,火动风生,风火相煽,互为因果,相互转化,从而加剧病情,表明风和火复合为病,是急难病症中的重要病理因素,决定了急症的易变、速变、多变。

由于风火沆瀣一气,交互肆虐,必然形成新的病理特质,不同于单纯的风或火,故其为病广泛,涉及热病和急症中的多个系统,具有发病暴急、变化迅速、病势猛烈的特点,无论外受内生,病性多以实为主,而热极生风,火盛伤阴,以致阴虚风动者,多是其后续发展转归。

鉴于风火两者互为因果,主次常可易位,故临证还须辨其偏盛:①风盛者,痉厥、抽搐、手足瘛疭、角弓反张、震颤、偏瘫、口眼歪斜;②火盛者,高热、面红目赤、神昏、狂躁谵妄、身发斑疹、动血出血。

若火热伤阴,阴虚火旺,虚风内动,因实致虚,则当从"阴虚风动"着眼。

对风火合邪的治疗,当以息风祛风、清热泻火为原则,审其因果主次,如《医论三十篇》说:"风火一也,有因风而生火者……必须用追风之药先散其风而次清其热,火郁炽于内,热极而生风……必须用清火之药先彻其火而即解其风。"选方可取羚角钩藤汤(《通俗伤寒论》羚羊角、桑叶、川贝母、鲜生地、钩藤、滁菊花、白芍、甘草、竹茹、茯神),凉肝息风、清热止痉,用治热盛动风之证,合栀子金花丸(《外台秘要》黄连、黄芩、黄柏、栀子、大黄），清热泻火解毒。

若热在气分，经腑同病，可用白虎承气汤；热入心营，可用清营汤（《温病条辨》犀角、生地、玄参、竹叶芯、麦冬、丹参、黄连、银花、连翘），清营解毒、泄热护阴；热闭神昏可饲服安宫牛黄丸，清心开窍；若火热伤阴，虚风内动，可用大定风珠（《温病条辨》白芍、阿胶、生龟板、生地、火麻仁、五味子、生牡蛎、麦冬、炙甘草、鸡子黄、生鳖甲），滋阴息风。

药如羚羊角、石决明、牡蛎、天麻、钩藤、白蒺藜、桑叶、菊花、黄连、黄芩、龙胆草、大黄、石膏、知母、栀子、板蓝根、水牛角片等。风在肢体经络者，用全蝎、蜈蚣、地龙、僵蚕、豨莶草等。阴伤风动加生地、玄参、麦冬、石斛、白芍等。

风火虽有虚实之分，但从急难症的特异性而言，本条所指主要为火动风生，风从火出的实证，而虚风、虚火是因风火交炽，进而转变为阴虚风动，多属因果关系，不应误认为是急症的主要病理特点。

风火合邪，病深不解，病势发展，还可因火盛灼津成痰，热与血搏成瘀，演变形成风、火、痰、瘀病理因果链，导致病情更为错杂多变。

风火阳邪，必然伤阴耗液，故用药总应时刻注意护阴滋液，不宜苦燥太过，或过用虫类彪悍祛风之品，以免耗伤阴津。

案 清火息风法治疗高血压病

曹某，男，39岁。

初诊：2005年8月3日。患者自诉2005年5月份检查血压160/110mmHg（1mmHg=0.133kPa），曾经治疗，血压仍高，常觉头部眩晕胀痛，以午后为剧，不耐劳累，左目发赤，大便干结少行，口苦且干，小便黄，舌苔薄，质红，脉弦滑，血压152/98mmHg。证属肝经风火上炎。

处方：龙胆草6g，炒子芩9g，黑山栀9g，泽泻9g，当归5g，生地黄10g，柴胡6g，生甘草5g，天麻5g，钩藤12g，茯苓15g，白芍10g，车前子（包）6g。14剂。

二诊：2005年8月17日。头胀痛、眩晕等症状改善，测血压125/98mmHg。

处方：上方去茯苓，加制首乌15g，桑叶10g，菊花15g，制成丸剂，每次6g，每日2次，口服。

三诊：2005年10月29日。诸症基本消失，测血压在正常范围。

按语 患者为中年男性，平素脾气暴躁易怒，情绪波动，肝火内盛，循经上炎，上扰清窍，故见头部眩晕胀痛；上冲于目，而见目赤；午后是阳气较旺之时，更助肝火之势，火动风生，所以眩晕胀痛加重；肝火内炽，煎灼津液，而致大便干结少行、口苦且干、小便黄；舌红、脉弦滑均是肝火内盛之象。病机关键在于肝火循经上炎，故选用龙胆泻肝汤为主方，清泄肝火，佐以天麻、钩藤等，息风平肝，以增强清泄肝火之功，肝火得降，则风阳自平。

（四）怪病多痰

痰之生成，涉及外感、内伤各个方面，为津液不归正化所变生，既可凝结为有形之物，更是导致多种怪特奇异症状的病理因素，为病相当广泛，病涉表里上下、脏腑经络，但又无物可征，无形可见，故称为"无形之痰"。有"怪病多责之于痰"之说，既可因病而生，又可停积致病，当因痰导致某一病证之后，则痰已成为直接发病之因，每与原始病因或其同期病理因素合邪为病。为此，临证必须把握痰病的先后双重致病因素。

津液之生化、敷布、排泄，有赖于三焦气化的宣通、肺的通调、脾的转输、肾的蒸化及肝的疏泄。若三焦气化失宣，经脉络道壅塞，津液失于流行，不能化为气血，则反而积聚为痰，可知痰乃津液所变。津液流通于一身，无处不有，故痰亦随气上下，无处不到，既可内及脏腑，亦可外流骨节经络，表现不同的脏腑经络见症。另一方面，由于成痰之因不一，故其病理性质亦各不相同。为此，既须根据症状，辨清痰的病位，又须区别痰之性质，了解痰的成因。

辨痰之病位，可以了解所属脏腑，识别痰阻于肺、痰蒙心窍、痰蕴脾胃、痰郁于肝、痰动于肾、痰流胸胁、痰留骨节经络等证候的不同；辨痰的性质，可以了解其病理因素，识别风痰、寒痰、湿痰、热痰、燥痰、郁痰等证候的特征。痰的特异征候，主要表现如下。

（1）面色：凡有痰者，眼皮及眼下必有烟灰黑色；面色灰暗如土色为虚寒痰，面颊色红而有油光者为热痰，黄滞者为湿痰，青晦者为风痰。

（2）神态：表情呆滞，目睛转动不灵者为有痰；行为举止乖异失常者有痰。

（3）形体：肥胖颈短，形态臃肿者为痰体，所谓"肥人多痰"者是。

（4）脉象：脉滑不定，大小不匀为有痰。结脉有因痰阻气道者，关上脉伏而大者为有痰，若痰病久得涩脉者，势难卒开。

（5）舌苔：多见腻苔或厚浊黏腻苔。

痰的色质气味，新而轻者，形色清白，气味亦淡；久而重者，黄浊稠黏凝结，咳之难出，渐成恶味，腥臭咸苦。若痰吐地上，干后如蜗牛之涎沫，或在日光下有色彩者均为实痰；吐出后易于化水者，属虚寒。味甜为脾热；味苦为胆热；味腥臭为肺热；味咸为肾虚。

痰的辨治要领，首分脏腑虚实，大抵肺脾分其虚实，肾脏辨其水火；次审标本缓急，凡因病生痰者，治必求本，不能单纯见痰治痰，病本祛而痰自清。若因痰而续发某些病证时，则应以治痰为先，不能单纯见症治症，痰去则诸症自愈。痰势壅盛者，急则先治其痰，审证求因施治；缓则治其本，重在调补肺、脾、肾三脏。约而言之，可以化痰、祛痰为其基本大法。化痰能使痰归正化，消散于无形，或使其稀释排出体外，可用于实证病势不甚，无须攻利、涌吐者，或脏气不足，因虚生痰者；祛痰，能荡涤祛除内壅的积痰，包括吐、利等法，适用于邪实而正不虚，病势骤急，或病延日久，顽痰老痰胶固不去者。

基于"一切诸痰初起皆由湿而生"，"虽有风、火、燥之名，亦皆因气而化，非风、火、燥自能生痰也"的论点，临证可取二陈汤为治痰之主方，随其邪正虚实、病因及病位，配伍相应的药物。

从病性而言，风痰散之，加前胡、杏仁、桔梗；寒痰温之，加麻黄、干姜、桂枝、细辛；热痰清之，加黄芩、桑白皮、知母；火痰泻之，加礞石、天竺黄、胆星、黄连；湿痰燥之，加苍术、厚朴；燥痰润之，加瓜蒌、川贝母；郁痰（气痰）开之，加香附、苏梗、枳壳；食痰消之，加莱菔子、六曲；老痰、顽痰涤之，加海浮石、芒硝；实痰逐之，加泽漆、甘遂、猪牙皂；虚痰补之，其中肺气虚冷加肉桂、钟乳石、黄芪，阴伤肺燥加沙参、麦冬，肾虚水泛加补骨脂、五味子，肾虚火炎加当归、地黄，脾虚不健，当益气化痰，加党参、白术、黄芪。从病位而言，痰蕴于肺，当利肺化痰，加厚朴、苏子、金沸草；痰蒙心窍，当开窍化痰，加胆星、远志、矾郁金、石菖蒲、天竺黄；痰湿困脾，治同湿痰；痰郁于肝，治同郁痰；肝经风痰入络者，加制白附子、南星、僵蚕、地龙；上扰者加天麻、白术、僵蚕；痰留胸胁，加白芥子、瓜蒌、旋覆花；痰留骨节经络加姜汁、竹沥、白芥子。

临证治痰应以理气为先。因痰是津液留聚所成，津液赖气化以宣通，故痰之病变与气滞密切有关，所谓"行则为液，聚则为痰，流则为津，止则为涎，顺于气则安，逆于气则重"。若气机失调，则津液停积而为痰；既停之后，又复阻碍气化功能，因此，治痰必先理气，"善治痰者，不治痰而理气，气顺则一身之津液，亦随气而顺"，自无停积成痰之患。

由于导致气滞之因多端，"气之为病不一，故痰之为病亦不一，必本其所因之气，而后可治其所结之痰"。因此，还当辨其气滞之因，采取相应的措施。

当然，在理气的同时，治痰亦不可偏废，如痰积已深，阻滞气机，气不得顺，又宜先逐已盛之痰，痰去则气自可顺。《医统》有言："有理气而痰自顺者，治其微也，有逐痰而气方畅者，治其甚也，二者皆治痰之要也，不可偏废者也。但看痰与气，孰轻而孰重，故施治有可急而可缓，故曰逐痰理气，有所先后"，说明痰随气滞者，导痰先须顺气，积痰阻气者，顺气须先逐痰，审其因果，分其微甚，予以施治。

其次治痰应兼治火。痰的形成多因气滞，气之与火，本属一源，"元气盛者火必实，元气虚者火必虚"。若气实火盛，则势必煎熬人体阴液而成痰，气虚火衰，不能运布津液亦可凝而为痰，故前人认为治痰"须辨火之微甚，明气之盛衰，则痰火自可相安于无事"。如气火偏盛而成痰者，治宜清降，气火偏虚而生痰者，又当温补。

在气火偏盛偏衰的主次关系上，一般均以火盛为多见，因在生理情况下，"痰之未病，即身中真阴也，火之未病，即身中真阳也"，在病理情况下，"气病多从火化"，"痰得火而沸腾，火得痰而煽炽"，故方书有"痰即有形之火，火即无形之痰"的论点，将痰归属于阳邪（相对的），认为"凡痰因火动者，宜治火为先"，无论因热而生痰，或因痰而生热，均当清化，用药不宜温燥，以免助火生痰，同时，还当根据邪正虚实分别处理，若实火煎熬成痰，治以苦寒泻火；阴虚燥热生痰，治予甘寒清热，火降则痰自平。

总之，痰病的临床征象怪特奇异，难以名状，且与饮、水、湿一源多歧，涉及多系统，多病种，涵盖功能性和形质性病变。"百病皆因痰作祟"就是很好的注解。应用痰的病理学说指导临床，可以显示异病同治的特色和实用价值。

（五）痼（久）病多瘀

瘀血是中医学特有的病理学说。久病入络，由气及血，人所共识。瘀血的形成，可由内外多种致病因素，影响血液的循经运行，壅塞阻滞于脉道之中，或离经溢出于脉道之外，血液的形质和作用发生了变化，成为有害的病理产物，导致多种病证的病理因素，在临床上涉及的范围极为广泛，尤以久病痼疾为多见，表现为瘀有多歧。

瘀血的成因虽多，但概要而言，不外邪实与正虚两端，实者为寒、热二邪之侵扰；

虚者为阳气与阴血的不足，以致气血运行不调，滞而为瘀。从现象看虽属有形的实邪，而其本质又可有正虚的一面，虚实往往相错为患。同时在疾病的演变发展过程中，常有消长转化，临证必须把握应对。

不论任何疾病，或是在病的某一阶段，凡是反映"瘀血"这一共性病理特征，或兼有"瘀血"症状，如痛处固定不移，刺痛拒按，癥积肿块（如肝脾肿大、肠腔肿块、肠覃、石瘕），体有青紫瘀斑，或出血，肌肤甲错，面色黧黑，口唇暗紫，或身热稽留，舌有青紫斑点，脉涩、结、沉、迟，精神神志和感觉运动异常，而有瘀象者，都可按照异病同治的原则、同中求异的思辨方法处理。

对瘀血的辨证，首求病理因素，察病性虚实，区别气滞血瘀、寒凝血瘀、热郁血瘀、阳虚血瘀、气虚血瘀、血虚血瘀、阴虚血瘀等的不同，次辨脏腑病位，察病证特点。区别瘀阻脑窍、心脉瘀阻、瘀阻肺络、瘀积肝脾、瘀滞胃络、瘀阻肠（胆）腑、瘀蓄下焦（肾、膀胱）、瘀滞胞宫、血瘀络痹、络瘀血溢等。可有助于求因施治，针对主症特点和病的特殊性进行治疗，不至于单纯的见瘀治瘀。瘀血的治疗原则在于活血祛瘀。临床应根据病情轻重缓急的不同，分别处理。病情轻、病势缓者，当予缓消，采用活血消瘀、化瘀、散瘀之品；病情重、病势急者，当予急攻，采取破血、逐（下）瘀之品。因邪实而致瘀者，当祛邪以化瘀，若正虚血瘀则应扶正以化瘀，针对病性、病位特点，采用相应的具体祛瘀法。

基于气血互根，相依为用，气为血帅，血随气行，气滞则血瘀，血瘀气必滞的道理，可以认为血瘀的病理基础，总由气机之郁滞，而治血必先治气，气顺则一身之血随气而顺，何瘀之有？据此可选血府逐瘀汤为代表方加减，方中既用桃红四物汤活血化瘀，又取四逆散疏肝理气，加桔梗开肺气而载药上行，牛膝祛瘀通脉而引血下达，共奏活血祛瘀、行气通脉之功。

从病理因素而言，气滞血瘀者，理气祛瘀加香附、广郁金、莪术；寒凝血瘀者，温经祛瘀加桂枝、细辛、高良姜；热郁血瘀者，凉血祛瘀加水牛角、牡丹皮、紫草；阳虚血瘀者，补阳祛瘀加附子、鹿角、肉桂；气虚血瘀者，益气祛瘀加黄芪、人参；血虚血瘀者，养血祛瘀加鸡血藤、丹参；阴虚血瘀者，滋阴祛瘀加石斛、玄参、鳖甲。从病位特点而言，瘀阻脑窍者，通窍祛瘀加石菖蒲、麝香；心脉瘀阻者，通脉祛瘀，加丹参、三七、乳香；瘀阻肺络者，理肺通络加旋覆花、茜草根、降香、郁金；瘀积肝脾者，消积祛瘀，加莪术、三棱、地鳖虫、鳖甲；瘀滞胃络者，调胃祛瘀，加失笑散、三七、瓦楞子、乌贼骨；瘀阻肠（胆）腑者，通腑祛瘀，加大黄、芒硝、丹皮、冬瓜子；病在胆腑者，参以金钱草、败酱草；瘀蓄下焦者当通瘀利水，加琥珀、泽兰、牛膝、虎杖、大黄；瘀滞胞宫者，通经祛瘀，加蒲黄、牛膝、益母草、丹皮；血瘀络痹者，当和络祛瘀，加山甲、白薇、鬼箭羽、片姜黄、穿山龙；络瘀血溢者，当祛瘀止血，加三七、花蕊石、仙鹤草、血余炭等。

临床对活血祛瘀法的应用，虽然甚为广泛，并有一定的独特效果，但必须注意人身之气血宜和而不宜伐，宜养而不宜破。一般说来，无瘀象者均应慎用，体弱无瘀者，则尤当倍加谨慎，孕妇原则上当禁用。在用祛瘀药时，应做到瘀去即止，不可过剂久用，以免出现耗气伤血的副作用。

对活血祛瘀药的选择，必须符合辨证要求，尽量注意发挥各种药物的特长和归经作用。虫类祛瘀药，为血肉有情之品，形胜于气，走窜善行，无处不到，如水蛭、虻虫、地鳖虫、山甲、蜣螂等，均属祛瘀之峻剂，性虽猛而效甚捷，必要时可权衡用之。

由于津血同源，互为资生转化，在病理状态下，既可津凝为痰，也可血滞成瘀，且易互为因果，痰浊阻滞脉道，则血凝为瘀，瘀阻脉络，津液失于输化，则停而成痰，两者胶结难解，兼夹同病，复合为患，使病势更为复杂多变，必须痰瘀同治，方克有济。具体治疗尚须分清痰与瘀的先后主次关系，把握"见痰休治痰，见血休治血"的求本之理，扩大视野，提升辨治能力。

案 化痰祛瘀法治疗肥胖

杨某，男，46岁。

初诊：1999年12月16日。患者20年来，形体渐见丰盛，近测体重已达103kg，多次检查示有高脂血症。时或左侧头痛，困倦乏力。视之形体臃肿，大腹便便，腹壁脂肪肥厚，头额有包块隆起，面色红泛油光。舌质暗紫，苔黄薄腻，脉细滑数。证属痰瘀阻络，津血输布失常。治当化痰祛瘀通络。

处方：生大黄（后下）4g，炒莱菔子12g，生山楂15g，泽兰15g，泽泻15g，荷叶15g，决明子15g，海藻15g，天仙藤15g，炒苍术10g，大腹皮15g，鬼箭羽15g，川芎10g，法半夏10g。常法煎服，1日1剂。

二诊：2000年1月14日。服上方1个月，开始大便每日2~3次，粪便中夹有大量油脂，近日大便日行1~2次，且粪便中油脂亦见减少。自觉身体舒适轻松，面容消瘦，腹壁肌肉减薄，困倦现象改善，面红泛光变淡，但右侧肩臂疼痛。舌质暗红，苔黄腻。痰瘀有化，络脉得通，津液输布转畅，当击鼓再进。

处方：原方加制何首乌12g，片姜黄10g。

连续服用上方3个月，体重持续缓慢下降，已降至86kg，检查血脂亦已降至正常范围，腹壁明显缩小，肢体灵活，体力增加，已无不适。

按语 肥胖是指体内脂肪堆积过多和（或）分布异常，体重增加，是一种多因素的慢性代谢性疾病，已被WHO定为一种疾病。复习中医经典文献，肥胖的病因归结起来有两方面：一是因湿困脾运或脾肾气虚，水谷精微运化输布失调，清浊相混，膏脂痰瘀内蓄而致肥胖；二是因过食肥甘、醇酒厚味，以使浊热渐积，脾运失常，加之多食懒动，气血瘀滞，运行不畅，更致脾胃运化失调，脂膏内瘀，气血壅塞，以致肥胖。故肥胖总属本虚标实之证，治疗以健脾利湿、益肾化痰为大法。正如《石室秘录·肥治法》中所云："肥人多痰，乃气虚也，虚则气不能运行，故痰生之，则治痰焉可独治痰哉？必须补其气，而后兼消其痰为得计。然而气之补法，又不可纯补脾胃之土，而当兼补命门之火，盖火能生土，而气自生，气足而痰自消，不治痰正所以治痰也。"

（六）杂病多因

杂病是指病势的复杂多变，表现为多种病理因素的复合，多病杂呈，多脏同病，多证交错，因果互动，演变发展，以致加深辨治的难度。

朱丹溪论中风，认为是"湿土生痰，痰生热，热生风"。又如"六郁"之间的因果交错，均在意指病理因素之间有转化互动、复合为病的情况。病理因素的复合为患，在于相互之间的衍变转化，形成多元病理因果链，产生新的致病特质，而不是一般简单的主次兼夹相加。

多因复合的具体表现，有其层次性，其整体层次有内外合邪、表里同病、寒热交错、虚实相因等；病位层次为多脏同病，气血、津液失调等；病证层次为病因多端，病证错杂等。

从整体层次而言，内外合邪，是外感与内伤多种病因的内外相引，同气相召，合而为患，如卒中可因外风引动内风；久痹正虚，风、寒、湿、热可从内生；真心痛"寒痹心脉"可因大寒犯心而剧痛卒死。表里合病，如外邪传里化热，表寒未解，或本有里热，又感寒邪的表寒里热证；脾胃虚寒，又感风热的表热里寒证；表虚卫弱，风邪客表，肠胃热结的表虚里实证；外感寒邪，误用攻下的表实里虚证。寒热交错是指一脏有热，一脏有寒，或同一脏腑既有热象，又有寒象，如肝热脾寒之泻利，肾阳虚寒，痰热蕴肺之咳喘、哮病，寒热互结之痞满、胃痛。并要注意排除真寒假热、真热假寒之表象。如肾阳虚衰，阴盛于下，火不归元，虚阳上浮之上热下寒证。虚实相因，多为病实体虚，如肾虚肝旺，下虚上实之眩晕；正虚瘀结之癥积；阳虚水泛之肿满等。要识辨因实致虚，还是因虚致实，注意排除"大实有羸状，至虚有盛候"的假象。

从病位层次而言，多脏同病，资生制约失衡，病常涉及两个以上脏腑，如肝脾同病之"肝郁脾虚"，肺肾同病之"金不生水"，肝肺同病之"木火刑金"，心肾同病之"水不济火"，肺脾同病之"土不生金"，肝肾同病之"水不涵木"等。而难治重症尤易涉及多个脏腑，如积聚、臌胀多为肝脾肾同病，哮喘、肺痨、消渴、水肿常见肺脾肾同病。它如气血失调同病之"气滞血瘀"、"气虚血瘀"、"气不摄血"、"气不生血"等。临证既要明确主要病变脏腑，还要把握脏腑病理传变的相关性，根据病的特异性，首犯病位的不同，所病脏腑的先后主次，辨析到位。

从病因、病证、病机证素层次而言，如"风火相煽"、"湿郁热蒸"、"痰瘀互结"、"瘀热相搏"等均属因果交合为患，涉及多系统、多病种，覆盖面广，外延大，内涵多，当结合辨病，求其不同子证，把握其特异性，证病结合，权衡主从，灵活对待。

基于杂病多因的病理特点，治疗也必须复合立法，综合施治，方能多途径、多环节增效，可以"七方"的复方、大方为理念依据，确立"复法大方"为基本原则，辨证选用内外合治、标本兼施、表里双解、寒热并投、补虚泻实、多脏同治（隔二隔三）、气血互调等法，针对病机证素的交叉复合，分别采取息风清火、祛痰化瘀、凉血散瘀、清热祛湿、润燥互济等复法。

在根据病机辨证，确定基本治疗大法后，既可按法组方选药，顺序列队，也可选择一二个主方为基础，复入小方处理多个环节，选择经验药对以增效。

在应用复法时，势必容易形成大方、多药，大方为七方之首，药味多是其特点之一，还有药力猛、药量重等，适用于杂症、重病患者，但必须做到组合有序，主辅分明，选药应各有所属，或一药可兼数功者，组合好药物之间相须、相使、相畏、相恶的关系，避免降低或丧失原有药效，切忌方不合法，药不对证，主次不清，杂乱无章。

本文对难治性疾病，从疑、难、急、痼（久）、怪、杂六个方面进行了探讨，提出疑难杂症的病理特点，多属风、火、痰、瘀、郁、毒交互为患，急难重症主在风、火、毒，疑痼杂症重在郁、痰、瘀。以病机辨证为理论指导，审证求机，辨机论治，则是执简驭繁，活化辨证，应对难治病的锁钥。

常用脏腑病机词汇类证鉴别

一、概　说

1. 什么叫病机

病机是指疾病的病因、病位及病程中变化的机制。如张景岳说："机者，要也，变也，病变所由出也。"病机病汇则是说明疾病病变机制的一些专用名词，亦可称为病机术语。

2. 怎样掌握病机

必须审证求因，运用四诊，收集症状、体征，通过分析归纳，推断病因、病位及其发展转归，辨别证候属性，从而认清病变机制。

3. 病机词汇在临床上的重要意义

（1）能高度概括辨证所得印象：在辨清疾病各个症状病理变化的前提下，把许多错综复杂的症状，加以联系和归类，提出明确的辨证概念，突出病变机制的主要重点，起到执简驭繁的作用。

（2）是指导实践的理论依据：病机词汇是表达理性认识的概要性术语，是中医理论的核心，是联系证与治的中心环节，是指导实践的重要依据和进一步演绎分析的基础。

（3）是推断疾病证候表现的基础：由于病机词汇是根据症状所得出来的抽象概念，因此，反过来也可作为推断疾病症状的基础。临证既应学会"从症求机"，也要注意"从机测症"的思维方法，才能有利于研究病案和讨论病例时的需要。

（4）能反映病变的整体关系及其发展转归：体现了脏腑之间在病理情况下的相互联系和影响，提示了疾病的发展演变与转归，加强了对疾病的预见性及治疗方案的计划性。

4. 讨论范围

拟在脏腑辨证知识的基础上，将一些临床常用病机名词中的类似证候，加以对比鉴别，并适当联系治法和方药，以求有助于在临证能比较确切地掌握和应用病机词汇，书写病历，表达辨证所得印象，使其为实践服务。

二、各　论

（一）心系

1. 心气虚弱与心阳不振

心阳不振包括心气虚弱，因阳虚必然兼有气虚，气虚可以发展到阳虚，也就是说在心气虚的基础上，表现有阳虚征象的，则为心阳虚；区别言之，则病情有轻重之别，病势有缓急之分。

心气虚病轻而势缓，主症为心慌，气短，胸部憋闷，劳累、活动后明显，自汗，神疲，喜卧，脉虚大、细弱、结代，舌质淡胖、苔白。

心阳虚病重而势急，兼有汗出肢冷，面浮肢肿，面色灰暗青紫，舌质淡润、紫蓝，脉沉迟等虚寒证。如发展到阳气虚脱，可见大汗淋漓，四肢厥冷，咳喘气逆，烦躁，神识昏糊，脉微细欲绝或模糊不清。

治法：气虚者补益心气，用养心汤；阳虚者回阳救逆，用四逆加人参汤、参附汤。药如黄芪、党参（人参）、炙甘草、附子、肉桂等。

2. 心血不足与心阴亏耗

心阴亏耗包括心血不足在内。主要区别在于有无虚火现象。心血虚者无虚火现象，心阴虚者每有虚火征象。心血虚可与脾虚证候同时出现，称为"心脾血虚"；心阴虚易与肾阴虚同时出现，称为"心肾阴虚"。

心血虚因血不养心，症见心悸，健忘，夜寐不酣，神疲，面色淡白（黄），舌质淡红、苔薄，脉细弱。

心阴不足则心阳独亢，虚火上炎，心悸而烦，惊惕不安，寐少梦多，面热升火，颧红，盗汗，口干，口舌碎痛，舌质红、苔少，脉细数。

治疗：血虚，补益心血，用黑归脾汤，药如当归、白芍、丹参、熟地、龙眼肉等；阴虚则滋阴降火，用补心丹，药如麦冬、柏子仁、生地、鸡子黄、黄连等。

3. 心阴不足、心阳独亢与心火炽盛（心火上炎）

两者都有火象。主要区别在于火的属虚属实。

心阴不足、心阳独亢，是在心阴亏耗的基础上，导致心阳独亢，属于虚火，为本虚标实之证，其证治可参阅心阴亏耗条。

心火炽盛，属于实火，故火旺现象比较突出，症见心悸阵作，烦热躁动不安，失眠，夜多恶梦，口苦而干，口舌糜烂肿痛，小便黄赤灼热，舌质红、尖绛或起刺，苔黄，脉数。

治疗：心火炽盛者，当清心泻火，用朱砂安神丸、导赤散加减，药如黄连、栀子、生地、木通、莲子芯、竹叶芯、珍珠母、生铁落。如病久火灼伤阴的，按心阴亏耗证治疗。

4. 心阳不振与饮凌心阳（水饮凌心）

两者俱有心阳失用的病理表现，并有标本关系。如阳虚不能布津，水饮内停，上凌心阳，则可导致"阳虚饮逆"，病变脏器涉及脾和肾，主要区别有虚实之分。心阳不振属虚，因阳虚气弱，不为神用；饮凌心阳（水饮凌心）属实，因饮邪上逆，水凌火位，心阳被困，不能为用。

心阳不振，证治见前述。

饮凌心阳者，症见心悸，气短，胸胁支满，闷塞不舒，呕吐痰涎，头晕目眩，怕冷，甚则喘咳气逆，痰多清稀起沫，肢体浮肿，尿少，舌苔白滑，质淡，脉沉弦或沉迟。

治疗：饮凌心阳当温阳化饮，利水宁心，用苓桂术甘汤或真武汤，药如桂枝、白术、茯苓、甘草、生姜、附子等。

5. 心血瘀阻与心阳痹阻

两者俱有发作性的心胸暴痛。其区别点在于是血瘀，还是阴寒、痰浊。

心血瘀阻者，其痛如绞如刺、牵及肩背，面如漆柴，唇色紫黯，舌有紫斑、紫点，或全部舌质黯紫，脉细涩或结代。

心阳痹阻所致之胸痛其因有二：一为阴寒偏盛，寒凝气滞，痹阻胸阳，症见卒痛无声，口鼻气冷，手足清冷至节，面色发青，汗大出，昏厥不清，舌质淡蓝或淡紫，脉沉迟伏；一为痰浊壅塞，心阳失旷，症见胸痛如塞，心胸憋闷，呼吸喘促，咳吐黏痰，舌苔浊腻，脉缓滑。

治疗：心血瘀阻者，当活血行瘀，用血府逐瘀汤，药如桃仁、红花、乳香、没药、丹参、莪术、三棱等。心阳不振，血行不畅，而致心血瘀阻。心阳痹阻，因阴寒偏盛者，当温通阳气，药如干姜、附子、肉桂、甘草等，痛剧可服苏合香丸；因痰浊壅塞者，当通阳泄浊，用瓜蒌薤白半夏汤，药如瓜蒌、薤白、半夏、石菖蒲等。

6. 痰迷心窍与痰火凌心

两者均以精神、神志失常为主。其区别点在于动静、阴阳的不同，有火无火。

痰迷心窍，为心气郁结，气郁生痰，症见神情痴呆，喜静，抑郁淡漠，对事物反应迟钝，喃喃独语，或意识昏糊不清，舌苔白腻，脉弦滑。

痰火凌心，为痰郁化火，神情烦躁，喜动，狂乱不安，哭笑骂詈无常，舌苔黄腻、质红，脉弦滑数。

治疗：痰迷心窍者，当顺气解郁、化痰开窍，用顺气导痰汤加石菖蒲、远志、郁金。痰火凌心者，当清火化痰开窍，用礞石滚痰丸及天竺黄、陈胆星、黄连、黑山栀等。

7. 心气不宁与心胆虚怯

两者均有精神不安的表现。心气不宁，泛指因下虚或邪实而致的心神不安；心胆虚怯，是指体虚及惊恐伤及心胆，心虚与胆虚并见，或伴有气虚生痰的病理变化。

心气不宁者，症见心悸，心慌，心烦不寐，脉象参伍不调。

心胆虚怯者，症见心慌不安，虚烦不眠，梦多，精神恍惚，遇事易于惊恐，多疑善虑，如有所失，口苦，泛恶痰涎，舌苔薄而黏腻，脉虚弦。

治疗：心气不宁者，当安神宁心，药用熟枣仁、柏子仁、茯神、琥珀、龙齿、龙骨等，并应结合不同的病理情况施治。心胆虚怯者，当安神定志，佐以化痰，用安神定志丸合温胆汤，药如党参（人参）、熟枣仁、茯苓神、远志、石菖蒲、龙骨等。

8. 心胆虚怯与痰迷心窍

两者都具有精神、神志失常的表现。其区别要点在于气虚与气郁。一为心气虚而胆气怯；一为心气郁结，气郁生痰。心胆虚怯，以神思不安为主；痰迷心窍，可见神志不清、昏迷。

具体证治参阅以上两条。

9. 心肾不交与心肾（君相）火旺

两者的相同点是：病位在心肾两脏，都有火的病理表现。其区别点在于虚火、实火。

心肾不交，为肾阴亏于下，心火炎于上，水不济火。症见心悸，虚烦少寐，头昏目花，耳鸣，腰酸，腿软，遗精，口干，舌质红，少苔，脉细数。

心肾火旺，为心有系念，多思妄想，心火引起相火，而致心中烦热不寐，梦多，梦遗，小便黄、有热感，口苦，舌苔黄，脉弦数。

治疗：心肾不交者，当壮水制火，交通心肾，用黄连阿胶汤、交泰丸，药如生地、麦冬、玄参、五味子、黄连、肉桂等。君相火旺者，当苦泄厥少，清心泻肾，药如黄连、朱莲芯、黄柏、知母等。

（二）肺系

1. 肺气不宣与肺失清肃

两者均属邪犯于肺的实证，以咳嗽为主要临床表现，并可见气喘、音哑（金实无声）。主要区别在于病因的属寒、属热，肺气不宣一般习惯指外感；肺失清肃包括外感和内伤，或外感邪恋较久者，亦可表现为肺失宣肃。因平素肺有蕴热，而风寒外束，或风寒犯肺，内郁化热而表寒未解（寒包热）。

肺气不宣，多因寒邪束肺，肺气失于宣畅，症见咳嗽气急，痰吐色白质稀，鼻塞流涕，恶寒发热，汗少，苔白，脉浮紧。

肺失清肃，多因热邪（风热、痰热）犯肺，肺失肃降，症见咳嗽气粗，痰吐稠黄，或痰中带血，或有身热，口渴，苔黄，脉数。

治疗：肺气不宣者，治当宣肺散邪，用三拗汤及桔梗、前胡等。肺失清肃者，治当清肃肺气，用桑白皮、黄芩、知母、马兜铃、白前、葶苈子等。如宣降俱病，则应宣降并施，用麻杏石甘汤，药如麻黄配石膏、黄芩或葶苈子。

2. 风热犯肺与痰热蕴肺

两者都有肺热见症。如风热犯肺，蒸液成痰，可表现痰热蕴肺的证候。区别点为有无外感现象，看表热与里热的偏重，并注意痰的多少与色质。

风热犯肺，有外感表热证，咳痰量一般不多，色白或黄而不甚稠黏，无热腥味，苔黄，脉浮数。

痰热蕴肺，以里热证为主，咳痰量多，色黄，质稠黏，或夹血，或有腥臭味，可见喘逆痰鸣，胸部满胀，苔黄腻，脉滑数。

治疗：风热犯肺者，疏风清热，用桑菊饮、银翘散，药如桑叶、菊花、连翘、银花、牛蒡子、大贝、栀子、黄芩等。痰热蕴肺者，清肺化痰，用清肺饮，药如黄芩、天花粉、桑白皮、海蛤粉、知母、射干、鱼腥草、金荞麦根等。

3. 痰浊（湿）阻肺与痰（寒）饮伏肺（水寒射肺）

两者俱属痰壅肺气所致，以慢性咳喘为主症。主要区别是湿痰（浊）还是寒痰（饮），湿痰其本为脾气虚弱，寒痰其本为脾肾阳虚，前者病情较轻、较浅，后者病情较重、较久。

偏于湿痰（浊）者，咳嗽时作，气息急促，胸满，痰多黏腻稠厚，色白或灰白，苔白厚腻，脉濡滑。

偏于寒痰（饮）者，喘咳时作，喉中痰鸣有声，痰多稀薄起沫、色白，怕冷，遇寒易发，苔白滑，脉沉弦。

治疗：湿痰（浊）阻肺者，燥湿化痰，用二陈汤、三子养亲汤，药如法半夏、陈皮、茯苓、厚朴、白芥子等。寒痰（饮）伏肺者，温肺化饮，用小青龙汤，药如麻黄、桂枝、干姜、细辛、五味子、法半夏、茯苓等。

4. 燥伤肺津与阴虚肺燥

两者都见肺有燥热、阴津耗伤的表现。区别点在于病因有外感、内伤之分，病史有新、久之异。燥伤肺津是因外感温燥之邪，燥热耗伤津液，病情较轻。阴虚肺燥是在阴虚的基础上，因阴液损伤，产生内燥现象，多见虚候，甚则病及于肾，表现肺肾阴虚（金水交亏）。

燥伤肺津，为风燥犯肺，肺失清润，症见咳呛气逆，痰少而黏，或带血丝，口干，唇鼻干燥，咽喉干痛，咽痒，心烦，或伴鼻塞、微寒身热等表证，多见于秋令，苔薄白或薄黄，质干，边尖红，脉浮数或细弦数。

阴虚肺燥，为肺阴亏耗，虚热内灼所致，症见干咳，痰少质黏，或夹血丝，声音嘶哑，午后潮热，颧红，盗汗，口干咽燥，形体消瘦，肌肤枯糙，舌质红、苔少，脉细数。

治疗：两者一清一滋，各有重点，不可混淆。燥伤肺津者，清肺润燥，一般用桑杏汤；燥火内盛者，用清燥救肺汤，药如桑叶、天花粉、知母、南沙参、杏仁、梨皮、芦根等。阴虚肺燥者，滋阴润燥，用沙参麦冬汤、百合固金汤，药如北沙参、麦冬、玉竹、鳖甲、地骨皮等。肺损络伤，咳痰夹血者，加白及、阿胶、橘络；声嘶、语暗（金碎不鸣者），加诃子、凤凰衣、胡桃肉、白蜜等。

5. 肺气亏虚与肺不主气

两者均有气虚的表现。其区别有广义和狭义的不同。肺气亏虚的范围广，泛指肺气虚的多种症状，包括呼吸、卫表（肺卫不固）等各方面的病变。肺不主气则一般习用于呼吸方面，病重者涉及肾。

肺气亏虚，咳而无力，咳痰清稀，声低，气怯，懒言，神疲，倦怠，畏风，自汗，容易感冒，面色㿠白，舌苔淡白，脉细弱。

肺不主气，主要是指虚喘，症见气短不足以息，呼吸喘促困难。

治疗：肺气亏虚者，当补益肺气，用补肺汤加减，药如黄芪、党参、人参、冬虫夏草、炙甘草等；如肺不主气，再加补气敛肺的五味子、胡桃肉、诃子等。

6. 肝火犯肺与肺虚肝旺（水火刑金与金不制木）

两者都具有气火上逆犯肺的症状。主要区别在于一虚一实，一为虚火，一为郁火。肺虚肝旺，为肺阴不足，不能制肝（金不制木，木寡于畏，反致木火上炎刑金），属木虚标实；肝火犯肺，肝郁化火上炎（因木火刑金而致木叩金鸣），属于实证，如火郁伤阴，可以从实转虚。

肝火犯肺者，症见咳呛痰少、质黏，咽部常有痰意，或咯血鲜血，胸肋刺痛，烦热善怒，头眩，面红目赤，口苦，苔黄质红，脉弦数。

肺虚肝旺者，症见干咳少痰，或痰中带血，胸肋作痛，午后潮热，颧红，盗汗，口干咽燥，苔少质红，脉细数。

治疗：肝火犯肺者，当泻肝清肺，用泻白散，药如桑白皮、牡丹皮、地骨皮、黄芩、栀子、黛蛤散、龙胆草。肺虚肝旺者，当养阴保肺，清肝泄木，药如北沙参、麦冬、百合、桑皮、地骨皮、杏仁、甘草、枇杷叶。

（三）脾胃系

1. 脾气虚弱与脾阳不振（中气不足与中阳不振）

两者均属脾虚，而致运化功能不健（脾失健运），气虚较阳虚为轻，但气虚进一步发展则见阳虚。区别点在于有无寒象，脾气虚弱，因中气不足，运化无力，清气不能上升，甚则中气下陷，或肺脾同病（脾虚肺弱，土不生金），并见肺气亏虚之证。脾阳不振为脾胃阳气虚弱，寒从内生，表现虚寒征象，严重者可发展成脾肾阳虚。

脾气虚弱者，症见面色萎黄，神疲乏力，食少，纳后脘胀，或有隐痛，便溏不实，苔白、质偏淡，脉濡缓；如见脾气下陷，则脘腹坠胀，头昏，气短，久泻，脱肛，小便频数淋沥；若脾不统血，可见吐血，便血，紫癜，崩漏。

脾阳不振者，症见面色苍白，脘腹冷胀，呕吐清水，喜热喜按，食少运迟，大便下利清谷，四肢清冷，形寒，或有浮肿，舌苔淡白，质胖，脉沉细（弱）。

治疗：脾气虚弱者，当补气健脾，用参苓白术散或补中益气汤，药如党参、黄芪、白术、甘草、山药等；中气下陷者，应补而兼升，加升麻、柴胡等；脾不统血，应补而兼摄，加白及、炮姜炭、赤石脂、灶心土等。脾阳不振者，当温中健脾（温运脾阳），用附子理中汤，药如附子、肉桂、炮姜、白术、人参、茯苓、甘草等。

2. 脾虚湿困与湿困脾运（阳）（寒湿困脾）

两者俱有湿困特点，但一为本虚标实，一为因实致虚。区别点在于脾阳不运与寒湿偏盛的主次，了解两者先后、因果关系。一般说来，脾虚湿困为脾阳虚弱，运化失常，湿从内生（内湿）；湿困脾阳为外感邪（外湿），困遏脾阳的运化，以致湿盛伤脾。

症状：如先突出表现脾阳不振（参阅上条），而后再见胸闷，恶心，胃部饱胀，口淡而黏，或甜而腻，头昏重，肢体困倦，大便稀溏，甚或腹满胀大有水，肢体水肿，或面色晦暗发黄，苔白腻，脉濡，为脾虚湿困；反之，如湿困之症在先，或较脾阳虚的现象突出者，为湿困脾运。

治疗：脾虚湿困者，当健运脾阳，益气化湿，从本以顾标，用香砂六君子汤、附子理中汤，药如党参、白术、干姜、附子、川椒、砂仁等。湿困脾阳者，当运脾化（燥、利）湿，从标以顾本，用胃苓汤，药如苍术、厚朴、草果、蔻仁、藿香、薏苡仁、陈皮、猪苓、泽泻等。必要时两者还当联系合参。

3. 中虚气滞与胃寒气滞（中虚气滞、胃失和降与寒凝气滞、胃阳不展）

两者均有气滞的病理表现，以胃痛为主要特征。若中虚气滞，复受寒邪，其痛暴作，可见寒凝气滞的标实证；寒凝气滞日久，又可导致中虚胃弱。区别点在于病程的久暂、痛势的缓剧、病理性质的属虚属寒。

中虚气滞为胃气虚弱，和降失司，多属久病迁延不愈，绵绵隐痛，喜按，空腹痛甚，得食为舒，但多食又痞胀不适，或食入反出，舌苔白，质淡而胖，脉细弱。

寒凝气滞为感受外邪，恣食生冷，而致胃气郁滞，中阳不展，多属暴病，痛势急剧，脘部冷痛，得温为舒，呕吐清水，口渗冷涎，食入痛甚，舌苔白滑，脉弦紧。

治疗：中虚气滞者，当建中理气，补中寓行，用黄芪建中汤、大建中汤，药如黄芪、桂枝、白芍、炙甘草、饴糖、生姜、大枣等。寒凝气滞者，应温胃散寒，用良附丸及苏叶、桂枝、干姜、荜茇等。

4. 胃阴不足与脾阴不足

两者常多并病，统称"脾胃阴虚"。临床根据脾阴、胃阴的生理特点，认为病理变化重点在胃。区别言之，除共同表现脾胃方面一系列阴虚症状外，胃阴不足的特点，在于阴虚不能濡降，受纳功能失常，主要表现为胃痛、呕吐；脾阴不足的特点，在于阴津失于输化，传送功能失调，主要表现为便秘或久泻。

脾胃阴虚的共有症状为：面白颧红，形瘦，虚烦，口干口渴，咽燥，唇红，食少乏味或厌食而不饥，苔薄欠润或舌干质红、苔少无津，甚至舌光剥无苔，脉细或细数无力。偏于胃阴虚者，症见胃痛反复，久延不已，胃部痞胀疼痛，或觉嘈灼隐痛，似饥而不欲食，嗳气，干呕，泛恶。偏于脾阴虚者，如脾虚不能布津，大肠失于濡润，症见能食而大便经常干燥或秘结，小便频多，称为"脾约"；因久泻伤阴者，大便泻下如酱，黏滞不畅，腹胀隐痛，小食则胀甚，或口舌起糜。

治疗：胃阴虚者，当益胃养阴，用益胃汤，药如沙参、麦冬、石斛、白芍、玉竹、甘草等。脾阴虚，见"脾约"证者，当滋阴润燥，用五仁丸，药如火麻仁、黑芝麻、首乌、柏子仁、瓜蒌仁、蜂蜜等；久泻伤阴者，当酸甘敛补，药用乌梅、木瓜、白芍、甘草、麦冬、石斛、白扁豆、石莲肉等。

5. 湿热蕴脾与肝胆湿热

两者都属湿热证，且常可并见。区别点：一为病在脾胃，主要因湿热中阻，而致升降失常；一为病在肝胆，因湿热郁遏，而致疏泄失司，少阳不和。

湿热蕴脾者，症见脘痞腹胀，食欲不振，恶心，呕吐；或身热缠绵，或肌肤面目发黄，口干苦而黏，大便秘结或溏而不畅，小便短少色黄，身重困楚，舌苔黄腻，脉濡数。

肝胆湿热者，症见胁痛连及脘腹，甚则有发作性绞痛，呕吐酸苦黄水，食少，厌油腻，寒热往来，目睛、肌肤发黄，黄色鲜明，小便黄赤，口苦，舌苔黄腻，尖边红，脉弦数。

治疗：湿热蕴脾者，当清利湿热，用王氏连朴饮、茵陈蒿汤，药如茵陈、栀子、大黄、黄连、厚朴、泽泻、赤苓、车前子等。肝胆湿热者，当清泄肝胆，用当归龙荟丸、蒿芩清胆汤，药如龙胆草、蒲公英、金钱草、茵陈、青蒿、黄芩、法半夏、广郁金等。

6. 胃热火郁与胃热壅盛（胃火炽盛）

两者都属胃热证。区别为：一属郁火，一是湿火。胃热火郁为肝气犯胃，气郁化火；胃热壅盛则多属湿热中蕴所致。

胃热火郁者，症见脘胁疼痛，心下痞胀，嗳气，干呕，恶心，嘈杂，吐酸，心烦，口干苦，舌苔薄黄，质红，脉弦。

胃热壅盛者，症见胃脘灼痛，痛势急迫，嘈杂易饥，口渴喜饮，或食入呕吐，甚则吐血，口臭，牙龈肿痛、糜烂，便秘，舌苔黄腻、边尖红，脉数。

治疗：胃热火郁者，当清中泄热，理气开郁，用清中蠲痛饮（即越鞠丸加黄连、生姜），药如黄连、栀子、苏叶、白蔻仁、吴茱萸、香附等。胃热壅盛者，当清胃泻火，用清胃散，药如黄连、黄芩、大黄、石膏、知母、芦根等。

7. 脾胃不和与肝胃不和、肝脾不和

三者都有脾胃运化功能失调的共同表现。区别要点在于前者表现脾胃症状而无肝病证候，以脾胃运纳失常为主；后两者则都同时有肝病证候，或为肝气犯胃，或为肝气乘脾，亦可同时并见。脾胃不和偏于虚证，肝脾不和虚实相兼，肝胃不和又偏于实。

脾胃不和者（脾失健运，胃失和降），症见胃部饱闷发胀，隐痛，食少，纳后运迟，嗳气，甚则呕吐，腹胀肠鸣，大便多溏，舌苔薄白，脉细。

肝脾不和与肝胃不和，在肝经病证方面，都可表现胁肋胀痛或窜痛，恼怒则甚，胸闷，头昏，脉弦。肝气犯胃则脘部胀痛，嗳气，泛酸，嘈杂，恶心，呕吐；肝气乘脾则腹部胀痛，肠鸣矢气，大便溏薄，便意不爽，久则出现食少、倦怠等脾虚症状。

治疗：脾胃不和者，当健脾和胃，用香砂六君子汤（或异功散），药如党参、白术、炙甘草、木香、砂仁、陈皮等。肝脾不和者，当抑肝扶脾（抑木扶土），用痛泻要方、四逆散，药如柴胡、白芍、枳壳、甘草、白术、陈皮、防风、乌梅、玫瑰花等。肝胃不和者，当疏（泄）肝和胃，用柴胡疏肝饮或左金丸，药如柴胡、白芍、枳壳、甘草、香附、青皮、延胡索、川朴花、甘松等。

8. 肝胃不和与胆胃不和（肝气犯胃与胆木克胃）

肝胃不和可以包括胆胃不和在内，区别点在于气郁与气逆。肝胃不和，则气郁于中；胆胃不和，可见气逆于上，并常见胆火上升现象。

肝胃不和者，症见脘部痞闷痛胀，涉及两胁，不欲食，嗳气不畅，苔薄白，脉弦。

胆胃不和者，症见脘胁窜痛、拒按，恶心干呕，吐酸苦水，心中疼热，口苦，便秘，苔黄或腻，脉弦数。

治疗：肝胃不和者，治见上条。胆胃不和者，当苦辛开泄，泄肝安胃，用左金丸、

治疗：脾虚湿困者，当健运脾阳，益气化湿，从本以顾标，用香砂六君子汤、附子理中汤，药如党参、白术、干姜、附子、川椒、砂仁等。湿困脾阳者，当运脾化（燥、利）湿，从标以顾本，用胃苓汤，药如苍术、厚朴、草果、蔻仁、藿香、薏苡仁、陈皮、猪苓、泽泻等。必要时两者还当联系合参。

3. 中虚气滞与胃寒气滞（中虚气滞、胃失和降与寒凝气滞、胃阳不展）

两者均有气滞的病理表现，以胃痛为主要特征。若中虚气滞，复受寒邪，其痛暴作，可见寒凝气滞的标实证；寒凝气滞日久，又可导致中虚胃弱。区别点在于病程的久暂、痛势的缓剧、病理性质的属虚属寒。

中虚气滞为胃气虚弱，和降失司，多属久病迁延不愈，绵绵隐痛，喜按，空腹痛甚，得食为舒，但多食又痞胀不适，或食入反出，舌苔白，质淡而胖，脉细弱。

寒凝气滞为感受外邪，恣食生冷，而致胃气郁滞，中阳不展，多属暴病，痛势急剧，脘部冷痛，得温为舒，呕吐清水，口渗冷涎，食入痛甚，舌苔白滑，脉弦紧。

治疗：中虚气滞者，当建中理气，补中寓行，用黄芪建中汤、大建中汤，药如黄芪、桂枝、白芍、炙甘草、饴糖、生姜、大枣等。寒凝气滞者，应温胃散寒，用良附丸及苏叶、桂枝、干姜、荜茇等。

4. 胃阴不足与脾阴不足

两者常多并病，统称"脾胃阴虚"。临床根据脾阴、胃阴的生理特点，认为病理变化重点在胃。区别言之，除共同表现脾胃方面一系列阴虚症状外，胃阴不足的特点，在于阴虚不能濡降，受纳功能失常，主要表现为胃痛、呕吐；脾阴不足的特点，在于阴津失于输化，传送功能失调，主要表现为便秘或久泻。

脾胃阴虚的共有症状为：面白颧红，形瘦，虚烦，口干口渴，咽燥，唇红，食少乏味或厌食而不饥，苔薄欠润或舌干质红、苔少无津，甚至舌光剥无苔，脉细或细数无力。偏于胃阴虚者，症见胃痛反复，久延不已，胃部痞胀疼痛，或觉嘈灼隐痛，似饥而不欲食，嗳气，干呕，泛恶。偏于脾阴虚者，如脾虚不能布津，大肠失于濡润，症见能食而大便经常干燥或秘结，小便频多，称为"脾约"；因久泻伤阴者，大便泻下如酱，黏滞不畅，腹胀隐痛，小食则胀甚，或口舌起糜。

治疗：胃阴虚者，当益胃养阴，用益胃汤，药如沙参、麦冬、石斛、白芍、玉竹、甘草等。脾阴虚，见"脾约"证者，当滋阴润燥，用五仁丸，药如火麻仁、黑芝麻、首乌、柏子仁、瓜蒌仁、蜂蜜等；久泻伤阴者，当酸甘敛补，药用乌梅、木瓜、白芍、甘草、麦冬、石斛、白扁豆、石莲肉等。

5. 湿热蕴脾与肝胆湿热

两者都属湿热证，且常可并见。区别点：一为病在脾胃，主要因湿热中阻，而致升降失常；一为病在肝胆，因湿热郁遏，而致疏泄失司，少阳不和。

湿热蕴脾者，症见脘痞腹胀，食欲不振，恶心，呕吐；或身热缠绵，或肌肤面目发黄，口干苦而黏，大便秘结或溏而不畅，小便短少色黄，身重困楚，舌苔黄腻，脉濡数。

肝胆湿热者，症见胁痛连及脘腹，甚则有发作性绞痛，呕吐酸苦黄水，食少，厌油腻，寒热往来，目睛、肌肤发黄，黄色鲜明，小便黄赤，口苦，舌苔黄腻，尖边红，脉弦数。

治疗：湿热蕴脾者，当清利湿热，用王氏连朴饮、茵陈蒿汤，药如茵陈、栀子、大黄、黄连、厚朴、泽泻、赤苓、车前子等。肝胆湿热者，当清泄肝胆，用当归龙荟丸、蒿芩清胆汤，药如龙胆草、蒲公英、金钱草、茵陈、青蒿、黄芩、法半夏、广郁金等。

6. 胃热火郁与胃热壅盛（胃火炽盛）

两者都属胃热证。区别为：一属郁火，一是湿火。胃热火郁为肝气犯胃，气郁化火；胃热壅盛则多属湿热中蕴所致。

胃热火郁者，症见脘胁疼痛，心下痞胀，嗳气，干呕，恶心，嘈杂，吐酸，心烦，口干苦，舌苔薄黄，质红，脉弦。

胃热壅盛者，症见胃脘灼痛，痛势急迫，嘈杂易饥，口渴喜饮，或食入呕吐，甚则吐血，口臭，牙龈肿痛、糜烂，便秘，舌苔黄腻、边尖红，脉数。

治疗：胃热火郁者，当清中泄热，理气开郁，用清中蠲痛饮（即越鞠丸加黄连、生姜），药如黄连、栀子、苏叶、白蔻仁、吴茱萸、香附等。胃热壅盛者，当清胃泻火，用清胃散，药如黄连、黄芩、大黄、石膏、知母、芦根等。

7. 脾胃不和与肝胃不和、肝脾不和

三者都有脾胃运化功能失调的共同表现。区别要点在于前者表现脾胃症状而无肝病证候，以脾胃运纳失常为主；后两者则都同时有肝病证候，或为肝气犯胃，或为肝气乘脾，亦可同时并见。脾胃不和偏于虚证，肝脾不和虚实相兼，肝胃不和又偏于实。

脾胃不和者（脾失健运，胃失和降），症见胃部饱闷发胀，隐痛，食少，纳后运迟，嗳气，甚则呕吐，腹胀肠鸣，大便多溏，舌苔薄白，脉细。

肝脾不和与肝胃不和，在肝经病证方面，都可表现胁肋胀痛或窜痛，恼怒则甚，胸闷，头昏，脉弦。肝气犯胃则脘部胀痛，嗳气，泛酸，嘈杂，恶心，呕吐；肝气乘脾则腹部胀痛，肠鸣矢气，大便溏薄，便意不爽，久则出现食少、倦怠等脾虚症状。

治疗：脾胃不和者，当健脾和胃，用香砂六君子汤（或异功散），药如党参、白术、炙甘草、木香、砂仁、陈皮等。肝脾不和者，当抑肝扶脾（抑木扶土），用痛泻要方、四逆散，药如柴胡、白芍、枳壳、甘草、白术、陈皮、防风、乌梅、玫瑰花等。肝胃不和者，当疏（泄）肝和胃，用柴胡疏肝饮或左金丸，药如柴胡、白芍、枳壳、甘草、香附、青皮、延胡索、川朴花、甘松等。

8. 肝胃不和与胆胃不和（肝气犯胃与胆木克胃）

肝胃不和可以包括胆胃不和在内，区别点在于气郁与气逆。肝胃不和，则气郁于中；胆胃不和，可见气逆于上，并常见胆火上升现象。

肝胃不和者，症见脘部痞闷痛胀，涉及两胁，不欲食，嗳气不畅，苔薄白，脉弦。

胆胃不和者，症见脘胁窜痛、拒按，恶心干呕，吐酸苦水，心中疼热，口苦，便秘，苔黄或腻，脉弦数。

治疗：肝胃不和者，治见上条。胆胃不和者，当苦辛开泄，泄肝安胃，用左金丸、

白芍、川楝子、半夏、陈皮、竹茹等。

9. 肝脾不和与土败木贼

两者俱为肝脾同病。但病情有轻重之分。病理表现一因于气滞，一因从气滞发展到血瘀、水停。

肝脾不和的症状特点为痛泻（具体证治已如上述）。

土败木贼的特点为膨胀，腹部膨满隆起，腹壁青筋暴露、胀急疼痛、色泽苍黄，小便短少不利，四肢瘦削，或腹有癥块。

治疗：土败木贼之膨胀，当实脾行水，用实脾饮，药如白术、干姜、附子、茯苓、砂仁、大腹皮、椒目、泽兰、马鞭草等；标实者可暂予攻逐，药如黑丑、甘遂、大戟等。

10. 土败木贼与土不制水

两者俱见水湿潴留现象，区别点在于水湿停潴的部位是腹部还是全身，病变脏器是肝脾还是脾肾。

土败木贼，为肝脾同病，水停大腹，而肢体一般不肿（证治如上述）。

土不制水者，为脾肾阳虚，脾虚不能制水，肾虚不能化水，而致水气泛滥，面浮身肿，肿势下肢为甚，按之凹陷，或兼腹满胀大（但无青筋显露），便溏，尿少，腰酸，身重，畏寒，舌苔淡白，脉沉细。

治疗：土不制水者，当崇土制水，温脾利湿，用附子理苓汤，药如附子、桂枝、白术、茯苓、泽泻等。

（四）肝系

1. 肝气郁结与肝气横逆、肝气上逆、肝气入络

一般来说，肝气郁结是基础，在肝失条达，疏泄失常的情况下，可进一步演变出现横逆、上逆、入络等证。区别言之，肝气郁结称"肝郁"证，肝气横逆等属"肝气"病，但"肝郁"有时可以进一步转化为"肝气"病。肝气郁结是肝的疏泄功能障碍，如影响脾胃，为"木不疏土"。肝气横逆，因肝气亢盛，以致犯胃、克脾，乃属"木旺克土"。此外，亦可表现上逆、入络等证。

肝气郁结，指肝气自郁于本经，症见胁肋胀痛或窜痛，胸闷喜太息，情绪抑郁，胁肋疼痛随情绪变化而增减。

肝气横逆，包括犯胃和乘脾两个方面（可联系参阅脾胃病有关条文）。

肝气上逆，咽中有异物梗阻感，头痛，眩晕，胸胁苦闷，或嗳气，呃逆，呕吐，或咳呛阵作。

肝气入络，为肝气久郁，从气入血，气滞血瘀，络脉痹阻，而致胁肋刺痛，胸背、肢体走窜胀痛、麻木，或见腹中癥瘕积聚。

治疗：肝气郁结者，当疏肝理气，用柴胡疏肝散；如属血虚肝郁，可用逍遥散养血舒肝，药如柴胡、白芍、炒枳壳、香附、青皮、郁金、炒延胡索、佛手、当归等；上逆者当平肝降逆，用四七汤加旋覆花、代赭石、沉香、降香、枳壳、川楝子等；肝气入络则当在疏肝理气的同时，兼通血络，用旋覆花、当归须、红花、泽兰、鸡血藤、天仙藤等。

2. 肝火郁结与肝火上炎

两者都属肝经实火，因气郁化火，肝脏蕴热所致，甚则引动心火，表现"心肝火旺"。区别点在于病情有轻重，症状表现一为火郁于中，一为火盛于上。

肝火郁结，为肝经郁热化火，症见胸胁胀痛，烦闷不安，往来寒热，呕吐酸苦水，头昏胀，口苦，苔薄，舌质红，脉弦。

肝火上炎，为肝火燔灼，冲激上逆，症见头痛，眩晕，面红目赤，耳鸣耳聋，急躁易怒，便秘，尿黄，甚则吐血、咯血，苔黄腻，脉弦数。

治疗：肝火郁结者，当清肝散郁，用加味逍遥散增减，药如柴胡、赤芍、牡丹皮、栀子、白蒺藜、川楝子等。肝火上炎者，当泻肝降火，用龙胆泻肝汤及夏枯草、决明子、苦丁茶、桑叶、菊花等。

3. 肝风内动与肝风上冒、肝风入络

三者统属"肝风"证，以肝阳亢盛为前提，因阳化内风，肝风内动，而致上冒巅顶、旁走入络，并常可夹痰为患。区别言之，肝风内动，为阳气暴涨而影响神志；上升巅顶，则见头目诸证；旁窜入络，则见四肢筋脉诸证。

肝风内动，症见卒然昏倒，不省人事，重者可致一厥不返，手足抽搐，痉挛，强直，半身不遂，口眼㖞斜，两目斜视，脉弦劲。

肝风上冒，症见头掣痛，眩晕，如坐舟车，行走不稳，耳鸣目花，摇头，甚则出现一时性厥仆，脉弦。

肝风入络，症见肢体麻木，如有蚁行，肌肉瞤动，手足震颤，拘急不利，舌体㖞斜抖动，舌强，言语不清，脉细弦。

治疗：肝风内动者，当息风潜阳，用羚角钩藤汤，药如石决明、紫贝齿、牡蛎、龙齿、珍珠母、羚羊角（山羊角）、钩藤、天麻等。肝风上冒者，当平肝息风，用天麻钩藤饮，药如天麻、钩藤、白蒺藜、桑叶、菊花、蝉衣、珍珠母等。肝风入络者，当息风和络，用豨莶草、臭梧桐、地龙、全蝎、姜蚕、木瓜等。

4. 血不养肝与水不涵木

两者的共同点为肝的阴血不足，属于虚证。区别点，一为肝血不足，病在本脏，而火旺之象不著；一为肝肾阴虚（肾虚肝旺），虚阳偏亢。

血不养肝者，症见头昏痛，目花，夜盲，虚烦少寐，肢麻，筋脉拘急不利，爪甲枯萎脆薄，面色萎黄，妇女月经不调（肝不藏血），舌质淡红，脉细。

水不涵木者，症见眩晕，头痛，目花，视糊，耳鸣，面部升火，颧红，烦热，四肢麻木，震颤肉瞤，腰酸腿软，遗精，舌质红，脉细弦。

治疗：血不养肝者，当养血柔肝，用四物汤加枸杞、首乌、旱莲草、女贞子、阿胶等。水不涵木者，当滋肾养肝，佐以育阴潜阳，用杞菊地黄丸加龟板、牡蛎、珍珠母等。

5. 肝阴不足，风阳偏亢与肝阳化风，风阳上亢

两者都有风阳上亢症状，区别点一为本虚（标实），因阴虚而阳亢生风；一为偏于标实，因肝阳暴涨，阳化内风（久则转为本虚标实）。

肝阴不足者，症见风阳偏亢，见肝肾阴血不足之候者，参阅上条"水不涵木"。

肝阳化风者，症见风阳上亢，头痛、眩晕、耳鸣、目花、面红升火等头面部"上盛"症状突出者，与肝风内动、肝风上冒相同。

6. 肝气入络与肝风入络

在病理上一为气滞络瘀，一为风邪走窜。

肝气入络以走窜胀痛、刺痛、麻木为特点。

肝风入络以拘急、肢麻为特点。

具体证治见前述。

（五）肾系

1. 肾阳不振（命门火衰）与肾气虚弱

肾阳不振的范围广，包括肾气虚弱，火不暖土等在内。区别言之，肾阳不振的病情较重，全身虚寒现象比较明显；肾气虚弱，主要指肾的封藏与纳气功能失常。

肾阳不振者，症见面色苍白，神倦，怕冷，肢清，腰脊酸冷而痛，腿软，阳痿，早泄，或排尿困难，或见五更泄泻，下利清谷，舌苔淡白而润，脉沉细迟。

肾气虚弱，一为肾气不固，尿频，甚则不禁，余沥不尽，尿浊如泔，滑精，漏精，舌苔淡白，脉细弱；一为肾不纳气，短气喘促，动则喘甚，吸气困难，张口抬肩，咳逆不能平卧，声低气怯，舌质淡、隐紫，脉细而虚数。

治疗：肾阳不振者，当温补肾阳，用右归丸，药如附子、肉桂、巴戟天、肉苁蓉、淫羊藿、仙茅、鹿角片等。火不暖土者，配补骨脂、五味子、肉果等。肾气不固者，当补肾固摄，用固精丸、缩泉丸之类，药如菟丝子、覆盆子、金樱子、芡实、桑螵蛸、煨益智、龙骨等。肾不纳气者，当纳气归肾，用人参胡桃汤、参蛤散加五味子、坎脐、沉香、紫石英等。

2. 肾气不固与肾不纳气

一为气虚不能封藏固摄而亏于下；一为气虚不能归元而逆于上。

具体证治参阅上条"肾气虚弱"。

3. 肾阳不振与肾虚水泛（肾水凌心）

肾阳不振是前提，由此引起肾虚水泛（肾水凌心）。区别言之，肾阳不振属虚，肾虚水泛是在本虚的基础上导致标实，因肾阳虚弱，不能蒸化水液，水邪泛溢肌表，上凌心阳。

肾虚水泛者（肾水凌心），症见水肿反复久延，身半以下为甚，按之如泥，腹部胀

大，阴囊肿，尿少不利，咳逆气喘，痰多清稀起沫，心悸，头眩，四肢厥冷，舌苔淡白，脉沉迟（可与饮凌心阳证互参）。

治疗：肾虚水泛者，当温肾利水，用济生肾气丸或真武汤，药如附子、肉桂、葫芦巴、白术、干姜、茯苓等。

4. 肾阴亏虚与肾精不足

两者均属肾的真阴不足，其区别点为：肾阴虚者有虚热，肾精虚者无热象。

肾阴虚者，症见眩晕，耳鸣，目涩，视力模糊，低热，虚烦，口干，咽痛，腰腿软，遗精，甚则形体消瘦，舌质红，脉细数。

肾精虚者，症见眩晕，耳鸣，腰膝软，性功能减退，未老先衰，小儿发育迟缓，智力不聪，骨痿足弱。

治疗：肾阴亏虚者，当滋肾养阴，用六味地黄汤，药如熟地、山萸肉、首乌、枸杞子、牡丹皮、泽泻等。肾精不足者，当填精益髓，用左归丸，药如鹿角胶、龟板胶、枸杞子、杜仲、山萸肉、菟丝子、肉苁蓉、熟地、紫河车等。

5. 肾阴亏虚与水亏火旺或相火偏旺

三者之间以肾阴亏虚为前提，由此引起水亏火旺或相火偏旺。区别点：肾阴亏虚者，虚象较火旺明显；水亏火旺为阴不制阳，在阴虚的同时，火旺现象亦显著；相火偏旺为标实的症状比本虚突出，肝肾之火皆亢。

肾阴亏虚证治见上条。

水亏火旺者，同时有明显的面部烘热，颧红，五心烦热，或午后潮热。

相火偏旺者，症见阳兴梦遗，烘热，口苦，颧红，唇赤，小便黄赤、灼热，苔黄腻，质红，脉弦数，或头痛，耳鸣耳聋，急躁易怒，寐差多梦，可伴有某些肾阴虚证。

治疗：水亏火旺者，当壮水制火，用生地、玄参、天冬、龟板、牡蛎、鳖甲等。相火偏旺者，应苦泄相火，用大补阴丸，药如知母、黄柏、木通、龙胆草等。

论 瘀 热

由于瘀与热是瘀热形成的病理基础，因此要认识瘀热，势必要从瘀和热的有关问题开始。

（一）瘀

1. 瘀的概念

瘀包括血瘀和瘀血。前者指血液的循行迟缓，血流不畅及局部的不通，是一种病理状态；而瘀血则是一种病理产物。但两者可以互为因果：血瘀之甚可以在局部造成瘀血，一旦瘀血形成，阻滞于脉络内外，又可成为加重局部血瘀之因。

在中医传统理论中，关于瘀的认识大致有3种：①较主要的是指血液瘀滞，循行不畅，以至局部脏器和组织"气血不至"。在正常生理状态下，血在脉中，赖心阳、心气的推动，津液的运载，使血液"如水之流"，营周不休，如环无端，灌溉一身，无所不及。故凡为七窍之灵，为四肢之用，为筋骨之和柔，为肌肉之丰盛，以至滋脏腑、安魂魄、润颜色、充营卫，津液得以通利，二阴得以调畅，凡形质所在，无非血之用也（张景岳）。若感受风寒、风热（寒主收引、凝闭，热则煎熬津液）；情志怫郁，气滞痰阻；气虚阳衰，无力鼓动血行等，均足以导致血脉瘀滞。如《素问·调经论》云："血气者……寒则泣不能流"，《素问·举痛论》曰："卧出而风吹之，血凝于肤者为痹，凝于脉者为泣"，《素问·生气通天论》云："大怒则形气绝而血菀于上"，以及《读医随笔》气虚不足以推血，则血必有瘀等，即是此意。②认为是污秽的、非生理性的有毒之血，似指血液成分的病理性改变，如明代王肯堂《证治准绳》说："百病由污血者多"，《皇汉医学》曰："瘀即污秽之谓"，日本学者比较注意这一观点。但有关成因、后果的特征性论述尚欠详尽。③即指瘀血的病理产物。如《素问·调经论》云："孙络外溢，则经有留血"，《诸病源候论》曰："堕落损伤，即血行失度，随损伤之处即停积，若流入腹内，亦积聚不散，皆成瘀血。"中医从临床观察，抓住"脉络（血管）破损"与"未排出体外而留滞体内"来认识瘀血的存在。如外伤跌仆闪挫，体表可见青斑、瘀紫者属此，而有上述病史出现各种疼痛、胀满等症状亦属此。更有由此及彼者，如妇女有月经闭塞不通或产后余秽淋沥不尽；或各种内伤出血，咳、吐、衄血不尽；或早用、过用寒凉、收涩之药，均有可能导致离经之血排出不畅或吸收不尽，这是又一类"瘀"的病证。王清任《医林改错》指出，久病入络即瘀血。叶天士在《临证指南医案》中对多种迁延或慢性病证的治疗倡"通络"之说，分析其缘由，可引《读医随笔》中一节为注，叶天士谓久病必治络，其说谓病久气血推行不利，血络之中必有瘀凝。故实际与前述意义相仿，仍不越三类认识之藩篱。

2. 瘀的临床表现

由于血的功能无所不及，故瘀的临床表现也十分复杂，可以涉及各个脏腑及多个部位。尽管知此，它还是有许多常见表现和共同特点。

（1）疼痛：其所在部位常有疼痛，固定不移，呈刺痛或刀割样疼痛，拒按，一般遇寒加重，得暖则舒。疼痛可轻可重，每与瘀滞程度有关。中医认为"通则不痛"、"不通则痛"，由于血流瘀滞不通故痛。

（2）发热：血瘀日久可以化热。局部发热每与外伤血肿、炎症等部位一致，可同时见红、肿、痛等症状。全身发热程度可高可低，有自觉或它觉，热型也不一。有人根据《金匮要略》"病者如热状，烦满，口干燥而渴，其脉反无热，此为阴状，是瘀血也"，认为"脉症不相一致"是瘀血发热的特点之一，值得进一步临床留心观察总结。

（3）皮肤、黏膜的异常：如外伤及疫疠，每多皮肤、黏膜出现红肿、青紫、瘀斑、瘀点、赤丝缕纹等；心病心阳不足、气血瘀滞时面部失去红润、面颧、口唇紫黯，鼻尖色青；肢节疼痛兼见红斑结节；眼病的目睛血丝紫赤；皮肤的粗糙、甲错、增厚；肝病臌胀的腹部青筋显露、面部赤丝缕纹、皮肤蜘蛛痣；脉痹的四末指、趾青紫、受寒加重等。

（4）积、肿块：王清任说："气无形不能结块，结块者必有形之血也。"皮下结块或内脏肿瘤，其特点是肿块较硬，推之不移，或有固定按痛。

（5）出血：瘀血不去，血不归经。此类出血往往是反复迁延不愈，包括多种部位，如咯、吐血、鼻、齿衄、便、尿血，月经淋沥不净等。其特点为血色紫黯，常夹有血块。

（6）舌、脉：因心主血，血合脉，心开窍于舌。可见舌质紫气、紫黯，或瘀斑、瘀点，有的舌底尚可见青筋怒张、瘀点、血丝。脉之典型者可为沉、涩、结脉等。

一般来说，以上诸症不必悉具，只要把握住特征性的症状或体征之一二，再参考有无外伤、出血、月经、胎产失调病史；或屡经多种其他方法治疗少效；或病情反复、病程较长时，即可考虑"瘀"之存在。中医传统对"瘀"的直接症状论述较为丰富，而因血瘀经脉，气血不至造成的间接病理后果尚欠深入，如头昏、眩晕、晕厥、健忘、失眠、爪甲、皮肤增厚等相关病例与此有关。在诊断上，如尚未出现以上特点时，也可结合辨病考虑。

总之，瘀血是中医学特有的病理学说。瘀血的形成可由多种内外致病因素，如忧思郁怒、感受（寒、热）外邪、出血、外伤等，影响血液的正常循经运行，壅塞阻滞于脉道之中，或离经溢出于脉道之外，停积留着为瘀，以致血液的形质和作用发生了根本性的改变，成为一种有害物质。它既是某些病因所形成的病理产物，又是导致多种病证的病理因素，在临床上涉及的范围甚为广泛，不论任何疾病，或是在病的某一阶段，凡是反映瘀血这一共同的病理特征，或兼有瘀血症状，如瘀痛，青紫瘀斑，癥积肿块，舌有青紫斑点，脉涩、结、沉、迟，或出血，精神神志和感觉、运动异常而有瘀象者，都可按照异病同治的原则，采用（或佐用）活血祛瘀法。

（二）热

1. 热的概念

"热"在中医学中涉及病因、病机、治则、药性等多方面内容。限于篇幅和本文的重点，主要围绕病因、病机的有关问题进行讨论。

传统经典所载"热"的概念可以归纳为以下几点。

（1）文字记载有"火"与"热"之分：作为六淫病邪之一，《素问·至真要大论》、《景岳全书》等均记载有风、寒、暑、湿、燥、火，有"火"而无热，但宋代陈言《三因极一病证方论》及后世《医碥》、《察病指南》等则将六淫之邪作"热"而无火。由此而产生了一些不同的见解。如《类证治裁》说："风、寒、暑、湿、燥皆外因，惟火多属内因。"而《景室医稿杂存》认为火不是病邪，只是病机。及至清代，如《外感温热论》又将热邪称为"温邪"；《重庆堂随笔》认为温邪即热邪；还有不少医家则主张"温为热之渐，火为热之极"，说明三者性质相类，只有程度的区别。也有称"热属气分，火属血分"（何廉臣），实际上也只是程度深浅之分。及至现代的一些经典注解及有关教科书均认为"火"与"热"（包括"温"）是同一属性，可以混称，至多是区别程度的意义。不过在内伤疾病中，习惯不称"温"，只称"热"或"火"罢了。

（2）热有病因、病机的不同范畴：前文所述，外感六淫"风、寒、暑、湿、燥、热"之"热"，显属病因范畴。但病因作用于机体，一般当时是无法预知和捉摸的，只有正气奋起御邪，邪正交争，在临床表现出"热证"时，人们才推测出病因是"热邪"，而机体则处于一种"热"的病理状态，故同一个"热"字，"热邪"是病因，"热证"是临床表现，"化热"是内在病理过程。中医认为，外感病中不仅"热邪"可以造成"热证"，其余"五气皆能化火";在内伤疾病中,情志过极,"气郁化火";食积、虫积、痰湿、水饮、瘀血等病理产物,停滞郁结日久也可化火,称"邪郁化火"。所谓"化火（热）"显然是一种病理演变过程,而"火（热）"则是病理演变的结果,理应属于病机的范畴。但应补充说明的是,热虽是一种病机、病证概念,但它又是一种病理因素,又称"继发病因",在一定条件下,又能作用于某些脏腑,导致新的病理变化,或形成新的病理产物,从而产生继发病证。如"热能伤阴耗津",也能"炼液为痰"、"热极生风"……故病因与病机的范畴也不是一成不变的。

（3）"热"的病机关键是阳盛：《素问·阴阳应象大论》说："阳盛则热",除了包含阳邪亢盛可以致"热"的意义以外,外因必须通过内因而起作用,人体的正气,即阳气充沛能够奋起与邪抗争,才能发生"热"的病理状态。故"热"也是临床最常见的,既反映疾病的存在,而又具有一定积极意义的病机。临床上,在一般正常情况下,"热"的程度反映病邪的轻重,"两阳相争"则"热"势必盛。但也每有虚寒久病、老弱重笃者,确实感受了阳邪却无"热"的反应；而体壮阳盛者,感受阴邪也容易"化热"。

（4）"热"有内与外、虚与实、真与假、局部与全身之别：在中医文献中,由外感六淫主要是"热"邪所致之"热",称为"外热",起病急、传变快、多兼邪；而由内脏气血、阴阳失调所形成的火热内盛的病理变化,称之"内热"或"内生之火",病势迁延、病程较长、多发生在内伤杂病。又有根据八纲属性将"热"区分为实热与虚热者,如外热、情志过极"气郁化火"的"志火",食积、虫积及痰湿、水饮、血瘀等停滞日久"邪郁化火",这些称为"实热"；而阴虚火旺之火、少数阳虚火不归元之火,则为"虚火"（或"发热"）；在虚热、实热之间还可发生转化、兼夹,如实火日久伤阴,导致阴虚火旺,产生虚火等。临床还有因阳盛格阴,而见外表手足冰冷,内则灼热烦渴、口臭、下利纯水但夹燥粪或矢气极臭、小便黄赤等阳证似阴的证候,其病机为"真热假寒"；也有因里寒格阳于外,虽见身大热但喜衣被、口渴而不多饮、手足躁扰但神志安静、苔黑而润、脉洪大而无力等阴证似阳的证候,其病机为"真寒假热"。

此外,热的病机及临床表现可以是局部的,也可以是全身的。如外感之热多为全身的,但有卫、气、营、血深浅的不同；而疮毒等邪则每表现为局部之热。在内伤杂病中往往比较复杂,有全身,也有局部,如上热下寒、内热外寒、胃热脾寒、肠热胃寒、肝热肺寒……也有仅限于部分脏腑、经络、关节之热,但在一定情况下,局部与全身之热也可互相转化,临床应注意鉴别。

2. 热的临床表现

判断机体"热"的病理存在,主要是自觉或他觉的发热,不伴有或只有很轻、很短时间的恶寒。通常认为有以下一些"热证"表现。

（1）一般症状：外感之热多见高热、恶热、烦渴、汗出、小便短赤、舌红苔黄、脉洪数等。由于外感之热有卫、气、营、血的深浅,常从有无恶风、怯寒,汗的多少,热的不同特点,如恶寒发热、寒热往来、身热不扬、但热不寒、壮热、日晡潮热、身热夜甚等,以及相关伴有症状,并结合脉象、舌苔等进行鉴别。内生之热常有面红目赤、口渴咽痛、自觉烦热或发热、大便干结、小溲短赤、脉数、苔黄舌红等,内生之热涉及脏腑各有不同,宜从脏腑病变功能障碍可能出现的特征去进行定位,而痰热（火）、瘀热等，则必同时兼有痰或瘀的其他症状和体征。至于虚火则可见潮热或低热，盗汗，脉细，苔少或剥或光等阴虚的证候。

（2）有关特点：热之为病一曰升腾上炎，火性炎上，故头面五官热象尤著；二曰易伤阴津，火热之性升散，易于迫津外泄或内灼阴液，每与燥证兼夹；三曰热极易于动风、动血，扰乱神明，故以外感及内伤中伴有高热者为多。此外，外感热病还具有发病急、传变快、多兼邪（如风、暑、燥、湿）为患等特点。根据以上表现和特点，一般不难做出诊断。但有时缺乏典型表现时，也可投以清热方药试治，从疗效再行反证。

（三）瘀热

1. 瘀热相搏证的提出

在临床实践中，我们观察到在急性外感热病及某些内伤杂病（尤其是疑难病症）发展的一定阶段，许多患者同时表现血热与血瘀并见，单纯运用清热凉血法或活血化瘀法治疗，往往疗效欠佳。为探求其内在规律，我们通过复习有关文献，推求病理，并经实验研究和临床验证，首先较为系统地提出"瘀热相搏证"这一临床重要证候及其主要内涵，充实和发展了中医辨证论治理论和治疗学内容。

所谓瘀热相搏证，是指在急性外感热病或内伤杂病病变发展的一定阶段，火热毒邪或兼夹痰湿壅于血分，搏血为瘀，致血热、血瘀两种病理因素互为搏结、相合为患而形成的一种证型。其病因为火热毒邪；病位深在营血、脉络；病理变化为瘀热搏结，脏腑受损；治疗大法为凉血化瘀。临床实践证明，用此理论指导处方用药，治疗多种疾病中的瘀热相搏证，如出血热、急性肾衰竭、支气管扩张、出血性疾病、系统性红斑狼疮、重症肝炎、慢性乙肝等，临床疗效能获显著提高。从而也反证了瘀热相搏证的客观存在及其理论的实用性。

2. 历代医家对于瘀热互结为患的认识

古代医家对瘀热互结为病已有一定的认识。《灵枢·刺节真邪论》曰："大热遍身，狂而妄见、妄闻、妄言，视足阳明及大络取之……血而实者泻之"，即阳明热盛，搏血为瘀，瘀热上蒙，心神被扰，而见狂证，治用泻血实法。张仲景《伤寒论·太阳病》云："太阳病六七日，表证仍在，脉微而沉，反不结胸，其人发狂者，以热在下焦，少腹当硬满，小便自利者，下血乃愈。所以然者，以太阳随经，瘀热在里故也，抵当汤主之"，首先提出"瘀热"一词，并指出瘀热为病其病位在里而不在表，外邪随经入里，瘀热搏结，可致"下焦蓄血"，治法以抵当汤活血逐瘀，荡涤瘀热。张仲景另提出"瘀热在里，身必发黄"，意在热瘀血分可致"黄疸"。巢元方《诸病源候论》明确提出热毒内侵五脏，可致瘀热搏结发为"血证"。唐代孙思邈认为伤寒及温病，邪在卫表，应发汗而不汗之，邪热失于外散，内迫营血，可导致鼻衄、吐血，热与血结可形成"蓄血"、"瘀血"，主张以犀角地黄汤治之，开凉血化瘀治法之先河。《丹溪心法》云："呕吐血出于胃也，实者犀角地黄汤主之……衄血，凉血行血为主"，指出瘀热出血的治法应为凉血行血。朱丹溪另提出"血受湿热，久必凝浊"，又为热性病湿热致瘀的理论奠定了基础。吴又可《温疫论·蓄血》云："邪热久羁，无由以泄，血为热搏，留于经络，败为紫血"，"热不更泄，搏血为瘀……热不干血分,不致蓄血",首次明确提出了"热搏血为瘀"的论点,可谓对温疫病瘀血的形成机制作了精辟的论述。叶天士对温病热入血分提出了"入血就恐耗血动血,直须凉血散血"的治疗大法,其凉血与散血的复法应用,为我们治疗瘀热相搏证提供了明确的治疗思路。

综上所述,古代医家对瘀热为病的形成原因、病理机制、所致病证、治疗原则及用药,都有了初步的认识,为我们今天研究瘀热相搏证提供了一定的理论依据。另外,前人对瘀热为病的认识多偏重于外感热病,尚少论及内伤久病,这正是我们需要探讨的一个重要方面。

3. 瘀热互结为患可见于临床多种疾病

我们根据中医理论和多年的临床实践,认为瘀热搏结是许多急、难、重症的主要病机之一,提出,瘀热相搏证候不仅见于外感热病,而且亦存在于许多内伤杂病的发展过程中。如瘀热型血证,既可发生在出血热、流行性脑炎、伤寒等外感热病,也可见于内伤杂病血证,如肺结核或支气管扩张的咯血、消化性溃疡或胃炎的吐血。再如,经临床及实验研究证实,湿热瘀毒互结证是重症肝炎、慢性乙肝常见的临床证型;肺系疾病因肺热内蕴,痰瘀交蒸;肾系疾病因水毒瘀热互结,浊邪上犯;中风病血随气逆,瘀热上冲,均可表现"瘀热"的病理特点。另外,我们在临床实践中还发现许多疾病,如高脂血症、某些血液病、糖尿病、恶性肿瘤、系统性红斑狼疮等,亦常见瘀热证候。

近年来,国内有关学者对不同病种的瘀热相搏证候进行了初步的探讨,李琳对中医治疗变应性亚败血症47例的文献综合分析认为,营血分瘀热证是本病的一个重要证型。张曼华报道了122例红斑狼疮治疗病例,其中热毒炽盛、肝郁血热在该病证型中占有一定的比重。阎田玉等对病毒性肺炎、肺源性心脏病(简称肺心病)合并感染、急性肺脓疡等患者进行了有关临床研究,也认为肺系感染性疾病同样也存在热瘀证候。

如上所述,瘀热相搏证候在现代临床急性传染性、感染性、自身免疫性疾病及部分内科疾病中是客观存在的,研究和探讨这些疾病瘀热相搏证候的发生发展、变化规律及基本治法方药的作用机制,对进一步提高现代临床治疗本病的效果,将具有非常重要的意义。

"伏毒"新识

"毒"是中医病因学说中一个特定的词义,意指病邪的亢盛,病情的深重,病势的多变,既可因多种病邪蕴酿形成,也可为特异性的致病因子伤人为病,表现为一毒一病,传统多用于温热病范围,现今已进一步广泛应用于多种疑难急症。但如何界定"毒"与"非毒",从外感的"毒"延伸到内生的"毒",从感而即发的"毒"到伏而后发的"毒",从伏气温病延伸到内生伏邪,用以指导临床实际,深化发展中医学理论,均有极为重要的学术探讨价值。周仲瑛教授在临床实践中,体会到伏而后发的毒与中医学传统的"伏邪"学说密切相关,并且不应单纯把"伏邪"囿于外感温热病的范围,它在内伤杂病中更有重要的实用意义,内生伏毒,潜藏于人体,待时而发者尤为多见。故倡"伏毒"专论,并予初步探讨。

(一)"伏毒"的基本概念

"伏毒"是指内、外多种致病的邪毒潜藏于人体某个部位,具有伏而不觉、发时始显的病理特性,表现毒性猛烈,病情危重,或迁延反复难祛的临床特点。其发病多为伏藏的邪毒遇感诱发,如外感新邪、饮食劳倦、情志刺激、胎产伤正等。发病迟早不一,缓急有别,且可因病、因人而异。

"伏毒"一词,究其原委,"伏者,匿藏也",所谓"伏邪"指"藏于体内而不立即发病的病邪"(《中医大辞典》),源起于王叔和"寒毒藏于肌肤,至春变为温病,至夏变为暑病"。明代汪石山则正式提出温病有新感与伏气两类,认为伏气温病为感受外邪,伏藏于体内,过时而发,由里达外。毒的概念出自《素问·生气通天论》"苛毒"说,意指毒气严重剧烈的病邪,故一般通释为"邪盛",如尤在泾说"毒者,邪气蕴蓄不解之谓。"周仲瑛教授认为,伏邪既可外受,亦可内生,不能囿于伏气温病一端,而毒之为病亦有外受、内生之别,不应理解为仅指外毒。目前,有人借用现今医理而倡"内毒"说,但周仲瑛教授对内生"伏毒"的立论则源于中医理论的"伏邪"与"苛毒"说,且可涵盖现今的"内毒"论。临床所见,许多急难病症每多具有"伏毒"的病理特点,据此理论采用相应的治疗原则,确能有助于提高疗效,拓宽思路,显示"伏毒"的学术价值。

(二)"伏毒"的病因

"伏毒"的病因虽然复杂,然概而言之,不外内、外两端,既可由外而感,亦能从内而生,或两者相因为病。

外感"伏毒"与通称之"伏气温病"类同。一是由六淫酝酿而成;一是感受天地间的一种戾气,表现为一气一病,有其特异性。而六淫亦可夹时行之戾气伤人,且其为病更凶。当其侵犯人体后,由于人体正气未即产生对应性抵抗,"伏毒"亦尚难损正发病,正邪尚能对峙相安共处,但邪毒深伏于内,必然损伤脏腑,暗耗正气,邪盛正怯,或复加新感引触,则"伏毒"乘势从里外发而为病。而潜藏时间的长短可随病、随人而异。

内生"伏毒"常始于微而成于著,是在多类内伤疾病的发展过程中,因多种病理因素,如湿、热、痰、瘀等蓄积体内,不得化解,转酿为毒,伤害脏腑功能,导致实质性损害,虚实互为因果,形成质变,藏匿深伏,性质多端,且可交错为患,每因多种诱因,自内外发而为病。

内、外二毒不仅能单独致病,且能内外相引,因果错杂为患。如外感伏毒类疾病,在其病理演变中,可以酿生热毒、湿毒、火毒、瘀毒、痰毒、水毒等多类性质的内毒;内生伏毒类疾病,在其未发之前,多有正气不能达邪外发的潜在病理特点,若遇外毒的勾引,则可乘势外发,病理性质多端,病势更为复杂多变。

同时还当了解"伏毒"为病,既有它的普遍性,还有它的特异性,不仅有外、内之分,还当区别是病原性的毒,是一病一毒,抑或是病理性的毒,是一毒多病。求因、审证、辨病,才能有助于临床的具体掌握应用。

(三)"伏毒"的病理基础

"正气存内,邪不可干","邪之所凑,其气必虚",这是中医发病学的基本观点,而在"伏毒"致病方面尤为重要。也就是说，无论外毒、内毒，正虚是邪伏的基础。

由此可知，"伏毒"为病总以人体正气先虚，脏腑阴阳失调为前提。如先天禀赋薄弱，胎中遗传，精气亏耗，卫外不固，或因机体具有某一方面的自身缺陷，感受相关特异性外毒，潜藏深伏，遇感诱发，涉及中医所称之"胎毒"类疾病，如天花、麻疹及乙肝垂直传播，而自身禀赋的缺陷，脏腑功能失调，更与内毒的形成和致病密切相关，如狼疮的营血伏毒、支气管哮喘的宿根——伏痰、类风湿性关节炎的风寒湿热痰瘀酿毒等，均可由某些诱因而触发，且可随着病情的进展，从功能失调而损及脏腑实质。

总之，"伏毒"是在正虚的基础上，复加内、外多种致病因子的侵袭而酿成的。外有六淫、秽浊、疫疠等邪，内有"五气"及痰瘀之滞，以及一毒一病、一毒多病之异。故其病理因素多端，病证性质不一。概言之，有风、寒、火（热）、燥、湿、痰、水、瘀（血）等多类，且可兼夹、转化，如热毒化火，则为火毒；火热煎熬，与血相搏，则为血毒、瘀毒；瘀毒里结，气化失司，则水毒内生；火动风生，风火相煽，则为害更烈；湿遏热伏，湿热逗留，则病势缠绵；痰瘀互生，胶结同病，则尤为痼结。

一般而言，病理因素多以风、火、痰、湿、瘀为主导。风性善行、数变，故发病快速，病位广泛不定；火为热之极，故发病多猛，变化较多，病势较重，且六气多从火化，内生五气亦每易化火。风火同气，皆为阳邪，若风与火两阳相合，风助火势，火动风生，风火相煽，则为病更烈。痰为阴阳水火之产物，从阳则常与风火合邪，风动痰升，火盛生痰，而致风、火、痰互为因果，为病多见暴戾、杂合、多变，表现阳毒特点。湿为阴邪，重浊黏腻濡滞，遏伏难祛，迁延不愈，既能化热伤阴，又可碍气伤阳，与痰同出一源，俱为津液不归正化而成，故常见痰湿同病。若痰湿阻滞气机，气血运行涩滞，必致津凝为痰，血涩成瘀，痰瘀互生，而致湿、痰、瘀互为因果，为病多见隐伏、缠绵、暗耗，表现"阴毒"特点，甚至阴阳交错，演变多歧。

（四）"伏毒"的脏腑病位

"伏毒"发病的基本特点就是由里外发。具体而言，涉及的脏腑病位，非常广泛，邪伏有深有浅，有轻有重。由于辨证体系不一，分类方法多端，但只要根据临床表现，审证求机（因），综合应用，自能指导辨证定位。

从六经辨证而言，有发于少阳、阳明、少阴、厥阴等经的不同；从卫气营血辨证而言，轻者发自气、营，重者发自营、血，且以血分为主；从三焦辨证而言，又有上、中、下之别，且以肝肾为重点，因肝肾精气亏虚是"伏毒"内陷潜藏的重要内因。至于俞根初所指的邪伏募原，其病位类同于少阳的半表半里，当亦属伏气温病之类，为湿热秽浊杂感伤人，且可有达表、入里之传变。

从上可知，"伏毒"的所在病位有其广泛性，病及脏腑、经络、气血，甚至还包括鲜为人知的脑腑、骨髓之毒。故章虚谷用"至虚之处便是容邪之处"，来解释伏气温病，如从内生"伏毒"而言，则可认为最虚之处，便是酿毒之所。而且不同的"伏毒"其致病脏腑还有其特异性，如乙肝病毒的嗜肝性，对肝脏的侵袭损害就有它的病位特性。

（五）"伏毒"的病性特点

由于"伏毒"有伏而不觉和发时始显的双重特性，因此它既有隐伏缠绵暗耗等属阴的一面，又有暴戾杂合多变等属阳的一面，而阴阳两类特性又常交叉并见，这种阴阳交错的病性，决定了"伏毒"一类疾病的难治性。

1. 隐伏

无论外受、内生之毒，只要是伏而不发，待时再动，都属处于隐蔽状态，此时正气虽无力发挥对抗性的祛邪反应，邪毒亦尚难伤正致病。若积久正气渐衰，伏毒渐盛，或复加多种诱因引触，则"伏毒"自里外发而为病。"伏毒"伏藏时间的长短和是否发病，既与"伏毒"不同类别的特性有关，还与人体自身的抗邪能力、正邪之间的强弱有关，如乙肝病毒携带者，有的可以突发，有的可以积久生变，有的可以长期相安共处。感染艾滋病病毒后，通常不会立即发病，可能在感染 6 个月后，甚至长达 10 年之久才有症状发生，而一旦发病则病重多变。至于现今所说的潜伏期，主要着眼于不同病原体的性质，并不是强调邪正抗争的结果，故应另作别论。

2. 缠绵

由于"伏毒"病位广泛，病性多端，正邪混处，胶着难解，毒留难净，潜于脏腑经隧，深入骨髓血脉，故既可迁延难愈，又每常伺机反复发作，甚至屡发屡重。如慢性肝炎、系统性红斑狼疮、类风湿性关节炎，以及伏气温病中的湿热类温病等。

3. 暗耗

"伏毒"虽然隐匿潜藏，但非静止不动，它有一个氤氲、弥漫到鸱张的过程，随着时间的久延，必然损伤脏腑精气，暗耗气血津液，脏腑体用皆伤，以致正虚毒郁，每受诱因而触发。

4. 暴戾

"伏毒"久羁，可因毒盛正怯，或正邪激烈抗争，而致急性暴发，病势凶猛，病情乖戾不常，难拘一格，毒盛必致正气溃败，正胜则毒伏于里，处于相对稳定的状态，待机再动，表现为作止无常，甚至突变。

5. 杂合

由于"伏毒"不仅有外受、内生之别，其病位有它的广泛性，病理因素有它的多样性，不同病性的毒有它的因果关联性，因而其主病脏腑不一，病理传变无常，往往阴阳交错，虚实夹杂，多脏并病，证候表现难以定格。

6. 多变

"伏毒"为病，虽然总以由里外发为其基本病理特点，但其具体传变，可以有六经、三焦、卫气营血的不同，涉及脏腑病位各异，还有一毒一病的特异性，病情有发作与隐伏的交替性，邪正消长多变，发时不仅以从里出表为主，同时还可见表里分传，"伏毒"内陷之变。

总之，"伏毒"所具有的病性特点，可以为我们明确界定"毒"与"非毒"的界限，提示"伏毒"类疾病的难治性。外受伏毒其发病暴戾，病势多变；内生伏毒则屡治屡发，正虚毒恋。

（六）"伏毒"的辨治要领

通过对"伏毒"理论的探析，显示了它在中医发病学方面的特殊意义，临床涉及外感、内伤多类疾病，特别是对急难病症的辨治更有其实用价值。约而言之，其辨证原则有五：一辨毒的外受、内生；二辨毒的阴阳属性及其相关病理因素；三辨所在病位及其病理传变；四辨毒的特异性或普遍性，是一毒一病，如乙肝病毒，还是一毒多病，如热毒、瘀毒；五辨邪正的标本缓急及其动态变化。治疗应以祛毒护正、化解透托为原则。其具体治法当参照温病的卫气营血、三焦，伤寒的六经，内科的脏腑气血津液辨治。现仅针对"伏毒"病位病机特点，择其要者述之。

凡邪毒阻于半表半里，湿热郁蒸，枢机不和，寒热往来，或高或低，起伏不定者，治以和解清透，方如小柴胡汤、蒿芩清胆汤；若邪伏募原，湿热、秽浊杂感伤人，憎寒壮热，头痛身疼，苔如积粉，治以疏利宣达，方如柴胡达原饮；湿热内郁，表里俱热，头痛，呕秽，胸膈胀闷，心腹疼痛，口渴，身疼，烦躁不宁者，治以升散透泄，方如升降散；热毒里结，气血两燔，大热，渴饮，烦躁，谵妄，昏狂，或发斑吐衄，舌绛唇焦者，治以清热泻火、凉血解毒，方如清瘟败毒饮，本方功能清解气、营、血三者热毒，内涵白虎汤以清气，黄连解毒汤以泻火，犀角地黄汤全方以清营凉血，故解毒之功特别强。临床可衡量气、营、血的偏重及其兼症而配药；寒毒内陷，深伏少阴，阳不外达，难从热化，小腹疼痛，恶寒，面青肢厥，舌淡脉伏，又当助阳破阴，方如四逆汤，兼表实者，麻黄附子细辛汤；若正虚毒恋，无力抗邪，病虽隐而不发，但迁延日久，易生他变，故扶正托毒尤为重要，扶正多以益气、养阴为主，如党参、黄芪、生地、麦冬等，托毒则需视"伏毒"的不同性质而采用相应的治法、方药。

以上所述，主要是就"伏毒"的病位作了简要的提示，包括邪伏少阳、募原，邪伏气营、营血，邪伏少阴等。临证还当根据"伏毒"辨治要领各点综合应用。注意一毒一病的特异性，采取对应性的治疗。针对"伏毒"的病理性质，辨别风、火、（热）、燥、痰、湿、瘀、水、寒等的多样性，分别处理。

本文以"伏邪"学说及"毒者，邪气蕴蓄不解之谓"为依据，提出"伏毒"论。认为"伏毒"既涵盖外感之毒，现今所指的某些感染性疾病，如严重急性呼吸综合征（简称非典）、乙肝、巨细胞病毒感染等，更强调内生"伏毒"的广泛性，它涉及免疫性疾病、结缔组织病、肿瘤及某些遗传性疾病。既有病原性的毒，一毒一病；又有病理性的毒，一毒多病，且总以伏而后发为其特点。正虚是"伏毒"的病理基础，从而阐发了中医学有关先天禀赋及遗传因素在发病学方面的重要意义，这对理论的深化和创新，拓宽临床辨证思路，提高诊疗水平，将会有所裨益。

（七）病案举例

案1　红斑狼疮

蒋某，女，27岁，江苏如东人。

初诊：2005年5月11日。患红斑狼疮10年，既往常服用激素，最近又用1个月，现已停服。目前面部红斑明显，呈蝶形分布，鼻准亦有皮损，瘙痒难忍，出血方舒，面皮毛囊粗糙，背后、手臂、足掌常发皮疹，瘙痒，大便正常，带下有血色，舌苔黄，舌质红，脉细滑。查自身抗体：抗SSA（+）、SSDNA（+）、dsDNA弱阳性（2005年5月5日，如东县皮肤病研究所），尿常规：蛋白（+）。拟从风邪遏表，营血伏毒，肝肾阴虚治疗。

处方：水牛角片（先煎）20g，赤芍12g，牡丹皮10g，大生地15g，玄参12g，狗舌草20g，熟大黄5g，苍耳草15g，地肤子20g，紫草10g，漏芦15g，广地龙10g，苦参10g，鬼箭羽15g，露蜂房10g，墓头回10g。每日1剂，早晚煎服。

二诊：2005年6月8日。两侧颧部红斑减轻，鼻准有痒感，两手臂皮肤破损瘙痒，服药曾见便溏，舌苔黄，舌质红，脉细滑。

处方：原方去熟大黄，加凌霄花10g，制黄精10g，白鲜皮15g，土茯苓20g。用法如前。

三诊：2005年7月13日。面颧部红斑基本向愈，毛囊粗糙好转，色素褐斑明显，鼻准红斑尚难全消，食纳知味，大便偏烂，手臂仍有皮疹红斑，月经后期，舌苔黄，舌质红，脉小滑。尿检（-）。

处方：5月11日方去熟大黄，加菝葜20g，凌霄花10g，制黄精10g，白鲜皮15g，土茯苓20g。用法如前。此后守方稍予加减善后。

按语 本病乃属内生"伏毒"为患，火热毒邪伏于营血所致，有如章虚谷所说："热闭营中，故多成斑疹。"故采用清营凉血法，透营分之热毒。方以犀角地黄汤为基础，再配紫草、凌霄花、苍耳草清热泻火、凉血活血、解毒透邪，地肤子、白鲜皮、苦参清热祛湿。因病经10年，"伏毒"已深，故伍以漏芦、地龙、露蜂房、黄柏、墓头回等以增强清热解毒的功效，同时由于热毒深伏营分，势必伤阴耗血，损及肝肾，故配黄精、玄参、生地等养阴清热。在凉血解毒的基础上，兼顾其本。三诊后，面颧部红斑基本向愈，毛囊粗糙好转，仅鼻准红斑尚未全消，继用上法出入，得以稳定巩固，临床痊愈。

案2 乙肝

叶某，女，28岁，江苏省南京市人。

初诊：2004年6月3日。乙肝病史近3年，因体检发现，查乙肝五项示大三阳。近查谷丙转氨酶（ALT）128U/L，HBV DNA（+），目前自觉症状不明显，疲劳乏力，临晚口干，尿黄，舌苔薄黄腻，舌质暗，脉细滑。治拟清化湿热瘀毒，调养肝脾。

处方：醋柴胡5g，升麻6g，苦参10g，垂盆草30g，蒲公英15g，田基黄15g，茵陈12g，广郁金10g，野菊花12g，叶下珠20g，鸡骨草15g，虎杖15g，太子参12g，焦白术10g，赤芍10g，枸杞子10g。日1剂。

二诊：2004年8月2日。初服上药周身乏力，续服则无任何不适，肝区不痛，纳可，尿黄，舌苔薄黄腻，舌质暗红，脉小弦滑。

处方：上方加制香附10g，炙甘草3g。日1剂。

三诊：2004年9月30日。复查乙肝五项HBsAg（+），抗HBc（+），HBV DNA 3.64×10^3，肝功能A/G=1∶4，余无异常（2004年9月22日南京市鼓楼医院）。自觉症状不多，困倦欲寐，尿黄，大便正常，夜晚口干，舌苔薄黄腻，舌质偏红，脉小滑。再予化湿健脾,清肝解毒治疗。

处方:太子参10g,焦白术10g,茯苓10g,炙甘草3g,茵陈10g,垂盆草30g,蒲公英15g,叶下珠20g,野菊花12g,田基黄15g,枸杞子10g。日1剂。

四诊:2005年1月13日。复查肝功能均已正常,HBV DNA 2.56×10^3,乙肝五项示小三阳(2005年1月5日南京市鼓楼医院),头稍晕,寐差,纳尚可,二便自调,舌苔黄,舌质红,脉细弦。

处方:9月30日方加赤芍10g,炒黄芩10g,首乌藤20g,炙女贞子10g,旱莲草10g。日1剂。

五诊:2005年6月9日。复查肝功能正常,HBV DNA 1×10^3(2005年6月1日南京市鼓楼医院)。寐差易醒,二便正常,纳可,舌苔薄黄腻,舌质暗红,脉细滑。

处方:9月30日方加土茯苓20g,首乌藤20g,炒黄芩10g,旱莲草10g,炙女贞子10g。日1剂。

按语 此案系外感"伏毒",湿热瘀毒蕴结,肝脾两伤,故治予疏泄透毒,调养肝脾。药用柴胡、升麻等疏肝透毒;垂盆草、蒲公英、田基黄、茵陈、广郁金、野菊花、叶下珠、鸡骨草、虎杖等清热解毒化湿;太子参、焦白术、赤芍、枸杞子调养肝脾。以法立方组药,五诊肝功能全部正常。

谈中医临证技巧系列

四诊合参之望、闻、问、切

中医理论只有通过实践，才能体现其价值，没有理论指导的实践，是盲目的实践，更谈不上自主发展和创新。

在临床中，理论与实践的磨合，需要历经一个长期积累、反复思考探索的过程，才能达到融会贯通，成为实用的知识和诊疗技能，进而推动理论的更新和发展。立足经典，学融百家，博采众长，这是基础；综合应用多门专业知识，构建辨证论治、理法方药、证因脉治诊疗体系是解决问题的基本要素；知常达变，圆机活法是把理论转化为知识和技能的临床技巧。这样才能达到从理论、知识到技能的熟练运用。

（一）望诊

望诊包括望神色、形态等内容，但尤以色诊、舌诊为重点。

初涉临床时往往会认为问诊为四诊的第一位，难以领悟望诊的精邃，久经实践则渐能感悟到"望而知之谓之神"的真谛，而"五色诊"的启示，尤胜于望神情、望形体、望动态。

1. 色诊

色诊亦称"五色诊"。以观察面部的色泽为主，其他部位也可类推。观察面部色泽的荣枯，可以测知脏腑气血的盛衰，因为十二经脉气血皆上注于面，在病理情况下也有其相应变化。不论五色如何，分辨其善恶的共同基本特点是：善者明亮、含蓄，恶者晦暗、暴露。

同时，还当进一步联系八纲辨证，掌握病变的不同性质。例如，面见赤色，属实者为面目红赤，属虚者两颧潮红；面见青色，属寒者面色青苍，属热者面色青赤。

《素问·五藏生成》根据面色判断病情的吉凶善恶，指出"青如翠羽者生，赤如鸡冠者生，黄如蟹腹者生，白如豕膏者生，黑如乌羽者生"，"青如草滋者死，黄如枳实者死，黑如煤炭者死，赤如衃血者死，白如枯骨者死"。这些论述颇为具体。

在特殊情况下，还可根据脏腑在面部的分属，结合五色的不同，以测知某一脏腑的病变及其相互之间的生克顺逆。但应以面部整体色泽为主，分部位察色为辅，不可机械对号，确有特异表现者可参合辨析。《内经》对面部分候五脏的具体方法有二，《素问·刺热论》以额部候心，鼻部候脾，左颊候肝，右颊候肺，颏部候肾，似较《灵枢·五色》分候法简要。

望目是望面时的一个重要方面。既要看两目有神、无神，明亮、浑暗，还要注意其病理特征。目胞浮为风邪犯肺或脾虚湿蕴；目胀睛突为肝经火郁、痰瘀阻络；斜视为风火；直视、上视为痰瘀上蒙神窍；两侧瞳孔大小不等为颅脑水瘀；目睛色青而视物转动灵活多属肝旺体质；目赤充血多属心肝火盛；两目深黄多为肝胆湿热；目睛及眼睑淡白少泽多为血虚；目眶暗黑者多属痰瘀、肾虚；目睛内眦见黄色瘤斑者为痰浊瘀结。

2. 舌诊

舌诊主要是观察舌体的舌质、舌苔、形态及润燥。由于五脏之脉皆络于舌，赖气血津液之上输濡养，故通过舌诊可以直接观察到病变所属脏腑的虚实、气血的盈亏、病邪的性质及浅深。望舌苔要注意苔色和舌质的变化。舌质淡红为平人，淡白为气血亏虚，红绛为热盛伤阴，青紫为血瘀。苔色有白、黄、灰黑之分，白苔主表、主寒，薄白而润为常人；薄白而干为表证津伤；薄白而滑为寒湿；厚白为湿浊、痰饮、食积；腐苔为湿热秽浊上蒸。黄苔主里、主热，薄黄为邪热未盛，初传入里；黄腻为湿热内蕴或食积化热；黄而黏腻为湿浊痰热胶结；黄而干燥，甚至焦黄者为燥热伤津；淡黄润滑者，多为湿蕴痰聚。苔灰黑，质干者主里热，质润者主里寒；白腻灰黑，舌面湿润为阳虚寒湿、痰饮；黄腻灰黑为湿热久蕴；焦黑干燥为热极津枯。

同时，还要观察苔质的润燥，以测知体内津液的盈亏和输布情况。

临证对舌诊的辨析，还应注意以下几点。

（1）根据外感内伤，分别掌握其重点：①外感急性热病，重在观察舌苔，以了解病性的寒热、邪正的消长进退；②内伤慢性杂病，重在观察舌质，以了解脏腑气血虚实、证候特征及病机的属性重点。

（2）同一舌苔，在邪正、虚实、寒热方面，有轻重深浅的差别：例如，舌苔白腻病属寒湿，但白腻的程度悬殊较大，必须依此判断湿邪的轻重；舌苔黄腻，病属湿热，如深黄厚腻者为湿热深蕴，中部聚积成腐者又有夹滞之候，若干燥少津，已有伤阴之机。

（3）判别病机属性真假：黑苔，如黑而润滑者为阴寒内盛，有水极似火之势；若黑而燥裂有刺者，又为热极之证。

（4）注意病机的错综夹杂：如舌苔黄白相兼多为寒热错杂，或温邪由表初传入里，表里同病之候。舌质光淡少津者，多为正虚气阴两伤之象。

（5）舌面五脏分候法的鉴别：一般以"舌尖主心，舌中主脾胃，舌边主肝胆，舌根主肾"（《笔花医镜》）。临证虽有参考价值，但不可机械。

概而言之，舌与心胃病变的关系密切，因舌为心之苗，观舌尖部位的色质，多能显示心经的病候；舌为胃镜，舌苔是由脾胃之气上蒸而生，故观苔之色质，多能显示脾胃的病候。至于肺的分属部位虽无明确的界定，如结合《伤寒指掌》胃经分候法，似当界于上脘舌尖与中脘舌中之间，上脘病涉心肺，中脘则关乎肺胃。观察舌体形态，亦是重要的一环。察老嫩以辨邪实或正虚；视胖瘦以辨阳虚、水湿或阴血亏虚；舌有裂纹者为精血、阴津亏耗；见点刺者为脏腑热盛；舌边齿印为阳气虚衰、水湿内蕴；舌体暴萎为热极阴伤，久萎为气血虚衰；舌强为热盛伤阴，或风痰阻络；歪斜为内风夹痰，瘀阻络脉；舌卷缩为寒凝络绌，或痰阻舌根，或热伤津液；舌下络脉粗胀青紫为血瘀。

观察舌苔、舌质、舌态，虽各有不同的病理重点，但临证必须综合分析，方能提高辨识的准确性。

（二）闻诊

闻诊是通过听觉和嗅觉，了解病情，以提供辨证依据的诊察方法。

1. 听声音

如果语声嘶哑，甚则失音，暴病突发者多实，久病积渐加重者多虚，或正虚邪实。谵语、狂言属实，多为痰火郁闭；郑声、独语多属心气大伤，或气郁痰阻。喘哮患者，喘以气息急迫为主，哮以喉中痰鸣有声为主，且哮必兼喘，而喘未必兼哮；喘而痰涌声高气粗为实，喘而痰声如鼾、气怯、动则加剧为虚；少气或气少不足以息，声低不足以闻，属虚，不同于短气之气急短促，息数不相接续，而证有虚实之分。咳嗽频剧、阵发、声高气急，多属外感实证；咳嗽轻微间作，声低气怯，多属内伤虚证；久咳致喘者，则夜卧咳剧持续不已，少气不足以息。呕吐应辨食入即吐、朝食暮吐、吐势缓急等以分虚实。呃逆声高而频作属实；声低气怯无力，断续时作多虚。

2. 嗅气味

如口出酸腐臭气为胃肠积滞；口中腐臭，牙龈糜烂为牙疳；咳吐腥臭脓血浊痰为肺痈；温热病口臭喷人或汗气臭秽为疫毒炽盛；病体有尸臭味为脏气衰竭的危候等。结合辨病而言，如尿毒症的口中尿臭，肝昏迷的肝臭，糖尿病酮症酸中毒的烂苹果味，咳、吐血的血腥味等。

当前在临证时还应采取现代相关检测手段和方法为我所用，延伸我们的感官，获取更多的信息。如用听诊器检查心肺病变，听取肠鸣音；用血压计测量血压等。

进一步来说，听患者诉述病情，了解其所苦，亦与闻诊密切相关。

（三）问诊

问诊是四诊中最需下工夫的一环，也是初涉临床时的基本功。

张景岳创"十问歌"，提出问诊的要领，颇具规范性，但临证不可刻板对待，应有目的地重点探问，围绕患者主诉，突出的主要症状、体征，深入查询其特点，以及可能发生的兼症，了解病情的发展及诊治经过，以提高判断的准确性。

特别要理解中医问诊的目的，主要是为了辨证，不同于西医学的完全辨病。如问寒热，要问清是恶寒发热及寒热的轻重主次，还是但寒不热，但热不寒，或寒热往来，发热是壮热还是潮热、身热不扬等，以辨病位、病性。问疼痛要问清是胀痛，走窜痛，刺痛，固定痛，冷痛，灼痛，绞痛，隐痛，空痛拒按、喜按等，以辨寒热、气血、虚实，从而为治疗提供重要的依据。

同时还须注重内外环境、气候、居住地区、生活及饮食嗜好、性格情绪、体质类型等与疾病的关系，针对妇女、小儿等不同对象，详察细辨。

在问诊时切忌给患者以暗示和误导，尤其与情志病患者的交谈，"诈病"者的假诉，要有所识别、取舍。

（四）切诊

切诊主要含脉诊、触诊两部分。

1. 脉诊

脉诊非常重要，但切忌夸张到神秘不可捉摸的程度——凭脉即可知病，更不应妄自否定诊脉的客观价值。

脉诊首先应当了解如何调息，如何下指，以及掌握三部、七诊、九候、五十动的基本要求。三部脏腑取诊法，脉与时令、个体、饮食、生活、情志的关系，正常平脉的形态等，然后才能识别有病之脉。

脉象的分类，一般说来有二十八脉（浮、沉、迟、数、滑、涩、虚、实、长、短、洪、微、紧、缓、弦、芤、革、牢、濡、弱、散、细、伏、动、促、结、代、大……又作疾）和十怪脉。为了便于临床掌握，前人也做过不少比类、对举、归类工作，选择主要的若干脉象，作为纲脉，其中如滑伯仁的浮、沉、迟、数、滑、涩六纲，也有再加虚、实或短、长而称八纲的。

脉诊结合临床体会，尚须注意下列几点。

（1）兼脉：在临床上脉象单见者少，兼见者多，凡属兼见之脉，必须区别主次，综合分析。

（2）脉症合参：根据《内经》所说"色脉合参"的道理，把脉象与其他症状联系考虑，互相对比，肯定问题，解决疑点，决定顺逆。既要"凭脉辨证"，也要"舍症从脉，舍脉从症"，分别真伪，认清本质。

（3）掌握病机演变：脉诊不但要求"凭脉辨证"，认清现在症状的病理变化，还应在这个基础上，进一步了解疾病的发生发展、演变转归。例如，无病之人，脉见结代，为"脉病人不病"，真脏之气已伤，将有暴病之变；阴证脉见沉细的患者，忽然暴出虚大脉，为阳越于外，有脱变的危机；阳证脉来洪数的患者，忽然脉转沉细，有阳病入阴的转变；眩晕患者脉见弦劲搏指者，势将内风上旋，有暴中的可能。

作为一个现代中医医者，既要掌握诊脉的基本操作规则、基本知识，更要在实践中加深体会，逐步提升辨识有病之脉的能力。不能轻率地认为诊脉仅是为问诊提供时间的一种形式。持上述认识者，关键在于陷入诊脉不能辨病的误区，没有把辨证作为立足点。如换位思考，脉的浮、沉、迟、数，对证的表里、寒热不是昭然若揭吗？

另一方面，诊脉辨病也有特异性。心主血脉，血液的原动力在心，因此，心血管系统病变，又往往能显示病的特异性，如结代、十怪脉中的某些脉型，就能直接反映心脏病所引起的心律失常，高血压动脉硬化者多见弦滑劲而不和之象等。至于湿温病初起的濡缓脉，重证患者脉快而弱的濡数脉，薛生白所说"脉无定体，或洪或缓"等，与西医学中伤寒病的相对缓脉，在辨识病的特异性方面又何等地相似。

即使西医在检查脉搏有异常表现时，亦常注意描述其特征。如主动脉瓣关闭不全，脉见骤起骤落者，称为"水冲脉"，这颇与中医所指大失血后的芤脉类似；因左心衰竭、冠状动脉粥样硬化性心脏病（简称冠心病）而脉见强弱交替者，称为"交替脉"，与中医脉诊所描述的"乍大乍小"意义类同。由此我们感悟到，对具有中医诊查特色，自成理论体系的脉诊何能轻易言玄？只有进一步应用现代手段和方法，加以研究，才能有所发展提高。

2. 触诊

触诊包括触胸腹、四肢、皮肤等部位，但在临床上尤以胸腹诊的意义最为重要。

(1) 按胸胁：胸膺为心肺之所居。如胸部胀满，甚至隆起，手击音清者多属肺胀；手击音浊者多病痰饮。手触虚里搏动过剧者为宗气外泄，心气衰竭之候。两胁为肝经之分野，肝胆位居右胁，脾胰居左，若肝病癥积，脾患痞块、疟母等则触之质硬，皆有形可征。如两胁连及腰肾区，叩触酸痛不适者，还可与肾有关。

(2) 按脘腹：脘在心下、上腹部，属胃所居；大腹当脐，属脾，大小肠所主；小腹在脐下至耻骨，属肾、膀胱、胞宫；小腹两侧为少腹，属肝所主。病则有相应部位的症状、体征。

(3) 触查胸腹：一是要了解有无痞满、疼痛、包块、膨胀等，以及其所在部位；二是了解其拒按、喜按、怕冷、恶热、固定不移、气窜不定、刺痛、气胀、新病、久病，以及与饮食饥饱、二便等相关症状的关系，妇女经带胎产情况，以辨虚实、寒热、气血，进而识别不同疾病的特异症状。

中医辨证的思维方法

（一）辨证的概念及重要性

辨证就是辨别、识别证候。中医的"证"相当于西医的诊断，它是中医关于疾病发生、发展过程中把握疾病某阶段本质的一种概念。换言之，就是为了达到明确诊断而进行的思维——在全面而有重点地搜集病史、症状、体征等四诊素材的基础上，运用中医基本理论，进行分析、推理，去粗取精，去伪存真，由表及里，综合判断，以得出相对合理的证候诊断，有关病因、病位、八纲属性、病理变化等综合概念。其重要性正如《临证指南医案》说："医道贵乎识证、立法、用方，此为三大关键……然三者之中，识证尤为紧要"。时至现代，一般而言，要想应用中医药手段取得理想的疗效，仍必须有科学的、合乎逻辑的辨证分析，首先确立正确的证候结论。

（二）辨证的主要思维方法

辨证的思维方法主要是应用中医基本理论对四诊素材进行分析筛选、分类排比。从认定主症开始，深入剖析其特点，理出证的初步线索，识别疾病的证候。以疼痛为例，要分析其部位、性质、程度、加重或缓解等因素。如痛在胃脘者，询知其既痛且胀、痛势隐隐、得食可缓、局部喜暖恶冷等，即可得出"中虚胃寒气滞"的初步印象。然后全面回顾四诊所得，扩大思路，寻求对初步印象的支持。出现不符合初步印象的证候也要认真推敲，或扩大内涵，或相互排除假象。主症无典型线索可辨时，可采用反面论证、逐一排除的方法。必要时还可通过试探治疗，稍后再作进一步结论。

（三）病、证、症之间的关系

首先要明确疾病、证候与症状三者间的关系。一般来说，有病始有症，有症方可辨证，有证乃知病，一病或有数证，一证每有多症。症是外部表现，证是内在本质的时相（阶段）概括，病是证的转化沿着一定规律进行的总体轨迹。辨病（包括西医的微观手段）有利于认识疾病的个性,掌握疾病发生、发展的特殊规律,把握疾病的重点和发展趋势,有利于制定总的治疗原则,也有利于治疗没有症状的疾病。证比症深刻,比病具体,证是一种倾向于重点揭示某一阶段特定人体病理生理功能状态的综合性诊断概念。故曰"病不变而证常变,病有定而证无定"。不同的病却可有相同的证。总之,病、证、症三者既有区别又有联系,临诊时必须处理好它们之间的关系,一般是在分析症状的基础上认识疾病和辨别证候,在识病的同时辨证,辨证是中医理论指导临床治疗的核心,是灵魂。

(四) 辨证与辨病的关系

中医学对许多疾病的诊断均以证为名,反映了辨证论治的诊疗体系和同病异治、异病同治的基本精神。证在横的方面涉及许多中医或西医的病,如咳嗽,就是感冒、哮喘、肺痨、肺胀等多种肺系疾病常见的主症;胃痛,是溃疡病、胃炎、胃痉挛、胃下垂等病的主症。通过辨证就能突出疾病的主要矛盾,给予相应施治。尤其在辨病较困难的情况下,有时可通过辨证取得疗效,解决问题。因此,不可简单认为以证名病无明确的概念和范围,难以表明病的特异性,而转向单一的辨病诊断。

此外,必须明确中医学自身的病名诊断。根据四诊认证、辨病,分析内在病变机制,反映病的特异性及其发展转归,为施治提供依据。但是,这些又不完全与西医学之辨病治疗相同,因为它既要针对某个病的共性及基本规律进行治疗,又要结合个体及不同证候分别处理。由此可知,中医学的"辨病施治"与"同病异治",两者还有相互补充的关系。如肺痨的治疗主法为补虚杀虫,但还需辨证予以滋阴润肺、滋阴降火、益气养阴等法,这就体现了辨病与辨证的有机结合。反之,不同疾病在同证同治时,也应针对各个病的特殊性而区别对待。

再者,在辨病的要求上,还有一个西医学的病名诊断问题,它与中医的以证名病可相互补充。辨证治疗可补充辨病之不足,辨病有助于掌握不同疾病的特异性及发展、转归,并结合病的特异性进行处理。但这种双重诊断只可并存,而不宜对号入座、生搬硬套。如胃痛不单纯是溃疡病,而溃疡病也不仅仅以胃痛为主症,还可见吐血、呕吐。当然,在大量临床实践的基础上,也可通过适当的对照联系,使中西医之部分病名相互沟通,以趋于一致。同时,还应汲取现代医学的部分病名,补其不足,为我所用。如肿瘤、出血热、白血病等,在掌握现代医学基本概念的基础上,通过临床实践,将其上升到中医理性认识的高度,总结出辨治规律,使之适应医疗实践的需要。

总之,中医的辨证和以证名病,与其自身理论体系和临床实际密切相关,但同时也有辨病要求。那种认为中医只有辨证,而辨病仅是指西医病名诊断的认识,是不够全面的。应防止以西套中、以西代中的倾向干扰中医的临证思维。

中医辨证的内容

(一) 辨病名

根据中医有关病名的认识,抓住主症(可有一个或若干个)及其临床特点,确定可能的病名尤其是非症状病名,有利于针对疾病特点进行分别治疗。如有些病在一定阶段都可表现脾胃湿热证,但黄疸宜用茵陈蒿汤,湿温宜用王氏连朴饮、甘露消毒丹,泄泻宜用葛根芩连汤,痢疾则宜用芍药汤等。这些方药的治则虽然基本相同,但对病的针对性是有区别的。

(二) 辨病因

辨病因是根据中医有关病因的理论,抓住发病的季节、环境,发病前后的有关因素、生活习惯等推理而得;或从证候表现以"审证求因",作为病理分析的基础,结合病程新久,分清外感或内伤的类别,以决定采用哪一种辨证方法(如六淫、卫气营血、六经或脏腑经络、气血)。同时,疾病又是病因与机体相互作用的结果,了解病因对治疗有直接的意义(病因学治疗,如虫积内扰的要驱虫、痨虫蚀肺的要抗痨)或间接的意义,即消除病因造成的病理后果,如郁怒可以伤肝,肝病可能出现肝气、肝火、肝风等病理转归,治疗可分别采用舒肝理气、清肝泻火、平肝息风等法。

(三) 辨病位

根据中医病位的认识(如表里、卫气营血、脏腑、经络等),从证候表现判断病变所在,了解涉及的有关脏腑,有利于进一步分析病机,提供"归经"用药的依据,使同类药物的选择提高了针对性。如火盛所致的出血,"咳血—肺热—黄芩、知母、桑白皮、地骨皮","吐血—胃热—生石膏、黄连、地榆、生地","便血—肠热—槐花、地榆、荆芥炭、侧柏叶","尿血—肾、膀胱热—黄柏、瞿麦、大蓟、小蓟"等。

(四) 辨脏腑病机

根据中医有关脏腑、气血等生理功能和病理变化的理论,抓住临床表现,分析综合证候的发生机制,了解脏腑、气血失调状态下的病理演变,可以掌握证与证之间的转化规律,对指导当前治疗和制定下一步诊疗计划有重要的作用。

如外感咳嗽可表现风寒袭肺、风热犯肺等证,但肺除主气司呼吸、调节卫气外,尚有通调水道、治节血脉等功能。若邪壅肺气,肺失通调,可以出现水肿病。如反复感邪、久咳迁延,损伤肺气,肺失治节,可以发展为咳喘、痰饮,后期可导致心血瘀阻之证。

总之,一个脏腑有多种生理功能,一种疾病可以只涉及其中一种功能失常,也可在同一阶段或不同阶段表现若干种病理、生理变化;复杂的疾病涉及多种脏器,则可有更复杂的病理、生理改变。

(五) 辨病理因素

根据中医有关病理因素(如痰、饮、火、瘀等)的理论,抓住某些证候表现(包括可见的病理产物与特征)推理而得。病理因素不仅直接致病,还可以在疾病过程中起因果关系,促使病情日趋恶化。因而了解病理因素,对消除它的存在进而切断疾病发生、发展的因果交替环,促使疾病痊愈有重要的意义。

值得强调的是,辨证的关键必须以脏腑病机理论为主导,根据主要症状特征,把握病机所属,辨清病理因素及其多元复合关系,以病机证素为辨证的客观依据,使辨证更加活化，切合临床实用，不致成为僵化的教条。

为此，周仲瑛教授提出"病机十三条"新说，作为辨证的要领，病机证素的论据，明确病位、病性，提供证素的特征，为治疗提供依据，从而构建成中医病机辨证网络系统。概要言之，"病机十三条"的要领是"风病善变，寒多阴伏，火热急速（温暑同类），湿性缠绵，燥胜伤津，痰证多怪，水饮同源，瘀有多歧（血病多瘀），郁病多杂（气病多郁），虚病多久，毒多难痼，疫为戾气，多因复合（风火相煽，瘀热相搏，寒热错杂，湿遏热伏，痰瘀互结，邪实正虚，多脏同病）"。如能据此条列其常见的证候内涵，必将有助于制定出新的辨证体系。

（六）辨病理属性

根据八纲辨证的理论，抓住证候特点推理、综合而得。八纲是中医认识疾病性质的一种最基本的归类法。除表里两纲属于病位外，不同疾病可以表现阴阳、寒热、虚实的共性，同一疾病在不同个体和不同阶段也可有寒热、虚实的不同演变，且多交叉复合为病。了解疾病的八纲属性，是决定同病异治和异病同治的关键。

如肺痨、咳嗽或风温后期表现肺阴不足证，则均可采用滋养肺阴的方法。又如哮喘病在不同阶段及不同的个体可有不同的病理属性，发时多属邪实，当辨寒热，分别治以温化或清化；平时多属正虚，当辨肺肾气虚抑或阴虚，治以温养或滋养。

（七）辨标本关系

根据中医的标本理论，对有关因素及矛盾进行分析，找出那些在疾病全过程或某阶段中决定疾病进程、影响全局的主导环节，正确把握各种因素之间的联系与转化。对治疗复杂疾病（即存在复合病因、多病位、多种病理生理改变、多种病理因素及对立的八纲属性等），解决主要矛盾，恰当处理次要矛盾，提高疗效起着主要作用。故《内经》有"不知标本，是谓妄行"，"知标知本，万举万当"的说法。

（八）辨转归、预后

在以上多方面分析的基础上，根据中医疾病学的知识和经验，并参考西医学的有关知识，结合病变过程中出现的重要症状、体征，做出以下两方面初步估计：疾病的转归，在发病学的预防和治疗上有一定意义（如懂得肝病可以传脾，则不但治肝还可实脾）；疾病的预后，便于及时采取措施而处于主动地位。

以上是我们在辨证分析中需要认真把握的内容，但必须说明，根据以上的某个项目，并不一定会得出完整的结论，如病因和病名就经常有难以明确的情况，同时在临床应用时，各个项目的重要性及其主次作用也可因病而异。

知常达变，掌握证的五性

证的五性即特异性、可变性、交叉性、夹杂性、非典型性，掌握证的五性对于提高认证的精确度、加强辨证的预见性大有裨益。

(一) 特异性

证与证都是互相区别的，每一个证的概念都有其特殊内涵，即特异性。但从组成证的各个症状和体征来看，其中不少既可出现本证，也可出现它证，并非均带有特异性。在临证中，要特别重视组成此证的特异性症状和体征，以及这些特异性症状、体征的特异程度和数量。临床实际所见之证，也存在特异性程度的差别。对特异性程度较低的证的治疗也不能忽视。如外感少阳证，须具备口苦、咽干、目眩、往来寒热、胸胁苦满、脉弦等症。若分解来看，往来寒热的特异性价值明显高于其他，临床即使有口苦、咽干、目眩、脉弦等数症也不能轻易断为少阳证。如周仲瑛教授曾治一例杨姓肝癌患者，肝功能异常，肝脏肿大，腹水明显，抓住患者舌质光红无苔、口干少津这一特异现象，重用养阴的生地、天麦冬、玄参、鳖甲甘寒、咸寒药，伍以清热解毒、凉血、化瘀之品，水消胀缓。据症化裁，前后服药2年，肝功能正常，随访5年仍然健在。

(二) 可变性

证是具有时效性的诊断概念，随着时间的推移，证之间可以相互转化，相比而言，较西医诊断的时相概念要强烈得多。在急性病中，证旦夕可变。即使慢性病，随着患者的体质内环境、治疗等外在条件的不同，也可错综演化。在许多情况下，注意掌握证势、病势，对证的可变性也是可以预见的。

所谓证势，即指一种证向另一种或若干种证转化的通常趋势。如肝气郁结可化火、生痰，故气郁证每多转化为气火证、痰气郁结证等；在外感疾病中，卫分证可向气分证传变，气分证又可向营分证、血分证传变等。但因证势在很多情况下尚不足以把握疾病转归，故探求病势的问题必须兼顾。所谓病势是证势的特殊规律，即指一些疾病，证的转化有自己的特殊趋势。如肺痨病的肺阴不足证往往出现在初期，而风温病的肺阴不足证则多见于恢复期。

(三) 交叉性

交叉性即两类以上证候的互相联系、并见。其交叉组合形式多样，在八纲辨证方面如气血两亏、寒热互结、表里同病；在脏腑病位方面，如肺肾阴虚、肺脾气虚；在病理因素方面，如气滞血瘀、湿热内蕴、痰瘀交阻等。其辨治要点是确定两者的轻重缓急，以明确治疗的主次先后。有的应抓病变重点，如肺肾阴虚重在治肾，肺脾气虚重在治脾。有的应抓病机主次，如气滞血瘀之胁痛，气滞突出用柴胡疏肝散，血瘀明显时用复元活血汤。如《伤寒论》治疗痞证之半夏、甘草、生姜三泻心汤，因属寒热错杂，故既用苦寒泄热的黄芩、黄连，又配辛温散寒的生(干)姜、半夏。

(四) 夹杂性

所谓夹杂性即指两种或两种以上的疾病并存，并由此产生两类或两类以上的复合性证。其辨治要点是把握标本主次，或标本兼顾，突出重点，或遵"间者并行，甚者独行"的原则论治。如患者同时有胃痛、失眠，证属肝胃不和、湿热中阻、心肾不交，治疗当根据患者的具体情况，或以疏肝和胃为主，或以清化湿热为主，或以交通心肾为主，或三者同时予以兼顾，治当把握标本，分清缓急。

（五）非典型性

非典型性是指证应该出现的特异性症状在数量和程度上表现不足，即不符合常见的典型症、征。对于证的非典型性的辨识，应注意证的发生、发展、转归的全过程，把握初期性证、过渡性证、隐伏性证与轻型性证，避免辨证的局限及用药的浮泛。

（1）初期性证：指疾病初起始得阶段病证特有的症状尚未显现，缺少特异性。如风温、悬饮、肺痈初期均可有风热犯肺证的过程，若不从发展趋势深入分析，不结合辨病，统予疏风清热宣肺，必然针对性不强，难以阻止其发展。

（2）过渡性证：又叫临界性证，是病情由一证向另一证转化发展过程中出现的似此似彼的证候。如中风虽无明显昏迷，仅见半身不遂、口角歪斜，但神识时清时昧者，为介于中经络和中脏腑间的证候，似可称为"半经半腑证"。这种情况的神志既可由昧转清而表现为中经络证，也可进一步发展至内闭神昏而见中脏腑证。如周仲瑛教授曾治一顽固哮喘患者，表现为典型的小青龙汤证，药入缓解，而背寒、易汗、气短，转为肺气虚寒证，经从本治疗稳定。逾年复发，服温化剂不效，再审其烦躁、唇起火疮、舌质较红，乃在小青龙汤的基础上加石膏服之喘止，说明寒饮伏肺证既可转见虚寒，亦可寒郁化热。据此可知，必须及时抓住病机演变趋势，予以相应的治疗。

（3）隐伏性证：又叫"潜证"，其特点是临床症状极少甚至无症可辨。对此需注意从病史、舌、脉、体质、个性、喜好等细微处探索，并借助理化检查依据，参照疾病的基本病理进行辨证论治。如哮喘处于缓解期时，只有凭借病史及一般情况推测其发时证候，按照"平时治本"的原则立法选方。通过治疗隐伏证而达到防止或减轻发作之目的。

（4）轻型性证：是由于症状严重程度不著，存在质的差异而缺乏典型表现。如有些肺痨患者肺阴虚证不重，仅有轻微咳嗽，或略觉乏力；又如高血压之头痛、眩晕程度不著；再如冠心病之胸痛血瘀证不显，仅偶感胸闷等。临证对轻型证候亦不可忽视，因它虽然反映病情的轻浅，但也可能成为严重疾患的不典型表现，仍要高度警惕，仔细辨析。

另外，证是客观存在的，但在临床上我们面对患者凭主观印象所获得的具体证是否客观存在，则需要慎思。因为我们的辨证依据有时过分依赖主诉症状，少数可供的体征如脉象、舌象也可能接近正常或不具有特异性。

从患者的角度来看，主诉是受主观感觉支配的，患者的耐受性、表达能力各有不同，还有各种社会、心理因素可以影响或扭曲主诉；对医者来说，认症问题——如舌是否红、是否紫？脉是否弦、是否滑？也有一个敏感性和标准化、客观化问题。故临床所获得的证，不可否认存在客观性强弱的问题。一个证候（尤其是主症）不仅出自主诉，还同时得到其他三诊（望、闻、切）的支持，甚至微观检查的证实，则提示客观性强。如主诉心悸而切诊脉律失常，听诊心音或心律有异，心电图、超声心动图等亦有阳性改变等，而由较多客观性强的症、征组成的证，自然客观性也随之增强；反之就较弱，可信度降低。对后者适宜小剂、轻剂试探，不必用重剂、峻剂。

中医辨证要点及影响因素

初接触临床的医者在辨证时遇到的困难,绝大多数是不熟悉辨证分析的基本要点。现将辨证要点及其影响因素简介如下,其中某些要求实际上是在四诊过程中就开始的。

(一)辨证要点

1. 识主症

首先应确定主症(一个或若干个),因主症往往反映疾病的主要矛盾,故必须抓住,才能有助于得出相对合理的病、证诊断。一般根据患者就医的主要痛苦,主症是容易确定的。但如遇到下面的一些实际问题时,还应当结合现代理化检查知识加以分析。

(1)没有主症:如健康体检中,X线检查发现肺部有轻微结核病灶,或普查肝功能发现转氨酶偏高,乙肝表面抗原阳性等,这是辨证论治面临的新问题。

(2)主症多端:没有重要的实质性病变,而主观痛苦多端且多变,令人难以捉摸,如神经官能症之类;也有多种器质性病变,确实存在多种痛苦,而患者本身难以确定主次。

(3)主症与兼症混淆:在疾病的主要矛盾与患者的主观痛苦不一致时,易出现主次不清,甚至将主症遗漏的情况。如非典型的黄疸,忽略了目黄、肤黄、溲黄等症,多主诉食少、无力或低热等,易将此当成主症。

2. 抓特点

围绕主症,深入了解其症状特点,推动四诊的深化,这对明确诊断,辨清病位、病理因素、八纲属性等至关重要。

3. 分真假

联系对照主症与一般症状、体征所提示的病理线索,若彼此相符者,属单纯或典型的病例,诊断较为可靠。若彼此矛盾者,则当考虑是否有假象存在,是否是疑难杂病,是否是复合疾病。必须仔细复查和推敲矛盾的主要所在,区别真假,决定取舍。

4. 明缓急

凡初步考虑为疑难或复合疾病者,可按各个(或各组)症状发生时间的先后与演变,明确可能存在的因果关系,衡量各个(或各组)症状的特异性,主次轻重缓急,为决定治疗提供依据。

5. 定证候

根据全部四诊资料,按辨证的内容项目进行分析、推理、综合,找出共性,掌握这些现象内在的病理联系,确定其证候类别。

6. 观动静

辨证有时还应通过对疾病过程的动态观察，治疗后的效应，采取必要的修正、补充，以加强疗效。在分析和综合的过程中，应力求避免主观性、片面性与表面性，肯定和否定某种结论都要注意逻辑的严密性。

（二）影响因素

为了提高辨证的水平，还应着重探讨一下影响辨证质量的因素。初步归纳有以下四个方面。

1. 辨证的素材

四诊资料的不足或遗漏、失真，包括患者症状、体征的缺乏，各种原因造成疾病性质的不典型，无法了解病史（如患者聋哑、痴呆、健忘、昏迷），患者伪造病史及症状，环境条件的限制，时间匆促影响诊查质量，以及由于医者主观上的工作马虎、草率、责任心不强等。

2. 辨证的能力

中医基本理论（特别是脏腑辨证、卫气营血辨证、病邪辨证，以及疾病学、症状学的知识）掌握不够，知识的广度、深度不足，缺乏临床实践经验等。

3. 辨证的思维方法

思维方法主观、片面，不熟悉辨证分析的逻辑方法，在素材加工，由此及彼、决定取舍的过程中导致结论错误。

4. 辨证的表达

文不达意，虽有认证的能力而不能在辨证分析中准确和全面地反映，致使辨证不准确。

最后还要指出，这里讲的辨证质量标准，是在中医的理论逻辑与经验范围内而言的，由于辨证的依据主要是症状、病证诊断，目前还不可能完全凭借现代科学技术和方法，提供客观物质检查指标（如理化检查、特殊仪器检查、病理形态学检查等），故鉴定辨证分析的质量（水平），通常只能从治疗效果反证，而两者之间又不是绝对一致的。一般来说，结合现代诊查辨病的技能和方法，可有助于提高临床分析质量，总结辨证规律。

立法的具体应用

中医辨证论治当分两部分，先是辨证，后是论治。临床既要掌握治疗疾病的总原则，如平调阴阳，治标与治本，扶正与祛邪，防治未病，正治与反治，因时、因地、因人制宜等，还应在治则的指导下，把握立法的具体应用，才能符合实际需要。

（一）立法是枢纽

没有正确的辨证，就没有正确的治法，如果不懂得从辨证考虑立法，就不可能得出有效的治法。另一方面，立法又是处方用药的根据，没有立法作为指导的处方和用药是盲目的。如果立法正确，虽然选方用药不完全相同，但也可取得同样的效果。

一般而言，辨证是立法的依据，如寒者温之、虚者补之。但在证与治之间，有时也可出现不一致性，这与证的轻重、兼夹、变异等有关。如风热表证，用辛凉法时，有轻剂、平剂、重剂的不同；湿热痢夹表证，应先予逆流挽舟法以解表，而不是先用清肠化湿法；若热毒内陷，由闭致脱者，必要时应先救逆固脱，然后再清肠解毒等。

以中医学理论体系扩大立法思路，从多途径寻求治法尤为重要。如按阴阳气血的转化互根立法、五脏的相互资生制约立法、邪正虚实的消长及其主次立法、疾病的动态演变立法等，如益气生血、行气活血、滋肾平肝、攻补兼施、肝病实脾、肺实通腑，以及所谓隔二、隔三治疗等。

临床对复法的掌握应用对提高疗效尤有重要性。复法主用于证的交叉复合，但即使是单一的证，有时也需通过复合立法，求得相互为用，以形成新的功效，如温下法、酸甘化阴法等。此外，还可借复法取得反佐从治，或监制、缓和其副作用。实践证明，温与清的合用、通与补的兼施、气与血的并调、升与降的配伍等，确能进一步增强疗效，消除一法所致的弊端，如纯补滞气、寒热格拒等，在采取复合立法时，还应按辨证做到主次恰当。

（二）八法是立法总纲

在八纲辨证分类的基础上，相应地奠定了立法的总纲——八法。临证首先应当掌握八法这一基本规律，然后才能根据病情的具体表现而化裁，按照八纲证候的单纯和复杂情况，采用单一或综合的治法。由此达到"一法之中，八法备焉，八法之中，百法备焉"的化境。

1. 立法必须适应病情

任何一个疾病，在它转化及发展的全过程中，立法亦应做到以变应变，决不可执一法一方以应万变。转化，是指某些疾病，在其病变过程中，可能发生的病理演变，但不是必有的发展规律。

2. 立法要注意整体关系

（1）从阴阳气血的相互关系立法：在补阴时，于阳中求阴；在补阳时，于阴中求阳；补血时，用补气生血法；补气时，用补血益气法；气滞血瘀的，并用行气与活血法。

（2）从五脏的资生制约关系立法：相生如补火生土、培土生金、滋水涵木等；相克如抑木扶土、祟土制水、壮水制火；其他如下病上取、上病下取等。

（3）从邪正虚实之间的关系立法：衡量患者邪正、虚实的主次，决定攻与补的先后、主次。

3. 立法必须注意个体特异性

如汗法用于体虚者可参补药；补法对"虚不受补"者当参以行气药；清法对脏腑虚寒之体，应中病即止；温剂对阴血不足之体，要慎用；消法对本虚者不宜独用等。

（三）治疗大法的宜和忌

医者要从正反两个方面了解常用治法的宜和忌，做到正确运用，适度使用以免伤正。如用汗法应该注意"汗而毋伤"，亡血、产后、淋家一般均当忌用；涩法对新病有邪者忌用。

治法是选方组药的依据，理应做到方随法定、药依证选，但因临床每见证候交叉复合，表里、寒热、虚实错杂，多脏传变并病，为此，有时还需复合立法，方能适应具体病情，取得较好的疗效。尤其对多病多证的患者，还应按辨证做到主次有别，在针对主病主证，采用某一主法的同时，又要把握其整体情况，注意兼病、兼证，复合立法，兼顾并治。

即使单一的证，有时也需通过复合立法，求得相互为用，以形成新的功效，消除一法所致的弊端，如纯补滞气、寒热格拒等。

在应用复法时，势必随之形成大方、多药。按一般要求，方药应该精炼严谨，但在病绪多端，复合应用多法组方配药时，大方多药，又不应加以非议和排斥。大方为七方之首，药味多是其特点之一（还有药力猛、药量重等），适用于病有兼证，尤其是疑难杂症患者。但必须做到组方有序，主辅分明。选药应各有所属或一药可兼数功者，尽量组合好药物之间相须、相使、相畏、相杀的关系，避免降低或丧失原有药效。切忌方不合法，主次不清，药多杂乱无章。

复法运用解析

复法就是复合立法，主用于证的交叉复合，有时单一的证也需通过复合立法，求得相互为用，以形成新的功效，如温下法、酸甘化阴法等。此外，还可借复法取得反佐从治，或监制、缓和其副作用。

（一）应用复法的重要意义

1. 错综配伍，各奏其用

体虚者，纯补则邪愈恋，纯攻则正愈虚；寒热错杂者，单用寒药除热则寒益甚，用热药除寒则热者更热。因此，临床中必须复合为法，以求发挥各类药物的专长，使虚得以补，实得以泄。如汗下并用、温清并用、攻补兼施、消补并用、寒热补泻并施等。

2. 配合立法，相互为用

按照立法要求，将两类不同性味功效的药物配伍组合，以形成新的作用，如温下法、交通心肾法、酸甘化阴法、甘苦合化法等。

3. 复合立法，取得监制

根据立法需要，选用某类药物，缓和另一类药物的副作用和毒性。如补中寓泻、泻中寓补等。

4. 错综立法，取得反佐

凡治疗寒极或热极之证，用少许相反的药，可以起到从治诱导的作用，避免格拒。采用各种复法，必须有主有次。

（二）应用复法的体会

1. 升降结合

升降是人体脏腑气机运动的一种形式。人体脏腑气机的正常活动，维持着人体正常的生命活动，如肺气的宣发与肃降、肝气的升发与疏泄、脾气的升清与胃气的降浊、肾水的上升与心火的下降等，都是脏腑气机升降运行的具体表现。临床所见气机升降失常的表现很多，如肺失宣肃、肝失疏泄、心肾不交、脾不升清、胃失和降等，但其病理变化不外升降不及、太过和反常三类。升降不及是指脏腑虚弱，运行无力，或气机阻滞，运行不畅。如肺虚之咳嗽无力；脾虚之便溏、头昏乏力；肠腑气虚之便秘等。升降太过是指脏腑气机的升降运行虽然与其主导趋势一致，但却已超过正常程度，如肝气升发太过之肝阳上亢，肝火上炎之眩晕、头痛、目赤等；肠腑、膀胱气机泄降太过所致之泄泻、尿频失禁等。升降反常是指脏腑气机升降运行与其正常生理趋势相反，亦即当升不升而反下陷，应降不降而反上逆，如中气下陷之泄泻、脱肛、阴挺、内脏下垂；胃气上逆之呕恶、嗳气、脘胀；心肾不交之心悸、失眠等。临床以升降反常的病证为多见，其治疗非单纯升清（阳）或降逆所能奏效，必须升降并用，以达到调整人体气机升降紊乱、恢复正常的目的。

2. 补泻兼施

补法是指补益人体气血阴阳的不足；泻法从广义上来说是指祛除客犯于人体的各种病邪。内伤杂病虽多，然其要不外虚实两端。《素问·通评虚实论》云："邪气盛则实，精气夺则虚。"虚实是邪正盛衰在临床表现上的具体反映。邪实是指侵入人体的外感六淫，或由气化障碍所产生的水湿、痰饮、湿热、瘀血等病理产物，以及脏腑气机失调所产生的气机阻滞等；正虚，原发于先天者因禀赋不足，继发于后天者是因各种致病因素的长期影响，以致气血、阴阳、津液、精髓不足。一般来说，初病多实，久病多虚，然而由于人体是一个极其复杂的有机体，邪正虚实往往错杂相兼，初病未必就实，如虚体感冒，治当扶正解表；久病亦未必就虚，往往伴有气滞、痰饮、水湿、瘀血等。例如，慢性肝炎既有疲劳乏力、腰酸膝软、口干便溏等肝脾肾俱损的征象，又有胁痛、脘痞、尿黄、纳差、目赤、口苦、口臭、舌红、苔黄腻、脉弦滑等湿热瘀毒互结之表现。治疗当视其虚实程度，泻其实，补其虚。

3. 寒热并用

寒证与热证，多系脏腑阴阳失去平衡而产生的临床表现。各个脏腑之间的寒热表现各有差异，或一脏有寒，一脏有热，或同一脏腑既有热象又有寒象。临证时不可不详细辨别，如肝热脾寒之泄泻、痢疾；肾阳虚寒、痰热蕴肺之咳嗽、哮喘；或寒热互结之痞证、胃痛等。尤其是中焦脾胃疾病，即使无明显寒热夹杂之象，但采用辛温与苦寒合法，按主次配伍，每能提高疗效，如半夏泻心汤合左金丸之治胃痞等。

4. 敛散相伍

敛散相伍适用于病情复杂之证，如既有气阴耗散或卫阳不固，又有外邪客表或气机郁滞或内热郁蒸等表现。故治疗既需收敛固涩，又需疏散外邪或行气解郁或清中泄热。如慢性腹泻属脾肾两虚，同时兼有肝气横逆者；慢性咳嗽、哮喘，既有痰伏于肺，又见肺气耗散者。

5. 阴阳互求

阴和阳在整个病变过程中，关系非常密切，一方虚损，往往可导致对方失衡，阴虚及阳，阳虚及阴，最终演变成阴阳两虚者，治疗固需阴阳双补，而单纯的阴虚或阳虚，亦要从阴阳互根之义求之，尤其对肾虚病证更有实用价值。此即张景岳所云："善补阳者，必于阴中求阳，则阳得阴助而生化无穷；善补阴者，必于阳中求阴，则阴得阳升而泉源不竭。"临床在治疗中风后遗症、糖尿病、慢性支气管炎（简称慢支）、阳痿、水肿等疾病时，往往体现阴阳互求的重要性。

6. 表里相合

表证和里证可以单独出现，亦可兼见。表里同病者表里双解，此乃常规，但对内伤杂病里证的治疗适当配入表散之品，也可以达到调和表里、提高疗效之目的。如在治疗水肿、头痛、眩晕等疾病时，可以在辨证施治的同时加入羌活、防风等疏风解表药。若为"阴水"致肿，配用疏风解表药也可起到"风能胜湿"消肿的作用；内伤性头痛、眩晕，配用风药引药上行，则是基于对"巅顶之上，惟风药可到"的认识。

7. 气血互调

气与血是人体生命活动的重要物质基础，常相互资生为用，多互为影响为病。气与血的不足，失于温煦、濡养，固需益气以生血，或补血以益气，然在补气血药中，参以活血行血，更有助于增强疗效。

至于气与血运行失常所致的病变，尤当注意气血互调，如治疗咯血、吐血、咳血，除针对病机辨证止血外，表现有气滞、气逆者，还应注重行气、降气药的应用，配青皮、沉香、枳壳、香附、川楝子等；在治疗郁证、胃痛、胁痛等气机郁滞一类疾病时，亦应重视血分药的运用，配伍川芎、赤芍、丹参、失笑散等。

8. 多脏兼顾

五脏互为资生制约，脏与腑表里相合，病则互相影响。故治疗不仅要按其相生、相克关系从整体角度立法，有时还需两脏或多脏同治，把握疾病传变的规律，采取先期治疗，如肝病当宗"见肝之病，知肝传脾"之意，肝脾同治。切忌顾此失彼，忽视因果关系，只看表象，不求本质。

综上所述，按照复合立法的思路组方用药，不仅可以适应疾病的复杂性，即使单一性质的病变，亦有助于提高疗效。临证有时还常需数法联合，用以治疗多病多证杂见的病情，正如《素问·异法方宜论》所说："杂合以治，各得其所宜，故治所以异，而病皆愈者，得病之情，知治之大体也。"

临证选方要领

临床按病辨证选方，是切实掌握好"辨证论治"的重要一环，要想开好一张处方，首先要掌握辨证论治的基本知识，系统地学好中药学、方剂学及临床各科，熟读主要的中药、方剂歌诀，这些都是必不可少的基本功；其次是要想把处方开得切中病情，丝丝入扣，而且疗效又好，还应掌握有关处方的基本知识，逐步达到从识方、用方到制方的境界。

（一）据病选方

在这里所指的病，是指总的病情；所指的方，也是指总的处方规律。《内经》云："病有缓急，方有大小，知所先后，则近道矣"，强调了病情和处方必须两相符合。一般来说，总的病情可分为五，即大病、小病、缓病、急病和复（杂）病。而处方相应的亦有五，即大方、小方、缓方、急方和复方（此外，古代尚有"奇方"和"偶方"，共称"七方"。但奇、偶二方，单从药味数字上定名，临床意义不大）。这样就可根据总的病情，制定出五个不同类型处方用药的轮廓。

1. 大方

病情较重的叫大病，适应这种病情的处方要大、药力要强、药量要重、服药间隔要短，企图即时取效，这就叫大病用大方。若大病而用小方，显然是杯水车薪，无济于事，等到病情已见败象，那就是亡羊补牢了。

2. 小方

病势较轻，全身反应不显著的叫小病（当然，小病不治，也可酿成大病），处方时应采用药味少、药量轻、药力薄的小方治疗。如小病用大方，则是杀鸡用牛刀，不仅浪费药物，且又损伤正气。

3. 缓方

病程较长，进展缓慢的叫缓病。这类疾患的好转和根治需有一个相当长的过程，当采用"缓方以徐徐见效"，使病情稳步地好转，疗效巩固，且不致发生意外的副作用，这就叫做缓病用缓方。若急于求成，缓病而用急方，势必如揠苗助长，不但不能取效，反

4. 急方

病起仓猝，来势凶猛，若不急救，就要发生意外的叫急病。急病用急方。在处理这种疾病时，不仅要行动快，药物齐备，而且要立即给药，马上见效。运用急方，关键在于平时有充分的准备，急救药品（针具等）一应俱全，如急病而用缓方，或临阵磨枪，势必失去抢救时机。

5. 复方

病情复杂，处方要各方面都照顾到的，叫做复方。临床运用复方的范围也是很广的，不仅药味较多，有的也要寒热并用、攻补兼施，尽可能做到面面俱到。但分析起来各有所主，它不同于杂方，方虽庞而不杂，药虽多而不乱。

以上所说的五病用五方也不是绝对的。因为大病中还可能有小病，缓病中也可能有急病，而复杂的病情，也要针对其主要矛盾优先解决。所以还必须结合标本缓急等问题，根据具体的情况作具体的处理。

（二）主治方与通治方

1. 主治方

主治方就是通过对相应疾病的辨证论治，再结合方药理论而制定出来，有较强针对性的处方，它往往能间接反映疾病的主要病理变化规律。如泄泻一病，其发生每与湿密切相关，可因湿困脾阳而发病，也可随湿的被蠲除而获愈。所以运脾化湿、通阳利水的胃苓汤就在《时方妙用》中被列为治泄泻的主方之一。但就主治方本身来说，则是相对的，可随疾病不同的证候表现，不同医家之间有较大出入。

一般而言，主治方过多，就会流于繁琐，不易分清主次，难于掌握；主治方少，则简括明了，容易应用。如《医宗金鉴》治疝气，提到的方子就有当归温疝汤、乌桂汤、乌头栀子汤、三层茴香丸、十味苍柏散、茴楝五苓散、大黄皂刺汤、羊肉汤、夺命汤、青木香丸、茴香楝实丸等11张之多，而《医学心悟》则仅列橘核丸1张主方，并明言："治疝之法非一，而分别不外气血，气则游走不定，血则凝聚不散也。橘核丸加减主之。"可见如何抓住疾病的主要矛盾，选出恰切的主治方，也很有讲究。

2. 主治方与辨证论治

临证时借鉴主治方，将会有助于辨证论治的系统性。例如，仲景《伤寒论》创立了六经证治的辨证论治法则，与此同时，也就确立了六经病证的主方，而这正是重要的治疗手段。如果我们熟悉了这些主治方，辨证论治时就能做到胸有成竹。反之，对主治方的运用，则又必须有辨证论治的观点，两者也不能截然分割。

3. 通治方

通治方也叫统治方，有通用、统括的意思，主要是指能同时治疗几种疾病的方子。

此即《兰台轨范》所说："如一方而所治之病甚多者，则为通治之方。"因此，通治方适应范围较广，而使用得也多。就以《兰台轨范》所载 97 张通治方来说，有不少现在就很常用。但在一定条件下，很多通治方又可被选为某一疾病的主治方；而主治方有时也会转变为通治方。如二陈汤既为多种疾病痰湿证的通治方，又是治疗痰饮、咳嗽、呕吐等疾病的主治方。

4. 几点体会

（1）《张氏医通》说："医林最繁……故选择方论，如披沙拣金。"而疾病主治方的应用，在一定程度上却可为临证带来方便。具体地说，就是通过掌握主治方来联系疾病，以加强对疾病的认识过程。如《医学心悟》治赤白浊选用了 2 张处方，一为菟丝子丸，一为萆薢分清饮。这是因为作者将此病主要归结为"一由肾虚败精流注，一由湿热渗入膀胱"的缘故。据此，我们就可在他的经验范围内，较顺利地获取应有的疗效。

（2）对疾病主治方和通治方，既应重点掌握，又不可偏执，更应避免乱套。必须认真总结实践经验，才能不断提高运用方剂的水平。

（3）各种医籍所制订的疾病主治方，是不尽相同的。既反映了各医家立方用药各有专长，又体现了临床经验的差异，值得认真加以研究。

（4）现有的疾病主治方，都是在实践中被不断地创造出来的。我们一方面对前人的经验要很好地学习继承，另一方面更应该通过实践，不断创新。

（三）类方比观

类方，一指在同一治法下的同类处方，功用类同，而又同中有异，或因改动药量后，而所治病证有变，若能加以对比择用，更能切合病情，增强疗效；一指以某方为基础，在主治一致的前提下，加以增减衍化，以适应具体病证，体现用方的灵活性。

如寒下剂的承气类方，大承气汤用生大黄攻积破坚，重用枳实、厚朴以行气除痞满，芒硝同大黄（后下）以软坚润燥，用于痞、满、燥、实、坚俱全者；小承气汤不用芒硝，枳实、厚朴用量亦轻，厚朴用量为大黄之半，用于痞、满、实之证，而燥坚不显者；调胃承气汤不用枳实、厚朴，而大黄与甘草并用以缓其势，后纳芒硝，且少少温服之，用于燥、实为主而无痞、满证者。三方峻下、轻下、缓下，各有不同。

（四）随症加减

由于病情有千变万化，有的是病同而证异，有的是证同而病异，所以要求选用完全符合病情的现成处方，是远远不够的，关键是能够符合主要病机，其差异之处，必须通过随症加减才能解决。《伤寒论》一书中，有许多方剂的后面，详细记载了随症加减，特别如小青龙汤、小柴胡汤、四逆散等方之后记载得尤为详细。

怎样随症加减？①减去方中不符合现在症情之药，如痰湿壅盛，舌苔浊腻者，用二陈汤时要去甘草；感冒风寒夹湿，身体不虚者，用人参败毒散时应去人参。②加入对症之药，在针对主症用药的基础上，若同时出现某些兼症，就要适当地加入对症的药物以治疗，如伴伤食者加山楂、神曲；伴口渴者加芦根、天花粉；咳嗽有痰者加半夏、陈皮。③加入对辨病有效的药物，如急性菌痢初起，于芍药汤中加入马齿苋等以控制肠道感染等。

同时还要抓住删繁就简的问题。也就是说，处方一定要强调少而精，抓住主方中的主药。对药味较多的方子，要搞清其中必不可少的药有哪些，便于在精简时心中有数。

临证选药规则

清初医学家喻嘉言说："先议病，后议药"，说明应先正确辨证求因，才能考虑怎样用药。现从临证实践需要，按病机而立法，依法而选方，按方而用药，分以下几个方面来说。

（一）熟悉常用治法和处方的代表药

首先必须熟练掌握常用治法的代表药，打好基本功，这样才可在立法的原则下用药。如按方选药，还应掌握方中主要药物的组成，才能把药选在点子上。如桂枝汤中的桂枝与白芍，白虎汤中的石膏与知母，小柴胡汤中的柴胡、黄芩，大柴胡汤中的柴胡、黄芩、大黄，都是该方的主药。当确定选用某一方剂时，处方中必须具有其主药的存在。

（二）掌握脏腑用药

按照药物的"归经"理论，针对脏腑病位选药。元代名医张洁古根据这种用药法编写成"脏腑用药式"，对后世医家有一定的影响。但必须注意，一药未必仅归一经，功用主治亦非一端，且可随配伍而变异，因此切忌机械理解。如益心气：太子参、人参、茯苓、甘草；温心阳：肉桂、附子、干姜；补心阴（血）：当归、白芍、麦冬、玉竹；安心神：枣仁、柏子仁、五味子、琥珀；清心热（火）：黄连、连翘、莲子芯；开心窍：石菖蒲、郁金、远志、麝香；通心脉：丹参、川芎、红花、桃仁、三七；养脾阴：天花粉、麦冬。

（三）注意随症用药

俗话说："头痛用川芎，腰痛用杜仲"，这是批评医家不辨证而"头痛医头，脚痛医脚"的错误做法。但是，随证用药是在辨证基础上的变通处理，仍然具有辨证用药的含意在内，如头痛，偏寒者用吴茱萸、川芎、白芷；偏热者用菊花、桑叶；偏后头痛者用羌活、麻黄、葛根；偏前额痛者用白芷、蔓荆子；偏两侧痛者用川芎、白蒺藜；偏巅顶痛者用藁本、吴茱萸；顽固性头痛者用白附子、白僵蚕、全蝎。

（四）结合辨病用药

所谓辨病用药，一般是指区别于辨证论治而按病用药，含中医及西医的病，如治肝炎的方药、治气管炎的经验方药等，也包括用现代药理来解释中药的作用，如降转氨酶、降血压、降血糖等。若单求辨病用药，是不妥当的，但是在辨证施治的基础上结合辨病用药，可以弥补辨证用药之不足。如用枳壳结合补中益气汤治疗胃下垂；用"三金汤"（鸡内金、海金沙、金钱草）结合辨证用药，治疗胆结石和尿路结石等。

（五）根据经验用药

所谓经验用药，是指中医在不断的临床实践中，具有独特经验之用药。例如，大黄本为通便药，与甘草同用则能利小便；用少量麻黄配伍大量熟地则能治下虚上盛之喘，开肺气而麻黄不汗，补肾元而熟地不滞；茯苓得白术则补脾；牛膝能引血下行，亦能引其他药下行，故又称"下部之使药"，但也能因其性下行而引发遗精。

（六）拓宽中药新用途

中药的基本特点是多组分的复合物，且其主要成分未必就是唯一的有效成分，但由于中药具有多种组分，因而其功效也是多向性的，前人实践的积累，虽已认识到每味药的主要功效，但尚有未被发现的效用，须在临床应用中探索，结合现代药理研究手段和方法，寻求新的药效。兹举例如下。

漏芦苦寒，主用于乳病及疔疮肿毒，可治产后乳汁不下，善于通络活血、解毒消痈，据此先后应用于骨巨细胞瘤、乳腺癌等多种肿瘤有热毒征象者，具有良好的解毒抗癌、散结消肿作用。鬼箭羽苦寒，功能破血通经、散瘀止痛，习用于闭经、产后瘀滞腹痛及风湿痛等症，据此试用于癫狂、类风湿、慢性肾炎、狼疮、糖尿病等，具有血瘀特征者，颇能增效。泽漆苦，微寒，有小毒，功能泻肺化痰、止咳降气、利水消肿，现代多用于慢支咳喘、肺结核等病，周仲瑛教授据其化痰利水、散结解毒之功，将其用于慢性咽炎、心源性咳喘、水肿、肿瘤等，确有良效。天仙藤味苦，性温，功能行气活血、通络利水，《妇人良方》载有天仙藤散治子肿，乃据此扩大应用于功能性水肿、特发性水肿，并配鸡血藤治疗高血压之"气血失调证"，颇有效验。金毛狗脊辛、苦，温，功能祛风湿、利关节、补肝肾、壮筋骨，习用于风湿痹痛、腰脊酸疼、腿膝软弱，对肾虚不固之尿频、带下清稀者，有固涩的作用。

（七）注意药物的主次排列

用药离不开"君、臣、佐、使"的原则，在处方时应当注意到君药、臣药居前，佐使药居后，这样做有利于检查自己的处方是否方证吻合。在抓君臣排列时，应紧紧扣住立法与选方。如选用桂枝汤，应桂枝、白芍居前；选用麻黄汤，应麻黄、桂枝居前；选用五苓散，猪苓、茯苓、泽泻居前。若依法处方者，则以紧对立法之药居首，如因于痰，以湿痰为主者，半夏、陈皮居前；风痰为主者，白僵蚕、胆南星居前；燥痰为主者，瓜蒌、贝母居前。有人说甘草调和诸药，列为使药居后，其实也不尽然，如脾气虚弱选用四君子汤，甘草为使，应书于处方之末；若为心气虚悸选用炙甘草汤时，则甘草是主药，自应列于首位。

（八）引经与反佐

所谓引经，古称引经报使，认为某经有病当用归某经的药物作向导，如太阳头痛用羌活、阳明头痛用葛根等。目前称为药引的，约有两种：其一，确能引导诸药在某部位发挥较大作用者，如上部病用桔梗、下部病用牛膝之类；其二，属于习惯的自加中草药，如生姜3片、大枣2枚等，把这些药写在方末，便于自加，并非皆有引经的作用。

反佐问题，就是用相反药佐正治而成效，如胃热呕吐，投苦寒而格拒者，可用姜汁炒黄连，姜汁性温，用于热证，就是反佐。这样可以提高治疗效果，减少副作用。

中药的用量与炮制

处方中药物的用量及炮制，既直接影响疗效，又涉及用药的安全可靠。这里主要谈一谈在实践运用中的几个具体问题。

（一）关于用量

中药多为天然药材，其用量较大，有效量的安全阈也较宽。但也不是绝对的，有些剧毒药物如乌头、巴豆之类稍稍过量，就易发生中毒事故。总的来说，加大用量，并不和提高疗效成正比，如何权衡中药之用量，可从下面四个方面着手。

1. 严格控制剧毒药的用量

如川乌头，有效量为 3～6g，煎服如超过 10g，就易发生中毒，如超过 30g 者，就易发生死亡事故，必须严格掌握。若延长煎煮时间，可以减低其毒性。

2. 按药物作用的地位而定量

一般来说，君药、臣药用量偏重，佐药、使药用量偏轻。例如，用桂枝汤时，桂枝为主，白芍为辅，桂枝用 10g，白芍用 5g；用小建中汤时，白芍为主，桂枝为辅，桂枝用 3～4g，白芍用 15～20g，且桂枝、白芍用量都超过了常用量。再如治阳虚寒证患者，一般用四逆汤，附子为主（5～8g），干姜为辅（2～5g）。若病情严重，阳脱脉伏者，当用通脉四逆汤，干姜为主（8～10g），附子为辅（4～6g），余可类推。

3. 根据不同作用要求掌握用量

如柴胡用作和解退热的用量宜偏大（12～15g），用作疏肝解郁的用量宜偏轻（3～6g）。又如防风，用作疏风发表，可用一般量（5～10g），解砒霜毒当用最大量（30～45g）。

4. 注意以药物的体积掌握用量

同一药量的药材，体积差距很大。如磁石 10g，只有 3 粒黄豆大小；若 10g 玉蝴蝶或通草，可占半药罐。为了符合煎煮的要求，应掌握用量，适当考虑到药材的体积。如矿石、贝壳类药物，用量可偏大些，一般在 30g 左右。对有些体积虽大而用量又不能小者，可采用煎汤代水煎药的方法，如伏龙肝、夏枯草、葫芦瓢、益母草等药用大剂量时，就要先将药物煎汤去渣取水再煎他药。

（二）关于炮制

中药炮制直接关系到临床疗效，在这里主要是谈谈有关的几个具体问题。

1. 抓住必要的炮制

为了减少毒性，提高疗效，必要的炮制是不可少的。如生半夏用生姜同煮，制成姜半夏，可以减少半夏的毒性；陈棕炭、血余炭等用于止血，必须烧炭存性，否则就不易于煎煮和消化吸收；炒黄芩善于退热；焦薏苡仁健脾止泻，在书写处方时都必须注明。

2. 避免有害的炮制

过去的有些炮制，为了追求美观，反而失去药效。如清水半夏片、花槟榔片、淡附片等，要把药物水浸多天，把味浸淡，切出的饮片犹如爪甲，光泽透明，非常好看，实际上有效成分大部分都已消失。

3. 改革繁琐的炮制

如蚌水炒天麻，很难肯定被炒的药味有什么新的特殊作用。

（三）必要的医嘱

这里所讲的"医嘱"，主要是指有关服药要求的嘱咐。

1. 服药次数

急性病服汤药要大量频进，必要时每4~6小时1次；频繁呕吐，饮食难进者，应采用少量多次分服法；若为慢性疾患，服药每日1剂，或2日1剂。

2. 服药时间

一般每日服2次者，多早、晚服用为宜。夏令服药，最好前1日晚上服"头煎"，第2日早上服"二煎"，这样可避免中午高温时间汤药发馊。对胃部有刺激性的药物，如补血丸中有皂矾等药，以饭后服药较好；病在上焦者饭后服，在下焦者饭前服。

3. 注意服药后调护

如服发表药，服后宜温覆以取汗，避免当风受凉。有些病在服药时应嘱咐注意病情变化，如服泻下剂，必须遵守"得利止后服"的原则，不使过剂伤正；另外尚需交代所服药物的有关饮食宜忌等问题。

药物配伍之同类相须

中药的配伍是从单味药发展而来的，也是组成方剂的基础，配伍得当可以加强作用，提高疗效，适应复杂的病情。

同类相须是指将两味功用相近的药物配伍合用，习称为"姐妹药"，如金银花与连翘、三棱与莪术、乳香与没药、荆芥与防风、桃仁与红花等。临床运用要注意"姐妹药"并不是所有的作用皆相同，如桃仁与红花，在活血化瘀方面是"姐妹药"，但若用于大便燥结，红花不能代桃仁；用于关节痹痛，桃仁不能代红花。荆芥与防风，在发散风寒方面是"姐妹药"，若遇产后血崩，需用荆芥炭者，防风不能代替。可知其相关配伍，既需与病证相符，还要区别各自的特性，把握同中有异的用途。兹仅举例如下。

1. 麻黄、桂枝

麻黄辛温发汗，通阳散寒，祛营中寒邪；桂枝辛温解肌，祛卫分风邪，行阳活血，为血中气药，能引血中之寒外达。两者相须相使，增强散寒发汗、温经宣痹的作用。

2. 荆芥、防风

荆芥、防风辛温解表，祛风散寒，协同增效，适用于外感风寒表证，恶寒发热、无汗、头痛、身痛，并可祛肌表之风，而治皮肤痒疹。

3. 麻黄、细辛

麻黄发汗解表，宣肺平喘；细辛散寒止痛，温肺化饮，多用于寒邪犯表，痰饮阻肺，恶寒身热、无汗身痛、喘哮咳逆、痰多清稀者。

4. 川芎、白芷

川芎上行头目，为祛风活血止痛之要药；白芷祛风止痛，引川芎而入阳明，治偏正头痛，反复久延不愈者。

5. 天麻、川芎

天麻入肝息风，缓肝而治肝虚风动之眩晕；川芎入血行气，血行则风息而头痛平，两者共奏平息肝风、定眩止痛之功，主治肝风上扰所致之眩晕头痛、肢体麻木等症。

6. 苏叶、香附

苏叶散寒解表；香附理气舒郁，主治风寒夹气滞，无汗恶寒、周身胀痛、胸脘痞闷，且能顺气安胎，治疗妊娠呕吐。

7. 金银花、连翘

金银花、连翘清热解毒，协同增效，治风温病，表里俱热，且可凉血解毒，治疗痈疮。

8. 黄芩、桑白皮

黄芩泻肺中实火；桑白皮泻肺中郁热，可佐黄芩清肺、泻肺、平喘、止咳，用于肺热壅盛，气逆咳喘、咳痰黄稠。

9. 桑叶、菊花

桑叶、菊花疏风散热，轻宣肺气，相须增效，用于外感风热或温病初起，发热、头痛、咳嗽、咽痛。

10. 栀子、牡丹皮（桑叶、牡丹皮）

栀子苦泻清肝；牡丹皮凉血泄热，为泻肝清火之常用药物。桑叶清肝经气分之热，轻清疏泄，上走头目，配牡丹皮气血两清。

11. 牡丹皮、大黄

牡丹皮入血，清热凉血，活血散瘀；大黄苦寒通下，清热解毒，凉血消瘀，两者合用更能泻热散瘀，荡涤热毒瘀滞，常用于肠痈、附件炎、盆腔炎等。

12. 青蒿、黄芩

青蒿清透少阳邪热；黄芩苦泄肝胆湿火，共奏和解清泄之功。治疗热郁少阳，外受暑湿，寒热往来、热重寒轻、胁胀口苦等症。

13. 夏枯草、蒲公英

夏枯草善清肝火，疏通郁滞，散结消肿；蒲公英清热解毒，消痈散结，两者合用清火解毒之力更强，可用于肝经实火、热毒内蕴所致的咽喉肿痛、目赤肿胀、疔疮痈肿，如肝炎、乳痈、淋巴结肿大等。

14. 胡黄连、银柴胡

胡黄连入血，清阴分伏热；银柴胡凉血，清肝胆虚热，两药合用，可治内伤劳热骨蒸、午后潮热、夜热早凉、手足心热、盗汗、小儿疳热等症。

15. 桑白皮、地骨皮

桑白皮、地骨皮两者皆可入肺清热，润而不燥。桑白皮偏入气分，泻肺中邪热；地骨皮能入血分，清肺中伏火，治肺热阴伤，喘咳气逆。

16. 栀子、黄柏

栀子清肝经之郁火，黄柏泻脾之湿热，相伍能增强清热利湿之功，治疗阳黄热重于湿，尿赤、下焦热淋等症。

17. 生地、大黄

生地凉血清热，滋阴生津；大黄泻下热结，降火凉血，两者合用，可增强清热凉血止血之功，治疗心胃火炽、阴伤火炎之出血。

18. 大黄、黄连

大黄、黄连苦泄胃热，泻火止血，主治胃火内燔，迫血妄行，以及肺胃热盛，吐血、咯血、口舌生疮等症。

19. 青蒿、白薇

青蒿、白薇清透气营伏热，治温病后期，高热已退，低热不清，午后为甚，热郁气营，或内伤劳热。兼有阴伤者配鳖甲、地骨皮。

20. 全瓜蒌、薤白

全瓜蒌、薤白豁痰散结，通阳宣痹，治疗胸痹证，临床以胸闷胸痛、舌苔浊腻为主症，如胃炎、肺气肿、冠心病具有以上特点者均可应用。

21. 石膏、知母

石膏辛寒透热，知母苦寒降火，两者合用，清胃除烦，治胃火内盛、阳明气分实热，壮热、汗多、烦渴、面赤、脉大。

22. 黄连、黄芩

黄连泻心胃之火，黄芩清肺胃之热，治上、中二焦火热炽盛所致的身热、头面红肿焮痛、口舌生疮、烦躁不寐、吐衄发斑、神识昏迷等症。

23. 知母、黄柏

知母、黄柏清利下焦湿热，治热淋，尿频、急、疼痛；配肉桂化气行水，治湿热癃闭；肾阴不足，水亏火旺者，配生地、龟板以滋阴降火。

24. 人参、蛤蚧

人参、蛤蚧补肺益肾、纳气平喘，治肺肾两虚，咳嗽气喘，动则为甚，汗多，语言无力。

25. 白僵蚕、白芷

白僵蚕、白芷祛风通络，走阳明而治风热头痛、齿痛，可随寒热兼夹主次配药，亦治湿浊下注，妇女白带。配生川草乌各1.5g，生甘草10g（白僵蚕、白芷各10g）研成粉剂，分成9包，1日3次，每次1包，用绿茶送下，有祛风散寒通窍之功，治风寒头痛、偏头痛。

26. 天麻、豨莶草

天麻、豨莶草平肝息风，主治肝风眩晕、手指麻木、血管硬化、血压偏高等；伴见头皮、手足麻木者，重用豨莶草；伴见头昏晕痛、目花者，重用天麻。

27. 白僵蚕、地龙

白僵蚕、地龙搜风化痰通络，治风痰入络，头痛、三叉神经痛、口眼歪斜等。

28. 苍术、厚朴

苍术苦温性燥，除湿健脾，升运脾气；厚朴苦温性散，化湿除满，和降胃气，共奏化湿运脾、行气和胃之功，治湿困中焦，胸膈痞塞、脘腹胀满、呕恶不食、口黏、舌苔厚腻等。

29. 高良姜、香附

高良姜温胃散寒，理气和中；香附疏肝解郁，理气止痛，合用可治寒凝气滞，胸闷胁痛、喜温喜按、口淡多涎、苔白等症。

30. 附子、干姜

附子辛热，走而不守，回阳补火，散寒除湿；干姜辛温，守而不走，温中回阳通脉，两者协同增效，可回阳救逆、祛寒破阴。

31. 当归、白芍（当归、川芎）

当归、白芍（当归、川芎）养血和血，以养为主，治疗肝病、胁痛、风痹、月经不调等病。川芎、当归并用名佛手散，可治妊娠伤胎难产、胞衣不下。

32. 肉苁蓉、当归

肉苁蓉、当归润肠通便，主治虚人、老人，肠燥津枯便秘。

33. 三棱、莪术

三棱长于破血中之气，莪术善于破气中之血，合用破瘀散结之力更强，治疗气滞血瘀所致的癥瘕积聚、心腹诸痛、腹部肿块、妇女经闭经痛。

34. 穿山甲、王不留行

穿山甲性走窜，可活血通络，宣通脏腑，力达全身；王不留行入血通脉，逐瘀开闭，合用祛瘀通络之功更强，治疗气血瘀滞所致之癥瘕积聚，痈肿，妇人经闭、痛经、产后乳汁不下。

35. 补骨脂、胡桃肉

补骨脂温肾暖脾，壮阳止泻，纳气平喘；胡桃肉养血益气，补肾填精，敛气定喘，两者刚柔相济，功能补肾壮阳、纳气平喘、强健筋骨，主治肺肾两亏之虚喘、阳痿早泄、腰膝酸软。

药物配伍之异类相使

异类相使主要是指将两味以上功用不同的药物合用以促进疗效，但也涵盖相杀，以及相畏、相恶等药物的配伍，以达到增效减毒的目的。临证还当根据复法治疗的需要，把握药物的配伍关系，才能取得预期的疗效。兹举例介绍相关配伍如下。

1. 补阴与补阳

要注意把补阴与补阳结合起来，或以补阳为主，结合补阴；或以补阴为主，结合补阳，适用于阴阳两虚证。

(1) 熟地、附子：熟地补肾阴，附子补肾阳，两者合用可水中补火，以治肾虚。
(2) 龟板、鹿角：龟板补任脉之阴，鹿角补督脉之阳，两者合用阴阳并补，填补精血（如龟鹿二仙胶）。

2. 补气与补血

血为气母，气能生血，"有形之血不能自生，生于无形之气"。
(1) 黄芪、当归：黄芪益气生血，当归入血（为引）补血，两者合用可益气生血，治血虚形瘦。
(2) 当归、人参：当归补血，人参益气，两者合用补阴中之阳，血中之气，治气虚（补血益气）。

3. 补与消

(1) 白术、枳壳：白术补脾健脾，枳壳破气开痞，两者合用消补兼施（补破兼施），治脾虚气滞，食积成痞。
(2) 熟地、砂仁：熟地补肾阴，砂仁健脾胃，两者拌蒸后合用，治肾虚脾弱，能减少地黄滋腻碍胃之弊。
(3) 肉苁蓉、沉香：肉苁蓉补肾润肠，沉香理气调腑，两者合用治老年虚秘。

4. 补与散

(1) 黄芪、防风：黄芪补气固表，防风祛风散寒，两者合用治表虚自汗、易感冒，防风升散阳气，引黄芪达表。
(2) 人参、苏叶：人参补气，苏叶发散风寒，两者合用扶正祛邪，治气虚卫弱、风寒表证。
(3) 枸杞子、菊花：枸杞子补肝肾之阴，菊花清散风热，两者合用治肝虚、目疾、眩晕。

5. 补与泻

(1) 熟地、泽泻：熟地滋肾阴，泽泻泄肾经湿热，两者合用治肾阴虚而有湿热。
(2) 黄芪、防己：黄芪益气，防己利水湿，治风水浮肿，表虚、身重、汗出、恶风，对慢性肾炎、心脏性水肿有效。

6. 补与攻

(1) 芫花、大枣：芫花逐水，大枣护胃气、解毒，两者合用治悬饮、胸腔积液。
(2) 大黄、当归：大黄泻下通腑，当归润燥补血，两者合用润下通幽，治阴血亏耗，燥热内结。
(3) 大黄、人参：大黄通腑，人参补气，两者合用扶正祛邪，治正气虚弱，燥热内结。

7. 行气与活血

(1) 川楝子、延胡索：川楝子理气，延胡索活血，两者合用治气结血瘀，血气刺痛。

（2）香附、当归：香附理气解郁，当归和营活血，两者合用治气血郁结之痛。

8. 升与降

（1）桔梗、枳壳：桔梗化痰宣肺，枳壳下气利膈，两者合用治痰气郁结，胸膈痞闷、脘部痞满。

（2）柴胡、前胡：柴胡解热散邪，前胡下气化痰，两者合用治时邪发热、咳嗽胸闷、肺气不利。

（3）川芎、大黄：川芎引药上行，大黄清热泻火，两者合用清上部湿热火毒，治疮疡、目赤、头眩、头痛。

9. 散与敛

（1）细辛、五味子：细辛散寒解表，五味子收敛肺气，两者合用治寒饮伏肺、肺虚上气咳逆。

（2）桂枝、白芍：桂枝发汗解肌，白芍敛阴和营，两者合用调和营卫，治表虚感受风邪、恶风、自汗、脉缓。

10. 表与里

（1）麻黄、石膏：麻黄宣肺散寒，石膏清肺泄热，两者合用治表寒里热、邪热郁肺、风温喘咳、风水证。

（2）麻黄、黄芩：麻黄辛散，宣通肺气；黄芩苦寒，清肺降火，两者合用于表寒肺热、痰热壅肺之咳喘。

（3）柴胡、黄芩：柴胡透达半表之邪，黄芩清泄半里之热，两者合用，入少阳肝胆，和解枢机，疏散郁热，治寒热往来、胸胁苦满、心烦欲呕、口苦、咽干等症。

（4）桂枝、石膏：桂枝祛卫表之寒，石膏清内伏郁热，两者合用治外寒束表，背微恶寒；内热烦躁；热痹证，关节痛、身痛。

（5）淡豆豉、栀子：淡豆豉解表疏风清热，栀子清热除烦，两者合用解表清里，治热郁气分，发热、胸膈烦闷。

（6）麻黄、附子：麻黄发表散寒，附子温里，两者合用温经散寒，治风湿相搏，身体疼烦。

（7）薄荷、石斛：薄荷解表发汗，石斛滋阴生津，两者合用养阴发汗，用于肺胃津液不足，外有表证，不能得汗者。

（8）淡豆豉、生地：淡豆豉发表，生地滋阴，两者合用治素体阴亏，温邪袭表，不能得汗，邪从气分入营，发热无汗、烦躁、舌质红。

11. 寒与热（温与清）

（1）细辛、石膏：细辛升散郁火，石膏清阳明胃热，两者合用治阳明火热上攻，头疼、齿痛。

（2）细辛、黄连：细辛升散郁火，黄连清心泻火（如属肾火改黄柏），两者合用治心肾火炎，口舌生疮。

（3）大黄、附子：大黄通腑下积，附子温中祛寒，两者合用治寒积便秘腹痛。

（4）大黄、肉桂：大黄清热通腑，肉桂温里化湿，两者合用治痢疾迁延，湿不化，热不清，腹痛；亦可治血证。

（5）木香、黄连：木香行气消滞，黄连清湿热，两者合用治湿热痢。

（6）苍术、黄柏：苍术燥湿，黄柏清热，两者合用治湿热在下焦，腿膝肿痛，小便赤涩、短少、疼痛。

（7）肉桂、黄柏：肉桂助阳化气，黄柏清湿热，两者合用治湿热蕴结膀胱，小便不利、咽痛。

（8）黄连、肉桂：黄连清心火，肉桂引火下行，两者合用交通心肾，治失眠。

（9）苍术、石膏：苍术燥湿，石膏清热，两者合用治湿温发热、肢体酸重疼烦。

（10）白芷、黄芩：白芷祛风引黄芩上行以清头目，黄芩清肺热制白芷辛温香燥之性，两者合用治风热之头额、眉棱骨疼。如阳明有热，用石膏代黄芩。

12. 开与泄

开与泄即辛开苦泄法，治胃气不降出现痞满、疼痛、呕吐等症。

（1）黄芩、厚朴：黄芩清胃肠热，厚朴燥脾胃湿，两者合用化脾胃湿热，治湿温之湿遏热伏、身热不退。

（2）黄连、苏叶：黄连清中泄热，苏叶理气和胃，两者合用宣通上焦，治肺胃不和、气滞热郁、胃气不降等证。

（3）黄连、厚朴：黄连清热，厚朴燥湿，两者合用治湿热郁于中焦肠胃之脘痞、腹胀腹痛、呕吐、腹泻等，临床多用于时病湿温。

（4）黄连、干姜：黄连清热，干姜温中散寒，两者合用开中焦胃家之痞，令热从中散，治寒热互结，脘部痞胀，或痛，呕恶。

（5）黄连、附子：黄连清胃泄热，附子温中止痛，两者寒因热用，治胃痛脘痞。

（6）黄连、半夏：黄连清热，半夏化痰，辛苦合用，化痰热，开痞结，可治呕吐。

（7）黄连、吴茱萸：黄连苦泄清中，吴茱萸辛通理气，两者合用泻肝经之痞结，令热从下达，解肝郁，治肝胃不和，气郁化火，脘痞痛、胁痛、恶心、吐酸、嘈杂。

总之，中药配伍不仅仅是单纯有效量的积累，同时还可产生质的变化（如乌梅、甘草同用，有酸甘化阴、敛肝和胃的作用），影响其作用，以促进疗效，更好地发挥其在某一方面的专长而减少其副作用与毒性（如半夏配生姜），或牵制其偏胜，此即古人所谓"使药各全其性、各失其性"的意思。也就是说，药的功效不止一个方面，不同的配伍，可以发挥不同的特长，并避免其偏弊，有时甚至药量的比例不同，在作用上也都可发生变化。为此，必须根据疾病的特点、矛盾的本质和主次关系，决定药物的配伍，正确掌握和利用药与药之间的不同特性及互相联系、互相制约关系，把中药配伍列为辨证论治的重要一环，用对立统一的辩证法思想，理解总结药物的配伍规律。

第二部分 临床经验

急 症 篇

中医内科急症概论

急症虽然起病急骤，病势危急，变化多端，证情复杂，但其发生、发展也是有一定规律可循的，只要掌握其基本规律，紧紧抓住中医辨证论治的原则，知常达变，就可发挥自身的优势和特色，提高中医急症的诊疗水平。

（一）急症的基本特点

急症的各个病证，虽然涉及多脏器、多系统，但在发生、发展、转归方面有其共同特点和内在联系。

1. 大实大虚，邪正消长多变

急症均以起病卒暴，来势凶猛为特征，其发生既可因邪气过盛，袭击人体，以致突然发病，又可因内伤久病，积渐加重，猝然突变而致。发病之时，邪势迅猛，正气奋起抗邪，邪正剧烈相争，但旋即耗伤正气，正不胜邪，形成邪盛正衰的局面。由于正邪力量消长转化快速，因此病情势急多变，转瞬之间即可发生传变。如疫斑热（出血热），因外感瘟疫热毒致病，由于邪毒炽盛，初起即见卫气同病，并迅即波及营分，内陷营血、心包，进一步发展可见阴伤气耗、阴竭阳亡等厥脱危候，其发生往往在数小时或数天内。

在病变过程中，邪盛与正衰常常互为因果，故多表现大实大虚的特点，即邪气的亢盛和正气的虚衰每易发展到极端，出现邪实内闭、正虚外脱的变局，其中外感、内伤所致者又有不同。

外感急症，初起以邪实为主，但因邪毒致病力强，传变迅速，正不敌邪，进而导致正气耗伤，病情迅速由实至虚，或表现为虚实夹杂。如血证往往开始为火盛气逆，血热妄行，出血之后，则可导致阴血亏虚，或因火盛伤阴，演变为阴虚火旺证；若阴虚火炎动血，反复发作，或血热妄行，出血暴涌量多，血去气伤，或气随血脱，则可转为气虚、阳衰证。内伤急症，多在久患痼疾，脏腑气血阴阳亏损的基础上，复加某种诱因导致病情猝然发作，出现气滞、血瘀、水停、痰聚、生风、酿毒诸变，这些病理因素，或助邪或伤正，导致阴阳失调、气机逆乱、脏腑衰竭，表现因虚致实，虚实并见的特点。如充血性心力衰竭，病由心之气血阴阳亏虚而起，久之血脉瘀阻，水饮内停，愈致困遏心之阳气，最终出现多脏俱损，脾肾阳衰、肺气闭绝、心阳欲脱等危候。

2. 多脏同病，但有主次先后

急症的发生，不论因于外感或是内伤，其表现不论主要是邪盛或是正衰，病理关键都在于脏腑实质和功能受到严重损害，而且多非一脏一腑为病，病变往往涉及多个层次、多个脏腑。由于病的特异性，首犯部位不同，所病脏腑亦有先后主次之别。如暴喘的病变过程涉及肺、心、肾等多个脏器，但总以肺气上逆为主症，病变主脏在肺，同时因肺为气之主，肾为气之根，心脉上通于肺，病则互为因果，故与心、肾亦有密切的关系；后期可因肺不主气，肾不纳气，命门火衰，心阳失用导致喘脱。

此外，基于脏腑之间的生克制约关系，在病理情况下，极易传及相关脏腑，如表里相传（胃病传脾等）、母子相传（肾病及肝等）、乘侮相传（肝病及脾等）。或因某一脏腑功能失调产生的病理产物，损伤其他脏腑而致病，如水邪凌心犯肺、痰瘀蒙蔽心脑神机等。由于各种疾病的病邪性质不同，其主病脏腑、病理传变亦有不同。如急性肾衰竭的发病是因疫毒犯肾所致，病理表现为热毒、瘀毒、水毒蕴结下焦，在病理演变过程中，"三毒"可影响三焦气化，又可内犯五脏，表现凌心、犯肺、侮脾、逆胃、伤肝等候，病变由肾而影响三焦、心、肺、脾、胃、肝脏。而急黄的病因是湿热、瘀毒蕴结肝胆，继则因湿热邪毒内陷心肝而出现神昏痉厥，阻滞气机，脾失转输，水湿内停，可成臌胀；壅遏肾气，肾失司化可出现癃闭。病变首在肝胆，然后影响脾胃、心、肾。

3. 多病同证，但又同中有异

"证"是疾病多个症状的综合征象，是病变过程中某一特定阶段的病机概括，不同的病在其发展过程中，可有相同的病理环节，即相同的病机，出现同一种证，故可异病同治。而对急症的救治，尤为重要。

另一方面，任何一种疾病都有其根本矛盾及特殊发展规律，疾病的病理变化，终究受到疾病本身内在根本矛盾的影响，而显示出一定的差异性，因此异病同证，也只是在异基础上的相同，随着原发病的不同，其发生、发展、预后均有很大的差别，表现同中有异。如昏迷、中暑这两个不同的病证，在病变过程中都可出现热闭心包证，并均可因热邪内陷，耗气伤阴，出现阴竭阳亡证。但昏迷由外感、内伤多种疾病导致，其证候表现除昏迷外，有原发病的特异症状，治疗除开窍醒脑、启闭甦神以外，还当针对发病原因采取相应治法，其预后亦因原发病而异。而中暑则因感受暑邪致病，暑为阳邪，发病多有高热、烦躁等症，重者可因气阴耗伤而出现虚脱危候，治疗重在清热解暑、益气养阴，暑热得清、气阴来复则病自愈。为此，必须重视同中求异，结合病的特异性处理，才能有助于提高救治急症的疗效。

（二）急症的病机要点

急症的病机要点主要表现为内外合邪；病理因素以风、火、痰、瘀、毒为主导；病性多实，常见虚实夹杂；多证相关；若邪实机闭，进而邪陷正虚，可以由闭转脱。

1. 内外合邪，每多因果夹杂

急症病重势急，病因繁杂，然概而言之，不外内、外两端。

外感急症，多因感受六淫或温疫热毒所致。内伤急症的病邪，多因脏腑功能失调而变生，如痰浊、水饮、瘀血，以及内生风、火、毒等。它们进一步作用于人体，成为重要的致病因素。

在急症的发病中，内、外病邪并非单独致病，而多内外合邪，因果夹杂为患。因外感邪气与内生病邪具有"同气相召"的特性，而致内外相应。例如，外感风温热毒，热毒炽盛，可以燔灼肝经，煽动肝风，风火外邪与内生肝风同气相召，风火相煽，导致昏闭、痉厥之变。

内伤急症，系慢性久病，积渐加重，发展到一定程度，重要脏器受损，气血阴阳逆乱，猝然突变而成。内伤病之所以猝然突变发生急症，可由感受外邪触发引起，即外邪作为诱发因素引动内邪，令邪气猖獗，发生剧变。如卒中每因外风引动内风；真心痛，存在着心脉不利、气机郁滞的病理基础，可因气候寒冷，寒邪痹阻心脉，所谓"大寒犯心"，而加重气滞血瘀，心脉闭塞，诱发心胸剧痛。

内外病邪夹杂合病者，多见于既有宿疾，复感外邪所致之急症。如充血性心力衰竭，多在心悸、胸痹、咳喘、水肿等病证的基础上发生。心之阴阳气血亏损，营运无力，痰浊、水湿、瘀血病邪内生，久稽不化。复感外邪，邪犯肺卫，肺之治节不行，累及于心，则心力衰竭发作。

2. 病理因素责之风火（热）痰瘀，常可转化并见

内科急症，无论是外感或内伤，其病机如何错综复杂多变，但在发病中起重要主导作用的病理因素为风、火（热）、痰（湿、浊、饮、水皆为同源之物）、瘀，四者之间常可相互转化，出现多种病理因素之间的兼夹并见，且尤以风、火为首要。

风、火同气，皆为阳邪。风性善行数变，"风胜则动"，故致病多快，病变部位广泛不定，且为"外六淫"之首，每多兼夹它邪伤人；火为热之极，故火热为病发病亦快，变化较多，病势较重。而外感之邪，又每可致"五气化火"。若风与火两阳相合，则为病更烈。风助火势，火动生风，风火相煽，相互转化，互为因果，加剧病情。如昏闭卒中、痉厥抽搐、动血出血、高热中暑等急重危症均直接与风火病邪有关。可见风火是急症致病因素中最为重要的病理因素，风、火邪气的特性，决定了急症病机的易变、速变、多变。

急症中瘀、痰、饮（水）、湿（浊）等病邪的形成也多与风、火有因果联系及转化关系。如邪热亢盛，血液受热煎熬，胶凝成瘀，则瘀热互结。火热炼津蒸液，则津凝成痰；痰郁化火，可致痰热互结，所谓"痰即有形之火，火即无形之痰"。风动痰升，内风夹痰，上蒙清窍，横窜经络，则见风痰征象。水（津）血同源，痰瘀相关，因痰生瘀者，痰浊阻滞脉道，妨碍血行，则气阻血滞成瘀。因瘀生痰者，因瘀阻脉道，水津失其输布，则聚而成痰，或瘀阻水停。湿热浊瘀互结，阻遏气机，三焦气化失宣，肺脾肾功能失调，而使水毒内生，上逆凌心犯肺，下则肾失司化。

3. 邪盛酿毒，毒邪性质多端，外受、内生有别

急症多毒，毒是诸多病邪的进一步发展，邪盛生毒，毒必兼邪，无论其性质为何，均可概称为"毒邪"。毒邪致病具有发病急骤、来势凶猛、传变迅速、极易内陷的特点，

而使病情危重难治，变化多端。如毒能生热，热毒内陷心肝，扰及心神，引动肝风，可致昏闭、抽搐；毒热内陷营血，耗血动血，可致吐衄出血。

毒邪既可从外感受，也可由内而生。外感之毒主要是指多种特殊的致病因子。如《素问·刺法论》"避其毒气"，《伤寒论·伤寒例》"寒毒藏于肌肤，至春变为温病"，其所指的"毒"，是为天地间偏盛之气酿化而成的一种致病物质，其侵犯人体，具有强烈的传染性和流行性，对脏腑组织有一定的定位性，病程发展有一定的规律性。同时由于毒邪致病多与六淫、疠气为伍，邪盛酿毒，"毒寓于邪"、"毒随邪入"，因而表现出毒邪不同的属性，如风毒、热毒、暑毒、火毒、湿毒、寒毒、疫毒等，提示毒邪还寓有病机、病性概念，可以作为证候属性的概括。

内生之毒是在疾病发展演变过程中，由脏腑功能失调，风、火、痰、瘀等多种病理因素所酿生，常见的如风毒、热毒、火毒、湿毒、水毒、痰毒、瘀毒等，其性质多端，且可交错为患，使多个脏器发生实质性损害，功能严重失调，并成为影响疾病顺逆转归的决定性因素。

内外毒邪的交互影响，又可进一步加重病情的发展。如疫斑热，系感受温热疫毒所致，热毒传变入里，火热煎熬，热与血结，瘀热在里，血毒内生。血毒既成，瘀热壅阻下焦，肾和膀胱气化不利，小便不通，水毒内生。从而导致外感之热毒与内生之血毒、水毒错杂为患。病初以热毒、瘀毒为主，继则以瘀毒、水毒为要，三毒贯穿于疾病的全过程，故其病情凶险，常可危及生命。

4. 邪实机闭是阴竭阳脱、气血消亡的基础

邪实机闭是指急症病程中，体内毒邪壅盛，导致周身阴阳气血涩滞，气机闭阻不通，升降窒塞，多脏受累，甚至神机失用，表现闭实危候，证情险变丛生，若能及时准确治疗，可使邪祛毒解正复，扭转危象；如邪陷正虚，正不胜邪，可见内闭外脱，进而正气溃败，阴竭阳脱，气血消亡。

亡阴为亡阳之渐，亡阴多为急剧高热而大量的出汗、吐泻、失血或久病耗伤阴血所致。由于阴阳互根，阴亡则阳气无所依附而散越，故亡阴继之发生亡阳。亡阳既可由阴竭阳无所附所致，也可因邪盛骤伤阳气致脱。

急症中出现的气脱和血脱，也多交互并见。因血以气为本，气以血为养，气非血不和。久病或邪盛耗气，则气不生血，气不摄血，气衰血亏；而邪毒耗血动血，大量的出血又可使气无所附，血少气虚，气随血脱。

气为阳化，血属阴类，气赖血附，血赖气生。故阴阳气血消亡大虚证候每可相互并见，还常和风、火、痰、瘀等病理因素相关，虚实之间互为兼夹。如某些外感急性重病，由于热毒深重，劫夺阴液，耗伤正气，而致气阴不足，发生热厥气脱、内闭外脱证。若热毒深陷，阴津耗竭，则发生亡阴之变，甚至寒厥阳亡、阴竭阳脱。内伤久病，积渐突变，内生诸邪，伤阴损液，耗气伤血，阳气衰微，阴血耗竭，阴阳之气不相顺接，则可出现脱证。

5. 病性多实，但常虚实夹杂

急症发病急暴，病重势急，故病性多实。尤其是外感急症，病程短暂，邪气偏盛，更多属实。如急黄系外感温疫热毒、内伤饮食不节所致，以邪毒过强为主要矛盾方面，得病后可迅速传变，波及营血，内陷心肝，引动肝风，弥漫三焦，病性以邪毒炽盛之邪实为主。由于热毒深重，邪气过盛，正虚邪陷，阴伤气耗，因实致虚，则可形成邪实内闭，正虚外脱之虚实夹杂（内闭外脱）证候，甚至由闭转脱。

急症之属内伤久病，猝然突变者，多为在脏腑精气亏虚的基础上，复加饮食失调、七情劳倦、房室过度，或复感外邪，正不敌邪，脏腑功能失调，痰饮、水湿、瘀血等邪内生，而因虚致实，由实生变。如充血性心力衰竭，病理性质以虚为主，表现为气血阴阳亏虚，心气不足，气阴两伤，重者阳气亏耗，乃至虚阳欲脱。由于心不运血，而致留瘀；"血不利则为水"，心脾肾阳气亏虚，亦可致水邪泛溢，使血瘀、水饮内停。若再感受外邪，或情志刺激，可使心阳（气）更为困遏，鼓动无力，血脉不运，正虚邪实互为因果，促使疾病演变发展。

6. 病机之间的演变转化，可致多证相关

急症常见的多种病证虽可单独出现，但亦常演变转化，多证相关。如高热与痉厥、昏迷，暴喘与厥脱等每多兼夹合并，同时出现。

造成多证相关的根本原因，在于急症多种病证的发生，均与风、火、痰、瘀、毒这五种病理因素密切相关，正是由于这些病理因素的演变转化，而使急症多种病证之间相互关联。

如风邪致病主要表现为痉厥，若属热毒炽盛、火动风生、热极生风，则每与外感高热（疫斑热、中暑）互为因果；如风热灼津成痰，热毒痰饮瘀肺，可致暴喘；火盛气逆，或络热血瘀，可以动血出血；热毒血瘀或瘀阻气滞，可成为卒痛的病理基础；若热与湿合，湿热伤中，可致急性吐泻；湿热酿毒，每可发为急黄；热毒、瘀毒、水毒壅阻下焦，气化失司，可致癃闭（急性肾衰竭）；痰瘀、水饮凌心，耗气伤阴损阳，则可发生心力衰竭；而邪实窍闭，正不胜邪，邪陷正虚，阴竭阳亡，多成厥脱之变。

从上可知，多种病证的病性皆始于实，但邪毒过盛，正气不支，则可进一步内陷，使气血阴阳耗竭，而转为大实大虚，或大虚之候，发生脱变。如疫斑热，热毒内陷，阳气被遏，不能透达四末，阴阳之气不相顺接，热深厥深，可见热厥证。热毒过盛，劫夺津液，耗伤正气，而致气阴两伤，由闭转脱，进一步发展为气阴耗脱，甚至阴伤及阳，正虚阳亡（低血压性休克）。暑必伤气，热易伤阴，中暑重症可因气阴耗竭，热厥转脱。昏迷多属邪实窍闭所致，但若昏迷过深，正不胜邪，脏气衰败，津伤液竭，气脱阳亡，也可见内闭外脱，并由闭转脱。急性吐泻，吐利频剧，或高热大汗出，津气耗伤，可因伤阴亡阳而转为脱证。急性大出血，多由气火亢盛，迫血妄行所致，但血出阴伤，气随血脱，可转为气脱血脱，乃至阴竭阳脱。暴喘因热毒痰饮瘀肺，病及心肾，可致气机升降失司，发为喘脱。真心痛因心脉闭塞，心体受损，心不运血，神明失司，也可发生阴竭阳亡，而为厥脱。心力衰竭严重者可见脾肾阳衰、肺气闭绝、心阳欲脱危候。由此可见，脱证是多种急性病证的危重转归，多为由实转虚、由闭转脱，且与风、火、痰、瘀、毒等病邪转化兼夹，而致多证相关。

（三）急症的辨证要点

急症的证，是机体在内外平衡失调的病理状态下，反映于临床的危急证候。它不是孤立的临床症状，而是概括了急症的病因病机、病势发展和正邪消长的临床综合诊断。辨证是立法的前提和依据，临证只有抓住了辨证要点，依据内科急症发生、发展和变化规律，审证求因，分清标本虚实，把握病变部位及传变规律，确定病因、病性，才能准确地明辨证候，以指导临床施治。

1. 辨外感与内伤

在临床上，内科急症一般常见外感急症和内伤急症两类。

外感急症由感受六淫疫毒之邪，邪正剧烈交争所致。诚如《素问·至真要大论》所云："夫百病之生也，皆生于风寒暑湿燥火，以之化之变也。"虽然不同的季节有不同病邪的差别，但外感急症总以病邪外入，相继传里为发病规律，通常可按六经、卫气营血和三焦辨证，而内科急症的多个病证又宜按八纲、脏腑结合病因病机辨证。外感所致者每以热病居多，而以高热为主症，贯穿于卫气营血各个阶段之中，亦可因阳热炽盛，耗伤阴津，而使变证蜂起，出现痉、厥、闭、脱，或夹风、动血诸患。如中暑病因——外感暑热，初为暑郁肌表，汗泄不畅，旋即由表入里，因暑热炽盛，邪犯心营，由高热而至昏迷。若热极生风，可见痉厥；伤气耗阴，则由厥转脱。

内伤急症因久患痼疾，脏腑已损，精气亏耗，复加各种诱发因素，更加戕伐正气而积渐加重所致，是在脏腑阴阳气血失调的基础上，内生风火、水湿、痰瘀等病理因素，使病情由轻而重，由缓而急。但无外邪内陷、病势进退的传变规律，病情轻重主要视受病脏腑的虚实变化及气机逆乱的程度而定，辨证应以脏腑为中心，重视病理因素的作用。脏腑功能失调，影响气机的升降出入，则邪从内生，导致气滞、痰阻、水泛、血瘀、浊毒内攻，进而气机逆乱，出现多种危候。如水不涵木，肝阳暴涨，风火上扰，气血随之上冲于脑，瘀阻脑窍，则见神昏、抽搐；肺气衰竭，痰浊壅肺，呼吸之气不得升降出入，则喘急欲脱。

具体而言，外感与内伤可从病史、发病形式、病程、传变规律等方面来辨。外感急症为新病，病起急暴，病程短，大多有短暂的卫表证候，以实证为主，如中暑、急黄、疫斑热、高热、急性吐泻等为外感所致；内伤急症有原发病可查，是慢性疾病的积渐突变，病程较长，无表证，往往表现为虚实错杂，如真心痛、心力衰竭等。但外感急症也可因素体亏虚或邪盛伤正，而表现有虚的一面；内伤急症更可因感受外邪，而使病情加重，故外感与内伤常常相互关联。

由于外感、内生之邪常可错杂为患，在临床上必须分清因果主次，抓住主要矛盾，采取相应措施。这与认识疾病的特性，控制病情发展，提高救治效果密切相关。

2. 辨脏腑病位

急症病变涉及多个脏腑，在病情发展过程中，虽常多脏关联，但主病之脏腑尚有先后主次之别，故临证需根据患者的证候表现，明辨脏腑病位。

若现心悸怔忡，心胸闷痛，唇舌青紫，神昏谵语，汗出肢冷，脉结代或微细欲绝，为病位在心；见头晕头痛，面红目赤，两胁胀痛，肢挛抽搐，牙关紧闭，口角流涎，舌体歪斜，脉弦，则病在肝；见脘腹胀满，目黄身黄，食少纳呆，呕恶呃逆，大便稀溏，或便结，则病在脾胃；见呼吸气喘，张口抬肩，喉中痰鸣，不能平卧，或呼吸时断时续，咳声低微,为病位在肺;见周身浮肿,尿少尿闭,气短喘逆,动则喘甚,面色㿠白,为病位在肾。

在辨病变主脏的同时,还需辨病变相关脏腑。如急性肾衰竭的临床主症是少尿、尿闭、浮肿,但可兼有恶心呕吐、心悸、喘促、神昏、抽搐等症,故其病变主脏在肾,且与脾(胃)、心、肝等脏腑相关。此外,应重点审其所累及脏腑之虚实及相关脏腑的病变轻重。

3. 辨病理因素

风、火、痰、瘀、毒是内科急症病变过程中起重要作用的病理因素,不同的病证在不同的阶段,其主要病理因素既各有不同,但又每多相兼为患,临证需详辨细审。

风胜则见抽搐,手足蠕动,角弓反张,口眼㖞斜,肢体不遂;火盛则见身热,渴饮,面红目赤,身发斑疹,狂躁妄动。如风火相煽则高热、抽搐并见。痰之为病尤为广泛,性质多端,病涉多脏,而在急症中,主要常与风火相兼为患,如风痰内闭则卒然昏晕厥仆,痰涎壅盛;风痰入络则肢体不遂,瘫痪麻木,拘急疼痛。痰火扰心,则见神昏谵语、面赤狂躁不安;痰热壅肺,可见喘急气粗、胸中烦热。若瘀血阻滞,可见刺痛,痛处不移、拒按,或出血,面色晦暗,舌暗紫,有瘀点、瘀斑,脉涩,临床常可因瘀阻部位不同而出现相应的证候。如痰瘀阻肺,则见咳喘胸闷、胸痛、面唇青紫。毒邪致病多与它邪相兼,若高热,神昏,斑疹紫黑,为热毒深重;尿少,尿闭,烦躁,呕逆,则为水毒为患;欲吐不吐,欲泻不泻,躁扰烦乱,四肢逆冷,为寒毒内闭;起病急暴,交相传染,为疫毒致病。

4. 辨标本主次

标本是指疾病主次本末和病情缓急的情况,是一个相对的概念,临证之际,贵在灵活,切不可绝对化。因急症发病急骤,变化迅速,病情危重,预后凶险,故分清多层次的标本关系,有利于把握救治时机,分析和解决突出的危急证候,使临床治疗尽快显示出急救的效应。

标本主次是急症辨证的重要环节,内科急症可从邪正虚实、原发病与继发病、原发病因与诱因、主症与兼症等方面来辨识。一般而言,邪实为标,正虚为本;继发病为标,原发病为本;兼症为标,主症为本;症状为标,病因为本;病急为标,势缓为本。从临床实际来看,急症往往标急于本,以邪实标急为主,多因外感之邪亢盛,或内生之邪的肆虐而致急危。如中暑总以暑热炽盛为主,临床表现为头痛、头昏、高热、神昏、抽搐;宿患喘疾者,可因痰浊、水饮、瘀血壅阻于肺,肺痹不用,气失升降而致暴喘。再如厥脱之证,因邪毒内陷表现热深厥深,其热毒为本,厥逆为标,以标急为主。此外,必须强调急症的辨证主要依据病情的缓急轻重而定标本主次,内伤急症亦可因久病脏腑阴阳气血衰败,积渐突变,阴阳之气不能相互维系,每见亡阴、亡阳的危急证候,表现因本虚而致标急。

5. 辨病势传变与顺逆

传变是邪正消长的病理变化。疾病的发展凡按特定的规律有序相传者,谓之顺传,反之即为逆传。病势的传变主要与正气之强弱、邪气之轻重、始病部位之深浅、治疗是否得当等因素有关,而病势的逆传是由于邪气过盛或正气甚虚。急症的传变尤为迅速、复杂,往往顷刻之间,危在旦夕,故了解、掌握急症传变的规律,有利于及时、准确地判断和处理各种急速出现的逆证、变证,阻断病势的发展,使患者转危为安。

外感急症之热病,多见卫气营血、六经、三焦传变,在一般情况下,依序顺传,病邪由浅入深,此时邪气不剧,正气尚能与之相争,若邪气亢烈,正气耗伤,病邪内陷,可致逆传。如温热病邪直陷营血,内闭心包,病初即见高热神昏、动风出血,亦可因邪热下劫肾阴,阴不涵阳,心阳浮越,导致阴竭阳脱。

内伤急症病变深及脏腑,其传变与外感急症截然不同,表现为脏腑相传。顺传者按脏腑表里、生克、乘侮规律;逆传者则因正气衰惫,脏腑阴阳气血逆乱,正邪力量对比悬殊,病理产物丛生,外邪引动内邪,导致多脏受损,病情急剧演变、加重。如真心痛多在胸阳不振、痰浊瘀血痹阻的基础上,复加大寒犯心发病,重症患者可因心脉骤然闭塞,使病变涉及肺、肾、脾诸脏,因正气败绝而见阴竭阳亡之候。

6. 辨证与辨病

辨证与辨病是认识疾病的两种不同的思维方法。辨证着重于对疾病临床表现及其动态变化的综合认识,揭示其处于某一阶段的主要矛盾,具有较强的个性,体现了中医的整体观;辨病着重于对疾病病理变化全过程的认识,分析其基本矛盾,把握疾病的重点和关键。病证结合的诊断是以纵横交叉的模式反映疾病的本质和发展过程的各个阶段。注意辨证与辨病的结合是急症救治过程中不可忽视的重要方面。

首先必须明确中医学也有自身的病名诊断,是依据四诊认证、辨病,分析内在的病理变化,反映病的特异性及其发展、转归,为施治提供依据。在内科急症中有中暑、厥脱、疫斑热等。但这与西医学的辨病又有不同,它既要分析某个病的共性及基本规律,又要结合个体及临床表现辨别不同的证候,如中暑总由暑热致病,又常见暑热内燔、暑热动风等多类证候,治疗亦同中有异。可见,中医学的辨病与辨证有相互补充的关系,对立法处方具有重要的指导意义。

辨病的另一层含义是西医学的病名诊断。不同的疾病有其特殊的病理基础和病机特点,辨病有助于识别不同疾病的特异性,深化辨证,而结合辨证,又能帮助分析和解决疾病发展过程中突出的危急矛盾。因此,病证结合的诊断方法,有利于更全面、准确地认识疾病,提高中医药的救治水平。如对于出血热急性肾衰竭的辨证,在明确"疫毒犯肾,毒瘀壅阻下焦"病机特点的基础上,必须把握瘀热水结、水热互结、湿热壅滞等不同证候的辨证要领。总之,临证需注意辨证与辨病的有机结合,而以辨证为主导,才能充分发挥中医药的优势,从而不致生搬硬套,以西代中。

(四) 急症的治疗原则

急症起病急骤,病情危重,症情复杂,变化迅速,救治的全部目的在于及时有效地控制病情,纠正危及生命的病理生理改变,挽救患者的生命。因此,急症的治疗当着眼于"急"和"救",针对当前最危急、最突出的病证,分清标本、逆从,采用多种治疗方法和手段,多途径、多渠道综合治疗,力缓其急,防传杜变,力求转危为安。

1. 急则治标

"急则治标"意指急者先治，以缓其急，这是中医学的一条基本治疗原则。在急症领域，"急则治标"则更有其独特的指导意义。急症起病急暴，或久病突变，变化迅速，病情复杂，必须立即采取急救处理，切断凶、逆、险、危的致病环节。这里的"标"即是指那些危及生命的紧急病理状态，如神志昏迷、四肢厥冷、气息微弱欲绝、出血不止等，如果不能迅速改变这种危象，患者就有生命危险。在这种情况下，急诊抢救的首要任务，是采取一切应急措施，迅速缓解危象，阻止病情的进一步恶化，为其他后续治疗赢得时间，待危象缓解后，再根据原发病的具体情况，进行辨证论治。如高热中暑，猝然昏倒，当急予通关开窍，苏醒其神志，然后再予清暑养阴以治其本。又如急性大出血，首当止血，血止后方可进一步辨治。

需要明确的是，虽然在急症的救治过程中，治标多以祛邪为主，但不可简单地将治标与祛邪等同起来。当正虚阴竭阳亡时，救阴回阳固脱便是"急则治标"，因此这里的"治标"重在救急。

2. 综合救疗

由于急症起病急，变化快，病情复杂，单用一法一方，难以奏效，必须采取综合抢救措施，集各种治疗之长，内服与外治相结合，药物疗法与非药物疗法相结合，传统抢救技术与现代抢救措施相结合，才能提高救治的疗效。

千百年来，历代医家在长期的医疗实践中摸索出了大量救治急危重症的方法与手段，如各种急救药物（丸、散、丹、液）的内服，药物敷贴、熏洗、灌肠、嗜鼻等外治，以及针灸、放血、刮痧、捏脊、探吐等。近年来，随着医药事业的发展，又研制了中药雾化剂、舌下含化剂、静脉注射剂等，为急诊抢救增添了新的剂型和给药途径。由于各种疗法具有不同的特点与适应证，如刮痧、针灸使用器械简便，施治迅速；嗜鼻法开窍醒神，通关尤灵；探吐法有利于尽快去除消化道内的有毒物质；静脉给药能使药物迅速通达全身。因此，在临床应力求内外结合，多途径、多疗法综合救治，以迅速取效。如治疗厥脱，采用针刺、嗜鼻、吸氧、输液、静脉给药、鼻饲灌药等数种疗法同时进行，可有利于迅速扭转危象。

3. 证病合治

急症是多种疾病危重情况下的共有表现，原发疾病虽有多端，但一旦出现某一急症，其病理特点、辨证救治规律往往是共同的，因此我们应当充分发挥中医辨证论治的特色与优势，牢牢把握病机变化，法随证立，药随法出。同时必须认识到，在基本病理机转相同的前提下，不同的疾病有各自的特异性，故治疗时既要遵从基本大法，还当根据不同疾病的特点，有针对性地进行治疗。如厥脱，无论外感所致，还是内伤所成，一旦形成"厥脱"危候，其共有的病理表现为"阴阳之气不相顺接，气血逆乱"，甚至"阴阳离绝"，对此调气血、和阴阳、扶正固脱便为基本大法。但外感温热疫毒之邪所致者，在抗厥救脱的同时，还应清解热毒；而若血脉瘀阻之厥心痛，则应兼予行气活血通脉。实践证明，辨证与辨病相结合，证病合治，是发扬中医药特色，提高疗效的关键所在。

4. 祛邪扶正

祛邪扶正是中医学的基本治疗原则之一。祛邪，意在消除致病因素，保护正气；扶正，旨在扶助正气，以利祛邪。正邪消长是判断急症病势发展的重要标志，急症的病变特点与一般内科疾病有所不同，往往表现为邪气愈盛，正气愈损，虚实极端错杂。因此在治疗上必须详审邪正的主次、虚实的多少，针对病机的动态变化，注意把握祛邪与扶正的关系，采取相应的治疗措施。

邪实标急者，以祛邪为主，邪去则正复；正虚欲脱者，宜扶正为主，匡正以祛邪。在邪正交争激烈，正气衰竭尚未成为主要矛盾时，救治应重在祛邪，祛邪就是扶正，只有及时祛除标邪，才能防止正气的进一步耗伤，决不可姑息养奸；即使正虚欲脱，扶正之中亦应不忘祛邪，这是积极的治疗策略，因为当诸多急症发展至正虚外脱时，扶正救脱虽为第一要务，但此时救治已难，故多数情况下，均应以祛除标邪为主。如真心痛之温阳散寒止痛、昏迷之开窍醒神、厥脱之行气活血均为此意。证诸临床，某些急症患者，即有因邪实机闭而亡，始终无明显的正虚外脱表现。

5. 防传杜变

传变迅速是急症的主要特点，往往在极短的时间内，便可发生一系列严重的病理演变，在治疗时应密切观察病情变化，根据不同疾病的特点，预见其可能发生的传变，采取相应的措施，以阻断病情的发展。

外感急症，多由温热邪毒入侵所致，常有发病初起即内陷营血、逆传心包的变证；内伤急症，多由脏腑气血阴阳严重失调所致，痉、厥、闭、脱、出血等一系列危象常先后环生。因此针对急症的特点，采取防传杜变的治疗措施极为重要。如温热病气分证，通常要求"到气才可清气，入营犹可透热转气……"认为妄投清营之品，凉遏太早，易致邪热内陷入里。但临证又当针对病的特异性处理，方能提高疗效。如"疫斑热"往往初起即现卫气同病，且多迅速波及营分，表现为"病理中心在气营"，为此，治疗应遵循这个病机特点，到气就可气营两清。在高热炽盛的同时，只要见到面红目赤、肌肤黏膜隐有出血疹点、舌红等传营先兆，即应在清气的同时，加入凉营之品，以先安未受邪之地，防止热毒进一步内陷。实践证明，清气凉营法用于"疫斑热"初期，能及时控制高热，中止病情传变，缩短病程，减少转证现象，降低死亡率。充分说明把握不同疾病的变化规律，及时有效地防传杜变是极其重要的。

6. 严密监护

由于急危患者的病情变幻莫测，因此必须严密监护和观察，尤其是主要生命体征的观察，如神志、呼吸、面色、脉象、尿量、体温、血压等，以及疾病主要症状、体征的变化，并及时做好记录，作为救治处理的依据。医护人员均应以高度的责任心，相互协作，密切配合，积极做好监护工作。

对危重患者的观察项目，由主管医生开列医嘱，医护协作，共同完成，并随时记录观察、监护的结果。要重视查对，做出书面和床边交接班，勤加巡视，尤其对危象先兆的出现，应高度警惕，及时讨论和会诊，及时合理、准确地采取急救措施。

此外，在救治的过程中，对患者的饮食、生活起居及心理护理也十分重要。如上消化道大出血患者血止后的饮食安排、真心痛患者的心理安慰等均应作为重要的治疗措施加以考虑。还要重视急症康复期的监护工作，防止病情反复，前功尽弃。

必须强调的是，对急症患者的监护，不可将其视为一般的护理问题看待，主管医生应随时了解病情，及时处理。可以这样说，急症救治成功与否，与医护人员协作、监护的关系极大，对此，我们应当给予高度的重视。

出血热中医辨治概要

根据出血热的临床表现及其流行性和传染性，主要隶属于中医"瘟疫"、"疫斑"、"疫疹"范畴。由于本病以肾脏损害为特点，是具有传染性的出血性热病，故周仲瑛教授将其命名为"疫斑热"，以表明其特异性。

（一）病因是感受瘟邪疫毒

本病是感受瘟邪疫毒所致的一种病毒性疾病。本病虽有高度的散发性和局限性，主要传染源是鼠类，但亦有明显的流行性、地区性和季节性，故应列入疫病之类。

从各个不同地区的临床资料分析，瘟邪疫毒的性质有温热疫毒、伤寒疫毒、湿热疫毒三大类。温热疫毒为病占绝大多数，故临床多表现温热病的传变过程；湿热疫毒为病多见于低洼潮湿、多雨地区，表现有湿热郁阻三焦的病理变化；伤寒疫毒为病，多见于寒冷地区，表现有"伤寒"传变经过，故有人称其为"伤寒型出血热"，亦有因其发病高峰在冬季，而称为"冬温时疫"者，但伏寒化温，从表入里，仍具热病特点，故有必要统寒温于一体。据此，且可认为同一疾病既可因地而异证，同时也表明病毒每可随地区气候环境而变异，以致毒力强弱、毒性特点不一，伤人致病后，复加个体反应性的差异，因而病理传变、病情轻重、证候表现不尽相同，为辨证论治提供了客观依据。

（二）发病机制为瘟邪乘虚入侵，化火酿毒

其发病多为极度劳倦，暴受严寒、伤湿，卫外功能一时性低下，而致疫毒乘虚入侵。且尤与肾精不足密切相关，如症见腰痛、少尿、血尿、多尿等，均属邪入下焦之候。由此可知，抗病能力下降是受邪发病的重要内因，故传变迅速而病情凶险。此即类似前贤所谓"邪伏少阴"复加新感而发。但临床以新感温病为多见，每常表现有短暂的卫分过程及气营两燔的病证特点。伏而后发，由里出表，初起即见里热阴伤而迳予清热养阴者少。

病理特点为瘟邪疫毒化火，酿生"热毒"；热与血搏，血热血瘀，形成"瘀毒"；瘀热里结，水津不归正化，则"水毒"内停。邪热弥漫三焦，而致阴伤液耗，表现"三实一虚"的病理特点。"三毒"贯穿于疾病的全过程，发热、低血压休克（简称低休）期以热毒、瘀毒为主；少尿期以瘀毒、水毒为主；多尿期则为正气亏虚，余毒不净。

（三）辨证以卫气营血为主导，结合六经、三焦形证

本病的临床特点表现为发热、出血、低休、肾脏损害及五期经过（发热、低休、少尿、多尿、恢复）。临床医生自编顺口溜："高烧脸红酒醉貌，头痛腰痛像感冒，皮肤黏膜出血点，恶心呕吐蛋白尿。"颇有助于重点掌握，强化记忆。

病理传变有卫气营血的全过程，病变涉及三焦所属脏腑——肺、胃（肠）、心、肾，并可表现六经形证，当病邪入里化热后，又多殊途同归，如阳明气分证、少阴心肾证等。病理表现顺逆险变不一，每易出现证候重叠，虚实夹杂的局面。因此，在本病各期的传变中，应以临床表现为依据，从实际出发，以卫气营血为主导，结合三焦和六经辨证，破除门户之见，以适应其复杂多变的病情。

（四）治疗以清瘟解毒为原则，区别病期特点，采用相应治法

治疗当以清瘟解毒为基本原则，同时区别各个病期的不同病理特点，辨证采用相应的治疗大法，根据具体病情，有主次地综合应用，在临床实践的基础上，结合中药药理研究，研制具有抗出血热病毒作用的辨证系列专用方药，以加强针对性。同时配合基础治疗，如液体疗法，纠正水、电解质紊乱，酸碱失调等。兹列述其主要治法方药如下。

1. 清气凉营法

由于本病卫气营血传变过程极为迅速，在气分甚至卫分阶段，邪热多已波及营分，往往重叠兼夹，两证兼见，而气营两燔基本贯穿于发热、低休、少尿三期，表现为"病理中心在气营"。为此，治疗应针对这一病机特点，到气就可气营两清，只要见到身热而面红目赤、肌肤黏膜隐有出血疹点、舌红等热传营分的先兆，即当在清气的同时加入凉营之品，以防止热毒进一步内陷营血。而另一方面必须注意，即使邪热内传入营，亦应在清营药中参以透泄，分消其邪，使营分之热转出气分而解。此即叶天士"入营犹可透热转气"的论点。实践证明，清气凉血法广泛适用于发热、低休、少尿三期，而以发热期为主，若用于发热早期，往往可以阻断病势的发展，使其越期而过。基本方用清气凉营注射液、清瘟口服液。主药为大青叶、银花、青蒿、野菊花、鸭跖草各30g，知母15g，生石膏60g，赤芍15g，大黄10g，白茅根30g。湿热偏盛，内蕴中焦，脘痞呕恶、便溏、脉濡而数、苔腻色黄者，去大黄、知母，加法半夏10g，藿香10g，厚朴6g，黄连5g。临证所见、发热高低、热程长短直接影响病情的进展与转归，应用清气凉营法及时控制高热，中止病情传变，是缩短病程、减少转证现象、提高疗效、降低病死率的关键。

2. 开闭固脱法

在本病的发展过程中，因热毒内郁，壅遏气血，阳气内郁，不能外达，可见热深厥亦深的厥证或闭证，进而阴伤气耗，正虚邪陷，气血瘀滞，内闭外脱；甚则阴伤及阳，阳虚阴盛，阳不外达，成为寒厥、阳亡重症。同时必须注意厥脱虽证分多歧，但气滞血瘀、正虚欲脱是其重要的病理基础。因热毒里陷，阳气内郁，或阴寒内盛，阳不外达，必致壅遏气血；阳衰气弱，气不运血，或阴虚血少，脉络不充，均可致气病及血，血病及气，而致气滞血瘀。而其病理特点多为因实致虚，虚实夹杂，气滞血瘀，正虚欲脱。

因此，治疗当以开闭固脱为其主要大法。

开闭意在宣通气机，行气活血，同时亦寓有开其窍闭之意。在早期热厥闭证阶段，治予清热宣郁，行气开闭，药用柴胡、大黄、知母、广郁金各10g，连翘芯5g，枳实、丹参、鲜石菖蒲各15g，热盛加生石膏60g，黄连5g；表现"窍闭"现象者，配用至宝丹或安宫牛黄丸。若邪热伤阴耗气，势已由厥转脱，则当行气活血开闭，益气养阴固脱，药选青皮、陈皮、枳实、石菖蒲、丹参、赤芍各10g，川芎、红花各5g，以调达气血；西洋参（或生晒参）、麦冬、山萸肉、玉竹各10~15g，五味子5g，炙甘草5g，龙骨20g，牡蛎30g，以益气养阴。阴阳俱脱者复入四逆汤意以回阳救逆，加制附子、干姜各6~10g。此外，周仲瑛教授在临床研究中，所创制的抗厥通脉、救阴生脉、回阳复脉辨证系列三方（注射液），实践表明疗效良好。

3. 泻下通瘀法

热毒由气入营，热与血搏，血热血瘀，瘀热里结，三焦气化失宣，瘀毒、水毒相互为患，是从发热期发展至低休、少尿两期的病理基础。为此，泻下疗法可以较广泛地应用于出血热的几个主要病期，发热早期用之可以减轻病情，阻断传变；低休期热厥证用之，通过清泄热毒，邪去则厥自复；少尿期用之，可以通利二便，改善肾脏功能。概言之，泻下疗法有下热毒、下水毒等多种综合作用。通瘀主要是针对"瘀热"里结阳明，下焦血结水阻所采取的措施，而泻下与通瘀的联合应用，治疗少尿期蓄血、蓄水证，其疗效尤为满意。因邪热从腑下泄，下焦壅结的瘀热得到疏通，则肾的气化功能也可相应地改善。药用生大黄、芒硝各10~15g，枳实、桃仁各10g，生地30g，麦冬、猪苓各15g，白茅根30g。瘀热在下加牡丹皮、赤芍、怀牛膝各10g；水邪犯肺加葶苈子、桑白皮各10g，阴伤明显加玄参15g。周仲瑛教授据此研制的泻下通瘀合剂，具有显著疗效。

4. 凉血散血（化瘀）法

由于本病重症，疫毒极易从营入血，故其"病理重点在营血"。热毒炽盛则迫血妄行，火热煎熬又可导致血瘀，血热、血瘀、出血三者往往互为因果，贯穿于发热、低休、少尿三期，并见于弥散性血管内凝血（DIC）所致的出血。因此，当取凉血散血法，清血分之毒，散血分之热，化血中之瘀，止妄行之血。通过凉血化瘀，达到活血止血的目的，适用于瘀热动血之多腔道出血及发斑、发热期之营血热盛证、低休期之热厥夹瘀证、少尿期之下焦蓄血证等。药用水牛角片15g，鲜生地60g，牡丹皮、赤芍、黑山栀各12g，丹参10g，紫珠草15g，大黄（或土大黄）10g，煅人中白10g，白茅根30g等。结合各期病机特点及主要治法加减配药。周仲瑛教授据此研制了丹地合剂、地丹凉血针，以适应临床急诊的需要。

5. 滋阴生津法

温病顾阴，早有明训，留得一分津液，即有一分生机。出血热温热火毒炽盛，传变迅速，尤易灼伤津液，耗损营阴，临证所见，患者有不同程度的口渴、舌干红甚至无津、唇齿枯燥等阴伤表现，故全过程均应重视养阴保津。

从该病的五期经过而言，发热期多为气营热盛，肺胃津伤；低休期热厥证多见心肾阴虚，津气耗伤；少尿期多为肾阴耗伤，热郁下焦。为此，当分别采用养肺阴、增胃液、滋心营、益肾阴等不同的方药以救阴。药用西洋参10g，北沙参、麦冬、玉竹、石斛、天花粉、玄参各12~15g，鲜芦根、生地各30g，阿胶（烊冲）10g。阴虚风动加鳖甲、龟板各15~30g。本法为治疗出血热不可忽视的大法之一，可以起到重要的辅助支持作用，使阴伤程度较快得到改善，通过助正抗邪，加速病情好转。

6. 补肾固摄法

疫毒伤肾，气化失司，邪少虚多，病从少尿期转入多尿期。肾关开多合少，固摄无权者，治当补肾以培元，固摄以保津。多尿早期阴虚热郁者，滋阴固肾，兼以清利余毒；多尿后期肾气不固者，则当补肾复元，辨其阴阳施治。基本方用固肾缩泉汤，主药为地黄、山药、山萸肉各10g，炙黄芪15g，覆盆子、桑螵蛸各10g，五味子5g，茯苓、牡丹皮各10g，甘草5g。虚中夹实，下焦蕴热酌加黄柏、知母、泽泻各10g；瘀毒不净加赤芍、赤小豆各10g，去螵蛸、五味子；肾阴虚甚酌加阿胶、天冬、玄参各10g；气虚加党参15g，炒白术10g；阳虚加鹿角胶、益智仁、菟丝子各10g。

一般而言，多尿期虽已由险转夷，但仍应密切观察，慎加调治，以防止发生某些并发症，再次出现循环障碍，损伤肾实质，导致第二次肾衰竭。对于少数患者，病程进入多尿期，尿量虽然正常，但有尿毒症症状者，则应考虑为多尿型尿毒症，当及时检验确诊，不得误认为越入多尿期而延误治疗。

此外，恢复期证见气阴两伤、脾虚湿蕴、肾阴亏虚者，当分别辨证论治。

病毒感染性高热的治疗经验

病毒感染性高热类别繁多，主要见于出血热、流行性乙型脑炎（简称乙脑）、流行性腮腺炎、重症感冒等。其发病率高，病重者可因心、脑、肾受到严重损害而危及生命。目前国内外尚无特效的抗病毒药物，因此，探讨病毒性高热的病理特征，寻求其辨证规律，对发挥中医药的优势，有着极为重要的意义。

（一）气营炽热是其基本病理特征

传变是外感温病普遍的规律，一般温病病情轻浅，如治疗得当，邪热往往于卫、气分而解。而病毒感染性高热具有强烈的传染性和流行性，发病急骤，病情严重，卫气营血传变过程迅速，往往兼夹并见，界限不清。临证所见，初起以单纯卫分证出现者少见，往往表现卫气同病，或直接发自气分，某些重症病例在气分甚至卫分阶段，热毒多已波及营分，出现重叠兼夹，两证并见，极易内陷营血，如出血热、乙脑等，多表现气营两燔之候。

病毒感染性高热之所以传变迅速，难以在卫、气分阶段中止病情而传入营分，和感受的瘟邪疫毒深重有密切的关系。从临床来看，多种急性感染性疾病，均可表现为持续高热，面红目赤，心烦口苦，舌红赤、苔黄燥，脉滑数或洪大等症。由此可见，热毒炽盛是其基本的病理特征。

热毒不仅是指从外感受的温热邪毒，更主要的是指邪毒作用于机体后所化生的火热之毒，而热毒的存在又必然进一步侵害人体脏腑组织，产生腑实、阴伤、血瘀等一系列病理结果。热毒化火入里，蕴积阳明，与肠中糟粕结成燥屎，导致热结腑实，腑气不通，邪热无以外泄，而腑实愈结，邪热愈炽，腑热上冲，热扰心神，可见神昏、谵妄等。阴伤是温热病的共同特征，病毒性高热邪热鸱张，必然重灼阴液，津液亏损，一方面使脏腑组织缺乏足够的濡养，功能活动严重损害，机体抗病力大大下降；另一方面，阴伤不涵阳火，使邪热之势更炽，进一步耗伤阴液，正不胜邪，气热传营。同时，阴液耗伤，脉道不充，血液黏稠，可致血行艰涩为瘀，或因热伤血络，迫血妄行，血出留瘀。如此虚实互为因果，形成邪热传营的重要病理环节。

（二）清气凉营是其根本治疗大法

对温热性疾病的治疗，一般都遵循"在卫汗之可也，到气才可清气"的原则。如邪在卫表即用寒凉清里，或邪尚在气即妄投清营之品，则有引邪入里、凉遏病邪之弊。但就病毒感染性高热重症来说，由于卫气营血传变过程极为迅速，在气分阶段甚至卫分阶段，邪热多已波及营分，多具有气营两燔之候，为此，到气就可气营两清，只要见到面红目赤、肌肤黏膜隐有疹点、舌红、少津、口渴等症，就须在清气的同时，加入凉营泄热之品，先安未受邪之地，以防止热毒进一步内陷营血，阻断病变的发展。

其基本方药为大青叶、银花、白茅根各30g，知母、赤芍各15g，生石膏60g，大黄10g。取大青叶清热凉血解毒；生石膏、知母清气泄热除烦；银花清热解毒，既清气分之热，又解血分之毒；大黄泻火解毒，通里攻下；赤芍凉营化瘀；白茅根清热生津。上药配伍合用，具有清气泄热、泻火解毒、凉营化瘀的作用。

（三）临床研究

我们按照"异病同治"的原则，研制出具有清气凉营功效的"清气凉营注射液"和"清瘟口服液"。"清气凉营注射液"由大青叶、银花、大黄、知母、淡竹叶组成，具有气营两清、化瘀解毒之功。每剂药制成20ml，每1ml含生药7.2g。"清瘟口服液"由大青叶、生石膏、知母、银花、大黄、赤芍、白茅根、鸭跖草组成，具有气营两清、化瘀解毒之功。每剂药制成20ml，每1ml含生药8g。

1987~1991年，据此治疗出血热、乙脑、腮腺炎及腮腺炎脑炎、重症感冒等病毒感染性高热患者616例，与402例西医常规治疗对照组相比，治疗组616例中，显效579例（96.92%），有效15例（2.43%），无效4例（0.65%），总有效率99.35%，病死率0.65%；对照组402例中，显效348例（79.1%），有效47例（11.7%），无效37例（9.2%），总有效率90.08%，病死率9.2%。两组相比有非常显著的差异（P均<0.01）。

研究表明，清气凉营剂具有明显的退热和解毒作用。治疗组药后体温可在短时间内下降，体温复常平均时间明显短于对照组（$P<0.01$）。其降温特点为身热渐降、少量出汗、无反跳现象，用口服液多见大便日行2~3次，便后自觉畅快。据此，我们认为"清气凉营注射液"和"清瘟口服液"通过不同途径而降温：前者使邪从表解，热随汗降；后者使邪从下泄，热随利减。其降温效果不属对症效应，而是由于药物的解毒作用，在早期抑制了病毒，从而减轻了病毒对机体的损害，故临证必须早期应用，才能迅速阻止

其病理演变。

动物实验证明，清气凉营剂除具有抗病毒、退热、消炎作用之外，尚且能激活细胞免疫及补体 C3，抑制体液免疫，诱生干扰素及促进白细胞介素-2 的生成。说明清气凉营剂的作用是多方面的，既有直接、间接抑制病毒的作用，又有对机体免疫紊乱双向调节的作用，有助于增强机体的抗病能力，故治疗组未发生继发感染，而对照组继发感染者 8 例，说明清气凉营剂通过祛邪可以取得扶正的效果。

（四）医案举例

沈某，男，12 岁，学生。

初诊：1988 年 8 月 2 日。2 天前突然发热（体温 39.2℃），头痛，伴呕吐，继则出现抽搐，神志不清，呼吸急促。诊断为乙脑重型极期，收治入院。刻诊：神志不清，面部紫绀，瞳孔等大，对光反射迟钝，颈项强直，两肺听诊（-），心率 110 次/分钟，律齐，未闻及杂音，肝脾未触及，腹壁反射消失，提睾反射未引出，克布氏征阳性，体温 38.6℃，呼吸 22 次/分钟，血压 110/75mmHg，舌质鲜红，苔黄腻。血常规：白细胞计数 12.0×10^9/L，中性粒细胞 0.80；脑脊液检查：白细胞 300/mm^3。辨证为暑温气营两燔之证，治以清气凉营法，予清气凉营注射液，每次 30ml，每日 2 次，静脉滴注，同时配合西药补液，纠正呼吸衰竭、脱水等。

药后 2 小时额上出微汗，体温逐渐下降。32 小时后体温降至正常，随之神志转清，能进流汁。5 天后症状基本消失，颈软，四肢活动自如，神经系统检查（-），复查血常规：白细胞计数 7.6×10^9/L，中性粒细胞 0.70。以清暑益气汤调养 1 周后于 1988 年 8 月 18 日康复出院。

下法在温热病中的运用

温病是多种急性热病的总称，包括现今所指的感染性疾病在内。治疗温病以汗、下、清、滋等法最为常用，而对热病急重症的治疗，尤以下法最为重要。正如柳宝诒所说："温热病热结胃腑，得攻下而解者十居六七。"

由于温为阳邪，化热最速，故温病应用下法，常以寒下为主，它是温病各种具体下法的基础。一般而言，温病应用下法的适应范围，当以气分证为重点，但在营血分阶段有时仍属重要疗法之一，即使在卫分阶段，表邪虽未罢解，而里实急剧者，也可采用发汗解表与通下攻里并用之法。从脏腑病位而言，虽主用于腑实热结，病在肠胃，但按脏腑相关的整体观念，凡肺、肝、胆等脏腑功能性或实质性病变，只要具备可下之证，也都可应用下法治疗。

温病应用下法的目的，虽然主要是祛除有形的实邪，如燥屎、积滞、瘀血等，但更重要的是祛除热邪，保津存阴，所以吴又可明确指出："注意逐邪勿拘结粪"，认为是"因邪热致燥结，非燥结而致邪热也"，它如"温病下不嫌早"、"急下存阴"、"下中有补"等论点，其含义也基本相同。

寒下法常用主药，一般均以大黄、芒硝、枳实等为代表。大黄功能清热解毒，通腑破滞，凉血行瘀；芒硝泻热软坚；枳实破气消积。相互合用，则更能加强通下的作用，配伍其他各类药物，而成为各种下法。兹概要论述之。

（一）审察病机，采用各种相应下法

1. 攻下实热法

攻下实热法适用于温邪不从卫解，传入气分，里结阳明的"腑实热结"证。症见腹部硬满，痛而拒按，或泻利清水而热臭，日晡潮热，谵语，或神昏肢厥，舌苔黄燥或焦黄，有芒刺，脉沉实或滑数。

治取苦寒下夺之品以泻实热，根据病情轻重缓急，选用三承气汤。痞满燥实坚俱全者用大承气汤（大黄、芒硝、枳实、厚朴）峻下之；痞满而实，燥结不甚者用小承气汤（大黄、枳实、厚朴）和下之；燥实而坚，郁热深蕴，热结旁流者用调胃承气汤（大黄、芒硝、甘草）缓下之。

三承气汤方源于《伤寒论》，通过后世温病学派的不断实践，不但沿用于下燥屎，还扩大应用到下邪热，变通化裁加减创新之方甚多，指导临床甚有裨益。

2. 解表通腑法

解表通腑法适用于温邪上受，由表入里，表证未罢，里热偏盛，上焦邪热郁阻，中焦燥热内结，表里同病，"表热里实"之证。症见身热，无汗，烦躁，胸脯灼热，头胀头痛，目赤，口疮唇裂，口渴，咽痛，便秘，或便下不爽，尿赤，舌边尖红，苔白或黄而干燥，脉数大。

治当辛宜苦泄，清散上焦之风热，攻下通腑，泻中焦之燥热。用凉膈散加减（薄荷、连翘、栀子、黄芩、竹叶、大黄、芒硝、甘草），解表攻里，凉膈泄热。重在以下为清，分解表里邪热，《温疫论》即曾指出："凡表里分传之证，务宜承气，先通其里，里气通，不待发散，多有自能汗解者。"

证之临床，凡温热病初起，尤其是肺系温病，如肺炎、流行性感冒（流感）等，表里同病或病经三五日邪已入里而表证未解者，用本法每能得利热解，或减轻病势，缩短病程。它如对湿热夹表的痢疾，表里俱急者，既应"逆流挽舟"，使"外疏通则内畅遂"，同时还须攻下通里，因"里气通……自能汗解"，从而达到表里分解的目的。

3. 导滞通腑法

导滞通腑法适用于"湿热夹滞"，胶结肠胃，腑气传导不利之证。症见脘痞呕恶，腹满，便溏不爽，质黏腻，色黄如酱，肛门灼热，或见便秘，身热，热势不扬，舌苔黄厚而腻，脉濡数或濡滑而数。

治当导泄郁热湿滞下行，用枳实导滞丸加减（枳实、大黄、黄芩、黄连、白术、六曲、茯苓、泽泻），改丸为汤，重者可用木香槟榔丸（木香、槟榔、青皮、陈皮、枳壳、黄柏、黄连、吴茱萸、三棱、莪术、大黄、香附、黑丑、芒硝）。若湿热蒙蔽，神糊窍阻，少腹硬满，大便不下，舌苔垢腻，当宣通气机，清泄湿热，可用宣清导浊汤（猪苓、茯苓、寒水石、蚕沙、皂角子）利湿清热，泄浊除秽。

一般而言，"温病下不嫌早"，但湿热夹滞之证，则又不可过早用下，须待湿化而热结明显，舌苔黄甚，或如沉香色，或见灰黄色时用之，否则反致湿遏不化，若偏于湿盛而无明显积滞者，更不可妄下。

由于湿热夹滞之证，大便干结者少，而以脘腹胀满、便溏如酱、舌苔黄浊而腻为主症，故当导滞缓泻，用轻剂频下，连用三五日后，再视邪热盛衰，连日或间日下之，甚或"有下之一二十次者"。临床多用于肠道急性感染性疾病，如肠伤寒、沙门菌属感染、急性菌痢及钩端螺旋体病等而见本证者。

4. 通瘀破结法

通瘀破结法适用于瘀热内结之"蓄血"证，多缘邪热羁留，营血受热，热与血搏而成。症见小腹硬满急痛，便秘或便色如漆而易，神志如狂，或清或乱，身热夜甚，口干漱水不欲咽，口秽喷人，小便自利或尿少，或见吐、衄、尿血，斑疹紫黑，苔黄焦黑而干，舌质深绛或紫黯，脉沉实或沉涩。

治当驱逐瘀热，通腑下结，仿《温疫论》桃仁承气汤（芒硝、大黄、桃仁、牡丹皮、当归、芍药）；若阴亏蓄血，出血严重，斑色深紫者，用桃仁承气汤合犀角地黄汤（水牛角、生地、牡丹皮、赤芍）；瘀热阻窍，神昏谵狂者，则取桃仁承气汤合犀地清络饮（水牛角、生地、赤芍、牡丹皮、连翘芯、桃仁、竹沥、姜汁、白茅根，灯芯煎汤代水，鲜石菖蒲汁冲入）。

在应用本法时当注意"蓄血"的部位，辨别在肠胃、腹腔、下焦肾与膀胱，以及瘀热阻窍等不同情况，如吴又可说："热为血搏……溢于肠胃，腐为黑色，便色如漆，大便反易"，"其有喜笑如狂者……为血中留火，延蔓心家，仍从胃治"。

由于瘀热内结证多见于热入营血阶段，故通瘀破结法多与清营解毒、凉血散血合用。周仲瑛教授回忆解放前数年，天花连续大流行，初随其父周筱斋教授临床应诊，曾见到数例"血痘"，痘点全灌血浆，病势险重，经用下瘀热之大黄、桃仁、红花、牡丹皮、赤芍、紫草等，大便下黑粪后，病情即转危为安。

5. 增液泻下法

增液泻下法适用于温病邪热伤津，津液亏耗，而又兼腑实热结，无水行舟之"津伤热结"证。症见腹满，大便燥结，口干唇裂，身热不清，舌苔焦黑干燥、质红，脉沉。

治当滋养阴液，佐以泻热攻下，增水行舟，以冀邪去正复。可仿增液承气汤（玄参、地黄、麦冬、芒硝、大黄）以滋阴攻下，体弱津伤较显者，可取少量频服法。

若因应下失下，腑实热结，气液两虚，正虚邪结，伴有倦怠少气，脉象沉涩，或下之不通，"正虚不能运药"者，又当补益气液，攻下结热，用《温病条辨》新加黄龙汤（即增液承气汤再加人参、当归、海参、甘草、姜汁），补泻兼施，邪正合治，药后得便，当止后服，以免过剂伤正。

它如热病恢复期，津枯肠燥便秘者，又当用润下之法以润燥通幽，方如五仁丸（杏仁、桃仁、郁李仁、柏子仁、松子仁、陈皮）、五仁汤（即上方去陈皮、松子仁、桃仁，加瓜蒌仁、麻仁），配生地、当归、黑芝麻、淡苁蓉之类。

（二）通腑可以清泄它脏邪热

由于脏腑之间在病理演变过程中的互为影响，它脏邪热每可导致腑实热结，胃肠腑实热结也可病及它脏，故用下法通腑，釜底抽薪，可以清泄它脏之热。

肺系温病，痰热蕴肺，顺传阳明，喘促不宁，痰涎壅滞，当脏腑合治，用宣白承气汤（石膏、大黄、杏仁、瓜蒌皮），通利大肠，以泻肺壅。如见痰热结胸，腑实便秘，胸脘满痛，呕恶痰涎，身热，面赤，口渴，舌苔黄滑，脉滑数者，可用承气陷胸汤（黄连、半夏、瓜蒌、厚朴、枳实、大黄），清热化痰，通腑开结。据临床体验，肺部多种急性感染，甚至表现为胃肠型肺炎之重症，用之每可取效。若属肝胆湿热，疏泄不利，腑气传导失司，腹部满胀，便秘，呕恶，或脘胁绞痛，或并发黄疸，伴有寒热往来、口苦、尿黄者，当苦寒攻下与疏泄肝胆并施，选用大柴胡汤（柴胡、大黄、枳实、黄芩、半夏、白芍，去姜、枣，或加芒硝）、茵陈四苓汤（茵陈、栀子、大黄）。可用于肝胆系统急性感染性疾病，如胆囊炎、肝炎及胰腺炎等，重症暴发型肝炎亦间有用苦寒攻下合大剂清热解毒、开窍法而逆转者。

腑热上冲，热扰心神的重症，因腑实而致神昏谵语发狂者，何秀山认为其病理是"胃之支络，上络心脑，一有邪火壅闭，即堵塞其神明出入之窍"。治当苦寒攻下，清心泄热，可用犀连承气汤（水牛角、黄连、生地汁、大黄、枳实、金汁），甚则用牛黄承气汤（即安宫牛黄丸合大黄粉调服），通下与开窍并进。如不及时治疗，可发展至内闭外脱的危候。这类情况，多属邪热从气入营，气营两燔之证，常见于急性感染性疾病中毒症状明显者。

如腑气不通，膀胱热盛，便秘而小便点滴赤痛，烦渴者，又当通大肠，利水腑，用导赤承气汤（赤芍、细生地、黄连、黄柏、大黄、芒硝）。周仲瑛教授在从事出血热的科研中，制订的泻下通瘀合剂，治疗出血热少尿期，即系苦寒泻下、凉血化瘀与滋阴利水药组合而成（芒硝、大黄、枳实、桃仁、怀牛膝、生地、麦冬、猪苓、白茅根），既能通大便，且能利小便，经验证总有效率达 96.5%。究其机制，泻下通瘀药，不仅能通利大便，使邪从腑祛，且能疏通下焦瘀热壅结的病理状态，改善肾和膀胱的气化功能，而使尿量增加。

总之，温病热结阳明，最易化燥伤津，故及时用下，实为当务之急，急者峻下，缓者缓攻，但邪在卫表未入里者忌下，邪实正虚者必须寓补于泻，不可单独用下。只要下之得法，每可解急救危，取得满意的效果。

暴喘辨治心法

暴喘是指由于多种原因引起的突然急性发作的一类喘证。临床表现为呼吸困难，呼吸的频率、深度、节律失常，呼吸急促深快，或变慢、变快，或出现潮式（深快、浅慢、稍停）或间歇性不规则呼吸，鼻翼煽动，"张口抬肩，摇身撷肚"（呼吸辅助肌参加呼吸），不能平卧，甚则面青唇紫，汗多，心慌，烦躁不安，神情委靡，昏昧，痉厥，甚至由喘致脱。杨仁斋《仁斋直指方》说："诸有病笃，正气欲绝之时，邪气盛行，多壅逆而为喘",明确指出多种重病都可因邪盛正绝而出现暴喘危症。

暴喘既属肺系多种急慢性疾病的急重危症,且可因其他脏腑病变影响于肺所致,为此,必须在辨证的同时结合辨病,与有关疾病联系互参,求因治疗,并以各个疾病的特点,掌握其不同的预后转归。

临床辨证当审外感内伤,分清虚实因果主次;治疗则应针对标本缓急,分证处理。同时尤须注意证候之间的兼夹、演变关系,并掌握以下辨治要领。

1. 热毒闭肺,表邪未解,当解表清里;脏病传腑,又当清下并施

凡温邪上受,由表入里,卫表之症未罢,里热已盛,喘急息粗、烦躁、身热汗少,有表闭现象者,当解表与清里并施,在清热宣肺方药中,配合辛散透表之品,使邪热从卫外达,以冀汗出热退喘平。若过用苦寒清泄,而肌肤灼热无汗,则热反郁遏难解时,可取三黄石膏汤加减,用麻黄或薄荷与石膏、黄芩相伍。表闭身热汗少、烦躁者加栀子、豆豉;咳嗽者加前胡、杏仁;口渴者加知母、天花粉、芦根。

若表热里实,上焦邪热郁闭,中焦燥热内结,喘而身热烦躁,胸膈灼热,口渴唇裂,便秘或便下不爽,又当解表通里,辛开苦泄,清散上焦风热,攻下通腑,泻中焦之燥热,表里分解,以减轻病势,缩短病程,可参照凉膈散意,药如薄荷、连翘、栀子、黄芩、竹叶、大黄、芒硝、甘草等。至于热滞肺气,蒸液成痰,痰热蕴肺,顺传阳明,腑实热结,而致喘促痰涌,腹满便秘者,则应通腑泻热,以下为清,脏病治腑,清泄肺经邪热,使其从腑下泄,取宣白承气汤清泄肺热,通利阳明;陷胸承气汤清热化痰,通腑开结,药用石膏、黄芩、桑白皮清肺;大黄、芒硝通腑,瓜蒌、杏仁化痰宽胸、平喘止咳。痰多喘急者加葶苈子、竹沥、半夏;肺热伤津者加南沙参、知母。

近人对急性呼吸窘迫症的研究,认为病由热毒闭肺,腑实热结,热郁血瘀,水湿犯肺所致。主张治以清热解毒,挫其邪热;通腑攻下,减轻腹部胀满之势;活血化瘀,改善肺微循环,增加肺血流量及增强肺泡通气功能;宣肺利水,排除"湿肺"多余的水分,改善肺间质水肿。临床应用确有较好的疗效。证明这些见解与暴喘热毒闭肺及热郁血瘀证、肺热腑结证的病机证治密切相关,同时还涉及痰饮犯肺致喘的治疗,为我们对暴喘的辨证,提供了客观依据。

2. 上盛下虚者,当权衡虚实主次,注意寒热错杂

喘证的"上盛下虚"证,是肺实肾虚夹杂并见的证候,因在肺虽然有虚有实,但每以实证为多见,其虚者常关系到肾,其机制为肺气根于肾,肾能助肺纳气。

分别而论,病机表现有三:①正虚痰盛,肺肾两虚,肺虚则气不化津而为痰,肾虚则水泛为痰,或脾肾阳气虚衰,而致痰饮(痰浊、寒痰)内生,亦可因肺肾阴虚,灼津为痰,上逆于肺;②寒热错杂,如肾阳虚于下,痰热阻于上,或肾阴虚于下,痰饮壅于上;③正虚感邪,因正虚卫弱,故极易受邪,引起急性发作或加重,以致盛者愈盛,虚者愈虚,表现本虚标实之候。

治当化痰降逆,宣泄其上;补肾纳气,培益其下。可用自拟验方平喘固本汤(党参、冬虫夏草、五味子、胡桃肉、坎脐、沉香、磁石、苏子、款冬花、半夏、橘红)为基本方。并应区别上盛与下虚的主次,针对具体病理表现施治。上盛者,当用苏子、款冬花、紫菀、白前、旋覆花、半夏、陈皮等。因痰气壅结者，降气宣肺化痰，加厚朴、白芥子；因寒饮伏肺者温肺化饮，加肉桂、细辛；因痰热郁肺者清肺化痰，加知母、海浮石、雪羹汤；外邪诱发伴有表证者，又当祛邪宣肺，辨其寒热配药。下虚者，当用山萸肉、熟地、胡桃肉、坎脐、五味子、冬虫夏草等。因肾阳虚者，温养下元，加附子、鹿角、钟乳石、补骨脂；因肾阴虚者，滋填阴精，加生地、麦冬、当归、龟板；若见肺肾气虚者加党参、黄芪、蛤蚧粉（另吞）；肺肾阴虚者，加北沙参、玉竹，治下顾上，金水同调。如肾阳与肺阴交亏、肾阴与肺气交亏者，又须复合兼顾。

3. 热毒痰瘀阻肺，心脑受邪，当肺心同治

肺与心同居上焦，经脉相通，宗气贯心肺而司呼吸，肺主治节，协助心主以行血脉，如肺病不能治理、调节血脉的运行，日久可以导致心血瘀阻；而心脏病变亦可导致肺的治节失常。故暴喘重症每见肺心同病之证。

如温邪上受，热毒闭肺，热壅血瘀，肺失治节，喘息气促，面青唇紫者，当在清热宣肺的基础上，酌配赤芍、牡丹皮、丹参、桃仁、绿茶叶等活血通脉；若热毒内陷，逆传心包，或肺热腑结，腑热上冲，出现神昏谵语变证者，则当在辨证分治的同时，配合清心开窍之品，加用安宫牛黄丸。

内伤久病，咳喘反复发作，积渐加重，猝然突变者，多为痰浊（饮）潴留，肺失治节，心血营运不畅，而致肺病及心，痰瘀阻碍肺气，瘀滞心脉，喘而气逆痰涌，面黯，唇甲青紫，舌紫，心慌动悸者，应肺心同治，涤痰泄浊，活血化瘀，用六安煎、加味旋覆花汤，药如苏子、白芥子、葶苈子、半夏、旋覆花、降香、桃仁、红花；若痰瘀蒙蔽神窍，浊邪害清，烦躁昏昧者，则当涤痰醒神，化瘀开窍，酌配远志、天竺黄、胆星，或石菖蒲、郁金、丹参。区别痰热、痰浊之异，分别加用凉开或温开之品。瘀阻水停身肿，可配苏木、泽兰、路路通、天仙藤、木防己、茯苓、万年青根，同时辨证选用温阳或益气之剂。如心肺阳虚，气不主血，还可骤然出现喘脱危症，喘急气涌，咯吐粉红色泡沫血痰，治应温阳化饮、益气通脉、救逆固脱，用四逆加人参汤、真武汤加减。

昏迷的辨治

（一）概说

昏迷的临床特征，是神识不清，对周围事物失去知觉，并且对任何刺激都失去反应。它是多种急慢性疾病危重阶段的常见证候之一。

导致昏迷的病因，有外感和内伤两大类。外感为温热疫毒传变入里，邪陷心包，或感受秽浊之邪，郁闭神机；内伤可因多个脏腑久病，积渐突变而成，或猝然暴病，邪热壅阻神窍而致昏迷。病理性质主要属实。常见者有热与痰两端，或由瘀血蔽阻清窍所致，故表现以闭证为主，如正不胜邪，可见内闭外脱。若内闭转脱，则当从虚脱求之。主病之脏，总属于心和脑。

诊查昏迷患者，必须询查发病原因，辨外感内伤；观察昏迷程度，辨病情轻重；区

别病理因素,辨热、痰、浊、瘀;分清昏迷和虚脱;辨别证候虚实,并与痫、厥相鉴别;做好必要的体检;结合辨病做有关检查。

治疗首当采取一般处理。并给予相应的对症和支持治疗。如高热者,降温;抽搐者,息风止痉,用羚羊角粉、止痉散(全蝎0.5g,蜈蚣0.5g,飞朱砂0.15g,共研粉,顿服,日2~3次);血压下降者,升压,中药如抗厥注射液。同时注意补充营养和水分。

针刺人中、涌泉、百会、十宣等穴,是简易的急救措施之一。发热者,加大椎、曲池;痰多者,加丰隆、天突;抽搐者,加合谷、太冲。手法应强刺激。

开窍醒脑类中成药,也是重要的基础疗法。临证当根据病情,分别选用凉开或温开法。凉开法用于热闭、痰闭或瘀热内闭。"三宝"可奏厥功,而至宝丹之开闭醒神、安宫牛黄丸之清心解毒、紫雪丹之清热镇痉,又各有所长。因温毒入营,窍闭神昏发斑者,又当用神犀丹以凉血解毒。必要时可选两药联合应用。温开法用于寒闭、痰闭、浊闭或痰瘀内闭,一般多取苏合香丸,以宣郁开窍。若因感受秽浊,表现肠胃中毒症状者,可予玉枢丹,以辟秽泄浊解毒。

(二) 辨证论治

1. 热入心包(营)证

因温邪热毒内陷所致者,清心凉营解毒,用清营汤、清宫汤加减;疫毒重者,参合清瘟败毒饮,药如水牛角片、黄连、金银花、连翘芯、生地黄、玄参、麦冬、广郁金、鲜石菖蒲等;热毒盛者,酌加紫草、大黄、大青叶、栀子、牡丹皮;痰热内蒙者,加天竺黄、胆南星、川贝母、竹沥;热动肝风者,酌加石决明、钩藤、地龙、全蝎。

2. 风痰内闭证

因痰火内发,肝阳化风所致者,宜凉肝息风豁痰,用羚角钩藤汤、黄连温胆汤加减。痰火内盛者,合入礞石滚痰丸;痰涌气憋者,另服猴枣散,药如羚羊角、石决明、天麻、钩藤、桑叶、菊花、白蒺藜、川贝母、天竺黄、胆南星、竹沥、半夏、竹茹、郁金、远志、石菖蒲等。痰火内炽者,加黄芩、知母、竹沥;风邪入络者,酌配全蝎、僵蚕、蜈蚣、地龙;阴虚风动者,加牡蛎、龟板、鳖甲。

3. 腑热上冲证

因热结胃肠、上扰心神所致者,宜通腑泄热,根据病情轻重缓急,选用三承气汤。热入心包之象明显者,可通下与开窍并进,用牛黄承气汤,药如大黄、芒硝、枳实、瓜蒌仁等。它如浊阴内结,上蒙清窍者,又当温通,可仿温脾汤意。

4. 瘀热阻窍证

因热与血搏,闭阻神机者,当清热化瘀通络,可取犀地清络饮;或凉血化瘀与开窍并进,合用至宝丹;见蓄血征象者,仿桃仁承气汤,药如丹参、牡丹皮、赤芍、生地黄、连翘、郁金、琥珀、鲜石菖蒲等。营络热盛者,加水牛角片、紫草、升麻;蓄血者,加桃仁、红花、大黄、芒硝。

5. 湿浊（热）蒙心证

因湿浊酿痰，蒙蔽心包者，宜芳香化湿泄浊，用芳香逐秽汤合玉枢丹；湿热酿痰者，用菖蒲泻心汤，药如藿香、佩兰、蔻仁、郁金、远志、石菖蒲、通草、连翘、厚朴、黄连、薏苡仁、杏仁。身热缠绵者，加青蒿、黄芩；便秘，腹胀，苔垢者，加晚蚕沙、槟榔、莱菔子。

6. 阴寒、痰浊内闭证

因痰湿内阻，浊阴凝聚，阻遏阳气者，宜辛温宣郁涤痰，导痰汤与苏合香丸同用，药如半夏、茯苓、橘红、南星、枳实、郁金、远志、石菖蒲等。呼吸憋气者加沉香。

7. 内闭外脱证

因气阴耗竭，邪陷正虚者，宜开闭固脱。亡阳者，回阳救逆，辛热开闭，用四逆加人参汤或参附龙牡汤加石菖蒲，调服苏合香丸。阳虚寒盛，气滞血瘀者加青皮、桃仁、红花、泽兰温通血脉。亡阴者，救阴敛阳，益气生津，清心开窍，用生脉散加龙骨、牡蛎、山萸肉，调服至宝丹。阴虚热郁，气滞血瘀者加青皮、赤芍、牡丹皮、丹参凉血化瘀。并应注意亡阴、亡阳的相互关系，适当兼顾。

上述证治，虽有各自的适应指征，但有时尚须配合使用。同时还应针对其原发疾病，采取积极的对应性治疗和急救措施，并做好护理工作。

总之，中医学对昏迷的辨证论治，如果窍闭得开，每可顿挫病势，逆转病情，转危为安，寓有原因治疗的意义，不仅是对症处理。

（三）临证治疗应注意掌握的要领

1. 对开窍药的应用

临证所见，昏迷患者以热闭或痰火内闭为多，故开窍一般多用凉开之剂，如审证确为寒闭、阴闭，方可投以温开。且两类方药泾渭分明，不得合并联用。

"三宝"，主要由芳香回甦及镇静安神两大类药物组合而成，据动物实验及对其中某些药物的药理研究报道证实，其对中枢神经系统有兴奋和抑制的双重作用，同时还有清热、解毒、抑菌、改善脑组织血液循环、消除脑水肿、减轻脑细胞缺氧状态等多种综合作用，因而不能理解为仅属治标之法，实际寓有调整整个机体病理状态的积极意义。

由于开窍类药多属辛香走窜及重镇之品，故孕妇当禁用、慎用。

凡表证未解，高热神昏，治宜解表透热，使邪外达；邪踞气分未陷入营，高热神昏，须辨湿、热、痰浊之异，审因施治，均不得早进凉开，以免辛窜之品引邪深入。至于温病后期，阴虚液涸，肝风内动，神昏痉厥，又当滋阴息风，镇痉安神，不可误用芳香走窜。

温开为治疗阴闭之大法，一般均多主用苏合香丸辛香通阳开窍，然临床常见痰浊闭阻气机之候，若徒恃行气，不祛痰浊，仍难开其郁闭，故须配合涤化痰浊之剂，以增其效。

一般而言，开窍法宜用于邪实的闭证，而不宜于正虚的脱证，但邪陷正虚，内闭外脱者，又当开闭与固脱并进。

2. 腑热上冲者治当下其结热

腑热上蒸之神昏，何秀山解释其机制为"胃之支脉，上络心脑，一有邪火壅闭，即堵塞其神明出入之窍，故昏不识人，谵语发狂……"故治当下其结热，使邪由腑出，决非单纯凭借芳香开窍为主所能取效。吴鞠通曾说："有邪在络居多而阳明证少者则从芳香……有邪搏阳明，阳明太实，上冲心包，神迷肢厥，甚至通体皆厥，当从下法。"

3. 瘀热阻窍当凉血化瘀与清热解毒合用

凡属瘀热阻滞，扰及神明的神昏，并非主用"三宝"所能开，必须凉血化瘀与清热解毒联合治疗，用轻清灵动之品开窍而透络。如《温热经纬·湿热病》治湿热证"默默不语，神识昏迷，进辛香凉泄，芳香逐秽俱不效，此邪入厥阴，主客浑受，宜仿吴又可三甲散（地鳖虫、鳖甲、穿山甲、生僵蚕、柴胡、桃仁）"，用鳖甲入厥阴，柴胡引阴中之邪达表，地鳖虫入血，桃仁引血分之邪下泄，山甲入络，僵蚕引络中之邪从风化而散，治疗热邪夹湿胶固血脉，气钝血滞，灵气不通之证。若瘀热相搏，血蓄下焦，又当下其瘀热。

4. 湿热夹痰上蒙，治当苦辛芳化、宣展气机

湿热酿痰，浊邪害清，神识似明似昧，昏蒙不爽，反应迟钝者，与热入心包不同，误用辛香开窍反易引邪入里，苦寒清热又遏邪不达，治宜宣展气机，苦辛化湿清热，祛痰涤浊。

5. 内闭外脱者当辨闭、脱主次，审亡阴、亡阳治疗

临床当区别闭、脱主次，如以闭为主，则祛邪开窍，兼以扶正；以脱为主，则扶正固脱，兼以祛邪开闭；若已由闭转脱，需按脱证治疗。救脱既要辨其亡阴、亡阳，分别采用救阴与回阳之法，又应注意两者的互为影响联系，救阴之中参以扶阳，扶阳之中佐以滋阴，以使阳潜阴固。

从厥脱谈休克的辨证论治

厥脱，为常见的危重急症，是厥与脱的综合征。厥，一指肢体或手足逆冷的症状，如《伤寒论》云："厥者，手足逆冷者是也。"一指突然失去知觉，不省人事，四肢厥冷的病证，轻者适时苏醒，重者则一厥不复，故《证治汇补》指出："世以卒然昏昧为厥，方书以手足厥冷为厥。"脱，为多种疾病病情突变时的危重衰竭证候，如面色苍白，肢冷，气短息微，汗出如油如珠，神情委靡，甚或昏昧等。临证所见，厥与脱既有区别又有联系，厥为脱之轻证，脱为厥之变证，部分厥证可以由轻转重而致脱；脱证早期，多有四肢逆冷，神情烦躁或淡漠，故两者常易合并出现，而方书则每以厥概脱，或以脱概厥，及至明清乃有合而并称者，如《景岳全书·杂证谟·厥逆》云："若素纵情欲，以致精气之原伤败于此，则厥脱晕仆等病亦因于此。"《温病条辨》说："春温内陷，下利最易

厥脱。"其临床特征为手足厥冷,脉微欲绝,大汗淋漓,气息微弱或浅促,神志烦躁、淡漠,甚至昏昧,血压下降(收缩压80mmHg以下,脉压差小于20mmHg)等,与西医学所称之休克(感染性、心源性、出血性、过敏性等)极为类似。现据中医理论,概述其辨治要领如下。

1. 阴阳之气不相顺接,治应调其偏盛、偏衰

《伤寒论》说:"凡厥者,阴阳气不相顺接,便为厥",提示无论厥逆、厥证,其总的病机皆属阴阳之气不相顺接而成,若进一步发展则可出现阴阳离决致脱的危候。

人体阴阳升降出入,既济互根,以平为期。在疾病过程中,阳盛阴虚,热毒里陷,阳气内郁,不能透达四肢,表里之气失去协调,或阴盛阳虚,阳为阴寒所陷,不能温达四末,皆可致阴阳不相顺接而为厥脱。临证当据阴阳分寒热,辨证论治。

阳盛阴虚者,病缘热毒内陷,阴分热郁所致,症见"热厥"之候,发热或高热,烦躁不安,神志淡漠,甚至昏愦,手足厥冷而胸腹灼热,口渴,小便赤少,舌红,苔黄燥、干黑,脉沉数或细数。治予清热(解毒)宣郁,抑阳和阴,方用四逆散和解表里,透达郁热;合白虎汤以清热生津;津气耗伤者,可予白虎加人参汤。若腑实热结,腹满便秘,可配大承气汤急下燥热,保存阴津;热毒炽盛者,配黄连解毒汤以泻火解毒,常用药如柴胡、枳实、生石膏、知母、甘草、广郁金、鲜石菖蒲等。腑实者加大黄、芒硝;热毒炽盛者加黄连、黄芩;热入营分者加水牛角、牡丹皮、丹参;阴伤者加麦冬、五味子、生地;津气耗伤者加生晒参。若见内闭证,神昏、身热、肢厥,另予安宫牛黄丸、至宝丹,开闭以防脱。

热伤阴津,气阴耗伤,身热不著或发热骤降,肢端不温,口渴欲饮,汗出黏手,面部潮红,烦躁或神萎,气微息促,苔黄,舌质红少津或淡红,脉细数无力者,当养阴益气固脱,用生脉散加龙牡汤。热郁于里者酌配清热药。本证既与热厥密切相关,又有其独立性。常用药如人参(或西洋参)、麦冬、玉竹、黄精、五味子、山萸肉、龙骨、牡蛎等。热郁于里者,酌配黄连、莲子芯、连翘芯。

阴盛阳虚者,病缘阴寒内盛、阳气虚衰,症见"寒厥"之候,不发热,畏寒,体温过低或不升,肢体厥冷,冷汗淋漓,面色苍白,唇绀,气息浅促,蜷卧,神志淡漠或昏昧,或见吐利而少尿,舌质淡白,脉微细或沉伏,治予回阳救逆,方用四逆汤。脉伏者倍干姜以温阳通脉(通脉四逆汤);阴盛格阳者可用白通加猪胆汁汤(葱白、干姜、附子、人尿、猪胆汁)反佐咸寒苦降;气短息促,汗冷如冰,脉微者,用参附龙牡汤,益气助阳,救逆固脱。常用药如附子、干姜、炙甘草、龙骨、牡蛎等,阴寒内盛者加肉桂;阳气虚衰,脉微欲绝,汗多,气促者,加红参、山萸肉益气固脱;面赤、躁烦者加黄连、童便,反佐以从治。

2. 气滞血瘀,脉道不利,治当行气活血

气化于阳,血属阴类,故阴阳不相顺接,必然导致气血失调。气为血帅,血为气母,气滞则血瘀,血瘀必气滞,为此,厥脱虽证分多歧,但皆有气滞血瘀的病理基础。症见面青唇紫,皮肤有瘀点、花纹,腹胀,舌暗紫,脉沉细涩等候。行气活血为基本治疗大法,临证还当区别气病及血、血病及气的先后与主次,热郁、寒盛、气虚、血虚等不同病理因素。主方可取血府逐瘀汤加减。阳气虚衰,阴寒内盛,气血涩滞者用急救回阳汤;热毒内陷,郁阻气血者,用解毒活血汤(四逆散加连翘、葛根、当归、生地、桃仁、红花)。常用药如柴胡、枳实、青皮、陈皮、炙甘草、石菖蒲、丹参、桃仁、牛膝等。热郁者加赤芍、牡丹皮、生地;寒盛者配红花、川芎;气虚者合人参、黄芪;血虚者合当归、白芍、熟地;若脉伏窍闭,病危势急者,可予麝香 0.06~0.09g 研散,水调饲服,以理气宣郁通脉。

3. 虚实夹杂,以虚为主,法当邪正合治

厥脱病因多端,概言之,外感多由实致虚,内伤则虚中夹实。就其病性特点而言,气滞、血瘀、热毒、寒盛属实;阴、阳、气、血耗竭,脏气损伤属虚,但每常虚实错杂并见;厥有虚、实、寒、热之分,脱有阴、阳、气、血之别;厥为脱之先兆,脱为厥之后果,为此,又总以正虚为其主要方面。临证则当据邪正虚实主次的具体情况辨证治疗。

实证多由外感温热疫疠,热毒内陷,或毒物所伤而致正气耗脱,若邪实标急者,当以祛邪为主,辨证可选用清热、解毒、通腑、破阴散寒、行气、活血等法;虚证多由内伤脏气,阴阳气血严重损耗所致,治当以扶正为主,辨证选用救阴、回阳、补气、养血等法。但热毒里陷,势必伤阴耗液,阴寒内盛多缘阳气虚衰;气滞血瘀既可因于邪实,亦可源于正虚;且厥脱原始病因多端,常为因实致虚而见脱变。因此,在祛邪的同时应扶正防脱,匡正以祛邪;扶正的同时,亦应注意祛邪治其因,邪去则正复,重视邪正合治的原则。

邪毒深重者,在病理演变中,可见厥闭之候,既有身热、手足厥冷的特征,且见昏厥重症。神志由烦躁而昏迷不清,表现"内闭"现象。此时应急予开闭以防脱,在清热通腑、泻火解毒药中加广郁金、连翘芯、莲子芯、鲜石菖蒲,配用安宫牛黄丸、至宝丹等开其窍闭,或加用醒脑净注射液。若邪热伤阴耗气,内闭与外脱并见,又当同时益气养阴以救脱,加用生脉散,药如人参(西洋参)、麦冬、玉竹之类。

4. 多脏同病,整体衰竭,重在维护心肾

厥脱是多脏器、多系统的整体性失调,脏腑功能衰竭的危急重症,而重点在于心肾两脏。因心为火脏,主血脉而藏神,为十二官之主;肾为水脏,藏阴精而寓元阳,为先天之根。心肾水火升降既济,则诸脏阴阳自能平调,若心肾阴阳水火不能互济,势必导致脏腑阴阳的整体性失调。为此,维护心肾阴阳的功能,是扶正固脱的关键。

临证所见,厥脱患者面青唇紫,脉微欲绝,神志烦躁、淡漠、昏昧,乃属心脉瘀滞,心神失用所致;而气促、汗冷、尿少、尿闭,又为真元衰败,肾失司化之危候,故治则应取手足少阴,具体辨治当视心肾阴阳病损而异。

心肾阳衰,寒厥阳亡者,当用四逆汤辈助阳破阴,温里驱寒。附子温命门之火而助心阳,得干姜则温阳散寒之功益彰,配甘草补正以安中,或加人参大补元气,回阳复阴,或加磁石、龙骨、牡蛎镇纳浮阳,或加牛膝引药入肾,或加丹参入心活血。

心肾阴虚,热厥阴竭,面颧潮红,心悸不宁,汗出黏手,躁扰不安,痉厥,口渴,尿少,舌红绛、质干、苔焦黄剥脱,脉细促者,治当救阴复脉,方用加减复脉汤。手足蠕动欲痉,心慌,脉促者,酌加牡蛎、鳖甲、龟板;火盛,心烦不宁,舌尖红赤者,配

黄连以交济水火。

5. 针对病机的动态转化，予以相应处理

厥脱本属危急之证，阴阳寒热虚实转化极快，往往变生顷刻，临床必须随其病机的动态转化，尤其要掌握病机转化时的错综兼夹情况施治。

热厥，热毒内陷，可以伤阴耗气，甚则阳气暴脱，转从寒化；在阳证转阴，由热转寒时，还有一个从寒厥进而阳亡的过程。寒厥主要为阴寒内盛，四肢逆冷，但神识尚清，无冷汗淋漓危象，迨至阳亡，则阳气虚衰，神气昏愦而冷汗淋漓。气阴耗伤的重症，进一步可致亡阴或亡阳；或阴竭阳亡并见，而最终必然阳亡。气滞与血瘀既可单独出现，亦可互为因果，且属虚实各证共有的病理基础。因此，既应根据病因、病机及临床症状，辨清热毒内陷、气阴耗伤、阴盛阳亡、心气虚衰、气随血脱、气机郁滞、血脉瘀阻等常见的证候分别治疗，更应针对其夹杂情况合并处理，多种治法交叉联合使用，按其主次倾向配药。如阴盛阳亡之寒厥阶段，当以温阳为主，治以破阴散寒，助阳救逆；迨至阳亡，则治以回阳固脱为主；对阴竭阳亡之危症，更应救阴与回阳并重，用参附汤或四逆汤与生脉散合方。如附子伍麦冬即有阳中配阴之妙。因脱证最终虽是亡阳，救治的关键是存阳，但必须同时救阴以存阳，以免阴竭不能系阳，救阳反而竭阴。在救阴时亦应注意益气以复阴，要防止救阴反而碍阳，窒塞生机，回阳反而竭阴，阴不系阳。尤其是阴阳互为格拒时，更应重视寒热药的配合，如阴盛格阳。面赤躁烦，当在回阳救逆药中加黄连、童便，苦咸寒之品反佐从治。

此外，即使证候单一，治疗亦应注意其病机、病证特点，如气阴耗伤证，还应区别阴伤与气虚的主次用药；气随血脱证，既应益气固脱，又须补血生气，用大剂独参汤合当归补血汤加味；心气虚衰证，用炙甘草汤养心复脉，亦须按其阴阳之偏虚而调之。

6. 多法综合救疗，审证求因施治

厥脱本属危急之证，阴阳寒热虚实转化极快，往往变生顷刻，必须随其病机动态转化相应处理。厥脱既属急症，必须强调急治、早治，加强应急处理，采用多法综合施治。如吸氧、扩充血容量、纠正酸中毒、纠正电解质紊乱等基础治疗；针刺人中、少冲、涌泉、内关、素髎，寒厥艾灸关元；盐麸加醋炒热，布包热敷神阙、气海等。

中药治疗必须改进剂型及给药途径，以求达到速效、高效的要求，根据辨证论治原则，研制系列药剂。据当前各地主要报道，治疗热毒内陷证有醒脑静、清开灵注射液；气阴耗竭证有参麦针、生脉针及养阴、增液等大型输液；正虚阳亡证有参附针、参附青注射液、人参针；气机郁滞证有枳实、青皮、陈皮等针剂；血脉瘀阻证有丹参注射液、复方闹羊花针（中麻方：闹羊花、川芎、草乌、当归）等，有效地增强了中医药治疗厥脱证的应急能力，提高了抢救成功率。

临证尤其要重视审证求因，辨清病原，同时采取有针对性的措施，把辨证与辨病求因、治证与治病有机结合起来。

肺系篇

咳嗽辨治十要

咳嗽是指肺气上逆作声，咯吐痰液而言，为肺系疾病的主症之一，涉及病种广泛。深入分析咳嗽的特点，可有助于区别其病理性质，提供辨治的重要依据，并达到辨证结合辨病的目的。

临证当立足治证，结合治病，因咳嗽虽是肺系多种疾病的一个症状，但又是具有重要辨证价值的一个病证，构成各类不同证候的基本主症。"症"和"证"是疾病内在病理变化的外在表现，故治证即寓治病之意。若能进一步注意从证辨病，结合相关检查，就能更好地加强治疗的针对性，但必须明确以治证为主导，因不同疾病相同的证，可以采用同一治法，同一疾病不同的证，仍应根据同病异治的原则分别处理。立足治证是发挥辨证论治优势，取得疗效的基础；结合辨病，是把握病的特异性，补充辨证不足，提高诊治水平的需要。治证要注意病的特异性，同中求异；治病要注意证的同一性，异中求同。而组方选药必须纳入以治证为要求的理法方药体系之中，才能显示证病合治，以证带病的特色，确保疗效。

（一）辨咳需审痰

咳嗽以咳而有痰为其主症，故辨咳与审痰密切相关。

1. 辨咳

鉴别主症特点。从时间、节律、性质、声音，以及加重的有关因素，辨其证候属性。如咳嗽时作，白天多于夜间，咳而急剧、声重，或咽痒则咳作者多为风寒、风热引起；咳声嘶哑或粗浊者，多为风热或痰热伤津；早晨咳嗽阵发加剧，咳嗽连声重浊，痰出咳减者，多为痰湿或痰热；午后、黄昏咳嗽加重，或夜间时有单声咳嗽，咳声轻微短促或嘶哑者，多属肺燥阴虚；夜卧咳嗽较剧，持续不已，气急似喘者为寒饮；咳而声低气怯者属虚，洪亮有力者属实；饮食甘肥、生冷加重者多属痰湿；情志郁怒加重者因于气火；劳累、受凉加重者多为痰湿、寒饮。

2. 审痰

注意痰的色、质、量、味。咳而少痰者多属燥热、气火、阴虚；痰多者常属湿痰、痰热、虚寒；痰白而稀薄者属风、属寒；痰白而稠厚者属湿；痰黄而稠者属热；痰白质黏者属阴虚、肺热；痰白清稀透明呈泡沫者属虚、属寒；咯吐粉红色泡沫痰，气促胸闷、呼吸困难者，多属心肺阳虚饮停、气不主血；痰有热腥味或腥臭味者为痰热；味甜者属痰湿，味咸者属肾虚。

（二）辨证首分外感、内伤，并注意其相关性

辨证当分外感、内伤两类，病性有虚实之异。外感咳嗽多为新病，起病急，病程短，常伴肺卫表证，属于邪实，以风寒、风热、风燥为主；应祛邪利肺，按病邪类别分治。内伤咳嗽多为久病，常反复发作，病程长，可伴它脏见症，多为邪实正虚，本虚标实，其中痰湿、寒饮、痰热、肝火多为邪实正虚；肺阴亏耗、肺气虚寒，则属正虚，或虚中夹实。标实为主者，祛邪止咳；本虚为主者，扶正补虚。按病理性质分治，区别标本主次缓急，适当兼顾。

外感咳嗽中燥、湿二邪较为缠绵，因燥伤肺津，久则导致肺燥阴伤的内燥证，故前人有"燥咳每成痨"之说；湿邪伤脾，久延脾虚积湿生痰，又可转为内伤痰湿咳嗽。治当分别给予滋阴润肺或健脾化痰。

内伤咳嗽本属慢性病程，而其反复发作，常与感受外邪密切相关，每受当令时邪触发，如春季之风、夏令暑热、秋燥、冬寒，或非其时而有其气，以致内外相引发病，且可积渐加重，治应权衡标本主次缓急，适当兼顾。

（三）风有夹寒、夹热之分，客寒包热之证

风为六淫之首，故外感咳嗽，常以风为先导，或夹寒，或夹热，或夹燥，上受犯肺，风邪当疏解，如止嗽散；寒邪当宣散，如三拗汤；热邪当清肃，如桑菊饮；燥邪当清润，如桑杏汤。随其相兼，立法选方用药。因于风寒者疏风宣肺散寒，因于风热者疏风清热肃肺，因于风燥者疏风清肺润燥，邪祛咳自止。

临证应注意寒热两者的相关性。如风寒客肺，未能及时宣散，郁而化热，而表寒未解，或肺有蕴（痰）热而外感风寒，表现"外寒内热证"者，则当解表散寒、清肺泄热并施。它如风寒化热者，应转清肃；风热化燥伤津者，当转清润；肺热蒸液成痰，痰热郁肺者，当转清化。

（四）燥有温、凉之异，内、外之分

"燥胜则干"。燥热灼津，肺失清润，为其病理特点，故一般以属热者为多，表现为燥邪与风热并见，临床称为"温燥"，多发于初秋，治应疏风清肺润燥，用桑杏汤、清燥救肺汤加减。药如桑叶、杏仁、前胡、川贝母、南沙参、麦冬、梨皮等。另一方面，又当理解"燥病属凉，谓之次寒，病与感寒同类"（《温病条辨》），临床称为"凉燥"，表现为燥证与风寒并见，多发于深秋、初冬，治当辛苦温润，用药以温而不燥、润而不凉为原则，方如杏苏散。此方功能祛风散寒，宣肺化痰，能通治四时伤风咳嗽，用于凉燥咳嗽，具有辛甘散寒、苦降温润之功。药如苏叶、杏仁、甘草、前胡、紫菀、款冬花、百部等。此即《温病条辨》所说："若伤燥凉之咳，治以苦温，佐以甘辛。"

从外感、内伤而言，燥有内、外之分。风胜而燥淫于外者，为燥伤肺津，当清肺润燥，凉解其外，如桑叶、薄荷、南沙参等；阴亏而燥淫于内者，为阴虚肺燥，当滋阴润燥，如二冬、川贝等。两者病因虽异，但又总属肺燥咳嗽，故"外燥"久延，耗伤肺阴，

亦可转为"内燥"，表现"肺阴亏耗证"，方选沙参麦冬汤、百合固金汤加减。

(五) 宣通肺气为治疗外感咳嗽的基本要法

咳嗽虽有外感、内伤两类，但总属痰邪阻肺，肺气不得宣通，肃降无权，上逆为咳。且外感咳嗽之中，尤以风寒袭肺为多见。如张景岳说："六气皆令人咳，风寒为主。"程国彭亦说："咳嗽之因，属风寒者十居其九。"故治疗原则总以宣通为第一要着，肺气宣则病邪外达，肺气畅则肃降有权。临证只要排除外感燥热，内伤气火、阴虚，皆可治以宣通。寒热偏向不显者，可予辛平轻宣肺气；寒邪重者则当辛散宣通、温开肺气；若属外寒内热，肺气不利者，又当温清宣肃并施。

宣肺药首选麻黄，因麻黄辛散温通，既善于宣通肺气之郁闭，同时又具苦降之性，可平肺气之上逆。一般多视麻黄为平喘之要药，殊不知对肺气壅遏，宣降失司之咳嗽更为适合。麻黄辛温微苦，故为治疗肺寒咳嗽必用之药。如能根据辨证要求，分别配伍，更能较广泛地应用于多种证候而增效。如配杏仁则止咳平喘；配干姜则温化寒痰；配石膏则宣泄肺热；配黄芩则清宣痰热。若实中有虚，肺热郁而伤阴者，还可配以沙参、知母；咳喘久延，肺气虚耗，肺失宣降者，还可配以五味子散敛结合。

宣肺止咳，临床多以三拗汤为基本方，但必须随症配药方能增效。通用性配伍可选桔梗、白前、前胡、佛耳草、枇杷叶等；辨证配药如表寒者配苏叶、荆芥；肺热内郁者配生石膏、知母；痰热蕴肺者配黄芩、桑白皮；咳嗽迁延配百部、紫菀、款冬花；咳逆气急痰壅者配苏子、金沸草；痰稠量多胸闷者加法半夏、厚朴、陈皮等。

《医学心悟》用止嗽散治诸般咳嗽，基本方为荆芥、紫菀、百部、白前、桔梗、甘草、陈皮七味，自称服者多效。江苏省中医院曾将其改制合剂，验证观察，其效平平，经反复修定，药用麻黄、杏仁、桔梗、甘草、款冬花、瓜蒌皮、前胡、枇杷叶八味，命名肺宁合剂，经临床多年大量应用，效果明显，博得患者交赞。反思所得，在于一是重视了宣通肺气；二是参入了三拗汤基本方；三是用麻黄辛宣肺气，取代荆芥之疏风解表，更有利于治肺。

若陈寒伏肺，更非温散宣通不解。因外感咳嗽，受寒深重，寒伏肺俞，往往逾年不瘥，此种情况虽不同于外感咳嗽初期，起病急、病程短的一般表现，但审症观舌，仍具客寒伏肺的特点，如痰白、质稀、咳而不爽，鼻塞有涕，背寒怕冷，口不渴，舌白、质淡等，其原因多与未能早予表散；或苦寒凉润太过；或素体肺气不强，肺阳虚弱有关。故治当温散伏寒、宣通肺气，达邪外出。方取小青龙汤，历试多验。咳平后肺虚卫弱者，可用玉屏风散合苓甘五味姜辛半夏汤以善后。

(六) 内伤咳嗽治在痰与火

痰与火是内伤咳嗽的主要病理因素。痰的生成与脾密切相关。脾虚不健，气不化津，或脾实不运，均可积湿生痰上干于肺，发为咳嗽。故有"脾为生痰之源，肺为贮痰之器"的说法。临床所见，内伤咳嗽中的"痰湿蕴肺证"，是最为多见的基础证候，而又演变转化多歧，若遇感急性发作，每易痰湿化热，成为"痰热郁肺证"，部分慢性久病年老患者，肺脾两伤，又可痰从寒化，甚则发展至"寒饮伏肺"或"肺气虚寒"的咳喘。

治痰一般以二陈汤为基础方辨证加味，亦可取杏苏二陈丸。痰湿重者用二陈平胃汤；

痰浊偏重，食积成痰者，用二陈汤合三子养亲汤；痰湿化热，痰热郁肺者，用栀芩二陈汤合清金化痰汤（即栀芩二陈汤去半夏，加二母、桑白皮、桔梗、瓜蒌仁、麦冬）；痰从寒化者，用二陈汤加干姜、细辛；久病脾虚者，用六君子汤健脾补气，以杜生痰之源。

因火致咳，有虚实两端。实火为肝气郁而化火，上逆冲肺，咳逆阵作，气急胸憋，临床可见"咳厥"，治当清肺泻肝，顺气降火，用黛蛤散、加减泻白散，酌配旋覆花、苏子、枳壳、降香、郁金、瓜蒌皮、枇杷叶等；虚火为肺阴亏耗，虚热内灼，肺失润降，与阴虚肺燥同义，应与"内燥"互参，治予滋阴润燥，化痰止咳法。

（七）气火、肺燥与咽源性、过敏性咳嗽的相关性

气火犯肺咳嗽与肺燥阴虚咳嗽，虽属一实一虚，前者为肝郁化火，上逆侮肺；后者为阴虚火炎，虚热内灼，肺失润降。但郁火耗伤阴津，可以转见肺燥阴虚，故在清肺泻肝的基础上，应酌加北沙参、麦冬、天花粉、诃子等养阴生津敛肺药；而肺燥阴虚，金不制木，又可致木火刑金，故应在滋阴润燥的基础上，酌加桑白皮、地骨皮、牡丹皮、黛蛤散等清肺抑肝药。

气火、肺燥两类咳嗽与咽源性咳嗽，既有相关性，但又似同实异。如慢性咽炎每在清晨及夜间咳嗽较剧，气候干燥加重，慢性喉炎常有喉痒、干燥、声嘶等症者，虽与气火咳嗽的咽喉痰滞难咳，痰黏量少，或凝如絮条；与阴虚肺燥咳嗽的干咳，黄昏、夜晚较剧，痰少黏白，咽燥，声嘶等辨证基本类同，但有时用药难取显效，必须结合局部病变，配合清咽利喉化痰之品，如挂金灯、金果榄、土牛膝、玉蝴蝶、青果、泽漆、诃子、南沙参、玄参、桔梗、一枝黄花、重楼等方能增效。

肝火犯肺的咳嗽，如常随情绪波动而增减，与精神因素密切相关者，还应注意配合清肝解郁之品，如百合、知母、牡丹皮、栀子、川楝子、白残花等。同时此类咳嗽有时还可因过敏而引起，每因气温变化、接触异味气体、食海膻发物发作或加重，治应配合蝉衣、防风、僵蚕、苍耳草、苏叶、地龙等祛风药。

（八）病与多脏相关，当重整体治疗

《素问·宣明五气》说："肺为咳"，《素问·咳论》又说："五藏六府皆令人咳，非独肺也"，既指出咳嗽的病位主要在肺，又强调脏腑功能失调均可病及肺而致咳。分别言之，外感六淫侵袭肺系发为咳嗽者病在肺；内伤所致者，既可因肺脏自病而为咳，更可因其他脏腑病变涉及肺而发为咳嗽，这就为辨证治疗咳嗽的脏腑整体观和辨病求因施治提供了重要的理论指导。

从脏腑相关整体观治咳而言，最有实用价值的在于分五脏论治。其中治肺主要是温宣、清肃两法，是直接针对主病之脏的治法。治心，一是心肺阳虚饮停，咳而气促、胸闷、心慌、咳吐粉红色泡沫痰液，治当温养心肺、益气化饮；一是肺热传心，咳嗽气粗、身热、神糊，治当清热肃肺、清心开窍。治肝，一是肝气郁而化火犯肺，咳引胁痛，治当清肺泻肝、顺气降火；一是金不制木，咳而气逆，治当滋肺清肝。治脾，一是痰湿偏盛，标实为主，咳嗽痰多，当健脾化痰；一是脾虚肺弱，咳嗽、神疲食少，治当补脾养肺。治肾，指久咳迁延，气短，痰白起沫，当补益肾气，审其阴阳分治。若五脏久咳不已，还可移于六腑，伴有各自相关的症状。如脾病传胃，肺胃同病，咳而呕吐者，则应

配合理气和胃、化痰止咳药。

至于辨病求因，又似可分为肺源性、肺外性两大类。它如劳力伤重，肺络不和，闷咳、胸痛之"瘀咳"；粪毒（钩虫幼虫）攻肺，肺气不利，干咳或咳喘，咽痒、声嘶之"虫咳"等，均应结合病的特异性治疗。此外，临证还应注意排除药源性咳嗽。

（九）治咳当与喘证互参

咳与喘本属两证，特点各异，但有先后、因果、轻重的关系，常为因咳致喘，咳喘并作，分别言之，喘多兼咳，而咳未必兼喘。

外感咳嗽之因于热壅肺气者，每易进而变喘；因火性上炎，热迫肺气，气逆不降，则每易奔迫致喘，常见于风热犯肺，或肺有蕴（痰）热，或风寒客表之外寒内热证。此即"火咳易成喘"之意，治当清宣肺气、化痰平喘，方如麻杏甘石汤、越婢加半夏汤等。

内伤咳嗽的痰湿证，年老患者反复久病，肺脾两伤，可以出现两方面的转归。一因气不化津，痰从寒化，停而为饮，成为痰饮、咳喘，表现"寒饮伏肺"之证；或因肺脾气虚，久病及肾，成为"肺气虚寒"的慢性咳嗽。两者一偏于标实，一偏于本虚，但又互有联系，在发作时以标实为主，稳定时以本虚为主。前者治当温肺化饮，用小青龙汤；后者则应温肺益气，用温肺汤（《证治准绳》人参、肉桂、干姜、甘草、钟乳石、半夏、橘红、木香）。

（十）治咳宜忌三要

1. 外感咳嗽治宜表散，忌寒凉收敛

因外邪犯肺，壅遏肺气，宣肃失常，必须宣肃肺气，疏散外邪，因势利导，邪祛则正安。忌用苦寒润降及敛肺止咳药，误投反致肺气郁遏不得宣畅，不能达邪外出，邪恋不去，久咳伤正，变生它病。

2. 内伤咳嗽宜清养化痰，忌辛宣燥热

因内伤咳嗽多为本虚标实，实为痰与火，虚为阴与气，故治宜清养化痰，润燥止咳，以复肺气之肃降。忌宣散伤正，辛热动火，误用反致耗损阴津，伤及肺气，咳嗽愈甚。

3. 注意审证求因，切勿见咳止咳

咳嗽是人体祛邪外达的一种病理反应，故必须辨别不同的病因及证候分别处理。忌单纯见咳止咳，特别是收涩镇咳药如罂粟壳、六轴子等最要慎用，以免留邪。一般而言，咳嗽的轻重，可以反映病邪的微甚，但在某些特殊情况下，因正虚肺气耗竭，或痰邪壅肺，肺气闭塞，均可导致肺气不能祛邪外达，咳虽轻微，而病情却重，应加警惕。

（十一）医案举例

案1

王某某，男，35岁。

初诊：2003年1月14日。患者自1999年开始咳嗽，迁延至今不愈，胸部X线示慢支，咽部炎症常见发作，目前咳嗽不畅，咳痰不多、质黏色白，舌苔淡黄，舌质暗红，脉细弦滑。证属陈寒伏肺，肺气不宣。

处方：蜜炙麻黄5g，杏仁10g，桔梗3g，生甘草3g，法半夏10g，陈皮6g，大贝母10g，前胡10g，紫菀10g，款冬花10g，佛耳草12g，泽漆12g，炙百部10g，7剂。常法煎服。

二诊：2003年1月21日。咳嗽稍能舒畅，胸闷减轻，咳痰稍爽，色白，舌苔淡黄，脉小滑兼数。原方改蜜炙麻黄6g，桔梗5g，加挂金灯5g，炒苏子10g，14剂，常法煎服。

三诊：2003年2月11日。咳嗽减不能平，迁延不愈，咽痒，咳痰黏白，喷嚏不多，怕冷，口不干，疲劳，苔薄，脉细滑。守前意增其制，仿小青龙汤意。

处方：蜜炙麻黄6g，炙桂枝10g，法半夏10g，细辛3g，五味子3g，炒白芍10g，淡干姜3g，泽漆10g，炙紫菀10g，炙款冬花10g，炒苏子10g，炙僵蚕10g，炙甘草3g，厚朴5g，广杏仁10g。7剂，常法煎服。

四诊：2003年2月18日。咳嗽基本缓解，跑路较急时稍有咳喘，胸不闷，咳痰较利，痰白，微有怕冷，舌苔淡黄，脉细弦兼滑。2月11日方改炙麻黄9g，加桔梗5g，陈皮6g。14剂，常法煎服。

五诊：2003年3月11日。咳嗽基本向愈，晨起有一两声咳嗽，痰不多，微有形寒，二便正常，舌苔淡黄薄腻，脉弦兼滑。2月11日方改炙麻黄9g，加桔梗6g，陈皮6g，茯苓10g，7剂，常法煎服。以善后。

六诊：2003年3月18日。咳嗽稳定，痰白量少不多，舌苔淡黄，脉小弦滑。2月11日方改炙麻黄9g，去泽漆，加潞党参10g，焦白术10g，桔梗5g，陈皮6g，茯苓10g，以培土生金，补脾温肺而治本。

案2

杨某某，男，75岁。

初诊：2003年4月22日。去年夏天因热当风贪凉，诱发咳喘痰鸣，经抗菌消炎治疗咳喘好转，但仍痰多，稍有受凉则咳嗽咳痰，用头孢呋辛消炎反见加重，血液流变学检查示全血黏度高，最近住院1个月，咳虽有减，但难控制。目前时有咳嗽，遇寒加重，咳痰色白多沫，咯吐尚可，畏寒怕冷，胸背尤甚，二便尚可，舌苔薄黄微腻，舌质暗紫，脉细滑，间有不调。既往有冠心病、慢性心房颤动、高血压、甲亢手术史。常服复方罗布麻片控制血压，测血压126/80mmHg。证属陈寒伏饮，肺失宣畅。治当温化寒饮，宣畅肺气。以小青龙汤化裁。

处方：蜜炙麻黄4g，炙桂枝6g，淡干姜3g，细辛3g，法半夏10g，炒白芍10g，五味子3g，炙甘草3g，炙紫菀10g，炙款冬花10g，炒苏子10g，佛耳草15g，桔梗5g，7剂，常法煎服。

二诊：2003年4月29日。服药7剂，胸背冷感有减，患者甚喜，云前服它药从未获此殊效，求再施药。症见痰黏色白起沫，胸背怕冷，夜晚口干，二便尚调，舌苔薄黄，舌质暗有裂，脉小滑。治守原义观察。

处方：蜜炙麻黄5g，炙桂枝10g，五味子4g，炒白芍12g，炙甘草3g，炙紫菀10g，炙款冬花 10g，淡干姜 3g，细辛 3g，法半夏 10g，炒苏子 12g，桔梗 5g。14 剂，常法煎服。

三诊：2003 年 5 月 20 日。温肺化饮，助阳破阴，背冷十减其五，自觉气道有痰，阵咳，但痰量减少，稍觉口干，大便偏干，舌苔薄黄，舌质暗，脉细滑。4 月 29 日方加泽漆 12g，改五味子 5g，14 剂，常法煎服。

四诊：2003 年 5 月 27 日。胸背冷感缓解，大便日行 1 次，口干减轻，偶有微咳，有痰不多，食纳知味，舌苔黄薄腻，舌质暗红多裂，脉细。4 月 29 日方加生黄芪 10g，生白术 10g，防风 6g，服 1 个月后随访已如常人，嘱保暖避寒，续予玉屏风散加味煎服以固本。

按语 小青龙汤出自《伤寒论》，"治伤寒表不解，心下有水气，干呕而咳，或渴或利等证……因内有水气而表不解，然水气不除，肺气壅遏，营卫不通，虽发表，何由得汗，故用麻黄、桂枝解其表，必以细辛、干姜、半夏等辛辣之品，散其胸中之水，使之随汗而解……水饮内蓄，肺气逆而上行，而见喘促上气等症，肺苦气上逆，急食酸以收之，故以芍药、五味子、甘草三味，一以防其肺气耗散，一则缓麻黄姜辛之刚猛也"（《成方便读》），于此可知小青龙汤是治疗"外寒内饮，饮邪犯肺"之主方。肺主气，司呼吸，以宣发肃降为顺，治肺不远温，过投苦寒清肺之剂，反以遏邪。尤其对于久咳、顽咳，更要细识寒热，凡有寒象或热象不重者，均可灵活运用温肺散寒之剂，或单用，或与清热药伍用。小青龙汤中麻黄生用是取其解表散寒之用，如炙用则专于温肺散寒、止咳平喘，故对于肺寒久咳患者，每须用蜜炙麻黄，以防生麻黄发汗耗气之弊。

案 1 王氏咳嗽迁延 4 年未愈，痰白不爽、胸闷形寒为肺有寒饮（寒痰）之征；案 2 杨氏咳嗽遇寒加重、咳痰色白多沫、胸背怕冷，为典型的陈寒伏饮之象。故均施以小青龙汤加减化裁，以蜜炙麻黄散肺寒、驱邪气、宣肺气、平喘咳为君，桂枝、干姜、细辛、半夏温肺化饮降逆，紫菀、款冬花化痰止咳，五味子、白芍收敛肺气，配以炒苏子、厚朴降气止嗽化痰，桔梗、甘草宣畅肺气。诸药合用，温肺散寒，宣利肺气，止咳化痰。因辨证准确，故效若桴鼓。尤其是案 2 杨氏，有冠心病、高血压、心房颤动、甲亢等病史，现代研究发现，麻黄中的麻黄碱有收缩血管、升高血压、扰乱心律等作用，故临床遇有心脑血管疾病病史的患者即不敢贸然施用。古人云："有斯症即用斯药。"据此针对主要矛盾果断施药，开始时以小剂量投石问路，服 7 剂后并无不适反应，反觉舒适，咳嗽形寒得减，更添用药信心，二诊即加大麻黄、桂枝用量，温肺化饮，助阳破阴，顽咳、久咳竟得缓解。

"脾为生痰之源，肺为贮痰之器。"故案 1 久咳得缓后，伍以党参、白术、茯苓、甘草四君以补脾益气，固本善后；案 2 久咳得缓后，因咳伤气，转以玉屏风散补肺益气，以固藩篱。

哮喘杂谈

哮喘是一种发作性的痰鸣喘咳疾患。发时喉中有水鸡（哮鸣）声，呼吸气促困难，甚至不能平卧。

古代文献根据本病的临床特点，有"伏饮"、"呷嗽"、"哮吼"、"齁䶎"、"齁䶎喘"，丹溪首创"哮喘"病名，此后医家鉴于哮必兼喘，而沿称哮喘，简名哮证、哮病，以示与喘证有别。据其临床表现，当含现今之支气管哮喘，喘息性支气管炎，或其他急性肺部过敏性疾患等。

一、病因"夙根"论的实质与"专主于痰"说

哮喘的"夙根"说肇自《证治要诀》"或宿有此根"，而明确于《景岳全书·喘促》"喘有夙根，遇寒即发，或遇劳即发者，亦名哮喘"。"夙根"究竟指什么？根据丹溪"哮喘专主于痰"，上溯到《金匮要略》的"伏饮"，下涉后世多家之论，似指"伏痰"阻肺为患。如《症因脉治·哮病》说："哮病之因，痰饮留伏，结成窠臼，潜伏于内，偶有七情之犯，饮食之伤，或外有时令之风寒，束其肌表，则哮喘之症作矣。"

中医学认为，"痰"是人体内津液不归正化而变生的病理产物，既可因病而生，又可停积致病，是导致多种疾病的病理因素，故现今称之为第二病因，然深究之，毕竟"痰非病本，乃病之标，必有所以致之者"（张景岳）。若视"夙根"即为痰伏于肺，又似有一间之隔。

因痰的来源，必然是在素体偏盛、偏虚，脏腑阴阳失调的基础上，复加气候、饮食、情志、劳累等因素，影响津液的运行，肺不能布散津液，脾不能输化水精，肾不能蒸化水液，以致津液凝聚成痰，如伏藏于肺，则可成为哮喘的潜在病理因素。

从上可知，哮喘"夙根"论的实质，主要是指脏腑阴阳失调，肺脾肾对津液的运化失常。这一认识，可有助于加深对"平时治本"的理解和应用。似较指"夙根"为伏痰说更为贴切。

由此表明，所谓"夙根"当指患者的禀赋素质而言，与现代西医学所称之"变态反应素质"、"变态反应性"相类似，具有这种素质的人，或因外源（如花粉、鱼虾、鸡蛋等），或因内源（体内感染病灶）引起变态反应，一旦再次接触"变态反应原"，则每易导致变态反应而发病。

二、哮病辨证分类的商榷

历代文献对本病的分类，有以病性为依据者，如冷哮（寒哮）、热哮、实哮、虚哮；有以病因为依据者，如风哮、痰哮、食哮、鱼腥哮、卤哮、糖哮、醋哮等。

当前，哮病一般多按发作期、缓解期辨证分治。发作期多以虚实为纲，实证审其寒热分冷哮、热哮，并列痰哮；虚证分阴虚、阳虚，并附列阳气暴脱危症。缓解期分肺虚、脾虚、肾虚，或分肺脾气虚、肺肾两虚。亦有分重寒型、寒包热型、肺实型、胃实型、瘀塞型、郁火型、肾虚型等证者。还有分风邪犯肺、郁火犯肺、瘀血阻络、痰浊壅阻、肺脾气虚、气阴两虚、心肾阳脱等证者，但似难以表达病的特异性。总之，迄今辨证标准尚难规范统一。

周仲瑛教授认为，发作期与缓解期的划分，虽能体现本病的特点，符合"发时治标，平时治本"的原则，但因病势的轻重、发作频度的稀密、发作时间的长短，因人而异各

有不同。如经常发作者,恐始终难以单纯治本,大发作出现喘脱危象者,又何能完全治标,为此,辨证应针对发作期为主,突出矛盾的主要方面,对缓解期的调治似可从属于后,明确其主次地位。兹据临床体会提出如下分证方案。

(一) 发作期

1. 寒哮(冷哮)

喉中哮鸣如水鸡声,呼吸急促,喘憋气逆,胸膈满闷如塞,咳不甚,痰少咳吐不爽,色白而多泡沫,口不渴或渴喜热饮,形寒怕冷,天冷或受寒易发,面色青晦,舌苔白滑,脉弦紧或浮紧。

2. 热哮

喉中痰鸣如吼,喘而气粗息涌,胸高胁胀,咳呛阵作,咳痰色黄或白,黏浊稠厚,排吐不利,口苦,口渴喜饮,汗出,面赤,或有身热,甚至有好发于夏季者,舌苔黄腻、质红,脉滑数或弦滑。

3. 寒包热哮

喉中鸣息有声,胸膈烦闷,呼吸急促,喘咳气逆,咳痰不爽,痰黏色黄,或黄白相兼,烦躁,发热,恶寒,无汗,身痛,口干欲饮,大便偏干,舌苔白腻、罩黄,舌尖边红,脉弦紧。

4. 风痰哮

喉中痰涎壅盛,声如拽锯,或鸣声如吹哨笛,喘急胸满,但坐不得卧,咳痰黏腻难出,或为白色泡沫痰液,无明显寒热倾向,面色青黯,起病多急,常倏忽来去,发前自觉鼻、咽、眼、耳发痒,喷嚏、鼻塞、流涕、胸部憋塞,随之迅即发作,舌苔厚浊,脉滑实。

5. 虚哮

喉中哮鸣如鼾、声低,气短息促,动则喘甚,发作频繁,甚则持续喘哮,口唇爪甲青紫,咳痰无力,痰涎清稀或质黏起沫,面色苍白或颧红唇紫,口不渴或咽干口渴,形寒肢冷或烦热,舌质淡或偏红,或紫黯,脉沉细或细数。

附:喘脱危症

喘息鼻煽,张口抬肩,气短息促,烦躁,昏蒙,面青,四肢厥冷,汗出如油,脉细数不清,或浮大无根,舌质青黯,苔腻或滑。

临证所见,上述各类证候,就同一个患者而言,在其多次发作中,也可先后交叉出现。故既应辨证,又不能守证。

(二) 缓解期

缓解期应以病位在肺为基础,针对相关脏器,分为肺脾气虚、肺肾两虚两证。

1. 肺脾气虚证

气短声低，喉中时有轻度哮鸣，痰多质稀，色白，自汗，怕风，常易感冒，倦怠无力，食少，便溏，舌质淡，苔白，脉濡软。

2. 肺肾两虚证

短气息促，动则为甚，吸气不利，咳痰质黏起沫，腰酸腿软，心慌，不耐劳累，或五心烦热，颧红，口干，舌质红，少苔，脉细数，或畏寒肢冷，面色苍白，舌苔淡白、质胖，脉沉细。

一般而言，冷哮，病因于寒，素体阳虚，痰从寒化，而致寒饮伏肺，肺失宣畅，多见于外源性哮喘，因气候过敏、寒冷刺激而发病，故在气候突变、由热转冷、深秋寒冬之时易作，有明显的季节性和一定的地区性。热哮，病因于热，多为素体阳盛，痰从热化，痰热郁肺，肺失清肃，多与内源性体内感染病灶所致的过敏反应有关，并涉及哮喘性嗜酸粒细胞增多症，甚或表现为典型的夏季哮喘。寒包热哮，因痰热内郁，风寒外束，客寒包火，肺失宣降，多为内源、外源互相关联发病。风痰哮，病因痰浊伏肺，风邪引触，肺气壅实，升降失司，多为吸入花粉、烟尘、异味气体等致敏物，或食鸡蛋、鱼虾等海腥发物，而成为发病的过敏原。虚哮，病因痰气瘀阻，肺肾两虚，摄纳失常，多为久发体虚，形成过敏素质，并因反复发作而加重其过敏反应，如属高年患者，常多合并阻塞性肺气肿、肺心病，一旦发作时，可见喘脱危症。

三、"发时治标，平时治本"有其相对性

"发时治标，平时治本"肇自丹溪"未发以扶正气为主，既发以攻邪气为急"，从而为哮喘病的治疗提出了基本原则。张景岳加以补充说："扶正气须辨阴阳，阴虚者补其阴，阳虚者补其阳，攻邪气者须分微甚，或散其风，或温其寒，或清其痰火……"

但临证所见，发时未必皆实，故不尽攻邪，平时未必皆虚，亦非全恃扶正。如反复频发，久延不愈之患者，可以表现哮喘持续状态，或见痰气瘀阻、肺肾两虚、摄纳失常之虚哮，邪实与正虚并见，治当攻补兼施。若发生喘脱危症，又当以扶正固脱为主，若拘泥于"发时治标"之说，则坐失救治良机。缓解期症虽不显，但其"痰饮留伏，结成窠臼，潜伏于内"，由于肺虚气不化津而成痰，脾虚积湿生痰，肾虚水泛为痰，以致正虚邪实，故在扶正培本的同时，也应参以化痰降气之品，清除内伏之顽痰，以冀减少复发。据现代实验所见，缓解期的患者，依然存在气道高反应性，而气道反应性的高低与发作频度、程度呈正相关，提示平时适当兼顾祛邪有其必要性。

总之，对于哮喘的治疗可以认为发时未必全从标治，当治标顾本；平时亦未必全恃扶正，当治本顾标。如《景岳全书·喘促门》所说："然发久者，气无不虚，故于消散中宜酌加温补，或于温补中量加消散，此等证候当惓惓以元气为念，必致元气渐充，庶可望其渐愈。"

四、注意寒热虚实之间的关系

寒证与热证可以出现兼夹与转化,如"痰热内郁,风寒外束"引起发作者,可以表现外寒内热的寒包热证,寒痰冷哮久郁也可化热,尤其在感受外邪引发,继发感染时,更易如此。临证当衡量寒与热的主次处理。小儿、青少年阳气偏盛者,多见热哮,但久延而至成年、老年,阳气渐衰,每可转从寒化,表现冷哮。

一般而言,新病多实,发时邪实,久病多虚,平时正虚。但实证与虚证可以因果错杂为患。实证包括寒热两者在内,但寒痰日久,损伤肺脾肾的阳气,可以转化为气虚、阳虚等证;痰热久郁,耗伤肺肾阴液,则可转化为阴虚证。虚证属阳气虚,因肺脾肾不能温化津液,而致津液停积为饮,兼有寒痰标实现象;属阴虚者,因肺肾阴虚火炎,灼津成痰,兼有痰热标实现象。故见虚实错杂者,又当权衡主次施治。

五、重视脏腑相关的整体治疗

众所周知,哮喘的病位在肺系,但根据中医学脏腑相关学说,则与脾肾密切相关,如脾不能运输水津,肾不能蒸化水液,均可致津液汇聚成痰,上干于肺,成为发病的潜在病理因素。饮食不当者病源于脾,而素质不强者则多以肾为主。因此,痰哮重在治脾以杜痰源,虚哮主在治肾以清痰本;发作期邪实者以治肺为要,缓解期正虚为主者,则当调补脾肾,且尤应以补肾为要着。因肾为先天之本、五脏之根,精气充足则根本得固,可以减轻、减少直至控制其发作。肺脾气虚可用六君子汤、玉屏风散、桂枝加黄芪汤,肺肾两虚可用生脉地黄汤、金水六君煎、金匮肾气丸。

肺与大肠相表里,肺气肃降则大肠传导功能正常;腑气通畅又有助于肺气的清肃下降。若痰热壅肺或痰浊阻肺,肺气不降,则腑气不通,或因厚味积热,腑实热结,上干于肺,肺失肃降,而致喘逆胸满、腹胀、便秘、舌苔黄燥、脉滑实者,又当泻肺通腑,釜底抽薪,选用大黄、全瓜蒌、芒硝、枳实等,方如厚朴三物汤、礞石滚痰丸。若属痰浊壅肺,痰稠质黏、胸高胁胀、舌苔厚浊者,可予控涎丹。腑气通畅,痰浊下泄,肺之肃降功能自复,此即"脏实泻其腑"的方法。

肝肺升降相因,如忧思郁怒,肝失疏泄条达,气机郁滞,或肝郁化火,津凝成痰,痰阻气道,而致肝升太过,肺降不及,肝气侮肺,肺气上逆,发为喘哮,症见呛咳、干哮、痰少而黏、胁肋胀痛、心烦、咽干、口苦、舌红苔黄、脉弦数,女子多发于经前,经行不畅者,治当疏利肝气,清肝肃肺,可用四逆散、泻白散之类。

肺朝百脉,助心治理调节血脉的运行。肺虚治节失职,久则肺心同病,而见气短息促、呼多吸少、心慌动悸、烦躁昏蒙、汗出肢冷、肢体浮肿、面青、唇甲青紫、脉细数不清或参伍不调、舌质青黯、苔白滑,甚则在肺肾两虚,不能主气、纳气的基础上,因肾阳虚衰不能温养心阳而致心肾阳脱者,治当回阳救脱,用陶氏回阳救急汤,另吞参蛤散、黑锡丹。

六、祛风化痰法治哮与抗过敏的相关性

风邪具有"善行数变"的特性，故起病多快，病情多变。如哮喘患者起病突然，倏忽来去，时发时止，发前咽痒、喷嚏、流涕明显，或见肌肤风团疹块，喉中如吹哨笛，或痰涎壅盛，声如拽锯者，病属风盛痰阻，风动痰升之征。临证当辨风与痰的偏重，如见喘急痰涌，胸满不能平卧，咳痰黏腻，舌苔厚浊者，又属以痰为主。

风邪致病者，有肺风、脾风之异。肺风为痰伏于肺，外感风邪触发，如吸入花粉、烟尘、异味气体、真菌、尘螨、动物毛屑等，表现有上呼吸道过敏症状。脾风为痰生于脾，饮食不当触发，上逆干肺，多由进食鸡蛋、鱼虾、海鲜膻腥等发物引起，如《证治要诀·发丹》说："有人一生不可食鸡肉及獐鱼动风等物，才食则丹随发，以此见得系是脾风。"据此不难理解饮食过敏所致的脾风既可引发瘾疹，亦可发为哮喘，临床即常见的因过敏所致的皮肤湿疹合并哮喘者。

中医之祛风药，寓有抗变态反应作用者颇多，从辨证结合辨病而言，如麻黄、苏叶、防风、苍耳草等，特别是虫类祛风药尤擅长于祛风解痉，入络搜邪，如僵蚕、蝉衣、地龙、露蜂房等，皆为临床习用治哮之药。若痰浊偏重，可用三子养亲汤加厚朴、杏仁、葶苈子、猪牙皂等。

七、血瘀致哮与应用活血化瘀法

近代医家倡言瘀血是哮病发作的重要病理因素，并试用活血化瘀法以治哮，结合实验研究，构成一种新的思路。

实验提示，哮喘的气道反应性炎症，往往表现为气道黏膜水肿、增生，微血管充血，微循环障碍等病理状态，加用活血化瘀药，可改善其血循环，增加血供、氧供，消除支气管黏膜水肿，减少阻塞，并抗血小板聚集，抑制其释放有关介质，有利于气道炎症的缓解。从而为瘀血致哮与应用活血化瘀药，提供了客观依据。

中医学认为，哮喘的发作以痰气交阻为主要病理特点，发时肺气郁滞，气机升降失常，气滞则血瘀，可致痰夹瘀血为患；久则肺气虚衰，宗气无力贯其血脉而司呼吸，以致气虚血瘀，故在缓解期既有正气虚弱的一面，又有痰瘀伏肺的一面。

从上可知，瘀血是在痰气交阻这一主要病理基础上继发的病理因素，在发病环节上并不占有突出的主导地位，同时还必须以"久病入络"为前提，若属新病即从瘀治，未必符合实际，证之临床，持血瘀致哮论，倡用活血化瘀法者，其处方用药亦并未撇开化痰降气法，表明痰气瘀阻是其病机、病证特点。它与多种慢性肺系疾患发展至肺胀，表现"痰夹瘀血碍气而病"（《丹溪心法》）的病理主次地位并不等同。

八、麻黄治哮的临证应用

古今治哮方中，麻黄的使用频率约为58.6%，为哮喘用药之首，因麻黄既善于宣通肺气，又长于降逆平喘，故为宣肺平喘的首选药物。因其辛温，功用主在宣肺平喘，发

散表邪，故适用于寒实肺闭之证，如《药品正义》记载："元气虚及劳力感寒或表虚者，断不可用。"

常用于治哮的麻黄类方中，寒哮有射干麻黄汤、小青龙汤，热哮有定喘汤、越婢加半夏汤；寒包热哮有小青龙加石膏汤、厚朴麻黄汤；痰哮有麻杏二三汤（三拗、二陈加诃子、茶叶）、华盖散（三拗、桑皮、橘红、赤苓）等，表明麻黄治哮总以实证为宜。

麻黄的配伍应用，如能根据辨证要求，分别配药，又可较广泛地应用于多种证型，从寒实证扩展到热证，以至虚实夹杂之证，显示中医药治病的特色和优势，兹举要如下。

（1）麻黄配石膏：辛凉宣泄，外解在表之风寒，内清肺经之郁热，适用于表寒里热之"寒包火"证。

（2）麻黄配黄芩：清宣肺热，既可宣通肺气，又能清热化痰，适用于痰热郁肺，肺失宣降之证。

（3）麻黄配葶苈子：泻肺祛饮，宣泄肺气，适用于痰饮壅实，水气停滞所致之喘满痰涌。

（4）麻黄配大黄：宣上导下，适用于肺胃热盛，痰热互结，腑气不通，肺气上逆之喘咳。

（5）麻黄配细辛、干姜：温肺化饮，适用于外寒内饮，风寒束表，水饮内停，上迫于肺，肺失宣降之证。

（6）麻黄配五味子：散敛结合，既可宣肺平喘，又能敛肺降气，适用于肺虚气逆，肺失宣降之证。

（7）麻黄配熟地：滋肾平喘，适用于肺实痰壅，肾阴耗损，肺气上逆，肾虚不纳之证。

（8）麻黄配黄芪：宣肺平喘，益气固表，一散一固，适用于寒痰阻肺，肺气虚弱，肺失宣降之证。

另一方面必须指出治哮未必尽用麻黄，如纯虚无实，或虚多实少，经投麻黄而少效者，不可再予。因其性辛温，虽升中有降，但以升散为主，而肺为娇脏，喜润恶燥，如久用或应用不当，可有耗气伤阴之弊。

临床特别要注意掌握其禁忌证，如见①头额汗出清冷，心悸喘促，气息短促微弱，有喘脱征象者；②痰少而黏，不易咳出，咽干，手足心热，舌红，苔少或光剥，脉细数等真阴亏损者；③平素肝阳上亢者。

九、医 案 举 例

案1　寒哮

余某，女，52岁，工人。

初诊1991年1月24日：喘哮数年，反复不愈，去冬受寒后剧发，呼吸急促，喉中哮鸣有声，胸膈满闷如塞，咳不甚，咳痰稀薄不多、色白有泡沫，咳吐不爽，面色晦滞带青，喜热饮，形寒怕冷，背部尤甚，舌苔白滑而润，脉细弦，经用多种中西药治疗无效，从寒饮伏肺，壅遏气道，肺失宣畅辨治，予温肺散寒，化痰平喘法。

处方：蜜炙麻黄6g，桂枝6g，细辛3g，淡干姜3g，法半夏10g，白前10g，杏仁10g，橘皮6g，紫菀10g，款冬花10g，苏子10g，炙甘草3g。7剂，水煎服。

二诊：1991年2月4日，喘哮能平，胸膈满闷消失，形寒怕冷减轻，痰少色白稀薄，易于咯出，治守原意，以资巩固，原方7剂。

按语 寒痰伏肺，遇感触发，痰升气阻，肺管狭窄，故喘憋气逆，呼吸气促，哮鸣有声。肺气壅塞不得宣畅，则见胸膈满闷如塞，病机主要在于肺气之郁闭，故咳反不甚且咳痰量少不爽；痰从寒化为饮，故痰白质稀，阴盛于内，阳气不得宣达，故面色晦滞带青，形寒怕冷而喜热饮。方中麻黄、杏仁宣肺化痰，降气平喘，两药合用，可以增强平喘之功；干姜、细辛、半夏温肺蠲饮降逆；苏子降气平喘；紫菀、款冬花、白前温肺化痰，利气平喘；炙甘草温肺而调诸药。

案2 热哮

刘某，男，34岁，工人。

初诊：1990年11月7日。哮喘反复发作4年余，近1个月来持续频繁发作，喉中作水鸡声，痰鸣喘咳，气急，咳黄色黏痰，排吐不利，胸部闷痛，咳则尤甚，咽干作痒，口干，烦热，面赤自汗，口唇、指端微绀，舌苔黄腻，质红，脉滑数。证属痰热壅肺，肺失清肃。治宜清热宣肺，化痰平喘。

处方：蜜炙麻黄6g，炒黄芩10g，知母10g，桑白皮10g，光杏仁10g，法半夏10g，海浮石10g，芦根20g，射干6g，广地龙10g，金荞麦根15g，南沙参10g。7剂，水煎服。

二诊：1990年11月14日，服药3日哮喘即告减轻，痰易咳出，连服1周，喘平，咽痒、面赤自汗、胸部闷痛俱见消失。但有干咳，咳痰质黏，咽部干燥，唇红，痰热郁蒸，耗伤阴津，治宜清化痰热，养阴生津。

处方：蜜炙麻黄5g，炒黄芩10g，知母10g，桑白皮10g，光杏仁10g，海浮石10g，芦根30g，金荞麦根15g，天麦冬各10g，南沙参10g，生甘草3g，地龙10g。7剂，水煎服。

药后症状消失，继续调治巩固半个月。

按语 本案因哮喘迁延，寒邪久郁化热，痰热蕴肺，肺失清肃，痰气搏结，壅阻气道，肺气胀满，故喘而气粗息涌、痰鸣如吼、胸闷疼痛；热蒸液聚生痰，痰热胶结，故咳痰黏稠色黄、烦闷、自汗、面赤、舌红、苔黄腻、脉滑数。方中麻黄、杏仁宣肺平喘；配射干、黄芩、桑白皮清热肃肺；知母清热化痰滋阴；伍海浮石、金荞麦根等加强清化之力；地龙清肺平喘；南沙参清肺火而益肺阴；芦根养阴生津。二诊症平而肺热阴伤未复，故配天冬、麦冬清养之品。

案3 痰哮

郭某，女，55岁，退休工人。

初诊：1990年2月28日。咳嗽、哮喘10余年，加重半年。1980年受寒感冒后，咳嗽迁延不愈，经常发作，1986年起继见哮喘，1989年9月受寒发作后喘哮迄今不愈。呼吸急促，喉中喘息痰鸣有声，不能平卧，咳嗽，痰多稠黏，呈灰黑色，心慌，胸闷，气塞，夜间较重，纳差。经用多种西药，青霉素、链霉素、麦迪霉素、氨茶碱及止咳药等无效。既往有高血压病史，苔薄白腻，舌质较红，脉细滑。痰浊壅肺，肺气不降，治宜涤痰利肺，降气平喘。

处方：蜜炙麻黄6g，射干6g，法半夏10g，炒苏子10g，炒白芥子6g，葶苈子10g，炙紫菀10g，炙款冬花10g，炙僵蚕10g，炙白前10g，茯苓10g。14剂，水煎服。

服用上药10剂诸症消失，随访3个月余，咳喘无复发。

按语 本案原有慢性咳嗽、哮喘病史，此次因受寒冷诱发，持续半年，咳逆痰多黏稠，呼吸急促，喉中痰鸣有声，喘憋，胸闷如塞，外观形体肥胖，故辨证属于痰浊壅肺，肺气不降，治以涤痰利肺，降气平喘。方中麻黄、射干宣肺平喘，豁痰利气；白芥子、苏子、葶苈子降气豁痰，泻肺平喘；白前利肺降气平喘，豁痰利气；紫菀、款冬花温肺化痰，降气平喘；半夏、茯苓燥湿化痰；伍僵蚕以加强化痰平喘之功。

案4 虚哮

曹某，女，32岁，工人。

初诊：1988年9月17日。素有过敏性鼻炎病史，年前剖宫产术后发生哮喘，迁延经年不愈。近来每日夜晚均发作，发时胸闷气塞，气逆作喘，喉中哮鸣，不得安枕，吸气尤难，伴有烦热多汗，口干，痰稠色黄味咸，脉来沉细滑数，苔淡黄腻中灰，舌质黯红。证属肾元下虚，痰热蕴肺，肺气上逆，升降失司，治宜补肾纳气，清肺化痰。

处方：南北沙参各10g，当归10g，生地12g，知母10g，天花粉10g，炙桑白皮10g，竹沥半夏10g，炒苏子10g，炙僵蚕10g，诃子肉3g，沉香（后下）3g，坎脐2条。另海蜇（漂）50g，荸荠7只同煮，代水煎药。7剂。

二诊：1988年9月24日。药后哮喘旋即控制，唯频咳痰稠，汗出量多，苔淡黄灰腻，脉细滑。肺实肾虚，治守前意观察，原方去诃子肉，加五味子3g，山萸肉6g。

续服7剂，诸症悉平。观察半年，未见复发。

按语 "发时治标，平时治本"，此为治疗哮喘之常法。临床所见，发作之时，虽以邪实为多，但亦有以正虚为主者。若囿于治标之说，纵投大剂祛痰降气之品，亦鲜有效验。本案素禀不足，产后体虚，阴血耗伤，复加受感诱发哮喘，故前投治标之剂少效。患者痰稠色黄，舌苔黄腻，脉滑数，虽属痰热之象，但审其痰有咸味，脉见沉细，乃肾元亏虚，气失摄纳，津聚成痰，故取南北沙参、天花粉清肺阴；生地、当归、山萸肉、坎脐、沉香滋养肾元，纳气归窟；复以射干、知母、苏子、竹沥半夏、桑白皮、僵蚕清肺化痰；加诃子肉、五味子收敛耗散之气，补敛相济。且仿王孟英雪羹汤意，用海蜇、荸荠清化痰热，甘寒生津，扶正祛邪。诸药合参，肺得清宁，肾能蛰藏，痰消气降而哮喘告平。

肺炎的辨证施治

肺炎系肺实质的急性炎症，为临床最常见的感染性疾病，好发于冬春季节，常突然起病，临床表现为高热、咳嗽、咳脓痰或铁锈色痰、气急、胸痛等肺热症状。本病多属温病中的风温范畴。一般按卫气营血传变，多数患者见卫、气分证，少数见心营证、血分证。但亦有不表现为温病传变过程者。

一、理论依据

肺卫不强，正气虚弱（或一时性失调），风温（热）之邪乘虚侵袭。初起即见邪犯肺卫的证候。因卫气被郁，肺失清宣，出现恶寒、发热、咳嗽等症。外邪从表传里，气分热盛，蒸液成痰；若热伤肺络可见胸痛、痰带血丝或咳铁锈色痰。如邪热从上传中，肺胃热盛，则壮热不解，腑实便秘，或肠热下利（肺移热于大肠）。一般来说，凡正能胜邪，且治疗得当者，邪热在气分即解，不再传变，趋于恢复阶段，但可见阴津耗伤或津气耗伤的现象，表现低热、咳呛、口干舌红、疲乏等症，亦可偶见正虚邪恋的情况。少数病邪从气入营，或从卫逆传入营，演变为热入营分，邪闭心包的证候，出现持续高热、烦躁、谵语、神昏，甚则热盛动风，发生抽搐、痉厥（叶天士"温邪上受，首先犯肺，逆传心包"）。正虚不能敌邪，导致邪热内陷（闭），正虚欲脱的变证（由闭转脱），可表现面色苍白、汗出四肢厥冷、身热骤降、呼吸急促、烦躁神糊、脉细数不清等症（中毒性休克），甚则可致阴阳离决而死亡。至于临床不表现为风温传变过程者，则又当辨证论治，不可执一而论。

二、辨证论治

（一）肺炎多属风温，治分卫气营血

1. 卫分证

风温初起，外邪由口鼻而入，或由皮毛内侵，肺卫受感，故见卫表不和，肺失宣肃的表热证。本病虽以春月与冬季为多，但其他季节亦可发生，故部分患者因时令关系，且可表现兼暑、夹湿的症状，甚至持续到气分阶段。

风热乘袭肺卫，发热，微恶风寒，无汗或少汗，头痛，咳嗽，口干微渴，舌尖边红，苔薄白或黄，脉浮数者，治宜辛凉解表，疏风透热，轻宣肺气。轻者可以辛凉轻剂桑菊饮为主，较重者选辛凉平剂银翘散，药用豆豉、薄荷、荆芥、桑叶、菊花、银花、连翘、桔梗、牛蒡子。咳嗽较甚者加前胡、杏仁、大贝母、枇杷叶；痰多而黏者加瓜蒌皮、冬瓜仁、竹茹；胸痛者加郁金、枳壳；夹湿而见胸闷、头重身困、口黏苔腻者，酌加藿香、佩兰、半夏、橘红、茯苓、薏苡仁；兼暑而见身热心烦，汗出不畅，头昏胀，溲黄灼热者，配新加香薷饮，或加六一（鸡苏）散、鲜荷叶、银花露等。

邪在卫分，病尚轻浅，治疗要点在于"宣"、"透"。轻清宣透可使表邪外达，使用得当，常能阻止病邪深传。若早予苦寒清里，反致热郁难解。临证且有因早投苦寒，发热不降，复经解表而汗出热退的例子。

在由卫入气的过程中，常见到卫分之邪未除，肺经已有蕴热的卫气同病证，或因暴热暴冷，先受温邪，继复感寒，而致寒邪束表，肺热内郁，高热时有寒意、汗少、烦躁等。治当解表清里，宣肃肺气，选用麻杏石甘汤酌加辛散之品。若表闭无汗而咳嗽不剧者，用荷杏石甘汤（薄荷、杏仁、石膏、甘草）加味，可使邪从汗而解。

2. 气分证

气分证多属由卫入气，少数可因新感引动肺经伏热，初起即见气分症状，临床表现以里热偏盛为特点。主要病机是邪热壅肺，灼津为痰，以致肺气郁闭，肃降无权，甚则热伤肺络，亦可兼有热郁胸膈之候；或见热郁少阳之证；若热传阳明，可致肺胃热盛，或因痰热交阻而成结胸，或见腑实热结之证，亦可因肺移热于大肠而见下利；个别严重者，痰热蕴肺，可以蒙蔽神机。

治疗痰热壅肺，一般宜清热泻火，泄肺化痰。气分初热，咳喘，身热汗少，或恶风未罢，脉浮滑数者，可选辛凉重剂麻杏石甘汤；气分大热，高热汗多不解，烦渴，面赤，喘咳气粗，脉洪大滑数，舌边尖红赤者，可选白虎汤。夹湿者选苍术白虎汤；痰热较甚，咳痰量多、质黏色白或黄，苔黄腻者，配千金苇茎汤清化痰热；痰热结胸，胸脘痞满胀痛，呕恶口苦，苔黏腻色黄者，予小陷胸加枳实汤以苦辛通降；若热郁少阳，寒热起伏，胸胁苦满者，可用小柴胡汤、蒿芩清胆汤；少阳、阳明同病则选柴胡白虎汤；邪热从肺传胃者，酌用凉膈散泄热通腑；肺热郁闭，痰热有内蒙心包趋势者，急以三黄石膏汤宣表清里。药用麻黄、杏仁、甘草、石膏、知母、黄芩；竹叶、芦根、鱼腥草、银花等出入；热郁胸膈，胸中懊憹而烦者可配栀子、豆豉清宣透热；若痰热壅肺，痰多色黄者可酌加桑白皮、冬瓜仁、薏苡仁、桃仁、瓜蒌皮、葶苈子；痰浊壅阻，胸闷苔浊者可加瓜蒌、半夏；咳嗽甚者配大贝、桔梗；胸痛者配郁金、橘络、枳壳、旋覆花；咳血者加郁金、白茅根、藕节、茜草；痰热结胸者加黄连、瓜蒌、半夏；肠热下利者配葛根、黄连；腑实热结，便秘，腹痛拒按，或便溏热臭不爽者，加大黄、芒硝。

清气分之热，常用麻杏石甘汤加味，每收良效。但从不少病例来看，通过深入辨证，分别运用辛寒、苦寒、甘寒，甚至和解少阳之法俱可获效，说明必须根据病情的轻重、病机的演变转化，采取相应的治法，才能更好地提高疗效。

气分证是肺炎最常见的主要证候，大多数患者都要经过"气分"这一极期阶段，因此把好"气分"关，正确运用清气法，是阻断病势发展的关键，对缩短疗程，提高疗效都至关重要。

3. 心营证

一般而言，热入心营多属肺经热毒炽盛，加之素体正气不足，阴血内亏所致，间亦有正气未衰，邪热过盛，直趋心营，以致心肺同病，热伤营阴，但仍以邪实为主。营气通于心，营分有热，或痰与热结，蒙蔽神明，均可见心经证候，临床表现热扰心神或窍闭神昏的特点。

治疗以清营泄热，化痰开窍为大法。热灼营阴，高热暮甚，烦躁，舌质红绛，脉数者，用清营汤；若肺热发疹，可用银翘散去荆芥、豆豉，加牡丹皮、赤芍等药；若邪入心包，神识不清者，酌选菖蒲郁金汤、万氏牛黄丸，病势重者用安宫牛黄丸、至宝丹。药用黄连、黄芩、银花、连翘、牡丹皮、赤芍、郁金、远志、天竺黄等加减。营热伤津，舌质红绛者，加生地、玄参、麦冬等护阴生津；气营两燔者可加知母、石膏、栀子以清气泄热；痰热壅盛，气急鼻煽者，加全瓜蒌、葶苈子、桑白皮；咯吐血痰者，酌加茜根、白茅根、紫珠草、羊蹄根；热极生风者加钩藤、石决明，另服羚羊角粉、紫雪丹。

叶天士曾说过"入营犹可透热转气"。风温营分证的透热转气法，确实十分重要，药如豆豉、金银花、连翘、赤芍、牡丹皮、生地等，临证若能恰当应用透热转气法，可在较短时间内使营分之热转气而解，以防止病情进一步深传，可见叶氏的论点在临床上是很有实用价值的。

此外，还须注意营热内盛与热入心包的主次。心肺同居上焦，风热犯肺以后，如患者出现烦躁不安、神志不爽、错言乱语时即应注意早期治疗，防止邪传心包；若已出现谵语神昏、舌謇肢厥，则示病已内陷，当清心开窍，以救其急。据临床所见，半数患者在恢复期因热伤肺津而出现不同程度的肺胃阴伤证候，且尤以气、营证为多见。症状表现为咳呛痰少而黏，或夹血丝，胸膺刺痛，手心灼热，神疲乏力，舌质红或淡红，苔薄黄，脉数少力，用养阴清肺之法治疗，可有助于恢复，方如沙参麦冬汤，药用南北沙参、麦冬、百合、玉竹、地骨皮、天花粉、冬瓜仁、杏仁、川贝母、枇杷叶等。若气阴两伤者加太子参、五味子；胸痛者配旋覆花、瓜蒌皮、橘络。

部分患者在恢复期没有典型的阴伤表现，仅出现低热、胸胁隐痛、微咳等余热不清，络气不和的症状，宜采用清化肃肺和络之法调治善后，药如杏仁、薏苡仁、冬瓜仁、郁金、南沙参、瓜蒌皮、竹茹、枇杷叶、丝瓜络等。它如邪恋正虚，而致病情迁延者，在清肺化痰养阴法的基础上，适当配伍活血通络之品，有助于病灶的消散吸收，药如桃仁、红花、郁金、旋覆花之类。

（二）肺炎并非尽属风温，必须审证求因施治

虽然肺炎多属风温范围，但亦有部分病例不表现为风温证，临床上中医诊断有时感、咳喘、类疟。这类病例多无卫气营血的传变过程，部分患者是在原有慢性肺系疾病的基础上复感外邪而继发的。

表现为时感症状的患者，其中属风热者，与风温卫分证基本相似，治疗亦大致相同，但病情轻，病程短，肺热症状不突出；属风寒者，经用辛温解表法治疗，不但汗出热解，且肺部炎症亦获消散吸收。

宿有久咳或咳喘的患者，由于痰浊素盛，肺卫功能不强，复加新感引发肺炎，表现为风寒外束，痰浊（热）壅肺的咳喘证。症见咳嗽声重，气急而喘，痰黏量多或黄稠，恶寒身楚，身热不著，无汗，烦躁，舌苔厚腻，脉滑而数，治予解表清里，宣肺化痰，方如华盖散、越婢加半夏汤、定喘汤。痰浊盛者合葶苈大枣泻肺汤、三子养亲汤。

至于肺炎"类疟"病例实为少见，从邪伏膜原治疗更属特殊，吴又可解释达原饮说："其时邪在夹脊之前，肠胃之后"。无非言其邪深而锢，乃属原本痰浊素盛，复感时邪，湿热秽浊深伏少阳、膜原所致，故临床当结合辨证，不可拘泥。

三、医案举例

案1　风温（气分）证

史某某，男，39岁。

初诊：病经5日，始觉恶寒，身热，无汗，继则寒罢，身热有汗不解，入暮因热盛而

见谵语，咳嗽，咳痰黏黄欠爽，夹有铁锈色，呼吸不利，稍有气急，左胸疼痛，咳则尤甚，左唇角簇生疱疹，头疼身楚，大便每日2行，质稍溏，色褐，小溲色黄，舌苔中后部黄腻，质较红，脉滑数。检查：体温38.5℃，急性病容，呼吸急促，胸部左下叩诊音浊，语颤增强，听诊呼吸音低。胸部X线：左肺中下部见有一片浓密暗影，左肋膈角消失，印象为左肺部炎症。查白细胞计数$12.8×10^9/L$，中性粒细胞0.92，淋巴细胞0.08。痰培养3次，均为草绿色链球菌。辨证论治：时值春令温暖多风之季，风热犯肺，肺气郁闭，宣降失常，热蒸液聚为痰，痰热壅阻，肺络为伤，且有热传心包之势，治予辛凉重剂，清热宣肺化痰，仿麻杏石甘汤加味。

处方：水炙麻黄、甘草各3g，光杏仁、连翘、黑山栀、瓜蒌皮各9g，鱼腥草18g，生石膏、鲜芦根各30g。日服2剂。

二诊：药后汗出量多，经6小时后身热降至正常。查白细胞计数及其分类已趋正常，继因咳嗽，痰黏色黄夹有血色，胸痛，汗多，表现痰热壅肺之候，转用清肺化痰法。

处方：上方去麻黄、连翘、瓜蒌皮，加广郁金、知母、炒黄芩各6g，炙桑白皮、金银花各9g，白茅根15g。

连服3日，咳轻，痰转黏白，痰血消失，胸痛缓解，仅有闷感，苔腻亦化，续以止咳化痰和络之品调治善后。经治5日，胸部X线复查：左肺下部炎症已完全吸收。

案2 风温（气营同病）证

张某某，男，24岁。

初诊：月初因感寒而致恶寒发热，经投辛凉解表剂汗出热不衰，乃予住院治疗。症见壮热有汗不解，不恶寒，咳嗽气急，胸闷，右胸作痛，痰多色白质黏起沫，面赤心烦，口干苦，喜饮但饮水不多，入暮时有错语，溲黄，大便近数日下稀水，色深黄气臭，日2行，舌尖红、苔淡黄浊腻，脉浮滑数。检查：体温40.5℃，脉搏120次/分，血压90/60mmHg。胸部X线：右肺第一、二前间可见大片状高密度阴影。血白细胞计数$11.0×10^9/L$，中性粒细胞0.85，淋巴细胞0.15。痰培养：草绿色链球菌4次，肺炎球菌1次。辨证论治：温邪上受，风热夹痰浊痹阻于肺，邪恋气分，深虑内传心包，热入营血，邪闭正脱生变，先予辛凉重剂清热宣肺，仿麻杏石甘汤加味。药后汗出蒸蒸，但夜间身热仍在40.0～40.5℃，痰热郁阻肺气，翌晨取白虎合千金苇茎汤意，入夜身热持续，咳嗽痰黏，胸痛气粗，神识不爽，似清非清，言语应对异常，痰热闭肺，内传心营，加宣表清里，透热转气之剂，仿三黄石膏汤意增减。

处方：炙麻黄3g，杏仁9g，石膏60g，甘草3g，黄连3g，黄芩6g，豆豉、栀子、连翘芯、天竺黄、郁金各9g，胆星3g。另万氏牛黄丸1粒化服。

二诊：第3日体温39.6℃，神清，邪热从营转气，再投大剂清化痰热方药。

处方：葶苈子、全瓜蒌各9g，川贝母6g，天竺黄9g，连翘5g，金银花30g，黄芩9g，黄连2g，郁金、桑白皮、山栀子各9g，鱼腥草、芦根各30g。

早晨热降至38.6℃，气急得平，咳嗽亦减，原方去川贝、桑白皮，加荸荠7枚，海蜇60g。暮夜神情安静，胸痛得减，至第5日热平，继而转予清宣泄化。1周后透视、胸部X线复查：右上肺部炎症吸收。

案 3　风寒证

袁某某，男，31岁。

初诊：春节旅途跋涉，当风冒寒，1周前开始恶寒，发热，无汗，咳逆痰少，不易咳出，咳甚则引及胸部作痛，且欲泛吐，咽痒，鼻塞，流清涕，头疼，全身骨节酸楚，口唇觉干，欲饮不多，舌苔白腻，脉紧而数，身热不退。体温39.3℃，胸部X线：左上肺内带有大片状阴影延及左侧肺门，印象为左上肺部炎症。查白细胞计数18.3×10^9/L，中性粒细胞0.86。痰培养2次，均为肺炎双球菌。辨证论治：风寒客于卫表，肺气郁而不宣，治拟疏散风寒，宣肺化痰，仿荆防达表汤加减。

处方：豆豉12g，法半夏、苏叶、光杏仁各9g，炒枳壳、桔梗、陈皮、前胡、荆芥、防风各4.5g，生姜2片。

二诊：药后身得畅汗，寒罢，体温降至37.5℃左右，鼻塞流涕亦已，唯仍咳嗽气急，舌苔白腻，表邪虽解，肺经痰浊不净。

处方：原方去荆芥、防风、豆豉、苏叶、生姜，加薏苡仁、冬瓜子各12g，茯苓9g继服（每日1剂）。

经3日后低热亦平，1周后复查白细胞计数及分类正常。除偶有轻微咳嗽外，余无不适，共治疗12日痊愈出院。胸透复查，左上肺部炎症基本吸收。

案 4　结胸证

张某某，女，57岁。

初诊：病经3天，因沐浴乘凉，而致恶寒，头痛，继则发热，无汗，肌肤如灼，入夜热盛则神志欠清，微有咳嗽，咳痰色黄、量少不爽，昨起又增左胸疼痛，咳则引痛尤甚，胸闷脘痞，时时呕恶痰涎，口苦，渴欲凉饮而不多，大便质干量少，舌苔淡黄白腻，上有黏沫，质暗红，脉小滑数。检查：体温39.4℃，脉搏105次/分，急性病容，胸部左下第七、八肋间叩诊音浊，语颤增强，呼吸音减弱。胸透：左下肺见大片状模糊阴影，边缘不清，印象为肺部炎症，肺脓疡？查白细胞计数41.2×10^9/L，中性粒细胞0.90，淋巴0.10细胞。痰培养3次，均为非溶血性链球菌。辨证论治：入院头两日，以风暑夹湿袭表，邪犯肺卫治疗，用新加香薷饮、桑菊饮加减，不效。第3日身热39.5℃，汗出不解，热势不扬，时有恶风，咳嗽不著，左胸疼痛，胸闷，心烦，泛恶，呕吐多量痰沫黏水，脘部痞塞胀满，按之作痛，大便先后3次，干溏相杂，舌苔淡黄黏腻，底白，质暗红，脉细滑。据症分析，是属病邪由卫入气，从上传中，热郁胸膈，痰热中阻，湿食互结，肺胃同病，病理重点在于胃腑，表现结胸证候，治拟清宣郁热，化痰开结，取栀豉汤合小陷胸汤加味。

处方：淡豆豉12g，姜黄连2.4g，全瓜蒌15g，川朴3g，光杏仁、炒枳实、黑山栀、炒莱菔子各9g，法半夏、广郁金、旋覆花（包煎）各6g，橘皮、姜竹茹各4.5g。

二诊：日服2剂，汗出遍体，胸部闷痛得减，咳嗽咳痰亦爽，但仍呕恶白色痰涎，大便4次，干溏相杂，舌苔转为淡黄腻，翌日身热递降，午后正常，守原法续进，日服2剂，第5日胸痛消失，脘痞胀痛及呕恶均已，知饥思食，仅有微咳，痰白排出爽利，大便又行多量溏褐粪4次，苔腻化薄，原方去黑山栀、豆豉，再服2日，诸症均平。查白细胞计数已趋正常。乃去莱菔子加冬瓜子继进，巩固3日，胸透复查正常而出院。

案5　胸痹证

田某某，男，49岁。

初诊：有肝肿大及肺气肿病史，常感右侧胸胁胀痛。此次病起1周，恶寒，发热，汗少，日来热重寒轻，面部潮红，咳嗽，咯痰白沫量多，偶或混有紫暗血色，并曾咯吐紫色血块三四口，胸部胀痛，右侧尤甚，口干欲温饮，大便3日未行，小便黄赤，舌苔淡黄底白浊腻，尖边质暗红，脉滑数。检查：体温39.5℃，脉搏118次/分，左下肺叩诊音较浊，听诊呼吸音较低，未闻及湿性啰音。透视：左下肺可见片状模糊阴影，印象为左下肺炎。白细胞计数$14.5×10^9/L$，中性粒细胞0.95。辨证论治：先从风温上受，邪犯肺卫施治，用辛凉解表，清宣肺气法，方用银翘散去荆芥、竹叶，加杏仁、大贝、栀子、黄芩、郁金、旋覆花等，连投2日，但第2日午后体温高达40℃，症情不减，胸部痹闷疼痛殊甚。再度辨证分析，认为病因平素痰浊偏盛，胸阳不展，复加感受外邪，而致内外相因，肺气郁闭不宣，表现胸痹之候，治当解表宣肺，通阳泄浊，仿葱豉汤合瓜蒌薤白半夏汤加味。

处方：淡豆豉、苏梗、杏仁、薏苡仁、薤白各9g，全瓜蒌、大贝母各12g，法半夏、广郁金各6g，旋覆花（包煎）6g，橘红、姜竹茹、炒枳壳、桔梗各4.5g，葱白3支。

二诊：经加服上方1剂，肌肤得有微汗，身热递降，第3日上午热平，咳嗽、胸痛均减，但仍有闷感，咳痰呈沫，色白夹黄，偶混暗红血色，腑气通行，脉亦转静。复查白细胞计数已达正常值，表症虽解，肺中痰浊内蕴不化，上方去豆豉、薏苡仁、葱白，加厚朴3g，日服1剂，至第9日透视复查，除两下肺纹理增粗及肺气肿外余正常，原左下片状阴影已吸收。

案6　类疟证

刘某某，男，65岁。

初诊：嗜酒20余年，3年前曾有一度头晕昏倒，此后时或有短时间的神情呆钝，不言不语。最近咳嗽五六日，伴右侧胸胁疼痛，入院前一日突然恶寒发热，因热盛而一度神昏，曾去某医院就医，肌内注射青霉素治疗。今日仍然恶寒阵作，身热不衰，寒重热轻，无汗，头痛，间有微咳，无痰，呼吸气粗，右胸疼痛，胸闷，恶心，口中黏腻，不欲饮水，口喷秽气，大便少行，尿少色黄，面色潮红，舌苔厚白浊腻，脉浮滑带数。检查：体温39.4℃，胸部透视，右中肺大片状影，边缘模糊，右中肺水平叶间胸膜增厚，印象为右下叶尖段炎性变，伴右下胸膜改变。白细胞计数$22.3×10^9/L$，中性粒细胞0.95，疟原虫（-）。辨证论治：入院后先从风寒外束卫表，痰湿蕴阻肺胃论治，用麻黄汤、杏苏散、二陈平胃汤等加减，虽得畅汗而寒热不解，舌苔水滑白腻，第4日转从湿遏卫气，痰浊阻于上中二焦治疗，仿藿朴夏苓汤意去猪苓、泽泻，加苏叶、佩兰、枳壳，再服2日，仍然寒热往来，起伏不定，改从邪伏少阳，湿浊内蕴治疗，用和解少阳，宣化湿浊法，仿柴平汤合不换金正气散加减，又服2日，寒热不罢，身热弛张，热低时仅37.5℃左右，热高时在39.6℃以上，热前先有恶寒，甚则寒战，继则热起发无定时，或1日2度发作，有汗不多，右胸闷痛，时或微咳，泛恶，口有热秽气，舌苔满布浊腻，脉弦滑数。复查白细胞计数 $14.8×10^9/L$，中性粒细胞 0.94，淋巴细胞 0.06，疟原虫（-）。再次分析病情，认为证属痰湿秽浊之邪，伏于少阳、膜原，乃系类疟之候，治以和解少阳，开达膜原，宣化痰浊，仿小柴胡汤合达原饮意出入。

处方：炒常山、柴胡各 4.5g，煨草果、炒黄芩、陈皮各 6g，青蒿、炒苍术、法半夏、光杏仁、薏苡仁各 6g，生姜 2 片。日服 2 剂。另玉枢丹 0.06g，吞服。

二诊：药入寒热不复再起，仅有微热不清，咳引右侧胸胁疼痛，翌日上方加炒白芥子 4.5g，再服 2 日，每日 1 剂，身热得平，但痰湿秽浊不化，胸闷苔厚，转予燥湿化痰，宣利肺胃，取二陈平胃汤去甘草，加杏仁、薏苡仁、白芥子、旋覆花等，连服 4 日后，胸闷胸痛、咳嗽基本消失，唯舌苔浊腻化而不净，可能与平素嗜酒，痰湿偏盛有关。胸透复查：右肺中部炎症已消散吸收，残留纤维条影，叶间胸膜增厚。治从原法出入调理五六日而愈。

按语 从以上所举六例肺炎来看，肺炎病的各种证候类型，并不完全是先后阶段的问题，还与病因（包括不同病原体问题在内）及个体等多方面有关，运用中医中药理论治疗本病，似与调整机体抗病能力有重要关系，而不仅是决定于某些中药的抗菌作用。为此临证必须仔细识辨，知常达变，针对具体情况，分别处理。

以上病例，虽然在证候类型上还不够有广泛的代表性，但基本可以反映辨证论治的特点，体现了中医治病的整体观点，对个体有较强的针对性，虽然也寓有病原治疗的作用，但其疗效机制尚不仅于此，若能在实践的基础上开展药剂改革，改进给药途径，是可以提高疗效、缩短疗程，在中医理论方面，得到进一步深化发展的。

四、临证体会

肺炎（主要是细菌性肺炎）的临床表现、演变过程、好发季节等均与中医风温病有较大的相似之处，故一般认为肺炎多属风温范畴，应从卫气营血辨证。但另一方面也有少部分病例，并不具备风温特征，在治疗时，必须针对病的个体特殊情况，才能发挥辨证施治的特长。现根据临床实践，提出几点初步体会。

1. 初起为卫分表证

风温的病变中心在手太阴，"肺主气属卫"，故肺炎患者初起主要表现卫分表证，治疗首应求得汗解。另有少数患者因受寒凉起病，表气郁闭，化热不显，出现短暂轻微的表寒证，此时若投辛凉清解，反有凉遏之弊，故应先予辛而微温之剂疏散表寒以取汗，继再循其病理演变施治。

2. 气分证是病机转化的重要阶段

风温气分证是病机转化的重要阶段，此时多能热退邪解，也可内传心营。肺与大肠相表里，若肺经热盛，或气营两燔，清之不解，常可传至阳明而见腑实，通过泻下，可使邪从下泄，热退病除。揆其机制，似属邪热从腑下泄而身热随之得到顿挫，提示应用下法治疗肺炎有其一定的作用。

3. 病有顺传逆传之分

风温病有顺传逆传之分，以顺传为多。若邪毒过盛，正气不支，在临床上亦偶可见到逆传心包的变证。逆传的表现，一为从卫入营，出现邪陷心包的闭证；一为出现短暂的卫分证后即见到邪陷正虚欲脱的危象，与"直中三阴"类同，休克型肺炎即属之。对这类情况，必须注意祛邪和扶正的关系，或以清热开闭为主，祛邪以安正；或以救阴回阳固脱为主，扶正以抗邪；或开闭固脱并进，分清主次处理。

4. 治疗应以祛邪为主

"邪之所凑，其气必虚"，在肺炎的发病中主要是因劳倦受凉、起居不慎等引起一时性的卫外不固，致病邪乘虚而入，不一定都是素体正虚；另一方面，邪毒过盛，超过人体防御功能的极限，虽然正气不虚亦致病。因此治疗总以祛邪为主，除在恢复期酌用清肺养阴兼补气药外，很少用到补法。即使见到邪热内陷，逆传心包欲脱之证，也需衡量邪正虚实的主次，有时尚可祛邪扶正，采用清热开窍或通腑等法治疗，未必悉以扶正救脱为主。曾见个别患者因素体本虚，以致连续几年，甚至1年发生2次肺炎，且2次住院均按急则治标的原则，以祛邪为主获效。

5. "因势利导"是祛邪外出的治疗原则

"因势利导"是调整人体抗病功能，祛邪外出的治疗原则。在卫的解表法，在气的清宣法和下法，以及营分证的透热转气法均寓此意。若药过病所，即使未致引邪深入，但毕竟不利于对病邪的祛除，因此一般不宜早用、过用寒凉、滋腻之剂。诚如叶天士所说"在卫汗之可也，到气才可清气，入营犹可透热转气……"

6. 痰浊与邪热交结，参照伤寒、杂病辨证

若属痰浊素盛，感邪发病之后，痰浊与邪热交结胸中，可以形成痰热结胸，或见痰浊胸痹证。由于邪热郁遏不能外达，而致身热持续难解，可应用辛开苦泄的小陷胸汤和通阳泄浊的瓜蒌薤白半夏汤。这些都已不属风温的一般规律和常用治法，必须参照伤寒、杂病的辨证方法融汇变通。

肺痨十问

1. 肺痨与痨瘵、肺痿与虚劳有何异同

肺痨是具有传染性的慢性虚弱疾患，由于劳损在肺，故称肺痨。本病名称，历代所用至多，变迁不一，宋代陈无择《三因极一病证方论》开始以"痨瘵"定名，严用和《济生方》用"痨瘵"以统诸称，沿用直至近代，现今一般通称肺痨。但从"痨瘵"而言，还包括某些肺外合并病证在内。

肺痨与肺痿两者之间有一定的联系和区别。肺痿是肺部多种慢性疾患后期转归而成，

如肺痈、肺痿、久嗽等导致肺叶萎弱不用，俱可成痿。正如清代《笔花医镜·虚劳》所说"肺金痿要，其受病不同，及其成劳则一也"，《外台秘要·传尸方》即曾指出"传尸之疾……气急咳者名曰肺痿"，提示肺痨后期可以转成肺痿，但必须明确肺痨并不等于肺痿，两者有因果轻重的不同。

早在《内经》、《金匮要略》均将肺痨（痨瘵）归属于"虚劳"、"虚损"的范围，提示本病的发展，每可导致患者身体日渐消瘦，体虚不复，形成劳损。及至唐、宋，因认识到本病具有传染性，乃进一步与虚劳明确区分开来，明、清医籍有时将痨瘵附于虚劳之后论述，既认为两者有一定的联系，也说明两者有不同之处。对比言之，肺痨（痨瘵）具有传染的特点，是一个独立的慢性传染性疾患，虚劳病缘内伤亏损，是多种慢性疾病虚损证候的总称；肺痨（痨瘵）的病理主在阴虚，不同于虚劳的阴阳并重。但合而言之，肺痨（痨瘵）后期表现虚劳重证者，也可按照"虚者补之"、"损者益之"的原则论治。

2. 如何理解、对待肺痨病因感染"痨虫"说

自晋代起即认识到本病具有传染性，晋代《肘后备急方·治尸注鬼注方》观察到"累年积月，渐就顿滞，以至于死，死后复传之旁人，乃至灭门"。此后，又根据互相感染的情况，进一步创立了"痨虫"、"瘵虫"说。如宋代《普济本事方》首倡"肺虫"是导致瘵疾的病因。宋代《三因极一病证方论·痨瘵诸证》中明确指出："诸证虽曰不同，其根多有虫。"通过实践观察，推断本病是一种特殊的生物性病原，因与患者直接接触而传染，"瘵虫"伤肺致病，如问病吊丧、看护及骨肉亲属与患者的朝夕相处等，都是导致感染的条件。

从本病的临床表现来看，主要类同于现今西医学之肺结核。中医学病因——感染"瘵虫"的认识，虽然受时代和条件的限制，但能在古代得出这样明确的基本概念，并为"杀虫"抗痨的病原治疗提供理论依据，如从历史唯物主义的观点来分析，是应该肯定其先进性的。这一初步认识，随着近代科学技术的发展，已为近百年前（1882年）郭霍（KOCH）从肺结核患者的痰中发现结核杆菌所证实，在认识上取得了进一步的进展。

另一方面，中医学特别强调正气虚弱是发病的重要内因。如素质不强、摄生失当、病后体虚、抗病力弱，则"痨虫"乘虚伤人致病，而正气旺盛者感染后不一定发病。同时病情的轻重与内在正气的强弱程度也有密切的关系，如明代《古今医统·痨瘵门》即曾指出："凡此诸虫……著于怯弱之人，日久成痨瘵之证。"这就为补虚培元的整体治疗奠定了理论基础。

3. 为什么肺痨的病理特点是"主乎阴虚"

肺的主要功能是主气，"瘵虫"犯肺，理应先伤肺气，但据临床观察，病理表现多以阴虚为主，故《丹溪心法·痨瘵》倡"痨瘵主乎阴虚"之说。揆其机制，因肺为喜润恶燥之脏，"肺虫居肺叶之内，蚀人肺系"（《普济本事方》），肺体受损，故易耗伤肺阴，而见阴虚肺燥之候。同时因本病为慢性消耗性疾病，由于有形之阴精日益耗伤，故其全身症状亦以阴虚为多见。若进而演变发展，可至阴虚火旺，或导致气阴两虚，甚则阴损及阳。

4. 肺痨的临床特征及治疗原则是什么？临证应当怎样理解掌握

肺痨的临床特征为咳嗽、咳血、潮热、盗汗、身体逐渐消瘦，病轻者诸症间作，重者可以先后相继发生，或兼见并呈，其治疗原则为杀虫与补虚。如明代《医学正传》说："一则杀其虫以绝其根本，一则补其虚以复其真元。"它反映了中医整体观念和辨证论治的特长，应该予以重视。临床可根据患者的体质强弱和病情表现，决定杀虫与补虚的主次。

由于肺痨的病因——"痨虫"入侵是决定发病后区别于它病的特殊矛盾，并且是在病变过程中始终起作用的致病因子，故杀虫抗痨是针对病原的治疗，是"绝其根本"的措施。另一方面，因正虚是发病的关键，故尤需重视补虚培元，增强体质，扶助正气，以提高抗病能力，这对长期应用抗痨西药，痰检仍为阳性，病灶难以改善，已具有耐药性的病例，可有较好的疗效。

因病位主脏在肺，整体涉及脾、肾，故以补肺为主，同时兼予健脾、补肾；病理性质主要是阴虚，故应以滋阴为大法，火旺的兼以清火，气虚的同时补气，后期阴伤及阳者宜滋阴助阳。

5. 肺痨肺阴亏损证和阴虚火旺证的病机、治疗大法有何异同？并举出常用的代表方药

肺痨肺阴亏损证和阴虚火旺证的病理性质同属肺阴虚，但肺阴亏损证的阴虚程度较轻，没有明显的火旺现象，病损主要在肺，病理表现为阴虚肺燥，肺失滋润；阴虚火旺证的阴虚程度较重，并有火象，病损由肺及肾，病理表现为肺肾阴伤，燥热内灼。

治疗都以滋阴为大法。但前者当滋阴润肺，可取月华丸为主方，药如沙参、麦冬、玉竹、百合、羊乳、百部、白及等；阴虚火旺证则应在滋阴的同时兼以降火，养肺益肾，方如百合固金汤、秦艽鳖甲散等，用药可在补肺阴的基础上加清虚火的胡黄连、地骨皮、功劳叶、银柴胡、鳖甲、白薇之类，配合补肾阴的生地、阿胶、龟板、玄参等。

6. 治疗肺痨为什么要重视"培土生金"法，临证怎样掌握应用

因脾为气血生化之源，能输布水谷之精气以养肺，故当重视补脾助肺，即"培土生金"，以畅化源。脾为肺之母，"痨虫"伤肺，肺虚耗夺脾气以自养则脾亦虚，脾虚不能运化水谷之精微上输以养肺，则肺更虚，终至肺脾同病，气阴两伤，伴见疲乏、食少、便溏等脾虚症状，治当益气养阴，补肺健脾，忌用地黄、阿胶、麦冬等滋腻药。进而言之，即使肺阴亏损之证，亦当在甘寒滋阴的同时，兼伍甘淡实脾之药，帮助脾胃对滋阴药的运化吸收，以免纯阴滋腻碍脾，但用药又不宜香燥，以免耗气、劫液、动血。方宗参苓白术散意，药如橘白、谷芽、山药、白术、扁豆、莲肉、薏苡仁等。

7. 治疗肺痨如何理解应用苦寒降火法

根据当前的中药药理实验，某些苦寒药有抗结核分枝杆菌的作用，临床亦屡有验证的报道，如黄连、黄芩、夏枯草、鱼腥草、一见喜、羊苦胆等。但应根据中医辨证要求考虑，火旺症状明显，病灶处于活动阶段，痰检阳性，无脾虚现象者用之。

因本病虽具火旺之症，但本质在于阴虚，故当以甘寒养阴为主，适当佐以清火，不宜单独使用，即使肺火标象明显者，亦只宜暂予清降，中病即减，不可徒持苦寒逆折，过量或久用，则易苦燥伤阴，或寒凉败胃伤脾。

应用苦寒降火法，不但要清肺降火，用黄芩、桑白皮、知母、地骨皮之类，若因肺虚金不制木，肾虚不能养肝，而致木火刑金，性急善怒，胸胁掣痛者，则当在清金养肺的同时，兼以清肝泻火，药用牡丹皮、栀子、夏枯草、胡黄连、白薇等；如肺虚心火乘克，肾虚水不济火，而致心火偏亢，虚烦不寐者，可配黄连以泻心火；若肾阴亏虚，相火上乘灼金，而见骨蒸、梦遗者，可伍黄柏、知母以泻相火。

8. 试述肺痨阴阳两虚证的病机演变过程及证治方药

肺痨阴阳两虚证多为肺脾同病，气阴耗伤证的进一步发展，因下损及肾，阴伤及阳，肺脾肾三脏交亏，而致在后期趋于阴阳两虚的严重变局。据临床检查所示，多有肺功能不全或其他合并症。

肺虚气逆则咳逆喘息少气；气不化津而成痰，故咯吐白色浊痰涎沫；金碎不鸣，声道失润而声嘶音嗄；肺虚络损则痰中带血；脾肾两虚，健运无权，火不生土则见浮肿、五更泄泻；肺气不能佐心治节血脉之运行，而致心慌、唇紫；卫虚则形寒、自汗；阴伤则潮热、盗汗；虚火上炎而使口舌生糜；精气虚竭无以充养形体，资助冲任之化源，以致大肉尽脱，男子滑精、阳痿，女子经少、经闭；苔黄而剥，舌光淡、质干、隐紫，脉微细数或虚大，俱系阴阳交亏之候。

治当滋阴补阳，温养精气，以培根本，方选《医学心悟》补天大造丸加减，药取人参、白术、黄芪、山药补肺脾之气，麦冬、地黄、五味子、冬虫夏草滋肺肾之阴；阿胶、当归、枸杞子、山萸肉、龟板以育阴精；鹿角、紫河车以助阳气。随症加减施治。

9. 肺痨能否应用活血祛瘀法？并具体说明之

周仲瑛教授通过实践体会及参阅有关报道，认为治疗本病适当采用活血祛瘀通络法，可以取得较好的疗效。这与中医"祛瘀生新"的论点基本一致，在理论机制探讨方面，认为活血祛瘀药可以改善肺脏病灶部位的血液循环，疏通血管、淋巴管的瘀塞，旺盛新陈代谢，软化病灶的纤维增生，修复的病损组织。凡病灶大量纤维增生变形，干酪样坏死，局部血管、淋巴管破坏及瘀塞，或形成厚壁空洞者可以配合用之。但经常反复咯血者应禁用、慎用。

江苏省中医院治疗肺结核的加味白及丸，药用百部、白及、煅牡蛎、炮山甲等，其中炮山甲即系走血分、祛瘀破血之猛药，用于浸润型肺结核及有空洞形成者，每可取得较好的疗效。

10. 肺痨有哪些虚中夹实的病理变化，应当根据什么基本要求，分别采取相应的处理

本病虽属慢性虚弱性疾病，但因感染"痨虫"致病，属于"外损"范围，故治疗不可拘泥于补虚，要根据补虚不忘治实的要求，同时"杀虫"抗痨。按照辨证理论指导，分别处理。

如阴虚导致火旺者，当在滋阴的基础上参以降火；若阴虚火旺，灼津为痰，痰热内郁，咳嗽咳痰稠黏，色黄量多，舌苔黄腻，口苦，脉弦滑者，当重视清化痰热，配合黄芩、知母、天花粉、海蛤壳、鱼腥草等。

若气虚夹有痰湿，因肺脾气虚，气不化津，痰浊内生，咳嗽痰多，黏稠色白，纳差，胸闷，舌苔白腻者，当在补益肺脾之气的同时，参以宣化痰湿之品，配合法半夏、橘红、茯苓、杏仁、薏苡仁之类。必要时可暂从标治。

如咳血而内有"蓄瘀"，因瘀阻肺络，络损不复，以致咯血反复难止，血出鲜紫相杂，夹有黯块，胸肋刺疼或掣痛，舌质紫，脉涩者，当祛瘀止血，药用参三七、血余炭、花蕊石、广郁金、醋大黄等品。

此外，如见急性发病，病情严重，表现"急痨"、"百日痨"的特殊情况，或出现类似"湿温"、"类疟"等证候者，亦不能囿于补虚一法，必须辨证结合辨病治疗。

肺痈证治述要

肺痈为肺叶生疮，形成脓疡，以发热、咳嗽、胸痛、咯吐腥臭脓血浊痰为其临床特征。

外因风热犯肺，或风寒袭肺化热；内因痰热素盛（原有感染病灶），熏蒸于肺。若内外合邪则尤易诱发。正如《医宗金鉴·外科心法要诀·肺痈》所说："此症系肺脏蕴热，复伤风邪，郁久成痈。"而劳倦体虚，腠理不固，则又为外邪乘袭发病的基础。其病变机制为邪热郁肺，蒸液成痰；热伤血脉，血滞为瘀。痰热与瘀血互结，酝酿成痈，血败肉腐化脓，肺损络伤，脓疡溃破外泄。总属邪盛的实热证候，脓疡溃后，可见阴伤气耗之象，或因脓毒不净，而致邪恋正虚迁延难愈。

据其病理演变过程，辨证有初期、成痈期、溃脓期及恢复期等不同阶段。初期以肺卫表证为主，成痈期见肺热壅盛之候，溃脓期则脓痰陡增，恢复期表现为阴伤气耗，或因脓毒不净，邪恋正虚，转成慢性病变。

治疗应以清热散结、解毒排脓为原则。针对不同病期，分别采取相应的治法。未成脓前应予大剂清肺消痈之品以力求消散，已成脓者当解毒排脓，按照"有脓必排"的要求，尤以排脓为首要措施。脓毒清除后，再予补虚养肺。约而言之，其治疗常规大法有四。

1. 清肺解毒法

清肺解毒法适用于病变的全过程，可结合各个病期分别配伍解表、化瘀、排脓、补肺等法。且尤宜于成痈期热毒蕴肺，身热、振寒、胸满烦躁、脉滑数者。因初期（表证期）仅见一般风热犯肺的肺卫表证，病的特异症状尚不典型；当进入成痈期，症状、体征已经明显，结合有关检查，可为辨病提供依据，应用清肺解毒法具有较强的针对性，每可使痈肿得到不同程度的消散，病情减轻，病程缩短；溃脓期虽以排脓为要着，但因脓毒蕴肺，清肺解毒亦应同时并重；至于恢复期虽属邪去正虚，但往往余毒不净，故在养阴补肺的同时，还当酌情兼清脓毒，如邪恋正虚则尤应重视。

《景岳全书》如金解毒散即属清肺消痈、降火解毒的代表方，由黄连、黄芩、黄柏、栀子、桔梗、甘草组成。他说："此即降火解毒剂也，凡发热烦渴，脉洪大者，用之即效。"据药理实验证明，芩、连、柏等均有抑菌作用，其疗效机制与现今所称之抗菌消炎相类同。初期，表证明显者可配豆豉、薄荷、牛蒡子、连翘、竹叶；热毒盛者配金银花、蒲公英、紫花地丁、鱼腥草（后下）、芦根；痰热重者配贝母、知母、天花粉。

2. 化瘀散结法

化瘀散结法适用于成痈期，因成痈化脓的病理基础主要在于血瘀，如喻昌即倡"肺痈毒结有形之血，血结者宜骤攻"的论点。凡风热、痰热郁肺，热壅血瘀，痰瘀热毒互结，胸肋胀痛，呼吸不利者当急用之，以求痈肿得到部分消散，已成脓者配合用之，亦有一定的消散作用。但溃脓期因肺伤络损而咯血、色鲜、量多者，则不宜单行单散，当取化瘀止血之品。大咯血时当防窒息之变。

联系西医学病理知识理解，凡因感染性栓子（吸入性、血源性）进入肺内，阻塞细支气管或肺的小血管，局部血流受阻，远端的肺组织凹陷，可致瘀阻气滞；随栓子进入的细菌发生繁殖，肺组织发炎，则进而热壅血瘀；如趋向坏死和化脓，则表现为瘀热内蕴，蒸液成痰，热毒壅盛，血败肉腐的病理变化。应用化瘀散结法有利于疏通血脉，改变瘀阻所导致的缺氧，从而切断炎症的病理环节。

《千金方》苇茎汤中之桃仁，即为化瘀散结消痈而设，《全生集方》犀黄丸中的乳香、没药、麝香，更属活血消痈、通瘀散结之专用药，君以西牛黄。对热毒瘀结者，用之甚佳；临床尚可据症选伍红藤以活血消痈，赤芍、牡丹皮以凉血散瘀，广郁金以行气活血，若见咯血或脓血相兼，可用三七粉吞服。溃后脓泄不畅者，可加山甲片以逐瘀；疮口久延不敛者，可加合欢皮以活血疗疮。

3. 排脓泄浊法

排脓泄浊法适用于脓成溃破阶段，咳吐多量腥臭脓痰或脓血痰，"置之水中即沉"者（《医学入门》）。由于本病在脓成之后，脓痰是否能畅利排出，是病情顺与逆的转折点。如脓得畅泄，毒随脓出则病情趋向恢复，否则每致转为慢性，甚则脓溃流入胸腔而成"脓胸"。这一疗法与现代体位引流的意义近似，但比较积极，从药物效应来看，亦具有特殊之优势。

《金匮要略》桔梗汤可以作为排脓之主方，后世多在本方的基础上加味组成新方。如《医学心悟》加味桔梗汤即系本方加贝母、橘红、金银花、薏苡仁、葶苈子、白及；《外科正宗》肺痈神方与此方大同小异，方中无薏苡仁，而用黄芪。原方桔梗用量为甘草之半，桔梗为强有力之皂素祛痰药，排脓力强，实践证明用量应比常规剂量大，为10~15g。同时可取苇茎汤中之薏苡仁、冬瓜仁以增强泄浊排脓的作用；脓出不畅者可加皂角刺以透脓；若气虚无力排脓者，可加生黄芪以扶正托脓。

据南通市中医院报道，用民间验方金荞麦根及其提取物"金胺醇"治疗肺痈，药后效应亦为通过排出大量脓臭痰而得效，认为其药理作用主要不是抗菌消炎，而是溶解脓腔壁，似起化学性切开排脓的作用。用法：可取干药半斤，加水或黄酒1250ml，放瓦罐中，罐口密封，隔水文火煮3小时，得净汁约1000ml，过滤后加入防腐剂备用，每服30~40ml，1日3次，一般用水剂，脓痰难排者用酒剂。其疗效比入煎剂为优。

如痰浊脓毒壅盛，胸部满胀，喘不能卧，咳吐臭浊脓痰，大便秘结，脉数实者，轻则于处方中加入葶苈子以泻肺泄浊，重则另加用桔梗白散以峻下排脓（桔梗、贝母各3份，巴豆霜1份），每日服0.6g，药后可见吐下，如下不止，饮冷水1杯，体弱者禁用。

4. 清养补肺法

清养补肺法适用于恢复期，溃后热退、咳减、痰少，表现正虚阴伤气耗之证。临床所见，一般以热毒伤阴者为多，故治法多取养阴补肺，同时兼清脓毒，以促使病灶的加快愈合，可用验方沙参清肺汤（北沙参、黄芪、太子参、合欢皮、白及、甘草、桔梗、薏苡仁、冬瓜子）加减，药用南北沙参、麦冬、玉竹、百合养肺阴，佐以冬瓜子、薏苡仁化痰泄浊，气虚者加太子参、黄芪补气生肌；血虚者加当归养血和络；溃处不敛者加阿胶、白及、白蔹敛补疮口；脾虚食少、便溏者可配白术、山药、茯苓以补脾助肺。

若邪恋正虚，脓毒不净，咯吐脓血，迁延不已，或痰液一度清稀而复转臭浊，病情时轻时重，指端因缺氧而发绀、呈杵状指，表现"指甲紫而带弯"（《张氏医通》）等慢性病征者，尤需重视脓毒的清除，配伍鱼腥草、金荞麦根、败酱草、桔梗、甘草等解毒排脓之品，与扶正托脓法合用，切忌单纯补敛而致留邪。

它如单方陈芥菜卤，每用半茶杯，日二三次，炖热服，或用沸豆浆冲服；鲜薏苡根适量，捣汁，炖热服，日3次，均为祛除腥臭脓浊痰的有效验方。特附篇末以备应用。

医 案 举 例

案 肺痈

左某，女，21岁。

间歇性寒热、咳嗽已1个月。开始突发寒热，无汗，鼻塞，咳嗽，痰吐黏白，此后寒热断续不清，入暮为甚，至晨热平，延至2旬左右，左胸剧痛如刺，咳嗽及呼吸时加剧，语言不利，舌苔薄白、质偏红，脉象细滑。检查：体温39.2℃，左下肺听诊呼吸音稍低，触诊语颤音较弱，叩诊呈浊音。查白细胞计数$30.4×10^9$/L，中性粒细胞0.90。胸部X线摄片：左肺下叶肺脓疡。辨证论治：风寒袭肺，郁而化热，蒸液成痰，热壅血瘀，势趋成痈之候。治拟清热解毒，散结消痈，仿苇茎汤合桔梗汤意。

处方：桃仁9g，生薏苡仁、冬瓜子各15g，芦根30g，鱼腥草18g，金银花、合欢皮各12g，知母、桔梗各6g，甘草3g，连翘、天花粉各9g。

上药日服1剂，3日后热平，吐出脓血痰10多口，咳嗽渐止，胸痛缓解，10日后胸部X线摄片复查，左下肺脓肿已吸收，外周血白细胞计数亦在正常范围。继续服药巩固，住院共15日痊愈出院。

慢性肺心病的辨治要点

根据肺心病的临床表现，与中医学"肺胀"类似，为多种慢性肺系病证，如久咳、喘、哮等反复迁延而成。病理基础为久病肺虚，痰浊潴留，导致肺气胀满不能敛降，进而累及心、脾、肾诸脏；病理因素主要为痰浊、水饮、瘀血互为影响，兼见同病；病理性质多属标实本虚，外邪痰瘀阻肺，气阴耗伤。辨证应区别虚实的主次，偏实者辨其病邪及病理因素，偏虚者辨其病理性质与脏腑病位。治疗以发作期治标、缓解期治本为原则。现概述其辨治要点。

1. 肺病及心，痰瘀阻碍肺气

病由痰浊潴留，肺失治节，心血营运不畅，而致肺病及心，痰瘀阻碍肺气，瘀滞心脉。正如《丹溪心法·咳嗽》所说："肺胀而咳，或左或右不得眠，此痰夹瘀血碍气而病。"临床既见喘咳短气，痰多色白黏腻，舌苔浊腻，脉小滑数等痰浊壅肺证；又见心慌不宁，胸闷，颈脉动甚，面唇、爪甲、舌质暗紫，脉来三五不调等心脉瘀阻之候；或血瘀水停而身肿；或血瘀络损而咯血。

治当化痰行瘀，降气平喘，可予杏苏二陈汤合桃红四物汤加减。处方：法半夏10g，杏仁10g，陈皮6g，炙甘草3g，炒苏子10g，葶苈子10g，旋覆花（包煎）5g，降香3g，当归10g，丹参10g，桃仁10g，红花6g。肺痹失降，心脉不利，而致肝气不疏，肝血瘀阻，右胁肋痛者，加虎杖、平地木各15g，党参（或人参）12g；出血者去桃、红，加仙鹤草10g，茜草根10g，煅花蕊石10g，三七粉（分吞）3g；如属瘀热伤络者，可配水牛角片10g，赤芍10g，牡丹皮10g，紫珠草15g。

2. 虚体受感，邪实正虚错杂

肺胀病久，卫外不固则邪易乘袭，邪犯于肺则肺气更伤，促使病情恶化。虽曰发时标实为主，但从病机演变总的趋势衡量，愈发必致正气愈虚。《诸病源候论·咳逆短气候》明确指出：肺胀为"肺本虚，气为不足，复为邪所乘，壅否不能宣畅，故咳逆短气乏也"，并有"肺虚为微寒所伤"、"肺虚为微热所客"等不同，提示外邪应辨其寒热属性。同时，外感势必触动内伏之痰浊，而致内外合邪，同气相召，互为关联影响，如寒痰（饮）蕴肺者易为风寒所乘，痰热郁肺者易为风热所伤；或见外寒内热、寒痰化热等错杂演变的情况。从邪正的关系而言，寒痰（饮）易伤阳气，痰热易伤阴津；而阳气虚者外邪易从寒化；阴虚者外邪易于化热。

治疗既应遵守发时治标的原则，采用祛邪宣肺法，又不能忽视扶正祛邪的要求。具体处理当辨其病情的寒热施治。外寒内饮证，喘咳胸闷，痰多黏白泡沫，恶寒、发热、无汗，舌苔白滑或白腻，脉浮紧，可取小青龙汤解表散寒，温肺化饮；复合苏子降气汤温肺化痰，降气平喘。处方：炙麻黄6g，桂枝6g，法半夏10g，细辛3g，苏子10g，厚朴5g，杏仁10g，橘皮5g，白前10g，生姜3片；酌配太子参10g，炒白术10g，炙甘草3g，五味子3g，当归10g，炒白芍10g等补敛肺气。痰热郁肺，症见喘急胸满气粗，痰质黏稠、色黄或白，心烦口渴，身热微寒，有汗不多，苔黄质红，脉滑数，可取越婢加半夏汤、桑白皮汤清肺化痰，降逆平喘；复合沙参麦冬汤补益肺阴。处方：炙麻黄5g，生石膏30g，炒黄芩10g，桑白皮10g，鱼腥草15g，葶苈子10g，竹沥半夏10g，知母10g；酌配南北沙参各10g，大麦冬10g，炒玉竹10g，天花粉10g等清养之品。

3. 上盛下虚，肺肾出纳失常

此病多因正虚感邪，诱致急性发作，促使病情加重。肺虚气不化津为痰，痰浊上逆壅肺，肾虚不能助肺纳气，甚则上下寒热错杂。症见咳逆痰多，喉中痰涌有声，胸闷如塞，不能平卧，气短息促，吸气不利，动则喘甚，舌苔腻、质淡或红，脉细滑数。

治当化痰降逆，宣泄其上；补肾纳气，培益其下。区别上盛下虚的主次，针对具体病理表现施治。上盛，因痰气壅结者，降气化痰宣肺；因寒饮伏肺者温肺化饮，因痰热郁肺者清肺化痰。下虚，因肾阳虚者温养下元；因肾阴虚者滋填阴精。方选自拟平喘固本汤（党参、冬虫夏草、五味子、胡桃肉、坎脐、沉香、磁石、苏子、款冬花、半夏、橘红）、苏子降气汤、金匮肾气丸加减。祛痰利气类药可用苏子、款冬花、紫菀、白前、法半夏各10g，白芥子、厚朴各5g。寒痰者配肉桂、干姜、细辛各3g；热痰者配知母、海浮石各10g，鱼腥草15g。另用雪羹汤代水煎药。补肾纳气类药可用山萸肉、熟地、胡桃肉各10g，五味子3g，冬虫夏草5g，坎脐2条。肺肾气虚者配党参10～15g，黄芪15g；肾阳虚者配制附子5g，鹿角片（胶）、补肾脂、钟乳石各10g；肺肾阴虚者配沙参、麦冬、玉竹、生地、当归各10g；气逆于上者，酌加紫石英15g，玄精石10g，磁石25g以镇纳之。若上盛之势缓解，而肺肾两虚，不能主气纳气，喘息气短难续者，当补肺纳肾，降气平喘，用补肺汤、金匮肾气丸，辨其阴阳化裁，参照下虚证用药组方。

4. 浊邪害清，痰瘀蒙蔽神机

由于痰浊壅塞气道，或肺虚吸清呼浊功能减弱；心脉营运不畅，瘀滞窍络，而致痰瘀阻遏清阳，蒙蔽心脑神机。症见神志恍惚，烦躁，撮空理线，表情由淡漠渐致嗜睡、昏迷，喘促短气，咳痰不爽，苔白腻或淡黄腻，舌质暗红或淡紫，脉细滑数。

治当涤痰泄浊，化瘀开窍。可取涤痰汤合天士加味旋覆花汤增减。处方：竹沥半夏10g，陈胆星6g，天竺黄10g，炙远志5g，茯苓10g，橘皮6g，石菖蒲10g，炙甘草3g，旋覆花（包）5g，广郁金10g，丹参10g，桃仁10g，泽兰10g。气阴耗伤者加太子参、麦冬各10g；肝风内动者加炙僵蚕10g，广地龙10g，炙全蝎3g，石决明30g，另服羚羊角粉0.3～0.6g，1日2次；痰热蕴肺者，另予竹沥水20～30ml，日2～3次；喉中痰涎壅盛者，加猴枣散0.6g，日2～3次；窍闭神昏，属痰热内闭者，可予至宝丹或安宫牛黄丸（或用醒脑静注射液）凉开，每服1粒，日1～2次；属痰浊内闭者，用苏合香丸温开，每服1粒，日1～2次。

5. 三阴交病，水饮泛溢肌表

久病喘咳，肺、脾、肾三脏交亏，阳气虚衰，通调、转输、蒸化失职，水饮内生；或因瘀阻血脉，"血不利则为水"，水饮泛溢肌肤，而致面浮、肢体浮肿，脘痞腹满，尿少，甚则饮停胸胁，上迫肺气而喘急咳逆；水饮凌心而心慌心悸，面唇青紫，舌胖质暗、苔白滑，脉沉细。

治当健脾温肾，化饮利水。方选附子理苓汤、新订己椒苈黄汤（黄芪代大黄，易泻为补）。处方制附片、炙桂枝各5～10g，白术10g，黄芪15g，猪苓、茯苓各15g，木防己、车前子各10g，川椒目3g，万年青根10g，炙蟾皮3～5g，北五加皮10g。水在胸胁者加白芥子6g，葶苈子、苏子各10g；水停大腹者另予黑丑粉1g，沉香粉0.5g，吞服，日2次；瘀阻水停身肿者，加苏木、泽兰、路路通、天仙藤各10g，同时并服济生肾气丸10g，日2次，助阳化气行水。

6. 肺气耗散，心肾衰竭致脱

肺心病后期，因肺气虚耗，气阴交亏，累及于肾，而致肺不主气，肾不纳气，命门火衰，君火不用，心肾阳气垂绝，由喘致脱。症见气短息促，呼吸微弱，时停时续，喉中痰声如鼾，心慌动悸，汗出肢凉，四肢厥冷，神志由烦躁不安转为淡漠，甚至昏昧不清，面色暗晦，唇甲青紫，舌质淡紫或舌红少津，脉微细欲绝，或微弱细数、参伍不调。

治当补肺纳肾，益气救阴，回阳固脱。用参附龙牡汤合生脉散。处方：人参15g，黄芪20g，制附子10g，山萸肉10~15g，五味子5g，龙骨、牡蛎各30g，炙甘草3g，玉竹10g。烦热，汗出黏手，口干，舌红者，人参改西洋参，加麦冬、北沙参各10g，去附子或减其用量；神昧不清者加丹参10g，炙远志5g，石菖蒲10g；呼吸短气乏力者，另服蛤蚧2~3g，日2~3次；喘急面青，烦躁，足冷，属阴火冲逆，真阳暴脱者，另服黑锡丹3~4.5g，日服2次。

上述辨治六要，病机每多演变、转化，临证当联系互参，权衡其主次处理。

7. 医案举例

案1

孙某某，女，82岁。

慢支20余年，经常咳嗽，咯吐黏痰，近3年来发作频繁，秋冬季节尤甚。旬前因慢支急性发作，发热、咳嗽、气急住院，经抗感染、化痰、止咳治疗，身热已退，但咳嗽，喘促气急，不能平卧，咳吐泡沫痰，口唇紫暗，手足欠温，下肢浮肿，小便量少，嗜睡，神识昏蒙，苔黄腻，质紫暗，脉沉细。入院诊断为"肺心病、心力衰竭"。高年之人，咳喘宿疾，痰浊久蕴，病及心肾。先予温阳活血、泻肺化痰法。

处方：制附片8g，淡干姜3g，桂枝10g，潞党参12g，苏子10g，葶苈子15g，桑白皮10g，泽兰泻各15g，猪茯苓各15g，法夏10g，胆星6g，桔梗4g，石菖蒲10g，丹参15g，桃仁10g，红花10g，苏木10g。

二诊：药后咳嗽气急显减，神志转清，能平卧，下肢仍肿，苔腻稍化。原方加生黄芪20g。

三诊：症情明显改善，精神好转，能进食，口唇转红，气急不著，咳嗽时作，咳痰质黏，下肢浮肿减轻，苔薄腻，质暗红，脉沉细。原方再进，以求巩固。

四诊：已出院回家，气喘不著，时有咳嗽，咳痰，食纳尚可，二便正常，苔薄腻，脉沉细。治予补益气阴、化痰和络，以调养巩固。

处方：潞党参12g，南北沙参各10g，大麦冬10g，桑白皮10g，炒苏子10g，泽兰泻各10g，茯苓10g，法夏10g，陈皮6g，丹参10g，桃杏仁各10g，红花10g。

按语 本案患者高年之体，喘咳日久，外加新感引发，病情重笃，辨证属肺心同病，阳虚水泛，饮停络瘀，治疗以温阳泻肺、化痰利水、活血行气，迅获显效，再行调治十数日，病情转危为安，充分显示出中医药在急重病证中的作用与独特疗效。

案2

张某某，男，66岁，退休工人。

患者反复咳嗽、咳痰、气喘30余年，加重1个月，来门诊求治。曾在上海某医院诊断为"慢支、肺心病"，经中西医多种药物治疗仍难阻止病情发展。本次因天寒受凉感冒而诱致急性发病，咳嗽、气喘、胸闷加重，入住当地医院诊断为"慢支合并感染，慢性肺心病合并心力衰竭Ⅱ级，呼吸衰竭Ⅱ型"。给予抗感染、吸氧、强心、利尿等对症处理，治疗效果不甚满意，转求中医治疗。

刻诊：喘不能平卧，痰多不能咳出，胸闷气憋，呼吸困难，精神萎顿，语声低微，怕冷无汗，大便偏干，尿少色黄，体检：体温36.8℃，呼吸25次/分，脉搏103次/分，血压112/70mmHg，面色青紫，颈静脉怒张，胸廓呈桶状，双肺满布湿啰音，手指呈杵状，双下肢肿，按之凹陷如泥，舌苔中部黄腻，舌质紫暗黑，舌下青筋显露，脉细滑无力。化验：白细胞计数6.8×10^9/L，动脉血气分析：PaO_2 29.8kPa。辨证属痰瘀阻肺，气不化水，水饮凌心，肺心同病，治以温阳化饮，涤痰祛瘀，益气活血。

处方：蜜炙麻黄5g，制附片6g，淡干姜5g，葶苈子15g，苏木10g，炒苏子10g，木防己12g，生黄芪20g，桃仁10g，五加皮10g，潞党参15g，法夏10g，泽兰10g，泽泻15g，万年青叶片、绿茶一小撮。

病重防变，暂予3剂，每日1剂，分2~3次煎服。另嘱患者注意病情变化，必要时住院治疗。

服药3日后复诊，症状明显好转，精神状态改善，面色、口唇、爪甲紫绀减轻，语声稍能有力，尿量增多（1500ml/日），但仍咳嗽少痰，胸闷气急，畏寒怕冷，大便日行2次，质软，两肺湿啰音较前局限，双下肢踝部轻度浮肿，舌苔中部浮黄薄腻，舌质紫黑转为暗红，脉细。药已中肯，效不更法，继守原意。原方改熟附子片10g，木防己15g，生黄芪25g，加石菖蒲10g，法半夏10g。续服10剂。

症状显著改善，面部紫黑转黄，口唇、爪甲紫绀消退，稍有胸闷，喘息不著，食纳知味，大便日行，小便量多。体检：肺部闻及散在细小水泡音，余无特殊，舌苔薄腻，舌质紫，脉细。化验：白细胞计数4.8×10^9/L，动脉血气分析：PaO_2 31.6kPa，$PaCO_2$ 34.2kPa。药证相合，收效甚佳，然此病由来已久，难期根治，故三诊仍守原法，加沉香3g，陈皮10g。继续巩固。

按语 慢性肺心病是指由肺部、胸廓或肺动脉的慢性病变引起的肺循环阻力增高，导致肺动脉高压和右心室肥大，伴或不伴有心力衰竭的一类心脏病。根据其临床特征，可隶属于祖国医学"咳嗽"、"喘证"、"肺胀"等病证范畴，本病病史较长，病程缠绵，反复发作，常在冬季因呼吸道感染而导致呼吸衰竭和心力衰竭，病死率较高，治疗亦无特效药物。

阳虚气弱，痰瘀阻肺是肺心病的主要病理基础，急性发作期以肺肾阳虚为本，痰瘀阻肺，水气凌心，心脉瘀阻为标。因此，治疗当以温阳化饮、涤痰化瘀、益气活血为基本大法。尽管部分学者借用西医学肺心病合并感染在纠正心力衰竭的同时，首先要控制感染的观点，倡用清热解毒、活血化瘀法治疗，但临床所见，本病病程久延，痰饮郁肺，平时多表现为肺肾阳虚、痰瘀痹阻心肺的证候特点，而冬日天寒阴盛，每易外感寒邪，或邪从寒化，故应审证求机，治疗重在"温"字，通过温通、温化、温补使阳复、饮消、气顺、血行，而不宜滥用寒凉，以免使寒邪内闭，阳气更伤，脉络更滞，促使病情加重。当然若见有痰饮郁久化热之象，亦可适当配伍清化痰热之品，必以辨证为要。

方中麻黄一药，既取其发太阳之汗，以解在表之寒邪，更重要的在于与温少阴之里寒，补命门真阳之附子相配以发越凝寒，通达阳气，改善患者"缺氧"状态；苏木、桃仁、泽兰、五加皮、木防己、泽泻活血化瘀，利水消肿；苏子、葶苈子降气涤痰平喘；党参、黄芪配苏木等益气活血，利水消肿。现代药理证明，方中麻黄、附子、泽兰、苏木、五加皮、党参、黄芪等均有不同程度的增加心肌收缩力、强心利尿、抗缺氧等作用。药证合拍，故病虽重而疗效著。

心 脑 篇

高血压的辨治体会

高血压的临床见症种种不一,病理机制较为复杂,其病变主要与肝、肾、心及阴阳失调攸关,病理演变往往是风、火、痰相互影响,治疗应根据病因、症情的轻重主次而异。如病延日久,或治之失当,可使症情日渐加重,导致心脉瘀阻而见胸痹、心痛,甚至因"血之与气并走于上"而为中风。因此,及时正确的治疗,阻断其病理演变,有寓防于治之意。

(一) 证治六辨

1. 肝风有上冒和旁走之分、虚实之辨

肝风是由于肝阳亢盛所致,在病理反映上有两类情况:一是肝风上冒巅顶,表现为头部掣痛、眩晕,如坐舟车,耳鸣目花,甚则一时性厥仆,治当息风潜阳,药用天麻、勾藤、白蒺藜、(野)菊花、罗布麻叶、石决明、龙齿、牡蛎、珍珠母、羚羊角之类;另一是肝风旁走入络,表现为肢体麻木、抽搐,肌肉瞤动,项强,语謇,甚则瘫痪不遂,治当祛风和络,药用豨莶草、地龙、蝎尾、僵蚕、臭梧桐等。

至于风阳亢盛,由于血不养肝,水不涵木而致者,虽有眩晕、肢麻等虚风内动之候,但必具肝肾阴虚之征,如头昏目涩、视糊、虚烦、颧红、腰膝酸软、舌质红、脉细弦。在治疗上应以滋水涵木为主,以达到平息内风的目的,与阳亢风动、单纯用息风潜阳法的实证有所不同。具体言之,因血不养肝者,当养血柔肝以息风和络,药用当归、地黄、白芍、枸杞子、首乌、黑芝麻等品,水不涵木者,当滋肾养肝,育阴潜阳,用生地、玄参、阿胶、女贞子、桑椹子、牡蛎、龟板、炙鳖甲等品。

2. 痰证当辨痰浊、痰火、风痰之异

痰盛者,一般多兼火象,上犯头目则头晕痛、目眩,内犯心神则神情异常、心烦易惊、呆钝、独语、喜哭无常。若痰与风合,既见眩晕,又因风痰入络而肢体麻木,重着不遂,舌强语謇。痰火当清火化痰,用黄连温胆汤、滚痰丸、雪羹汤合胆星、竺黄、竹沥、海藻、兜铃、风化硝之类;风痰则祛风化痰,取半夏天麻白术汤意配僵蚕、南星、白附子之类,或另吞指迷茯苓丸。

若表现为痰浊之候,而无明显火象者,其症为形体多肥,面色黄滞,头昏重,胸闷气短,痰多黏白,咳吐不利,嗜眠,泛恶,口黏多涎,舌强不和,苔白腻,脉沉滑。治当燥湿化痰，泄浊开痹，可用二陈汤、瓜蒌薤白半夏汤等。气逆者加旋覆花、苏子；嗜卧者加南星、石菖蒲、远志、矾郁金。这类证候，有的可进一步化火，但在本质上，每与脾气虚弱有关，若久延脾虚之症趋向明显者，当转予甘温补脾以治本。

3. 火盛者有清肝泻火与兼泄心肾之别

火盛主要由于肝旺，故治当苦寒泄降，清肝泻火。病势轻者清之即平，如牡丹皮、栀子、黄芩、夏枯草、槐花、车前子、泽泻之类；重者非泻不降，可用龙胆草、大黄、决明子等品。若心烦易怒，寐差多梦，母令子实者，当本着"实则泻其子"的方法，配合泻心的黄连、木通、莲子芯。另一方面，因相火生于肾而寄于肝，如下焦相火偏亢，而致肝火上炎者，又当兼泻相火，配合知母、黄柏之类。此外，火起于郁者，还当注意佐以疏泄，酌配柴胡、白蒺藜、川楝子。

4. 注意辨别泻火与滋阴的应用

肝阳偏亢的实火，苦寒直折虽为正治，但肝火燔灼日久，终必耗伤肝肾之阴，肝火仅是暂时性的标实，阴虚才是根本性的原因。因此，苦寒泻火之法，可暂而不可久，宜与甘寒滋阴药配合，而不宜单用。若久用、单用苦寒药而不加佐治，则苦从燥化，反致伤阴。若病程已久，标实症状虽然比较突出，但泻之不应者，可能为虚中夹实，因标实掩盖了本虚的一面。如表现明显的阴伤之证，更当以滋养肝肾为主，从"虚则补母"考虑，益其肾阴，用知柏地黄丸、大补阴丸之类，杞菊地黄丸、复方首乌丸亦可酌情选用。心阴虚者合补心丹，药如天麦冬、玉竹、黄精、柏子仁、枣仁。即使在实火明显的情况下，经用苦寒泻火药得效后，亦当滋养肝肾心阴，以谋巩固，否则仅能取效一时，而易于反复。张景岳《非风论》说："火盛者宜专治其火，火微者，宜兼补其阴。凡治火之法，但使火去六七，即当调其本"，提示了治火当注意阴虚的一面。

5. 辨阴阳失调导致气血紊乱之治

唐容川说："人之一身，不外阴阳，而阴阳二字即是水火，水火二字即是气血。"故脏腑阴阳失调，必然导致气血失调。因气为血帅，"气有一息之不运，则血有一息之不行"，血行紊乱，又碍气机之升降，故调气与和血两相配伍，气调则血和，血和气亦顺。由于高血压患者多为阴虚阳亢之体，故调气应避免香燥辛散，和血多用凉润和平，忌破血。肝主疏泄，又主藏血，与气血的关系最密切，且为本病的主病之脏，故调气以平降、疏利肝气为要，和血亦多选入肝之品。由于气血失调是多种因素所导致的病理变化，且每与风阳痰火相因为患，故调气和血常与息风、潜阳、清火、化痰诸法配合使用，但须按其主次选方用药。病缘正虚者，又当与养血、益气等补益法配合。临床观察凡在病程某个阶段，风阳痰火不著，正气亦未大伤，表现气血失调之候者，采用以调气和血为主的治法，疗效堪称满意。

如肝气郁结，胸胁苦闷痹痛，气不得展，或周身窜痛者，须理气解郁，仿丹栀逍遥散意，药用柴胡、青木香、枳壳、郁金、绿萼梅配合牡丹皮、栀子、黄芩等升散肝经郁结的气火。此法施于有精神紧张症状者甚合。气血上逆，头重腿软，面赤，颞部筋脉跃起者，当顺降气血，诱导下行，用怀牛膝、茺蔚子、大小蓟、灵磁石、代赭石等药。血瘀络痹,四肢麻木者,当活血和络,用鸡血藤、天仙藤、归须、赤芍、红花、桑寄生之类。若心血瘀阻,胸膺闷痛,唇黯舌紫者当活血行瘀,用桃仁、红花、丹参、姜黄、乳香、没药、失笑散、山楂等品,佐以青木香行气,如检查有高血压性心脏病(简称高心病)或主动脉硬化者可采用。

6. 辨温补脾肾变法之应用

温阳补气法多为高血压后期,病程较久,阴伤及阳,导致阳虚之证的变治方法。此时血压虽高,但其全身症状,主要表现为阳气不足,因此,已非苦寒或单纯滋阴方法所能取效,误用反致伤害和抑遏阳气,必须从整体分析,防止单从血压考虑。温补法的具体运用,则当区别脾虚和肾虚的不同,分别处理。脾气虚者,多见于肥胖之人,形盛气衰,"土不栽木"而致风木自动。一方面积湿生痰停饮,而见标实之候,表现为"气虚痰盛";另一方面又见中气不足,脾阳衰弱的虚象,表现气短、倦怠、头眩、痰多、泛恶、食后不运、大便不实、舌淡苔白腻、脉软等症,其病程久延之后,则尤为明显。当标实为主时,固当化痰,但如以虚象为主时,就必须用甘温补脾之法,予参、芪、苓、术之类,补气以杜痰源,兼以化痰治标,仿六君子汤意培土栽木。若饮象明显,畏寒、心悸、呕吐痰涎、浮肿者,应合苓桂术甘汤以温阳化饮。这类证候可见于高心病伴心力衰竭。

肾阳虚者多属肝肾阴虚后期进一步的发展,此时不但阴中之水虚,同时阴中之火亦虚,以致火不归宅,虚阳浮越于上,上则头目昏眩,下则足冷、夜尿频数、步履飘浮、舌苔胖嫩、脉象沉细、男子阳痿、女子月经不调,治当温养肾气、潜纳虚阳,使虚火得归窟穴。同时由于阳生于阴,今因阴伤及阳,故当兼予补阴以配阳,可以金匮肾气丸为基础方,阴阳并补,方中附、桂虽属辛温,但可籍其温阳之力以运动血脉之循行,附子功能强心,故对高血压后期,心肾衰者,尤有较好的作用。若妇女因肝肾不足而冲任不调,月经失常者,可用二仙汤(仙茅、淫羊藿、当归、巴戟天、黄柏、知母)及杜仲、苁蓉、寄生、茺蔚子之类。二仙汤对妇女更年期高血压而见肾阳不振之证者,若用之得当,可以起到极为明显的疗效,临床试用于男性高血压证见肾阳虚者,对部分病例血压亦可获得较大幅度的下降。此即叶桂之温养肝肾法,但须注意去刚用柔。此外,在用大队补阳滋阴剂时,当少佐知、柏等苦寒泄降之品,以监制温药刚燥之性,避免助阳太过,反致伤阴,同时,还寓有"从治"之意,有利于诱导虚阳的潜降。

(二) 临床体会

1. 分证治疗必须注意病情的动态变化与个体差异

我们体会,高血压从风阳、痰火、气血失调、阴虚、阴阳两虚五类证候立法选药,可以适用于大多数病例。但必须注意其证型的相对稳定和演变转化两重性,而药随证转是非常必要的。我们曾见少数患者因病证变化而前后服用过不同的处方,均获降压疗效,就说明了这一点。

2. 调整阴阳,可以降低血压、改善临床症状、延缓病情进展

血压升高往往是机体阴阳的动态平衡失调所致。临床采用各种治法方药,调节阴阳归之于平，常可有效地降低血压，而且对巩固降压疗效起积极的作用。临床所见，改善症状与降低血压的疗效并不完全一致，多数病例症状减轻而血压亦降，部分患者，特别是后期病例，经长期治疗虽自觉症状基本消失，但血压仍保持在高于正常的状态，对此必须有足够的认识。尽管如此，但症状改善对延缓病情的发展，是不容忽视的。

3. 标实与本虚每多错杂，治当酌情兼顾

本病有虚有实，标实可导致本虚，本虚又可产生标实，阴虚和阳亢是矛盾对立、互为影响的两个方面。因此，在治疗时，原则上应当标本兼顾，予以潜阳、滋阴。一般病程不长，年壮体实，标证为急者，多以治标为主；久病正虚明显，年龄较大者，则以治本为主。同时当随着先后阶段病理的演变、虚实的转化相应处理，因风、火、痰的实证多是暂时的，一旦标证缓解，就应转向治本，巩固疗效，不能攻伐太过。

引起标实的风、火、痰三者，既多错综并见，又易互为影响演变，因此，息风、清火、化痰常须综合使用。关于本虚，虽有肝、肾、心等区别，但亦互有影响，兼夹并呈。由于肝的阴血不足，阳亢火旺，而上及于心，下病及肾，常表现肝肾、心肝、心肾同病，因此，柔肝、滋肾、养心，亦多兼顾并施。

滋肾养肝、化痰消瘀法治疗动脉粥样硬化的理论探讨

根据动脉硬化的临床表现，涉及中医学"眩晕"、"头痛"、"健忘"、"痴呆"、"中风"、"胸痹"、"真心痛"、"脉痹"、"黄疸"等病证，这是从中医理论认识本病，研究其防治规律，提高临床疗效的依据。兹概要探讨其病机、病证特点及治疗原则如下。

（一）病在血脉，根在脏腑

动脉硬化是动脉管壁发生的一种特异性病变，表现为管壁的增厚、管腔的狭窄、内壁糜粥样变、破裂、出血、坏死、血栓附壁，甚至管腔完全阻塞。故微观辨证，当为病在血脉，但究其发病机制，则根在脏腑。由于在多种病因（年老体衰、饮食失调、情怀失畅、久坐少动、禀赋不足等）的作用下，脏腑功能失调，气、血、津液运行、代谢发生障碍，产生痰、瘀等内生之邪，痹阻血脉，痰结凝聚，形成粥样斑块。其中与肾、肝的关系最为密切，而涉及心、脾。

肾乃先天之本，人至中老年，肾之精气渐亏。肾阴不足，虚火内生，灼津炼液，而成痰浊；肾气虚弱，气不化津，清从浊化，痰湿内聚；肾水不涵木，肝失疏泄，木不疏土，脾运失司，水谷精微失于正化，脂浊停聚，变生痰浊。痰浊壅塞脉道，瘀借血体，血借痰凝，滞而为瘀，痰结血脉，心气营运不畅，遂成粥样斑块。

现代医学研究亦认为动脉粥样硬化是多因素、多环节综合作用的结果。最重要的是高脂血症、高血压、糖尿病，以及肥胖、吸烟、缺乏运动、精神社会因素、内分泌、遗传因素等，牵涉到心血管、内分泌、代谢、精神神经等多个系统。有关动脉硬化目前较公认的"内皮损伤"、"脂质浸润"、"单核细胞作用"、"免疫反应"、"平滑肌细胞增殖"、

"细胞外基质增生"、"血栓形成"等学说,均提示了动脉粥样硬化是局部病变所反映的全身性病理改变。

从中、西医学的认识而言,其中"脂浊停聚成痰"与"脂质浸润"、"血涩络瘀"与"血栓形成"、高年之人肾虚与老年人动脉壁的某种代谢异常,颇有许多相通之处。

(二) 病理性质本虚标实

1. 肝肾亏虚为本,阴虚多见

中年向老,肾元亏虚,精气渐衰,髓海渐空,脏腑功能亦随之衰弱。肝肾"乙癸同源",精血互生,若肾水不足,水不涵木,则肝阴亦亏。《素问·阴阳应象大论》云:"年四十而阴气自半也",说明中年之后阴精衰少是老年病的病理生理特点。故临床每多表现肝肾阴亏之象。当然亦有见精气两虚,阴虚及阳者,但总以阴之亏少为多见。

2. 痰瘀阻络为标,痰浊为重

微观辨证,动脉粥样硬化的病理表现是血管壁增厚,管腔狭窄,血管内壁隆起,其间有大量黄白脂浊堆积,或见损伤出血、血块附着。审证求机,可以认为痰瘀痹阻血脉是其发病的标实所在,且尤以痰浊为重。

因人至中年以后,肾元渐亏,阴精衰少,虚火内炽,灼津炼液,为痰为瘀;气不化津,湿聚成痰;精气不足,血运无力,涩滞为瘀。而恣情纵欲,必暗耗肾精,精气既亏,五脏失养,则气血、津液运化布散失常,痰湿、浊瘀之邪尤易滋生。

过食肥甘油腻,脾胃受损,运化失司,脂浊内聚,化湿生痰,壅阻血脉,血行不畅,凝滞成瘀。

七情刺激,过强的、持久的不良情绪,则可使人体脏腑功能紊乱,气血运行失常,心肝气火煎熬津液、营血,则生痰、成瘀。长年伏案,用脑过度,必耗伤心脾气血。闲逸过度,脑废不用,同样可致气血涩滞,久则痰瘀停结。

痰、瘀两者常相互影响、相兼为患。瘀阻气滞,水津失布,则凝而为痰;痰阻气机,血行涩滞,则郁而成瘀,形成特异性的病理改变。阻于脑络,则精明失用;阻于心络,则胸痹、心痛;阻于肢体,而肢麻、肢痛。且常见痰与风、火、湿邪相兼为患;瘀常与气、热、寒杂呈。

风痰上扰,清阳失展,则头目昏眩,如坐舟车,脑响耳鸣;风痰入络,则手足僵硬,拘挛弛缓,麻木不仁,感觉异样,口眼歪斜;痰火扰心,心神不宁,则心烦躁扰,夜不能寐,寐则多梦;痰火上炎,则面目红赤,口苦口干,烦躁易怒;痰湿上蒙,清窍不利,则头重嗜睡,善忘不记,性情古怪,口多痰涎;痰湿痹阻,胸阳失旷,则胸闷如窒,胸痛彻背。凡此种种皆由痰之作祟。瘀阻气滞,则胸闷、胸痛,连及胁背,喜太息,多郁虑,头身窜痛;络热血瘀则面部黯红而有油光,烦热,头痛,心胸刺痛,肢麻;瘀滞寒凝,血脉不和,则胸痛,肢冷,畏寒喜湿,甚至腿足发黑、坏死。

3. 正虚邪实相互影响,致使病变不断发展

肝肾亏虚为本,痰瘀阻络为标,本虚标实,相兼错杂,是动脉硬化发病的病理基础,

但在不同的患者，由于个体的差异，标本主次是不同的。素嗜肥甘，形体壮实，面色油腻晦暗，年岁尚轻者，一般以标实为主；而年老病久，体瘦不强，常苦腰酸膝软者，多以本虚为主。然而，标本之间每每相互影响，肝肾亏虚可致痰瘀内生，痰瘀阻滞又可进一步损伤脏腑，加重本虚，互为因果，肝肾更虚，痰浊更盛，瘀滞更重，使病情不断发展而致质变。

（三）治宜滋肾养肝，化痰消瘀，标本兼顾

遵循中医辨证论治原则，滋肾养肝、化痰消瘀法主要适用于动脉粥样硬化肝肾亏虚，痰瘀阻络证，临床表现头晕，头痛，耳鸣，脑鸣，健忘，失眠，烦躁，性格改变，面部发麻、烘热、感觉异常，胸闷，胸痛，肢体疼痛，腰酸，膝软，神疲，乏力，口干，尿多，舌暗红，或紫，或有瘀点、瘀斑，苔腻，脉弦、细、滑等，从而为立法制方选药提供了依据。

1. 培本当滋肾养肝，平补为宜

由于本病的肝肾之虚，以肾之阴精亏少为先导，故治应首重滋养肾阴，冀阴精充足而能濡养肝血，遂其生发、条达之性，疏土运脾之职，以达培本之效。通过平补肝肾，调节阴阳平衡，求得延缓衰老的进程。首乌、黄精合伍为君，正是体现了这种思路，首乌味甘涩，性温，补益精血，具滋肾养肝之功效。《本草求真》云："首乌苦涩微温，阴不甚滞，阳不甚燥，得天地中和之气……为阴中之阳药。"《本草正义》亦曰："首乌，专入肝肾，补养真阴，且味固甚厚，稍兼苦涩，性则温和，皆与下焦封藏之理符合，故能填精益气，具有阳阳平秘作用。"黄精味甘，性平，具养阴益气、滋肾填精之功，"平补气血而润"，"久服轻身延年不饥"，"宽中益气，五脏调良，肌肉充盛，骨体坚强，其力倍，多年不老，颜色鲜明，发白更黑，齿落更生"。张石顽称："黄精为补中宫之胜品，宽中益气，使五脏调和，肌肉充盛，骨髓坚强，皆是补阴之功。"

2. 治标应化痰消瘀，软脉通络

本病之病理中心在痰、瘀，理当重予化痰、消瘀，而痰瘀久痹，化、消必有较长时日，峻猛破伐之品，匪其所宜。选药在于既具消、化之功，能除脉中之痰瘀，又可久用而不伤正。药选海藻、水蛭相配，甚合此意。海藻咸寒，有软坚化瘀之功，能祛经隧厥着之痰，《本草崇原》曰："海藻，其味苦咸，其性寒洁，故主治经脉内外之坚结……主通经脉"，而用以为臣。水蛭咸苦平，具逐血破结软坚之效，《神农本草经》谓其能"逐恶血、瘀血"，"利水道"，《本草经百种录》记载："水蛭最喜食人之血，而性又迟缓善入，迟缓则生血不伤，善入则坚积易破，借其力以攻积久之滞，自有得而无害也"，小量常服活血化瘀而不伤正，具佐使之功。痰浊得化，瘀血得消，血脉自畅。全方标本兼顾、虚实合治、消补兼施，共奏滋肾养肝、化痰消瘀之效。

3. 把握滋肾与养肝、化痰与消瘀之间的主次关系

肾之精气的亏损是本病发病之根，欲治其本，必以补益肾精为要，乙癸同源，精血互生，滋肾可以养肝，肝木条达，木疏土运，津气流布，痰、瘀、气、火、风诸邪无化

生之由，自达治本之目的。

痰瘀互结于脉络是本病的主要病理表现，两者之间，又以痰浊为其主要方面。因脂浊聚而成痰，痰凝则血滞为瘀，故治疗必以化痰为重，同时祛瘀通络以利痰化瘀消。此外，老年之人，脏腑虚衰，或多病丛集，或病变错综兼夹，常见心肝郁火、风痰上扰、阴虚络热等兼证者，治当遵从辨证论治原则，酌情配伍。

中风辨治述要

中风以突然昏仆，半身不遂，口舌歪斜，语言謇涩或不语为主症，病轻者可无昏仆症状。具有起病急、变化快的特点，如矢石之中的、暴风之疾速，故亦名"卒中"，属四大难症之首。历代医家对中风的认识亦有发展，从外风到内风，主风、主火、主痰、主瘀、主气、主虚，各执一端，经过相互补充而得到不断充实，当前辨证虽多以中经络、中脏腑为纲，而其具体分类、证候繁简迄今尚难求同，治法亦各有见解。为此，现就有关辨治要领，作一初步探讨。

一、对中风辨证分类的商榷

中风的辨证分类源于《金匮要略》，根据病位的浅深、病情的轻重，分为中络、中经、中腑、中脏四类。因经与络本属一脉相通，脏与腑又多表里相传，故汉代以后医家多以中经络、中脏腑作为分证的纲领，基本沿用至今。金元时期《东垣十书·中风》独辟蹊径，分为中血脉、中腑、中脏，颇具卓见。因经络本是气血运行的通路，与血脉形同一体，经与络纵横相连，中络、中经似可分而实又难分，若迳称为中血脉，更能显示其病损在于肢体；中腑则属邪闭腑实，蒙蔽清窍，故神志时明时昧、似清似糊，病势处于轻重进退转化之间；中脏则为邪实窍闭，故神志昏愦无知，病势处于由闭转脱，内闭外脱的演变过程。诚如东垣所说："中血脉，外有六经之形证……中腑，内有便溺之阻隔……中脏，则痰涎昏冒。"嗣后明代李中梓亦师其说，将中分分为中腑、中脏、中血脉，虽所言症状表现尚须完善，而其原则颇为可取。

当前对中风的辨证，一般仍多沿袭以中经络、中脏腑作为纲领，而其具体分类、证候繁简不一，或有目无纲，迳条列其证候者。周仲瑛教授认为可以采用分期、分类、分证的辨证要领，辨病期病程、辨病位浅深、辨虚实闭脱，作为指导治疗的原则。首分卒中期、恢复期（可附后遗症期），卒中期分中血脉、中腑、中脏三类，并条列其证候，恢复期则按虚实而分证。兹具体分述如下。

（一）卒中期

发病后2周以内，中脏腑可至1个月。

1. 中血脉

半身不遂，或偏身麻木，肢体力弱，口舌（眼）歪斜，舌强语謇或不语，但意识清楚，无神识昏迷。

(1) 风痰入络证：平素及发病前，常有眩晕、头痛，突然手足不遂，拘急疼痛，身重，肌肤不仁，口角流涎，或仅见口舌歪斜，舌苔薄白腻，脉弦滑或弦数。证属肝风夹痰窜于经络，或络脉空虚，风邪入中，痰阻血脉。

(2) 风阳暴亢证：突然半身不遂，肢体强痉，或手足重滞不利，口眼歪斜，舌强语謇，眩晕，头胀痛，面红目赤，烦躁不安，口苦咽干，尿黄，便干，舌质红苔黄，脉弦数。证属肝阳化风，风火上扰，走窜络脉。

2. 中腑

外有血脉之形证，"内有便溺之阻隔"。每在以中血脉为先兆的基础上，进而中腑、入脏。可见轻中度神志障碍，时明时昧，似清似糊。

(1) 腑热上冲证：神昧，身热，气粗，腹部胀满，按之皱眉有痛感，大便秘结，面赤，肢体强痉，口噤，口秽，舌僵，舌苔黄腻、质红而干，脉弦滑数。证属阳明热结，腑浊上蒸，蒙蔽清窍。

(2) 风痰火亢证：神糊，喉中痰鸣有声，口多痰涎，大便多秘，气粗，躁扰不安，面赤，肢体拘急，抽搐，偏瘫，失语，舌苔黄浊腻，舌黯，舌体偏歪，脉弦滑。证属痰火内发，火盛生风，蒙蔽神机。

(3) 瘀热阻窍证：神识昏蒙，恍惚欠清，躁扰不宁，半身不遂，口舌歪斜，舌僵语謇，身热，便秘，腹满，或见吐血、黑便，面色深紫，舌苔黄燥，舌质红绛或暗紫，脉弦数或结。证属热与血搏，血随气逆，瘀热阻滞窍络。

3. 中脏

神识昏迷，对事物失去知觉，对刺激失去反应，表现以"痰涎昏冒"为主要特点，两侧瞳孔大小不等，伴有"中血脉"形证。每为在中腑基础上的进一步演变发展。

(1) 闭证

1) 痰火瘀闭证——阳闭：卒然昏倒，躁动不安，痰涎壅盛，呼吸气粗，口噤不开，双目上视，口眼歪斜，两手握固，身热，面赤，大、小便秘，肢体强痉，舌苔黄腻、质红，脉弦滑数。证属痰火壅盛，阳亢风动，气血上逆，瘀阻窍络。

2) 痰浊瘀闭证——阴闭：神志昏沉，静而不烦，迷闷少动，喉中痰壅如鼾，牙关咬紧，口闭目开，身不热，或四肢逆冷，肢体不用，面白唇黯，舌苔白滑腻，舌质淡紫，脉沉滑或弦缓。证属痰浊上蒙，瘀阻窍络，郁蔽神机。

(2) 脱证——阴竭阳脱证：神志昏愦，口开，目合，手撒，肢体瘫软，遗尿，气促息微，大便失禁，汗多如珠，质黏如油，或清冷如冰，瞳神散大，或面颧潮红，身温，舌痿，舌干、质红绛，脉细数；或面色苍白，四肢厥冷，舌体卷缩，舌质淡紫，脉沉细欲绝，或浮大无根。证属阴气耗竭，阴伤及阳，而致阴竭阳亡。

(二) 恢复期

恢复期指发病 2 周以后，或 1 个月至半年以内。在急性阶段经救治后，虽神志、精神、食纳逐渐恢复，而仍常有后遗症状，如半身不遂、语言謇涩或不语、口舌歪斜等症。

若病程超过半年以上则属后遗症期，但两期的辨治原则基本相同。

（1）风痰瘀阻证：半身不遂，手足拘急掣痛，肢体重滞麻木，口眼㖞斜，舌强语謇或不语，口角流涎，神情呆滞，舌苔白滑、质暗紫，脉弦滑。证属风痰阻络，久病血瘀。

（2）气虚络瘀证：肢体偏枯不用，手足酸软无力，痛痒不知，或有麻木刺痛，神疲，气短，少言，语謇，面色萎黄，舌质淡紫，或有瘀斑，脉细涩或细弱。证属气虚不能运血，络痹血瘀。

（3）阴虚风动证：半身不遂，手足搐搦或瞤动，口眼㖞斜，舌㖞颤抖，舌暗不语，头晕，目眩，耳鸣，心烦躁扰，口干，舌质红少苔，脉细弦数。证属肾虚肝旺，内风暗动。

（4）肝肾亏虚证：手足瘫缓不收，酸麻不仁，腰腿软弱，足废不能行，或患肢僵硬，拘挛变形，肌肉萎缩，舌质淡红，脉细。证属肝肾精血不足，筋脉失养。

二、治疗中风十二法

对中风的治疗，虽以分期、分类、辨证为依据，但证候的交叉夹杂，病期先后的演变转化，殊难一证一治。为此，既要体现证与治的对应，条列其主要治疗大法，更应把握多种治法的复合应用，随着病期、病证的演变而转法，以期切合临床实用。

1. 祛风化痰法

主治：风痰入络证。

方药：真方白丸子（《瑞竹堂方》半夏、制白附子、制南星、天麻、川乌、全蝎、木香、枳壳）、牵正散（《杨氏家藏方》白附子、僵蚕、全蝎）加减。两方均能祛风化痰通络。但前方适用于"中经"，半身不遂，手足拘急麻木，身重酸痛，舌强语謇，口角流涎等症，有理气豁痰之功；后方适用于"中络"，口舌㖞斜，或口角抽动等症，有止痉缓急之效。

药用：天麻、豨莶草、钩藤祛风和络；制白附子、天南星、半夏祛风化痰；僵蚕、全蝎、地龙等虫类药搜风化痰通络；陈皮、枳壳理气豁痰。

加减：风痰阻于心脾之络，语言不清者，加石菖蒲、远志祛痰宣窍；痰瘀交阻，舌紫有瘀斑，脉涩者加桃仁、红花、赤芍活血化瘀；血虚络空，风邪入中者，加秦艽、羌活、防风祛风，当归、鸡血藤养血和络。

2. 息风潜阳法

主治：风阳暴亢证。

方药：镇肝熄风汤（《医学衷中参西录》龙骨、牡蛎、代赭石、龟板、生白芍、天冬、玄参、怀牛膝、川楝子、麦芽、茵陈、甘草），功能镇肝息风，育阴潜阳。用于风阳上亢，肝肾阴虚之证。

药用：龙骨、牡蛎、石决明、珍珠母镇肝潜阳；龟板、白芍、玄参、生地滋阴息风；天麻、钩藤、菊花、夏枯草平肝息风；牛膝活血化瘀、引血下行。

加减：风阳夹痰入络者加僵蚕、地龙、炙全蝎、豨莶草；痰火内盛者加天竺黄、陈胆星、竹沥、大黄、瓜蒌、知母、黄芩、栀子、牡丹皮。

3. 通腑泄热法

主治：腑热上冲证。

方药：大承气汤（《伤寒论》大黄、芒硝、枳实、厚朴），功能峻下通腑，泄热存阴，用于腑实热结，积滞内蕴，浊气上逆，便秘腹满，潮热神糊；三黄泻心汤（《金匮要略》大黄、黄连、黄芩）泻火解毒、通腑泄热，用于热盛腑实，火热上冲，身热烦躁，便秘，面红目赤，吐衄出血。

药用：生大黄、芒硝、枳实通腑导滞泄热；黄连、黄芩清热泻火。

加减：肢体强痉者加钩藤、地龙、僵蚕、生石决明；因于外风诱发，肢体酸痛，身热者，可仿三化汤意，配羌活祛风；热盛伤津者，加天花粉、知母、麦冬、玄参；神糊、烦躁者加丹参、郁金，昏糊明显另饲安宫牛黄丸，通下与开窍并进。

4. 清火化痰法

主治：风痰火亢证。

方药：黄连温胆汤（《集验》黄连、半夏、茯苓、枳实、竹茹、陈皮、甘草），功能化痰清火，用于痰火上扰，烦热不安，神识朦胧迷糊。礞石滚痰丸（《养生主论》大黄、黄芩、礞石、沉香），功能降火逐痰，用于痰火内盛，便秘，痰多，气粗，神情烦躁（竹沥达痰丸即本方加半夏、橘红、竹沥姜汁为丸，减大黄、黄芩四分之一用量，治痰盛于火者），临床两方常须合用。龙牡决明汤（《经验方》龙骨、牡蛎、石决明、钩藤、白蒺藜、菊花、枸杞子、夏枯草、黄芩、天竺黄），功能镇肝潜阳、息风清火，用于卒中眩晕，头重掣痛，手足拘急抽搐，面赤，脉弦劲等，偏于风阳亢盛者。

药用：黄连、黄芩清火；大黄、枳实、芒硝、礞石泻火逐痰；半夏、胆南星、瓜蒌、知母、天竺黄、竹沥清化痰热；郁金、石菖蒲化痰开窍。

加减：风痰入络，肢痉抽搐者加僵蚕、地龙；风阳偏亢者加石决明、牡蛎、钩藤、菊花、夏枯草；痰热伤津者加沙参、麦冬、天花粉；若痰阻气道，喉中痰声漉漉，痰涌气憋者，另饲猴枣散（《全国中药成药集》猴枣、羚羊角、天竺黄、川贝母、礞石、沉香、麝香、硼砂），每次0.3g~0.6g，以豁痰镇惊。

5. 凉血通瘀法

主治：瘀热阻窍证。

方药：犀角地黄汤 [《千金方》水牛角（代）、生地、芍药、牡丹皮]，功能清热解毒、凉血散瘀，用于热与血搏，血随气逆，络热血瘀，络破血溢等证。桃仁承气汤（《温疫论》大黄、芒硝、桃仁、牡丹皮、当归、芍药），功能清热祛瘀、通腑下结，用于瘀热蓄血、阳明热结之证。

药用：水牛角片、牡丹皮、赤芍、丹参、黑山栀凉血散瘀；大黄、芒硝、桃仁泻下瘀热；生地、石斛滋阴凉血；三七、泽兰活血化瘀；地龙息风通络；郁金、石菖蒲开窍醒神。

加减：抽搐肢痉者加生石决明、白薇、钩藤；口干舌红尿少者加玄参、知母、白茅根。

6. 辛凉开闭法（息风清火，豁痰开窍法）

主治：阳闭证。

方药：羚角钩藤汤（《通俗伤寒论》羚羊角、桑叶、川贝母、鲜生地、钩藤、菊花、白芍、茯神、竹茹、生甘草），功能凉肝息风、清热化痰，用于肝阳化风，头痛、眩晕、肢体强急，甚则神昏抽搐。当归龙荟丸（《宣明论方》当归、龙胆草、栀子、黄连、黄芩、大黄、青黛、芦荟、木香、麝香），功能清肝泻火，用于面赤烦躁，身热，腹满便秘，神昏等症。

药用：羚羊角（山羊角）、石决明、牡蛎、珍珠母息风潜阳；天麻、钩藤、白蒺藜、桑叶、菊花凉肝息风；贝母、胆南星、天竺黄、竹沥、半夏清化痰热；黄连、龙胆草、黄芩、栀子清肝泻火；郁金、远志、石菖蒲开窍醒神。

加减：身热烦躁者加石膏、知母；便秘，腹胀满，苔垢者加大黄、芒硝、枳实、瓜蒌通腑泄热；肢体不遂，口歪，抽搐者加僵蚕、地龙、全蝎祛风止痉；面红目赤，烦躁者加牡丹皮、赤芍、栀子、白薇、怀牛膝凉血消瘀；痰热伤阴，舌红而干、苔糙，唇红者加生地、天花粉、玄参、石斛。若神昏身热明显，应同时饲服安宫牛黄丸，神昏肢痉者可用紫雪丹，亦可用醒脑静或清开灵静脉滴注。

7. 辛温开闭法（豁痰息风、宣郁开窍法）

主治：阴闭证。

方药：涤痰汤（《济生方》制半夏、茯苓、陈皮、甘草、竹茹、枳实、制南星、石菖蒲、人参），功能化痰开窍，用于痰蒙神窍，神识昏沉，呆滞不清，苔白腻者。三生饮（《局方》生南星1份，生川乌、生附子均去皮半份，木香占全方五分之一，研粗末，每用9～15g，生姜15片，水煎服），功能祛风化痰，治卒中昏迷，半身不遂，口噤，痰壅，肢冷，苔白滑，脉沉者。

药用：半夏、南星、茯苓、陈皮、枳实化痰理气；石菖蒲、远志、郁金豁痰开窍；天麻、钩藤、僵蚕、白附子息风化痰。

加减：寒痰内闭者配附子、川乌；呼吸憋气者加沉香、青皮、苏子；舌黯有瘀斑，脉涩者加丹参、赤芍、川芎；寒痰伤阳，面苍肢冷，脉沉者加人参、附子。同时另饲苏合香丸，辛香理气，宣郁化浊，温通开窍。

8. 救阴回阳，益气固脱法

主治：阴竭阳脱证。

方药：生脉散（《千金方》人参、麦冬、五味子），功能益气养阴固脱，用于津气耗竭，神萎气促，面颧潮红，汗多而黏，表现以亡阴为主者。参附汤（《妇人良方》人参、附子、生姜、大枣），功能补气回阳救逆，用于阳气衰微，神昧气短，面色苍白，汗清肢冷，表现以亡阳为主者。由于本病脱证，多由阴竭而至阳亡，故两方常多合用。

药用：人参、附子补气回阳；麦冬、五味子、山萸肉滋阴敛阳。

加减：气阴两伤者加玉竹、黄精；阴不恋阳，汗多气促者加龙骨、牡蛎；神识昏昧者加郁金、石菖蒲。并可用生脉注射液或参附注射液静脉滴注。若内闭外脱，则应开闭固脱并施，因痰火内闭而致亡阴者，参照凉开法；痰浊内闭而致亡阳者，参照温开法，如用三生饮则应配与全方等量的人参。

9. 搜风化痰祛瘀法

主治：风痰瘀阻证。

方药：解语丹（《医学心悟》制白附子、全蝎、天麻、南星、羌活、远志、石菖蒲、木香、甘草。注：《管见大全良方》有僵蚕、辰砂为衣，无甘草，南星为胆星），功能祛风化痰、通窍活络，用于风痰阻于廉泉、经络，舌强不语，半身不遂，麻木。续骨丹（《本事方》天麻、白附子、川乌、羌活、木鳖子、牛膝、地龙、乳香、没药、生南星，朱砂为衣，无灰酒打面为丸），功能祛风化痰、化瘀通络，用于下肢瘫痪不遂，麻木刺痛。

药用：天麻、豨莶草、制白附子、全蝎、僵蚕、地龙祛风通络；胆星、半夏、远志、郁金、石菖蒲化痰开窍；鸡血藤、丹参、桃仁、红花、泽兰、片姜黄活血行瘀。

加减：肌肤不仁者配乌梢蛇，或白花蛇；肢体重滞者配白芥子、竹沥；痰热偏盛者配海蜇、荸荠、知母；因久病络瘀，手足刺痛，肢体不用者，配山甲、水蛭、麝香。

10. 益气化瘀法

主治：气虚络瘀证。

方药：补阳还五汤（《医林改错》黄芪、当归尾、赤芍、川芎、桃仁、红花、地龙），功能益气活血、祛瘀通络，用于气虚血滞，半身不遂，肢软不用，酸麻疼痛，言语不利。

药用：黄芪大补元气，养血活血；桃仁、红花、当归尾、川芎、赤芍、鸡血藤养血化瘀通脉；牛膝、地龙活血通络，引血下行。

加减：气虚明显加红参须；肢冷加桂枝；腰膝酸软加桑寄生、杜仲、川续断；头眩、肢麻配天麻、豨莶草。

11. 滋阴息风法

主治：阴虚风动证。

方药：大定风珠（《温病条辨》龟板、牡蛎、鳖甲、白芍、地黄、麦冬、五味子、阿胶、火麻仁、炙甘草、生鸡子黄），功能滋阴息风潜阳，用于肝肾阴虚风动，头晕肢麻，筋挛，手足搐搦瞤动，口干，舌质红绛少苔者。

药用：龟板、牡蛎、鳖甲育阴潜阳息风；白芍、麦冬、地黄、玄参、石斛滋阴柔肝。

加减：眩晕、耳鸣者加天麻、白蒺藜、钩藤；肢体瞤动者配龙齿、紫贝齿、石决明，另服羚羊角粉；痰热阴伤者加知母、天花粉、天冬、竹沥。

12. 滋养肝肾法

主治：肝肾亏虚证。

方药：滋营养液膏（《薛一瓢方》女贞子、旱莲草、桑叶、黑芝麻、黄菊花、枸杞子、当归身、白芍、熟地、黑大豆、南竹叶、茯神、玉竹、橘红、沙苑、炙甘草，天泉水熬汁，入阿胶、白蜜炼收），功能滋养肝肾，用于肝肾阴血耗伤、手足瘫缓、酸麻、眩晕、耳鸣、脉细。地黄饮子（《宣明论方》生地、石斛、麦冬、山萸肉、肉苁蓉、五味子、巴戟肉、肉桂、炮附子、茯苓、石菖蒲、远志、薄荷），功能滋填真阴、温补元阳、开窍化痰，用于下元不足，阴阳两虚，痰浊上泛，喑痱语声不出，足废不行，遗尿，足冷，面赤，舌红而润，脉弱。

药用：地黄、石斛、麦冬滋肾养阴；首乌、枸杞子、山萸肉补益精气；当归、鸡血藤、桑寄生养血和络。

加减：肾阳虚者加巴戟天、肉苁蓉温养；水冷火泛者加附子、肉桂引火归元；腰酸足软者加杜仲、川断、牛膝；遗尿者加菟丝子、益智仁；夹有痰浊者加石菖蒲、远志、茯苓化痰开窍。

三、医案举例

案1 风痰入络证

周某，女，48岁。

宿有头痛、头晕多年，检查为高血压，此次发病6日，初觉头昏，旋即右侧手足瘫痪，麻痹不用，言语欠利，口角向左侧微歪，吐黏沫痰，口干黏腻，苔白，脉小弦，血压176/90mmHg。辨证论治：肝风夹痰，中于经络，治拟祛风化痰通络。仿牵正散、真方白丸子意。

处方：制白附子6g，法半夏10g，制南星10g，茯苓10g，僵蚕10g，地龙10g，天麻10g，豨莶草15g，桑枝15g，怀牛膝10g，寄生12g，当归须10g。每日1剂。

服1周后，手足知觉与运动逐渐好转，经1个月恢复如常，血压150/90mmHg。

案2 瘀热阻窍证

顾某，男，65岁，退休干部。

反复头晕14年，左侧肢体乏力伴嗜睡9小时，于1997年11月28日14：00入院。

患者于1983年发现高血压及冠心病，一直服用中、西药物。1997年8月曾因脑梗死住院治疗，基本恢复。11月28日早晨6：00起床即感左侧肢体乏力并逐渐加重，伴有麻木，中午时发生恶心、呕吐，随即进入嗜睡状态。入院后查见血压较高，口角右歪，左侧颜面痛觉减退，左侧上下肢肌力Ⅱ～Ⅲ级，左侧病理征阳性。脑CT提示：右丘脑、基底节部出血（出血量>57ml）溃入脑室，血肿周围有低密度水肿区，中线明显移位。即予甘露醇、呋塞米、地塞米松静脉滴注脱水，卡托普利等控制血压，先锋霉素等抗感染，病情仍继续进展，渐至昏迷，继发癫痫，患侧肌力0级，并出现发热（37.5～38.5℃）。请某院脑外科会诊，认为该患者血肿主要在丘脑部，位置深，血肿量大，手术风险性极大，只宜内科姑息治疗。遂于前药中再加入胞磷胆碱等脑功能恢复剂进行综合性抢救，第12日病情仍无改善迹象，出现黑便、尿蛋白阳性、血BUN增高及血K^+增高等并发症，不得不减少甘露醇和激素的用量。应家属要求，予以中西医结合救治。

中医辨证为"瘀热阻窍证"，乃用凉血通瘀法及其制剂口服液鼻饲，2日后患者神志即有改善，由昏迷转入嗜睡，可以喂食，大便隐血转阴；中药遂改口服，至病程第 18 日，患者神志已完全清醒，住院月余，病情稳定，患肢肌力恢复到 Ⅱ 级出院。

按语 丘脑出血的病死率在 50% 左右，而该部大量出血，破入脑室的患者预后极差。本例患者入院时病情严重，短期内神经功能缺损评分即达 45 分，患者神志不清，伴有继发性癫痫、应激性上消化道出血、高渗性肾功能损害及电解质紊乱等并发症，治疗棘手。应用凉血通瘀口服液后在短期内即逆转了病情，说明凉血通瘀法除对于脑出血急性期轻、中型，以及部分重型患者有较好的治疗作用，对于极重型病例的救治也有一定的效果，值得进一步研究。

案 3　风痰瘀阻证

陈某，男，62 岁。

初诊：2005 年 2 月 23 日。

家属代诉：既往有房颤、早搏病史，2004 年 2 月第 1 次脑梗死发作，经救治后愈，无后遗症。2004 年 3 月、2005 年 1 月分别复发 1 次。

刻下：吞咽不能，构音障碍，舌僵语謇，左侧半身不遂，下肢稍能活动，呛咳，有痰不能咯吐，口角歪斜不显，血压正常，烦躁。舌质暗，苔薄，脉弦滑。

辨证属风痰瘀阻。治以祛风涤痰，化瘀通络。

处方：制白附子 10g，炙僵蚕 10g，桃仁 10g，地龙 10g，法半夏 10g，石斛 10g，制南星 12g，炙全蝎 6g，炮山甲（先煎）6g，钩藤（后下）15g，白薇 15g，豨莶草 15g，制大黄 5g，炙水蛭 3g。7 剂，每天 1 剂，水煎服。

二诊：2005 年 3 月 1 日。家属代诉：药后诸症尚平，日来汗多，咳嗽转显，餐后尤剧，烦躁易怒，流涎较前减轻，吞咽尚顺利。

效不更方，原方加知母 10g，浮小麦 30g，鲜竹沥水 1 支（兑入）。7 剂，每天 1 剂，水煎服。

三诊：2005 年 3 月 8 日。家属代诉：诸症明显好转，未诉明显不适。

再守方续服 14 剂以巩固疗效。

按语《丹溪治法心要》曰："半身不遂，大率多痰，痰壅盛者，口眼歪斜也，不能言也。"本例患者年过六旬，素来肝肾阴亏，内风暗动，夹痰上扰，瘀阻为患，故致面舌络脉不和。治以祛风涤痰，化瘀通络为主。周仲瑛教授以牵正散为主方，配以制南星、法半夏、鲜竹沥水加强涤痰之功；钩藤、豨莶草平肝息风、通利关节；痰瘀阻络，故选用桃仁、炮山甲、大黄、炙水蛭活血化瘀；知母、白薇清虚热；配地龙清热通络兼能化痰；浮小麦、石斛益气养阴兼敛汗。全方共奏祛风涤痰，化瘀通络，方证合拍，故能收效。

凉血通瘀法治疗出血、缺血两类中风的浅识

中风是以突然昏仆，半身不遂，口舌㖞斜，语言謇涩，或不语为主症。病轻者可无昏仆。本病具有起病急、变化快的特点，因其在急性期病势暴急，故亦名"卒中"。近代西医学亦仍多沿用其名。目前按其病理实质，分为缺血性卒中、出血性卒中两大类，涉及急性脑血管病的短暂性脑缺血发作，脑梗塞、脑出血、蛛网膜下腔出血等的治法亦据此而有异。如脑梗死早期应予溶解血栓、抗血细胞聚集、降低血黏度、抗凝、降低纤维蛋白原等治疗，与中医的活血通络类同，而对脑出血急性期则应忌用，并要防止出血加重。但周仲瑛教授在临床从中医角度辨证应用凉血通瘀法及其相关方药治疗出血、缺血两类中风的急性期，却均有正面的疗效，值得从医理、药理进一步探析。

（一）瘀热阻窍是中风急性期的病理基础

中风的病因病机虽然复合多端，认识各有侧重，但其基本特点有二：一是病位在脑窍；二是其病理因素属"瘀热"为患。

上溯《素问·调经论》所说："血之与气，并走于上，则为大厥，厥则暴死，气复反则生，不反则死"，《素问·生气通天论》说："阳气者，大怒则形气绝，而血菀于上，使人薄厥"，均已明确指出中风——大厥、薄厥的发病基础为血随气逆，上冲于脑。而血气之上冲于脑，实由"瘀热"所导致。

脑为髓之海，元神之府，是精髓和神明汇聚之处，生命活动的主宰，喜静谧而恶动扰，容不得内外之邪的侵犯，正如王肯堂《证治准绳》所说："盖髓海真气所聚，卒不受犯，受邪则死不可治。"而瘀热是一种特殊的复合病理因素，由瘀血和火热两者相互搏结而成，具有阴阳交错的特性。其火热动越之性，能流窜上炎，直冲犯脑，灼伤脑络；其瘀血凝着之性，能阻滞脑络，上蒙神机。瘀偏重，则络热血瘀，瘀滞脑络；热偏重，则络破血溢，脑中蓄血，表现两种不同的病理倾向，且可错杂并见。

进而言之，瘀热的形成根源于多脏，病涉心、肝、肾、胃肠，每在肝肾不足、内伤积损的基础上，复加多种诱因的触动，脏腑气机升降逆乱，气郁化火，血滞为瘀，气火上冲、血随气逆而致瘀热冲激于脑，阻滞窍络，形成卒中。故临证还当重视脏腑整体关系在发病中的重要性。

（二）瘀热阻窍，证有轻重

中风急性期瘀热阻窍的典型表现是卒然昏仆，不省人事，或躁扰不宁，或昏蒙不语，或神志恍惚；半身不遂，肢体强痉拘急，口眼㖞斜，舌强语謇，腹胀硬满，便干便秘；发热甚至高热；面色红赤或深紫；舌质红绛或紫暗，苔黄燥，脉弦滑数或结。

在临床上，患者的症状表现，因瘀热的轻、中、重不同而有很大的差异。血分瘀热不重者，症状轻而不典型，因无神志及腑实证候而类似李东垣所说的"中血脉"之证。症见面色轻度潮红，肢体偏侧麻木无力或不利，口舌㖞斜，舌质偏红，脉弦滑有力等。血分瘀热较重者，症状较显而典型，可表现为神识障碍，反应迟钝，躁扰不安，半身不

遂，舌强语謇，腹胀硬满，大便秘结，身热面赤，舌红绛或紫、苔黄燥，脉弦滑数或结等，类似李东垣所指的"中腑"（"内有便尿之阻隔"，可以伴有轻、中度神志障碍）之证。血分瘀热极盛，则窍闭之征更为显著，症见神识昏迷，失去反应，丧失知觉，变证百出，演变迅速，表现为"中脏"危候。总之，瘀热阻窍证有轻重，病从血脉内及腑、脏，证候覆盖面广，可变性大，表明瘀热阻窍是中风急性期的基本病机、病证。

（三）风、火、痰、瘀、虚皆由瘀热所衍生

历代医家对中风的发病，主风、主火、主痰、主瘀、主虚，各有见解，周仲瑛教授认为其中火热与血瘀当是重要的始动病理因素，风痰为继发病理变化，正虚为其发病基础。多因血分瘀热，搏结不解，郁火内生，内风暗动，痰浊内蕴，构成潜在的病理因素，若积渐突变，瘀热炽盛，血随气逆，上冲于脑，发为卒中时，瘀热势必进而化火、生风、酿痰（水），三者互为因果、兼夹，表现"火动风生"、"风助火势"、"痰郁化火"、"风动痰升"、"血瘀水停"等病理演变，终至风火相煽，痰瘀闭阻，交互为病，进一步加重瘀热阻窍的病势。表明瘀热为病变之本，风、火、痰（水）为发病之标。同时在肝肾精气本虚的基础上，因瘀热炽盛，又复燔灼阴津，耗伤正气，因实致虚而导致阴竭阳亡，产生厥脱之变。可见，不论风、火、痰、虚，皆因瘀热而起。瘀热阻窍是中风的中心病理环节，且常与相关多个病机、证候复合兼夹并见，而其他病理因素又皆处于从属地位。据此，可平外风、内风之争，统风、火、痰、瘀、虚诸说于一炉。

（四）凉血通瘀法可通用于出血、缺血两类中风的"瘀热阻窍"证

从中风的病理实质而言，虽然包括出血性脑血管病和缺血性脑血管病两大类，但又多以"瘀热阻窍"为其主要的病理环节。分别言之，出血性中风是由瘀热上冲，损伤脑络，络破血溢，瘀于脑中，闭阻清窍，瘀热不仅在血脉之中，还阻滞脑腑之内；缺血性中风则为瘀热上冲，壅滞血脉，津凝痰聚，蒙蔽清窍，病在脑络。但缺血性中风，瘀热壅滞脉络，血涩不行，亦可动血出血（梗死后出血）；出血性中风，脑中"蓄血"，瘀血不去，郁热不清，血脉涩滞，亦可引起缺血之变。因此出血、缺血互为因果及共存的混合型中风，临床亦并非罕见。

从以上启示表明，无论出血、缺血，凡属符合"瘀热阻窍"证候者，均可根据这一病机特点，采用凉血通瘀治法，分解瘀热相搏之势。因凉血可清血中之热，血凉热清则不致煎熬成瘀，不致逼血妄行，可以防止瘀热动血而再出血。通瘀，一可通窍络以化脑中"蓄血"而醒神；二可通血脉，瘀散脉通，可防瘀郁生热，血与热结；三可通下瘀热，釜底抽薪，以顺降气血；四可防血瘀络损，离经外溢。总之，凉血与通瘀的联用，凉血止血而不留瘀，通瘀散血而不破血、动血，有别于当前倡用的活血化瘀、破血逐瘀单一治法，且有利于明确在时间、用量、用法上的具体界定。

（五）凉血通瘀方药的组合应用

基于上述理论及凉血通瘀治法，周仲瑛教授临证对热重于瘀者，主用犀角地黄汤；热瘀相等者用《温疫论》桃仁承气汤；瘀重于热者，用抵当汤。急性期凉血重于通瘀，恢复期通瘀重于凉血，并以犀角地黄汤为基础，加大黄、栀子、三七、地龙、冰片等，

分别研制成凉血通瘀注射液及口服液，注射液为犀角地黄汤去赤芍，加大黄、栀子、三七、地龙等七味。大黄苦寒清热泻火，凉血化瘀，通腑泄热，水牛角功类犀角，具咸寒之性，长于清热解毒，凉血止血，两药相合互补为君，更能增强凉血化瘀之力；生地为臣，甘寒滋阴，清热凉血，活血消瘀，以治瘀热炽盛之伤阴耗血；佐入栀子苦寒清热泻火，凉血止血，以解血分郁热，丹皮寒凉辛散，既能凉血，又能行瘀，凉血而不凝瘀，活血而不动血，最适用于血热血瘀之证，三七甘苦而温，为化瘀止血之要药，止血而不留瘀，诸药合用，尤能增效；取地龙为使，咸寒泄降，息风止痉，清热通络。全方配伍，具有凉血散瘀、通腑泄热之功。

凉血通瘀口服液：在上方的基础上再佐以赤芍，苦寒入血，和营泄热，凉血热，散瘀血，通经脉；并入冰片为使，芳香走窜，开窍醒神，引药上行。

上方用治出血性中风急性期"瘀热阻窍"证，经临床证实其有效性后，又进一步按照同证同治的思路，试用于缺血性中风急性期，结果提示，可显著改善脑梗死患者神经功能缺损评分和中医证候评分，从而为凉血通瘀法治疗出血、缺血两类中风提供了切入点。若能进一步深入探索，极有可能揭示中医的双向调节理论和中药凉血止血及化瘀活血的双重作用。如能据此再从病理基础、瘀热偏重、病理实质、病势轻重等方面区别处理，针对病机证候的兼夹复合施治，同中求异，将会对疗效的提高更有裨益。

（六）医案举例

案1　出血性中风（瘀热阻窍证）

宋某某，女，65岁，教师。

初诊：1994年6月2日。患高血压25年，今日上午用力后突感剧烈头痛，恶心呕吐，肢麻，随后跌倒。2小时后送医院救治。体检：体温36.8℃，呼吸20次/分，心率82次/分，血压180/80mmHg，神志朦胧，面色潮红，两侧瞳孔等大，对光反应存在，心肺（−），腹软，无压痛，肝脾肋下未及，右侧肢体瘫痪，痛觉存在，舌质暗红，有瘀点，苔薄黄燥，脉弦滑数。CT：脑出血，出血量3ml。诊断：出血性中风。

辨治经过：患者有高血压病史，根据发病时的情况及临床特点等，证属瘀热阻窍。治予凉血通瘀，开窍醒脑。按临床研究方案，在西医综合治疗的同时，并用凉血通瘀口服液（大黄、水牛角、黑山栀、赤芍、生地、冰片等组成），每次30ml，1日2次，连用3日，神志转清，面色潮红，语言清楚，疲劳乏力，右侧肢体瘫痪，手指、足趾能动，但不能行走，纳谷不香，能进少量流质食物，昨日大便2次，脉弦滑，舌质暗红有瘀点、瘀斑，苔薄黄少津，治守原意，继用凉血通瘀口服液，1次30ml，1日2次，前后共治疗14日，复查CT：血肿已吸收。右侧肢体瘫痪改善，能在床上活动，但不能行走。胃纳明显好转，能进食半流质，大便日行1~2次，再服凉血通瘀口服液，14日，1次30ml，1日2次。血压130/76mmHg，面尚潮红，语言清楚，能进食软饭，大便日行1~2次，右侧肢体瘫痪明显改善，上肢已能活动，下肢稍能动弹，但均无力，不能行走。于1994年6月30日出院，继服中药汤剂调治。

按语　本案有高血压病史数十年，根据发病特点及临床表现，属于出血性中风瘀热阻窍证。针对瘀热阻窍，络损血溢的基本病机，故采用具有凉血化瘀、通腑泄热功效的凉血通瘀口服液。方中大黄苦寒清热泻火，凉血化瘀，通腑泄热，水牛角清热泻火，凉血止血，两药相合互补，更能加强凉血化瘀作用；生地甘寒滋阴生津，清热凉血，以治瘀热相搏所致之伤阴耗血；佐栀子、赤芍，栀子苦寒，清热泻火，凉血止血，赤芍苦寒，凉血活血，和营泄热；冰片为使，芳香走窜，开窍醒神，引药上行。诸药配伍具有凉血化瘀、通腑泄热之功。融凉血、散瘀、清热、通腑、通络、开窍诸法于一炉，故患者服后迅速起效。

案 2　缺血性中风（瘀热阻窍证）

钱某，男，69 岁

初诊：2003 年 12 月 9 日。患者于入院前 4 小时摔倒在办公室，当时呼之不应，尿失禁，呕吐咖啡样胃内容物，搬动时见其左侧肢体稍有活动，右侧肢体无活动，急行头颅 CT 检查示：左侧大脑中动脉高密度影。头部磁共振成像加磁共振脑血管造影（MRI + MRA）示：左侧颈内动脉至大脑中动脉闭塞。查体：右上肢和右下肢肌力均为 0 级，右下肢巴宾斯基征阳性。心电图示：心肌缺血，心房颤动。面红，口唇紫暗，脉细滑数。证属瘀热阻窍，蒙蔽神机。

处方：水牛角片（先煎）20g，生地黄20g，赤芍15g，牡丹皮15g，黑山栀15g，石菖蒲15g，地龙15g，胆南星15g，炙僵蚕10g，白薇15g，泽兰12g，泽泻12g，三七粉（分冲服）3g。3 剂，每日 1 剂，水煎，取药液 200ml，分 2 次，鼻饲。另：竹沥水，每日 20ml，每日 1 次；安宫牛黄丸每次 1 粒，每日 2 次，均鼻饲。

二诊：2003 年 12 月 12 日。患者意识较前好转，偶见睁、闭眼动作，咳嗽反射明显，左侧肢体有自发动作，痰多色黄难咳，二便尚调，舌紫暗，苔薄黄滑腻，左脉细数，右脉滑数。体温 37～38℃。再拟凉血清热，化痰祛瘀开窍法。

处方：上方加天竺黄10g，郁金10g，法半夏10g，知母10g，远志5g，10 剂。另予猴枣散每次0.36g，每日 2 次；安宫牛黄丸每次 1 粒，每日 2 次，鼻饲。

三诊：2003 年 12 月 24 日。因上呼吸道堵塞，经纤维支气管镜检查为喉头水肿、声带麻痹，于 12 月 18 日行气管切开术。现意识稍有清醒，病情平稳，清醒时间进一步延长，看电视有欣快情绪反应，与人交流可示微笑、点头，可经口进食，二便亦调，舌偏紫，苔腻微黄，脉细数。病情进入恢复期，治以凉血祛瘀，化痰通络。

处方：熟大黄5g，炙水蛭3g，炮山甲（先煎）6g，桃仁10g，丹参15g，泽兰15g，郁金10g，天麻10g，石菖蒲10g，炙远志10g，胆南星10g，地龙15g，炙僵蚕10g，炙全蝎5g，白薇10g，豨莶草15g。每日 1 剂，水煎服。另：竹沥水20ml 兑入。

嘱患者加强体能锻炼，配合康复治疗。

四诊：2004 年 2 月 9 日。病情继续好转，可自行起床、穿鞋、行走，神志转清，饮食馨，睡眠佳，二便调，唯语言謇涩，口角歪斜，舌质暗，边尖有瘀斑，苔薄黄微腻，脉弦滑略数，再拟上法出入。

处方：上方加羌活6g，石斛10g，片姜黄10g，制白附子10g，天仙藤15g。

五诊：2004 年 4 月 28 日。患者智能恢复良好，可书写较长句子，阅读简单书籍，讲简单词句，但吐字尚不清晰，口角歪斜已不明显，口微干，右侧肢体肌力恢复至 Ⅱ～Ⅲ 级，饮食及二便正常，舌暗红，苔微腻稍黄，脉滑数，再从痰热瘀阻论治。

处方：上方去制白附子，加天竺黄10g，每日1剂，水煎服。另：每次竹沥水20ml兑入。

按语 风、火、痰、瘀、虚是中风病的基本病理因素，而在中风重证窍闭神昏之急性期，这些因素皆属于从属地位，其根本原因在于瘀热阻窍，进而化火、生风、生痰，演变为火动风生、风动痰升等病变，终致风火相煽，痰瘀闭阻，进一步加重瘀热的病势。可见"瘀热"是中风危重期的中心病理环节。故据此采用凉血化瘀通窍法，方选凉血化瘀的犀角地黄汤，配合化痰开窍药。药服3剂即见窍开神清之佳兆。病至恢复阶段，火热之势已减，而以风痰瘀阻为主，故转用桃仁承气汤、白薇煎加减治疗。用大黄清热通腑，凉血化瘀，上病下取，釜底抽薪以顺降气血；以桃仁、泽兰、炙水蛭、炮山甲、丹参、郁金活血破瘀通络；石菖蒲、胆南星、地龙、天竺黄、白附子、炙僵蚕、天麻祛风化痰通络；天仙藤、豨莶草、羌活调和气血，疏通经络。白薇、泽兰、炮山甲方源自白薇煎，是治疗中风后遗症络热血瘀的有效验方。

案3 混合型中风（风痰瘀热证）

胡某，男，66岁。

初诊：1999年10月22日。高血压多年，1989年4月6日中风，1995年3月曾突发癫痫，1996年4月又发1次。现头颅CT查见左侧多发性脑梗死、右侧出血。症见行路站立不稳，难以自主，右手活动欠灵，有时足肿，大便干结，近来血压较稳定，苔黄薄腻，舌质暗，脉细滑。病属类中，风痰瘀阻，肠腑燥热。

方药：熟大黄5g，生大黄（后下）5g，桃仁10g，水蛭3g，地龙10g，鬼箭羽12g，制南星10g，炙僵蚕10g，豨莶草15g，川石斛12g，大生地15g，怀牛膝10g，桑寄生15g，川续断15g。

二诊：服14剂复诊，大便通畅，但小便有时失控。

处方：上方加煨益智仁10g，路路通10g。

三诊：诉大便3~4日1行，且小便不畅，右手时有抖动。

处方：原方改生大黄至10g，加炒枳实10g。

四诊：调理3个月后，大便隔日1次，但苔黄厚腻，质暗红，脉细滑。

处方：生大黄（后下）12g，桃仁12g，炙水蛭5g，广地龙10g，炙僵蚕10g，制南星10g，鬼箭羽15g，石斛15g，豨莶草15g，泽兰泻各15g，怀牛膝12g，赤芍12g，红花6g。

加减进退近1年，病情平稳。

五诊：2001年2月。头颅CT复查：梗死灶明显缩小，未见出血灶。右下肢仍乏力，但不麻，头不昏，大便又秘，苔黄腻、质暗红，脉小弦滑。证属风痰瘀阻，肠腑燥热。

处方：生大黄（后下）15g，芒硝（分冲）6g，桃仁10g，水蛭5g，广地龙10g，豨莶草15g，红花10g，石斛12g，怀牛膝12g，炙僵蚕10g，陈胆星10g，天麻10g。

六诊：服4剂后，大便通畅，一般情况良好，查血脂偏高。

处方：上方又加生山楂肉15g，泽兰泻各15g，决明子15g，白薇15g，炮山甲（先煎）6g。

加减服用半年余后，肢体活动明显改善，诸症均见好转，间断服药，调理善后。

按语 纵观本例诊疗经过，瘀、热、风、痰明显，尤其肠腑燥热较为突出，故用药从生、熟大黄到生大黄，用量从5g，一直到15g，下其瘀热，才使热清瘀消，病情稳定。方中配芒硝、桃仁寓桃仁承气汤之意，合水蛭、红花、鬼箭羽加大活血力度，又用白薇、泽兰、炮山甲进一步活血通络、清热凉血。由于络热血瘀，易致血脉不畅，故用天仙藤、鸡血藤；因形体稍胖，常见黄腻苔，故用炙僵蚕、南星、白附子化痰祛风。疗效堪称满意。

脾 胃 篇

试论温清通补治胃痞

胃痞以胃脘部位自觉满闷阻塞为主症。"痞"意有二：一指病理上的胃气不通，一指满闷阻塞的症状。纵观当今中医内科教材，多详于胃痛而略于谈痞，或痛、痞混论。然证之临床，现今所称之急、慢性胃炎，消化性溃疡，胃下垂，十二指肠球炎，胃神经官能症等消化系统多种疾病，既可表现以胃痛为主症，亦有痛、痞并见，或痞而不痛者，以痛概痞难免失之浮泛。痛为气滞不通，证多属实；痞为气机窒塞，病多虚实夹杂。明确两者的联系与区别，有助于深化认识，提高辨治水平。

胃痞的发病机制多因外邪入里、饮食不当、情志内伤、劳倦过度，而致寒、热、食、湿、痰、瘀内蕴，脾之升运不健，胃之纳降失司，清浊升降失常，胃气郁滞，窒塞不通而为痞。病机、病证虽有虚实之分，气滞、热郁、湿阻、寒凝、中虚多端，或夹痰、夹食，但其基本病机总属胃气壅滞为病。

辨证虽有常规可循，但又每多虚实相兼，寒热错杂。既可因虚致实；亦可因实致虚；或见寒郁化热、热久转寒；甚至寒热虚实杂呈，多证并见，表现为"气滞湿阻"、"湿阻热郁"、"寒热夹杂"、"气滞火郁"、"热郁阴伤"、"中虚气滞"等候。

治疗总以理气通降为原则。虚者重在补胃气，或兼滋胃阴，补之使通；实者则应辨证采用温中、清热、祛湿、化痰、消食等法，泻之使通。临证则当针对虚实夹杂、寒热互结的情况，通补兼施、温清并用，或温清、通补合法。根据虚实、寒热的主次及其变化，随机调配药味和用量以提高疗效。

（一）寒热并用，温清互济

脾寒胃热，心下痞胀有阻塞感，纳呆，脘中灼热，局部畏冷喜温，口干，饮热为舒，或呕吐黄浊苦水，肠鸣，便溏，舌苔白罩黄，舌质淡、边尖露红，脉弦。治以清热散寒，和胃消痞，温脾阳而泻胃热，寒热并用。方选半夏泻心汤，药用黄连、黄芩、半夏、干姜、砂仁、枳壳、陈皮。寒甚者加肉桂、附片，去半夏；热重者加栀子、蒲公英，并适当调配姜、连的用量比例；肠鸣、便溏者加生姜；气虚神疲者加党参。

若湿阻热郁，脘宇满闷，口苦口黏，恶心，大便溏或秘，舌边尖红、苔黄腻，脉濡数，当清热化湿，开结除痞，苦温化湿以理气，苦寒清中以泄热，方选连朴饮，药用黄连、黄芩、厚朴、苍术、白蔻仁、半夏、橘皮、竹茹等。湿浊重，口舌黏腻者加晚蚕沙、草果；热重心烦，舌红、苔黄者加栀子。

若肝胃不和，气滞火郁，痞胀连及两胁，嗳气不畅，干呕，胃中灼热，嘈杂，吐酸，口干，口苦，舌苔薄黄、质红，脉弦或弦数。治当清中泄热，理气开痞，辛通以散郁，苦降以泄热。方选清中蠲痛饮、左金丸，药用黄连、栀子、苏梗、香附、佛手片、吴茱萸、川楝子、白芍、厚朴花、绿梅花等。吐酸者加煅瓦楞子、乌贼骨；如痞痛拒按，心中烦热者，用栀子合干姜清泄郁火，佐以辛散。

（二）虚实合治，通补兼施

脾虚胃弱，运纳不健，中虚气滞，脘闷如堵，空腹较著，少食小安，多食胀室，恶进生冷，神疲倦怠，便溏，舌质淡或胖，苔薄白，脉细弱，治当运脾健胃，理气和中，补中寓通，以冀补而不滞，通而不破，方用异功散，药予党参、白术、茯苓、炙甘草、陈皮、山药、玫瑰花。气不化湿，口黏、苔腻、脉濡者加苍术、厚朴；气虚及阳，胃冷喜暖，遇冷加重，口渗清水，舌质淡嫩、边有齿印，脉沉迟者加干姜、附片、花椒壳。

若气滞化火，或热郁阴伤，胃阴不能濡润，胃气失于通降，脘痞似饥而不欲食，脘中灼热，口干舌燥，舌质红，苔少，脉细数，当甘寒濡润，复以酸味，酸甘化阴，养中寓通，滋而不壅，方如一贯煎、连梅汤，药选北沙参、麦冬、石斛、生地、白芍、乌梅，参入玫瑰花、佛手花、川楝子、麦芽等理气而不辛燥之品，或少佐黄连清郁热。如津因气而虚者，可配太子参、白术、山药、炙甘草。

（三）兼证并治，复合配药

临证若见寒热互结，虚实夹杂，多证并呈，则当温清通补复合治疗，如有夹食、夹湿、夹痰、夹饮、夹郁、夹瘀等兼证者，又当兼治并顾，随证配药。

脾胃运纳不健，食反为滞，嗳腐吞酸，舌苔垢腻，大便不畅者，酌加六曲、焦山楂、莱菔子、槟榔、焦麦芽；若食积为湿，脘胀如阻，口中黏腻，舌苔白腻，舌质映紫者，酌加草豆蔻、白蔻仁、藿香、佩兰；湿积生痰，呕恶痰涎，咽中如物梗阻者，酌加半夏、苏梗、厚朴、茯苓；夹饮，胃有坠感，食后加重，胃中有振水音，苔白质淡者，酌加桂枝、白术、枳实、川椒壳；肝郁胸闷，脘胀连胁，嗳气不畅，舌苔薄白者，酌加柴胡、佛手、香橼、厚朴花；若久病由气及血，舌紫，脉涩，用气药而少效者，可酌加莪术、郁金、丹参、当归。

（四）医案举例

案1 脾寒胃热证

马某，男，47岁。

初诊：胃病史5年余，经胃镜检查确诊为"胃窦部浅表性胃炎"。近来当脘痞闷、满胀、隐痛，食后明显，纳谷减少，脘部怕冷，嗳气，泛酸不多，大便欠实，舌质红，苔黄薄腻，脉细弦。证属脾寒胃热，湿阻气滞。法拟苦辛通降，清热化湿，理气和胃。方选半夏泻心汤加减。

处方：潞党参10g，黄连3g，炒黄芩6g，制半夏10g，淡干姜3g，炒枳壳10g，厚朴5g，橘皮、竹茹各6g，苏梗10g。

二诊：服7剂痞胀减半，隐痛消除，嗳气少作；但口干、口黏，大便转实而排解欠爽。证兼热郁津伤,腑气不畅。

处方:原方去党参,加太子参10g,芦根15g,全瓜蒌10g,7剂。

三诊:药后痞胀消失,食纳改善,大便通调,唯诉口干,舌见花剥、淡黄腻苔,脉细弦。

处方:原方去干姜,加川石斛10g,继服7剂巩固。

随访3个月,恙平未发。

案2 肝胃不和证

李某,男,38岁。

初诊:2个月前觉心下痞满,胃中有灼热感,嗳气频而不畅,嘈杂持续不解,口苦,舌质红,苔黄微腻,脉弦滑。胃镜提示为慢性浅表性胃炎、活动期。辨证为气郁化火,胃失通降。从清中泄热,行气散郁法治疗。用清中蠲痛饮损益。

处方:黄连3g,黑山栀、蒲公英、香附、川楝子、苏梗、法半夏各10g,橘皮6g。

二诊:7剂药后,痞、热感大减,唯仍嘈杂、口苦。药症合拍。

处方:前方去香附,加吴茱萸1g,玫瑰花5g。

再服7剂,诸症消失。

案3 湿热中阻证

周某,男,52岁。

初诊:1年来经常脘宇痞闷阻塞不舒,食少,食纳不馨,口干苦而黏,间或恶心,大便日行、质烂,面色欠华,苔黄浊腻,舌边尖质红,脉濡滑。曾服中西药乏效。胃镜诊为浅表性糜烂性胃炎。证属久病胃虚,湿热中阻,气机失调。治以清化湿热,开结除痞。方选连朴饮化裁。

处方:黄连3g,黄芩6g,厚朴5g,草豆蔻(后下)3g,炒枳壳10g,砂仁(后下)3g,橘皮、竹茹各6g,芦根15g,炒谷芽10g。

二诊:7剂药后,痞闷明显消退,恶心能平,口苦黏亦已,黄浊腻苔已化,唯口干、纳少。

处方:原方加六曲10g,再进7剂。

思食量增,口干不甚,大便复常,苔中后部薄黄微腻,仅饱餐后脘闷,续予7剂巩固疗效。

案4 阴虚夹瘀证

张某,女,61岁。

初诊:胃痞10年,加重半年。既往间断服用中西药(药名不详)可暂缓,近半年痞塞加重,并有隐痛,服药少效。且有口腔溃疡病史多年,平素性情急躁。曾多次胃镜检查确诊为慢性萎缩性胃炎伴肠上皮化生。症见当脘痞塞,甚则疼痛,饮食不当则症情加重,嗳气,纳少,口干,唇红,口腔有灼热感,大便或溏或干,排不能畅,苔淡黄薄腻,舌质红,脉细弦兼数。脘部触诊明显不适,深压有隐痛。证属胃弱气滞,津气两伤,肝气乘侮,胃络失和。治予滋胃柔肝,佐以理气和络。拟一贯煎出入。

处方：太子参、麦冬、石斛、白芍、怀山药、北沙参、枸杞子各10g，乌梅肉5g，佛手花3g，川楝子10g，玫瑰花5g，丹参10g，炒谷芽12g。

二诊：药服7剂，痞塞稍减，隐痛止，余症减不足言。

处方：原方去枸杞子、川楝子，加黄连3g以清中泻火。

续服21剂，胃中灼热感明显减轻，诸症渐次缓解，口腔溃疡亦愈，纳馨，便爽。3个月后随访，症平未作。

案5 气（阳）虚夹饮证

于某，女，51岁。

初诊：胃痞恙延10载有余，上消化道钡透提示中、重度胃下垂。患者面色萎黄，形体瘦弱，胃脘痞满，食后为甚，有下坠感，触诊胃脘如囊裹水，有振水音，按压不适，无包块，纳少，大便干结，1～2日1行，舌苔薄白，舌质淡，脉细。此乃脾胃虚弱，寒饮内停，胃气郁滞，和降失司。治以温运中焦，理气化饮。仿理中汤、苓桂术甘汤与良附丸等合方。

处方：党参、焦白术、炒枳壳、茯苓各10g，炙甘草、淡干姜、花椒壳、砂仁（后下）各3g，制香附10g，高良姜、川桂枝各6g。

并嘱患者少食多餐，饭后平卧片刻，勿劳累。

二诊：药进7剂，痞症改善，振水音减少，大便通调，然食后坠感未变，触诊胃脘轻度不适，脉、舌如前。方药中的，再予7剂。

三诊：诉痞满、振水音进一步减轻，食后下坠感亦有转机，胃部触诊无不适。温中化饮应手，原剂伍生黄芪12g补气建中，调治巩固。

按语 胃痞一病，为临床多发病，总因胃气壅滞，窒塞不通而为痞。证机较为复杂，临证当详辨寒热虚实，实有气滞、热郁、湿阻、寒凝，或夹痰（饮）、夹食；虚有气虚、阴虚、阳虚。而临床每以寒热夹杂，虚实相兼为多见。对此，审辨各种病理因素的主次轻重，复合立法，合理配伍则显得尤为重要，温清合法，如何搭配；通补兼施，孰重孰轻。取效之关键皆于此。上举5案，前3案邪实为主，但病理因素有别，案1脾寒胃热，湿阻气滞，治以苦辛合法，理气和胃，半夏泻心汤主之；案2气郁化火，胃气郁滞，治疗重在清泄郁火，和胃降逆，清中蠲痛饮增损；案3湿热中阻，胃气壅滞，治以清化湿热，开结除痞，连朴饮化裁。后2案虚中夹实，案4胃弱气滞，津气两伤，肝气乘侮，胃络失和，治予滋胃柔肝，佐以理气和络，一贯煎出入；案5气（阳）虚夹饮，乃脾胃虚弱，寒饮内停，胃气郁滞，和降失司所致，治以温运中焦，理气化饮，理中汤、苓桂术甘汤、良附丸合方。以上5案证治有别，均达和胃除痞之功。此外，本病常多迁延，时轻时重，时发时休，与情志、饮食、气候等密切相关，应嘱患者合理治疗，注意调养，以求巩固。

苦降辛通法的临床应用

苦降辛通法，一名辛开苦降（泄）法，或苦辛通降法，是将苦寒与辛温两种不同性味与功用的药物，相互配伍合用的一种治法。从八法来说，是温清的合法；从药物性味来说，是寒热药的配伍及苦与辛味药的组合；从方剂来说，主要来源于泻心汤类方。按照"异类相使"的配伍原则，以求达到通降（开泄）的目的。

根据实践体会，苦降辛通法的应用范围甚广，既可用于治疗温病的湿热证，而对杂病中胃痛、痞满、呕吐等病证的适用机会尤多。从病名联系，涉及消化性溃疡、急慢性胃炎、胃神经官能症、急性胃肠炎、胆囊炎及胆石症、胆道蛔虫病或并发感染、胰腺炎、肠伤寒等多种疾病。概言之，主要是消化系统疾病的一个重要治法。同时，若其他系统病变影响到消化系统，而致胃气通降失常者，亦可遵循辨证论治的原则，采用苦辛合法。

（一）药义分析

苦寒与辛温药合用，其药理功能主要在于通降胃气，具体点说，有如下几点。

1. 调整气机升降

苦寒药性主泄降，寒能清泄胃热、郁火，苦味又能泻痞和健胃；辛温药性主宣通，辛能理气开痞健胃，温能宣阳散寒。苦辛合用，可以清热和胃，顺气降逆，使中焦痞结得开，痛呕能平，气机升降得和。

2. 互相制约偏胜

苦寒太过，寒凉冰伏之性，每易戕伤脾胃阳气，少佐辛温之品，可制其偏弊；从另一方面来说，苦寒药又能制约辛温燥烈之性，必要时适当合伍，可免助热生火。

3. 作为反佐从治

在用大剂热药或寒药治疗寒证或热证而发生格拒的情况，而患者不能受纳药物时，如能根据"从治"之意反佐少许相反性能的寒药或热药作为引导，则可解决这一矛盾。例如，火热上冲的呕吐，纯投苦寒而吐逆不下者，反佐辛通，每能取效。从药物炮制来看，姜汁炒黄连或栀子即有寓辛于苦之意。

常用的苦寒药有黄连、黄芩、栀子及大黄等，这几味药虽然都有清热泄痞的作用，但区别对比而言，黄连、黄芩性燥，栀子、大黄性润；黄芩、黄连清热燥湿，苦而性滞，寒而气燥，守而不走；栀子清胃降火，散郁除烦，导热下行；大黄清热泻火，下滞破结，走而不守。因此，湿火口苦黏，苔黄腻宜用黄芩、黄连；郁火口干渴，苔薄黄，舌质红宜用栀子；有形热结，脘痞腹痛拒按，苔厚当取大黄。一般来说，邪热郁胃所致的痞痛，多属无形热结，应用大黄的机会很少，但热结程度较甚，或兼夹有形之邪时，则又需要配合大黄以加强泄热散结开痞的作用。

常用的辛温药有干姜、附子、桂枝、半夏、厚朴、紫苏梗、吴茱萸等，这些药虽然都有理气开痞的作用，但在与苦寒药配合时，当按其特长分别选择，如干姜、附子、桂枝温中散寒，以寒热错杂者为宜；半夏化痰和胃，以痰热互结者最合；厚朴燥湿宽中，可治湿热中阻；苏梗理气解郁，适用于胃热气滞；吴茱萸温中利气，入肝解郁，可治肝胃郁火上逆。

以上列举之两类药，可按其特性分别选用，或同时采用两三种协同增效。

（二）辨证要点

凡病位在中焦心下至脐上脘部，病变脏器重点在胃，而与肝胆及肠密切相关，发病机制为邪阻中焦，胃气郁滞，通降失常，病理因素以热郁为主，并兼与其他病邪互见，而见寒热错杂、痰热互结、湿热中阻、胃热火郁等各种证候者，俱为苦辛法的适应指征。

临床表现以痞满、脘痛、呕吐等证候为主要特征，或伴泻痢，口中干苦、黏腻，舌苔黄浊腻或罩灰，或底白罩黄，质红，脉弦或兼滑、兼数。

1. 痞满

痞满指心下胀闷如塞，气闭不舒，按之濡，或硬满似有抵抗感，是为邪热与寒、痰、湿等互结，中焦痞塞，上下升降失调。

2. 脘痛

胃部疼痛，连及胁肋，痛势急迫，拒按，或心中疼热、烦满，是为寒郁热伏，或胃热火郁，胃气失于和降，不通则痛。

3. 呕吐

多见呕吐酸苦；甚至食入即出，常有嗳气，或见干呕有声，或见恶心泛吐痰涎，每兼吞酸、嘈杂，是寒格于中，拒热于上，火逆上冲；或肝胆郁火上逆，胃气不降；或痰湿与郁热互结，胃气上逆所致。

必须指出，如无热郁的病理表现，仅单纯由于寒、痰、湿浊、食、虚等所导致的痞、痛、呕，一般均非苦辛通降法的适应证，但在必要时，也可根据互相制约或从治之意，温清合用，寒热并投。

（三）临证应用

首先应当注意掌握苦寒药与辛温药配合的比例，一般来说，多以苦寒为主，辛温为辅，但在临证时还应根据具体症状表现，辨别寒与热的轻重相应论治。如寒热相等者宜苦辛平衡；热重于寒者当以苦降（泄）为主，少佐辛通；寒重于热者当以辛通为主，佐以苦降（泄）。从药味和药用剂量两方面加以调配，如左金丸和反左金丸，就是很好的例证。其次则当针对病理的错综兼夹分别选药，既要明确邪热郁结中焦是其基本变化，同时还当注意兼邪的不同，区别寒、痰、湿或气火内郁等各种情况，在苦寒清热的基础上，分别伍以温中散寒、燥湿、化痰或升散郁火之品，兹分别列述其证治如下。

1. 寒热错杂证

脘部疼痛痞胀，或有恶心呕吐，或肠鸣下利，口渴而冷饮不舒，苔白罩黄，或边尖露红，脉细弦。治当清胃泄热与温中散寒并施。仿连附六一汤、栀子附子汤等方意。用黄连清胃泄热，配干姜温中散寒，以治寒热交错，肠胃不和之痞满、呕恶、下利；或配附子温中助阳，以治上热下寒，脾阳不振之胃痛、脘痞。亦可配桂枝温散解表，以治胃肠失调或表寒里热之腹痛、呕吐、泄泻、胸脘烦闷、恶寒、发热、少汗等。若胃中沉寒与郁热相杂，胸痹切痛，可用栀子配附子清郁热而祛阴寒之邪。

由于寒热错杂之证，热象每易掩盖寒的一面，临证时应当仔细辨别，以免独用苦寒而致伤阳。

2. 痰热互结证

呕吐痰涎，时时泛恶，脘部痞胀或痛，口中腻浊，舌苔黄浊黏腻，脉弦滑。治当清热与化痰并施。仿小陷胸汤（黄连、半夏、瓜蒌）、清中汤（即栀连二陈汤加草豆蔻）等方意，用黄连、半夏辛苦相合，清热化痰开结，如痰热夹食，脘部饱闷满痛，按之硬，嗳腐，大便不畅，可参枳实、莱菔子等消食化痰导滞。

3. 湿热中阻证

脘部痞满闷胀，或脘腹疼痛，胸闷，恶心，或见身热，大便或溏或秘，尿黄而短，口苦而黏，渴不多饮，舌苔黄腻，脉濡而数。治当清热与燥湿并施，可仿连朴饮（黄连、栀子、厚朴、半夏、豆豉、石菖蒲、芦根）方意。用黄连、黄芩清胃热，厚朴、苍术燥脾湿。夹有积滞，腑实热结，或便下不爽者，参以大黄、枳实；如属感受湿热时邪为病，兼有身热不扬，有汗不解，心烦者，可配豆豉、栀子，微苦微寒，一开一泄，以清解郁热。

临证时应注意湿与热的比例和消长情况用药，防止偏用辛温燥湿药助长热邪，或过于苦寒而致湿遏不化。

4. 胃热火郁证

脘胁疼痛，心下痞胀，嗳气，干呕恶心，吐酸，嘈杂，心烦，口干苦，舌苔薄黄，质红，脉弦。治应在清泄胃热的基础上，配合辛味药升散郁火。方如栀子干姜汤、左金丸、连苏饮、清中蠲痛饮（即越鞠丸加黄连、生姜）等。如郁火胃痛，痛而拒按，心中烦满而热者，当用栀子合干姜清泄郁火，佐以发散；肝经气火犯胃，脘部痞痛，胁痛，吐酸嘈杂者，当用黄连合吴茱萸泄肝和胃，清中理气，解肝郁，泻痞结；气滞热郁，胃失和降，痞胀，嗳气，恶心干呕者，用黄连合苏梗清热降逆，理气和胃。

肝胃气火郁结的疼痛、呕吐，在用苦辛法时，必要者还可佐入酸味药，与苦味药相合以加强泄热的作用，称为苦辛酸法，如黄连、吴茱萸、乌梅、白芍合用，即属此意，代表方有乌梅丸。临床观察，对肝胆病的脘胁疼痛，如胆囊炎、胆道蛔虫病等确有一定的疗效。若胆木克胃，腑气失于通降者，还可佐以利胆通腑之品。

由于胃热火郁证的病理是"气郁化火"，因此在治疗时应按"火郁发之"的原则考虑，不宜单纯苦寒逆折，以免郁热不得宣泄。

此外，在用苦辛通降法时，若邪实与正虚互见，还当注意补虚的一面，如湿热、郁火证，病久耗伤胃阴，症见脘中灼热、口干渴、舌质干红、脉细弦数者，当佐以甘寒，配合麦冬、石斛、天花粉、沙参之类，或取苦辛酸甘复法；寒热错杂证迁延病久，胃气虚弱，症见脘痞气逆、呕恶、食少、舌质淡、脉细弱者，当寒热补泻并投，配合甘温益气之品，仿半夏泻心汤意，用人参、甘草、大枣甘温补虚，黄连、黄芩苦寒清热，半夏、干姜辛温开结。至于阳虚热陷，痞而恶寒汗出者，又当仿附子泻心汤意，一面用附子辛温扶阳，一面用黄连苦寒泄痞。一般而言，在用苦辛法时，需要配合养阴或益气的并不多，但某些慢性久病，表现脾胃气虚或阴伤，全身虚弱情况较显者，又当复合并用。

苦降辛通法就是将苦寒与辛温两类药物合用，以达到通降的目的，为清热法的变格，体现了方药配合的重要意义。主要适用于邪热与寒、痰、湿等互结中焦，胃气壅滞，升降失调，肠腑不和，肝胆疏泄不畅，以致肠胃、脾胃、肝胃、胆胃不和，表现心下痞满、脘胁疼痛、呕吐酸苦等症。具体用药还当根据不同的病理变化，在苦寒清热的基础上，分别配伍温中、化痰、燥湿、散郁等不同作用的辛温药。

从某些苦寒药来说，苦能健胃泄痞除满，寒能清热消炎，如小量黄连、黄芩可以促进消化，开胃进食，并解除因炎症所表现的热象；从某些辛温药来说，大多具有辛香理气、健胃开痞及温通血脉的作用，既可增加胃液分泌，促进消化，且能促进血液循环，有利于某些炎症的消散。临床观察，在苦寒药与辛温药合用时，更能加强健胃消炎和制酸等功用。因此，将苦降辛通法应用于消化系统疾病，能够取得较好的疗效。

漫谈"酸甘化阴"法治疗胃痛

胃痛以气滞、寒凝、火郁、湿热、食滞、瘀血、气虚及阳微等多见，但阴虚胃痛并不乏见，且治法、方药有其特殊性。

根据实践体会，温病后期恢复阶段，某些久患胃病，或其他慢性消耗性疾病后期等的患者，往往因胃阴被耗，津液虚少，不能濡润胃腑，融化水谷，而致胃的受纳、腐熟失常，胃气通降不利，反映胃阴虚的一系列症状。此时若予辛香醒脾健胃之剂，不但胃纳少有苏醒之机，且因药性燥热，反而愈益耗伤阴液。但如从其病理表现着眼，采用酸甘化阴治法，每可获得满意的效果。这说明在异病同治的理论指导下，酸甘化阴法对多种疾病表现胃阴不足证候者，在临床上有其一定的实用价值。本文则仅以探讨治疗阴虚胃痛为主。

（一）理论根据

酸甘化阴法主要就是将酸味药与甘寒药复合配伍，以达到加强养阴生津的目的。这一疗法可以广泛应用于多种温病及内伤疾病表现为阴虚的证候者，功能滋助五脏之阴，而尤以养胃阴为其特长。吴鞠通说："复胃阴者莫若甘寒，复酸味者酸甘化阴也"，为用酸甘化阴法提供了理论根据，并指出其主要作用是滋养胃阴。

（二）辨证要点

凡阴虚胃痛，久延不愈，反复发作，脘部痞胀隐痛，或觉灼热而痛，嗳气，干呕，泛恶，食少乏味，或嘈杂如饥而不欲食，或以进食酸味和甜味为舒，口干、口渴，大便多见干燥，面白形瘦，苔薄欠润，或舌干质红，苔少无津，脉细或兼弦、兼数而无力，表现轻重不同程度的阴虚证候。经投甘寒滋养胃阴之法而胃阴仍然难复，症状改善不著者，则当采用酸甘化阴法进一步治疗。

阴虚胃痛虽然以胃阴不足为其主要特点，但往往可以发生错综兼夹的病理变化，一般常见的兼证有二：①胃阴不足，兼有虚火。此为气郁化火，或胃热内蕴，久而伤阴，亦可在胃阴虚的基础上导致火旺。②气阴两虚。此为津虚不能化气，或气虚不能生津，而致津气俱虚。

在脏器关系上，则每易与肝相互影响同病，或为肝经气火久郁，横逆犯胃，灼伤胃阴，因肝旺而致胃弱；或因胃虚津伤，肝少滋荣，肝气乘客于胃。甚则肝阴胃液俱伤，或见肝阴与胃气两者交虚的错杂情况。

（三）药义分析

酸与甘合，不但可以加强养阴的作用，而且还能化阴生津。因为酸能敛阴生津，甘能益胃滋阴，酸甘配伍，一敛一滋，则可两济其阴。相互合用，更能促进脾胃生化阴液的功能，即酸得甘助而生阴。同时由于某些酸与甘味药具有"酸先入肝，甘先入脾"的特性，因此，酸甘化阴法尤以养脾胃津液和补肝阴为其特长。

具体来说，酸味药入肝而能补肝、敛肝。凡肝虚而致厥气横逆，予疏肝理气药不效者，则当从《金匮要略》"夫肝之病……补用酸"之意，用酸味补肝之品，敛其横逆之势，也就是根据"肝以敛为泻"的理论指导，用酸敛药从补中寓泻，补肝体而制肝用。《内经》说："肝欲酸"，又说："以酸泻之"，即属此意。另一方面，酸味能开胃气，少用之每能健胃开食。从临床观察，似有促进胃液分泌的作用，尤其对胃酸缺乏所致的消化功能不良更有直接助益。

甘味药入脾而能补益脾胃，有甘缓养胃之功，故《内经》说："脾欲甘"，"脾欲缓，急食甘以缓之，以甘补之"。如中虚肝气盛而乘胃者，尤当用甘味补脾养胃之品，培中以缓肝。另一方面，甘味药能缓肝急，因肝为刚脏，其性苦急，病则表现肝气横逆或上逆，根据《内经》"肝苦急，急食甘以缓之"的理论，治疗应采用甘味药以调肝缓急。由此可知，某些甘味药有补益脾胃和缓肝的作用。

如上所述，说明阴虚胃痛，病涉肝胃两经，肝胃相互影响同病，须用酸甘复法者，当选用入脾胃和肝经的酸甘类药，补养肝胃之阴，根据肝胃两者病理变化的主次，治疗的具体目的要求而有所侧重，欲补肝者当用酸味为主，欲缓肝者当用甘味；欲补脾胃则当用甘味为主，欲开胃气则应佐用酸味之品。

（四）临证应用

酸甘复法虽然以养阴为其主要作用，但在治疗阴虚胃痛时，还当辨清其具体的病理表现，根据阴伤程度的轻重，区别单纯的胃阴虚，还是兼有虚火，或是气阴两虚，掌握肝胃之间的影响同病，虚实的夹杂并见，采取各种适当的治疗措施。

一般用于治疗胃病的酸味药有乌梅、山楂肉、木瓜、白芍等，这几种药既可合用，也可按其不同特性，分别选择应用。如乌梅以敛阴生津为长，可用于胃津不足，脘中灼热疼痛，口干较甚者；山楂以消食助运为主，可用于食少纳呆，脘腹胀痛明显者；木瓜和胃理脾，舒筋和络，可用于脘部痞痛涉及胁肋，嗳气呕逆；白芍养阴缓急，可用于肝脾不和，脘腹拘挛急迫疼痛及胁痛。甘味药则须根据病情，分别配伍甘寒、甘平及甘温等类药物。同时必须注意胃阴不足，胃失濡润，而致胃气失于和降的病理变化，适当佐入理气而不辛燥的玫瑰花、佛手（花）、川楝子、橘皮、竹茹、谷芽等和胃调肝，并借以助胃运药，且能防止单纯阴柔呆滞之弊。如久病入络，营虚血滞，脘部有锥刺痛，按之亦痛，舌质紫者，尚需配合养营和血之当归、丹参等。

至于酸甘化阴法在临床上的运用，主要有如下几种具体方法。

1. 酸甘凉润法

此为将酸味药与甘寒滋阴生津的重剂配伍使用，使两阴相济以资助胃液和肝阴。用于胃阴耗伤的重证，脘中灼热疼痛，或嘈杂如饥而不欲食，甚则厌食不饥，咽燥，口干，口渴，大便干燥，舌质光红而干，苔少或无苔，或口舌起糜、生疳。治用酸味敛阴生津，且防胃虚肝气相乘；并取甘寒润泽之品，如鲜生地、鲜石斛、天冬、麦冬、天花粉、知母等，以滋阴润燥。至于因肾亏肝旺，阴虚血燥，肝邪横逆，耗伤胃液者，又当进一步重用滋养肝肾之品。如因火盛伤津而胃热内炽，脘中烧灼热辣疼痛，痛势急迫，心中懊恢，口苦口燥，渴而多饮，唇赤，苔黄质红绛，脉细数者，可在大队酸甘凉润的滋阴药中，酌情少佐黄连、黄芩、栀子等苦寒之品清胃泄肝，取酸苦相伍泄热存阴；苦甘合化，泄热润燥之意。虽然胃燥阴伤之证，每见虚火灼胃，但不能过予苦寒清火之品，必须采取滋阴制火，以润胜燥的原则，因苦药有劫伤胃阴之弊，对胃阴不足的虚火证尤当慎用、少用，叶天士即曾提出"慎勿用苦燥劫伤胃汁"的告诫。

2. 酸甘柔润法

此为将酸味药与甘平养阴的轻剂配合使用，以化阴生津，调养肝胃，用于阴伤的轻证，仅见脘部痞胀隐痛，食不甘味，纳少，口微干，大便虽干不燥，苔薄欠润等胃津不足之候；或伴肝胃不和的病理变化，因久痛不愈，肝胃两伤，胃弱气滞，肝少滋荣，厥气横逆，而致虚实错见，兼有脘痛涉及胸胁，每因情志抑郁而加剧，噫嗳较舒等症。经投疏肝和胃理气药不效，且已不宜再用疏肝理气辛味香燥等耗动肝胃阴液之品者，治当用酸味养肝、敛肝，制其横逆之势，使肝气不致犯胃，复合甘平薄味濡柔之品，如干石斛、沙参、玉竹、扁豆、莲肉、谷芽等以养胃生津，使肝能得到滋荣。如虽见肝胃两伤之证，但尚无明显阴虚现象者，可取酸甘合化之法，用乌梅、白芍配伍甘草、大枣等以养胃缓肝，而不必直接用滋柔养阴的药物。

3. 酸甘温润法

此为在酸甘柔润法的基础上，配合甘温补气类药物，以益气养阴，用于津虚不能化气，或气虚不能生津，而致气阴两虚，津气俱伤，生气薄弱，或肝阴与胃气交亏，既有阴津不足的症状，同时又见神疲、气短、音低、头昏、肢软、口淡、大便不畅或欠实、舌质淡红而光、脉虚细涩等气虚诸候。这类情况，虽见胃津和肝阴不足之象，但一般多未至胃燥阴伤，虚火内灼的严重程度，加之又有气虚的一面，故养阴当取上述酸甘柔润之法，不用或少用酸甘凉润的纯阴厚腻药，同时还当配伍补气的太子参、党参、黄芪、白术等，使酸与甘温相合，通过补气以化阴生津，对于津因气而虚者尤为要着。此外，即使单纯表现胃阴虚证，用酸甘柔润法而阴不复者，只要没有虚火现象，亦可根据"阳生阴长"之意，参以甘温补气之品。

（五）临证体会

养胃阴法一般均以甘寒滋阴为主，酸甘化阴仅是一个侧面，由于酸与甘味的复合配伍，从而加强了养阴的作用，但在临床应用时，还当根据病理表现，分别选择酸甘凉润、酸甘柔润、酸甘温润等各种不同的具体治法。

实践证明，酸甘化阴法用于阴虚胃痛，经现代医学检查诊断为萎缩性胃炎及溃疡病并发慢性胃炎久延不愈，胃酸缺乏的病例，有较好的疗效，从病证推测其药理作用，这一疗法似有促进胃液分泌和增加胃酸的作用，与单纯用甘寒滋阴法对比，确有它的特点。

酸甘化阴法虽以养胃阴为其特长，但功能滋助五脏之阴，例如，山萸肉配地黄、枸杞子能补益肝肾真阴；乌梅配生地、阿胶能补肝体而滋阴血；枣仁合麦冬、百合可以滋养心阴；五味子配麦冬可以敛补肺阴等。虽然由于脏腑病位不同，选用药物有一定的差异，但基本都是以酸甘化阴法作为制方遣药的指导原则。于此说明，酸甘化阴法是适用于多种慢性内伤疾病和温热病后期表现阴虚症状的一种疗法。

通过对酸甘化阴法治疗胃痛的讨论，可知将不同性味的药物配伍合用，能够起到协同、促进或制约的关系，达到进一步提高疗效的目的。为此，对治法、方药的研究，必须重视探讨相互配伍后的作用，并阐明其原理，才能更好地为临床实践服务。

久 泻 论 治

"久泻"通称"慢性腹泻"，一般多由急性暴泻迁延不愈转归而成，亦可由其他多种原因导致，有的表现为异病同证，但也有表现为同病异证者，在辨证和治疗方面，均较"暴泻"复杂，为脾胃系统常见的主要病证之一。因此，既要掌握慢性腹泻的辨证论治，同时还当结合辨病，了解其特殊性。

（一）补气健脾法

补气健脾法适用于脾气虚弱，运化不健，腹泻时轻时重，大便或溏或稀，或夹有不消化食物，食少，脘闷腹胀，精神倦怠，面色萎黄，甚至面浮足肿，舌苔淡白，脉象缓弱等症。处方可用参苓白术散加减。如脾虚气滞，腹胀隐痛者，可配木香；若夹湿者，一般仍从脾虚生湿着眼，通过补益脾气以化湿邪，但补虚不可纯用甘味，太甘则生湿，当佐以辛香醒脾助运之品；湿盛而见脘闷腹满苔腻者，白术可易苍术，再加川朴；脾运不健，食滞不化，而致腹泻发作加重者，可酌加六曲、山楂、鸡内金、谷麦芽等以消食助运；湿食积滞明显者，当酌减补脾之品，或暂以治标为主。脾气虚弱的腹泻，反复不愈者，每易从气虚而发展至脾阳虚弱，治当配合温中运脾之法。

（二）温中运脾法

温中运脾法适用于脾虚内寒，阳气不振，大便经常稀薄，或有完谷不化，腹中冷痛，肠鸣，喜温喜按，畏寒肢冷，面色无华，舌苔淡白而润，脉细。处方可用理中汤加味。阳虚明显，畏寒，手足不温者，可加附子、肉桂；腹胀冷痛者可配川椒或荜澄茄；如脾胃虚寒而肠有湿热，泻下物有黏液，腹痛较显，腹泻发作加重，苔白罩黄者，可加黄连、茯苓，采取温清并施之法；如寒积在肠，腹泻时发时止，胀痛拒按，泻下不爽，混有黏冻，服温补药不效者，可暂伍温通法，配合肉桂、大黄；如脾虚病久，而致阳气下陷者，当配合益气升阳法。

（三）益气升阳法

益气升阳法适用于脾虚中气不振，清阳下陷，久泻不愈，大便溏薄，肛门下坠或脱出，食后即欲腹泻，或大便虽然次数增多，但仅软而不成形，腹胀或微痛，神疲气短，舌苔淡白，脉细弱。处方可用补中益气汤加减。腹胀痛者去白术，加苍术、木香，并可酌配葛根、羌活之类，以鼓舞脾胃清气，且取"风能胜湿"之意。

（四）温肾暖脾法

温肾暖脾法适用于脾虚及肾，命门火衰，不能助脾腐熟水谷，久泻不愈，每在黎明五更时肠鸣腹痛，泻下淡黄稀水，夹有完谷，泻后疼痛得缓，大便日三四行，腹部觉冷，下肢畏寒，舌苔淡白润滑、质胖嫩，脉沉细无力。处方可用四神丸加味。偏于肾阳虚，怕冷明显者，加附子、肉桂、鹿角霜、钟乳石；偏于脾虚者配人参、白术、山药、扁豆、炮姜；如有滑脱者，应与固涩法同用；若脾阳虚寒证，用温中运脾法而疗效不著者，亦可取温肾补火之法，以助脾阳的来复。

（五）涩肠止泻法

涩肠止泻法亦称"固涩"法。用于脾肾阳虚，不能固摄，久泻谷道滑利，肛门脱出不收，大便滑泄不禁者。处方可用赤石脂禹余粮丸加诃子、石榴皮、肉豆蔻、龙骨、罂粟壳等，亦可吞服震灵丹。此法需与温补脾肾之法配合，方能取得协同的效果。如肠道有湿滞者禁用。

（六）抑肝扶脾法

抑肝扶脾法适用于肝旺脾弱，肝气犯脾，每因精神因素而致腹痛腹泻发作或加重，腹痛作胀，痛则欲泻，泻下溏薄，肠鸣攻痛，得矢气则痛减，平时常有胸胁胀满，脘痞，嗳气，食少，舌苔薄白，脉弦。处方可用痛泻要方加香附、玫瑰花、佛手、青木香。如兼湿热内蕴者，合戊己丸清热燥湿，泄肝和脾；肝郁而胸闷胁胀痛者再加柴胡、枳壳；脾虚食少神疲者再加太子参、山药、扁豆、谷芽；如肝脾不和，寒热错杂者，可取苦辛酸合法，予乌梅丸。

（七）酸甘敛补法

酸甘敛补法适用于脾气虚弱，久泻伤阴，表现气阴两虚，既有虚浮、神倦、气短、腹胀，又见口干思饮、虚烦颧红、舌光剥无苔，或起糜点等阴伤证候。或因肝气犯脾，气郁日久，化火伤阴，症见泻下如酱，黏滞不畅，口干，口苦，胸膈烦闷，舌质红，苔黄，脉细弦数者。治用酸味收敛之品，与甘缓补益脾胃药配伍，使酸与甘合而化阴，药如乌梅、木瓜、白芍、甘草、麦冬、石斛等。脾气虚者当配合甘淡补脾之品，参入参苓白术散意加减,不宜单纯柔润,以免碍脾;肝经有热者可复入黄连、黄芩以苦泄之。

上列七法,是临床治疗慢性腹泻的基本常用方法,既各有其适应证候,但有时也须结合使用,根据具体情况,分清主次,适当配伍。

(八) 医案举例

案1

刘某某,男,56岁。

腹泻年余,因食冷粥引起,大便日5~6次,质溏夹有黏冻,腹痛腹胀,肠鸣窜气,舌苔薄白腻,脉细,经西药及中药补气健脾、温肾助火等法治疗无效,乃从脾胃虚寒,肝气乘中论治,用苦辛酸甘法,仿乌梅丸加减。

处方:党参、诃子各9g,乌梅、桔梗各6g,制附片、炒黄芩各4.5g,炮姜、川椒壳、砂仁各3g,肉桂0.9g。

服药5剂,泻止,大便转实,每日1次。仅觉有时肠鸣,舌苔净,原法巩固而愈。

案2

黄某某,男,46岁。

初诊:2001年9月21日。多年来大便溏烂不实,入暮肠鸣,矢气频多,食油脂后大便更溏,腹部怕冷,手凉,苔淡黄薄腻,质暗,脉小。证属脾虚不健,治予温运。

处方:潞党参10g,炒苍白术各10g,炒怀山药15g,煨木香6g,砂仁(后下)3g,炮姜3g,肉桂(后下)3g,煨肉果6g,石榴皮10g,吴茱萸2g,焦楂曲各10g,桔梗5g,茯苓10g。7剂。

二诊:2001年9月28日。大便转实,每日1行,怕冷亦减,苔黄,质暗红,脉细。原方再进7剂。

三诊:2001年10月5日。脾肾同治,大便正常,但时有肠鸣,矢气,苔薄黄腻,舌质暗红,脉细。脾虚气滞,腑气不调。原方加厚朴5g,陈皮6g,再服7剂巩固。

案3

邢某某,男,70岁,退休工人。

初诊:1999年11月11日。慢性腹泻7~8年,肠镜示"慢性非特异性溃疡性结肠炎",既往有高原性心脏病病史。大便少则1日1~2次,多则1日7~8次,夹有黄黏冻,间有脓血,小腹隐痛,无里急后重现象,痛则下利,苔黄腻,舌质暗红,脉濡。证属肠腑湿热,气血失调。

处方:煨葛根20g,黄连5g,炒黄芩10g,生甘草3g,赤白芍各10g,苦参10g,木香10g,桔梗5g,椿根白皮15g。

二诊:1999年11月25日。连服上方2周,腹泻基本控制,大便成形,上周曾有胸痛,日来减轻,舌红苔黄,脉濡。证属肠腑湿热,久泻脾虚。

处方:原方加炒延胡索10g,苍耳草15g,败酱草15g,地榆15g,凤尾草15g,石榴皮10g。

三诊：1999 年 12 月 14 日。大便正常，日行 1 次，腹不痛，余无异常，舌暗红，苔黄，脉濡。治以清化湿热，健脾补虚，以求巩固，防止复发。予香连丸 5 克/次，2 次/日；参苓白术丸 5 克/次，2 次/日。

（九）临证体会

1. 注意脾虚夹湿和夹食的证候

泄泻的病变主脏属脾，病理因素主要为湿，因脾胃运化功能不调，小肠受盛和大肠传道失常所致。但暴泻为湿食等邪壅滞中焦，脾不能运，肠胃失和，不能分别水谷清浊，病属实证；久泻为脾虚生湿，健运无权，或因肝强脾弱，肝气乘脾，或因肾阳虚弱，不能助脾腐熟运化水谷，病属虚证。由于久泻往往为暴泻转归形成，既有从实转虚的主要方面，也有虚中夹实的情况，每在脾胃虚弱的基础上，因感受外邪（寒湿或湿热），饮食不节，而致病情加重，或引起急性发作，表现脾虚夹湿和夹食的证候，为此，既要掌握久泻的特点，也要注意与暴泻联系互参。

2. 治疗应以健脾化湿为主，掌握肝脾或脾肾的同病

因为久泻的病理变化，主要为脾胃虚弱，运化不健，湿从内生，所以治疗原则应以健脾化湿为主，并掌握主脏之间的整体关系，肝脾或脾肾的同病，注意虚中夹实的证候，根据具体情况，采取各种治疗方法。

肝 胆 篇

清化瘀毒、调养肝脾法辨治慢乙肝

乙肝不仅发病率高,且有大量的病毒携带者,这类人群既是潜在的发病对象,并与肝硬化、肝癌有密切的关系。抑制病毒、调整免疫机能、改善肝组织损伤,是当前公认的治疗关键。中医中药在辨病的同时,发挥辨证论治的特长,适当联合应用解毒、化瘀、扶正补虚治法,更能取得较好的疗效。

(一) 理论依据

1. 病理特点为湿热瘀毒郁结

由于乙肝的症状相对隐伏,多无黄疸,或甚轻微,且病程多长,故湿热酿毒不仅可以郁于气分,且深入血分,从而导致病情的持续迁延,形成慢性化。概言之,是湿热毒瘀等病理因素互相交结所致,而气病及血,"瘀毒"郁结,尤为病变的主要环节。因肝为藏血之脏,湿热毒邪伤肝,迁延持续不解,必致久病及血,瘀滞肝络,或湿瘀互结,或热郁血瘀,促使病情发展。

2. 脏腑病机为肝脾失调

无论湿热是从外感受,还是从内而生,必然首犯中焦,困遏脾胃。脾喜燥恶湿,湿盛则困脾;胃喜润恶燥,热盛则伤胃。湿热蕴遏交蒸,土壅木郁,势必导致肝之疏泄失司,热毒瘀郁于肝,湿毒内蕴脾胃,表现"肝热脾湿"之候,久则肝脾两伤,甚则病及于肾。

3. 病理性质为邪实正虚

既然湿热毒瘀互结是发病的病理基础,且贯穿于疾病的始终,因此,病理性质主要属于邪实,但邪毒久羁,热伤阴血,湿伤气阳,又可表现虚实错杂的现象。基于病邪和脏腑之间的相关性,常多表现肝肾阴血虚耗,或脾肾气虚、阳虚的不同发展趋向。

(二) 辨证分类

慢乙肝的辨证,目前尚未取得公认的一致见解,检阅临床报道,证型繁多不一,这既提示了本病病理变化的复杂性,治疗不应简化为一病一方,但也不利于重点突出辨证的基本规律。周仲瑛教授认为按照邪正虚实,脏腑病机的主要表现,作为分证依据,虽较粗略，但辨证界线比较清楚明确，切合临床应用。

1. 湿热瘀毒证

肝区胀痛或刺痛，纳差，脘痞，泛恶，腹胀，两腿酸重，口干苦黏，大便溏垢或秘，小便黄，面色黧滞，或见血缕，舌苔腻、色黄或白，质黯红或有瘀斑，脉弦或濡数。

辨证要领：

（1）湿与热合具有两重性，既应辨其主次偏盛，还应把握其消长转化。

（2）气病久则及血，血瘀必致气滞，故气滞与血瘀既可相关同病，又有先后主次的不同。

（3）血瘀既可因湿毒蕴结，也可由热毒郁蒸所致。

2. 正虚毒郁证

肝区隐痛或胀痛不适，不耐疲劳，头昏，腿酸，口苦黏，有时腹胀，大便溏，小便时黄，面色黄滞，舌苔薄腻或中后部黄腻，质隐紫或有瘀斑，脉细弦或濡软。

辨证要领：

（1）辨正虚与邪实的侧重，注意其消长。

（2）区别肝与脾两者病变的因果主次关系。掌握病机的具体变化，如"土壅木郁"、"土虚木乘"、"土不栽木"、"木不疏土"、"肝郁脾虚"等。

（3）注意病理性质，肝病是阴虚还是血虚；脾病是气虚还是阳虚。

（4）辨湿、热、毒、瘀的主次与兼夹。肝虚往往兼有气滞、火郁，或血瘀；脾虚往往兼有湿困、热郁。

（5）肝脾同病，久必及肾，或见肝肾阴虚，或见脾肾阳虚。

（三）治法方药

由于慢乙肝的基本病理是湿热瘀毒，肝脾不调。因此，治疗当以清化瘀毒，调养肝脾为主要大法。针对邪正虚实的不同及其演变发展，分别论治。

1. 清化湿热瘀毒法

一般指清解泄化湿热瘀毒而言，同时寓有化肝解毒之意。所谓"化肝"有清化郁火、化解肝毒、化瘀滞、通肝络等含义，适用于湿热瘀毒证，病情活动，病毒复制指标持续阳性，正虚不著者。

基本方药：虎杖、平地木、半枝莲、土茯苓各15~20g，垂盆草30g，田基黄15g，败酱草15g，贯众10g，片姜黄10g。

药用以虎杖、平地木为主，入血解毒，清热利湿；辅以垂盆草、田基黄、土茯苓清热利湿解毒；佐入败酱草、贯众清热解毒活血；取姜黄活血行气，入肝为使。

2. 扶正解毒法

本法旨在一方面调养肝脾，匡正以祛邪；一方面清化湿热瘀毒，祛邪以复正。将扶正与解毒两法复合应用，相反以相成，适用于正虚邪恋，虚实夹杂，正气虚弱，邪毒内伏，病势迁延者。

基本方药：太子参 12g，焦白术 10g，茯苓 10g，枸杞子 10g，制黄精 10g，虎杖 15g，土茯苓 20g，半枝莲 15g，丹参 10g。

药用太子参、白术、茯苓补气健脾渗湿；辅以枸杞子、黄精平补肝肾；佐以虎杖、土茯苓、半枝莲凉血解毒利湿；取丹参为使，入血凉血活血。

若肝郁血瘀者，加土鳖虫 5g，参三七（研粉分吞）3g；正虚明显，或肝功能提示慢性损害，表现肝血虚者，加当归、炒白芍各 10g；肝肾阴虚者，酌加制首乌、楮实子、桑椹子、旱莲草各 10g，五味子 3～5g（ALT 高者用之）；阴虚有热者，加大生地、金石斛 10～12g；脾气虚者，加炙黄芪 12～15g，党参 10g；肾阳虚者，酌加淫羊藿、补骨脂、菟丝子、淡苁蓉各 10g。

实践表明，对乙肝的治疗，祛邪重于扶正，清热重于化湿，治血重于治气，养阴重于补气。但祛邪不能伤正，补正不可滞邪，清热不可太寒，祛湿不可太燥，祛瘀不可太破，滋阴不可太腻，补气不可太壅。

（四）医案举例

案 1　乙肝（湿热瘀毒证）

夏某，男，7 岁。

病史：1997 年 4 月份因幼儿园肝炎流行，普查发现肝功能异常，ALT 100U/L、HBsAg（+），经服葡醛内酯、肝舒乐、维生素 C 及中药，未见好转。7 月初复查肝功能：ALT 400U/L，HBsAg（+），乃来江苏省中医院就诊。现无明显自觉不适，小便时黄，舌苔薄黄腻，质红，脉小数。证属湿热瘀毒互结，治予清化瘀毒。

处方：土茯苓、虎杖、平地木、大青叶、红藤、蒲公英各 15g，半边莲 20g，垂盆草 30g，紫草 10g，炒黄柏 6g，升麻 3g。

连服 35 剂，精神好转，眠食俱佳，唯大便时有不消化状，复查肝功能 ALT55U/L，HBsAg（-），原方去大青叶、紫草，加败酱草 12g，炙鸡内金 6g，继服 15 剂，再查肝功能、HBsAg 均属正常。

案 2　慢性活动性肝炎（简称慢活肝）（湿热瘀毒证）

曾某，男，32 岁，干部。

病史：肝病 5 年，多方治疗，迁延持续不愈，近住某医院查肝功能：麝浊 20u、麝絮（++++），HBsAg1：4096，抗 HBC（+），蛋白电泳 r 球蛋白 31%。现肝区胀痛时作，食后脘部胀痛尤甚，纳差，或有泛恶，腹胀不舒，大便溏而欠实，口干或黏，不欲饮水，舌苔中部淡黄腻，质紫，边有齿印，脉细弦。证属湿热瘀郁，肝脾不调，治予清化湿热瘀毒。

处方：贯众、虎杖、败酱草、土茯苓各 15g，平地木、红藤各 25g，炒苍术、炒黄芩、广郁金、黑料豆、佩兰、泽兰、炙鸡内金各 10g，生甘草 3g。

上方断续进服 80 剂，中途因左手严重轧伤，停药两个半月，曾查 HBsAg（-），隔半载后来江苏省中医院复查肝功能：麝浊 14u、锌浊 18u、白球蛋白比例为 42.5/30.5，ALT

正常，HBsAg（-），蛋白电泳图形正常。自觉纳后脘胀，食少不香，口干黏减而不净，腹坠时有登圊之感，大便日行，质烂，尿黄，舌苔中部黄腻，质紫，脉细。治守原意，去黄芩、郁金，加炒黄柏10g，凤尾草12g，继服，以清余毒。

案3　乙肝表面抗原携带者（正虚毒郁证）

张某，男，37岁，科技人员。

病史：上个月体检发现HBsAg（+），近查肝功能各项指标均正常，HBsAg 1∶512。现肝区间有刺痛，有时神疲，苔薄黄腻，舌边尖稍红，脉象带弦。证属正虚邪恋，湿热瘀郁，治宜扶正解毒。

处方：虎杖12g，平地木15g，红藤15g，土茯苓15g，黑料豆12g，贯众6g，制黄精10g，太子参12g，楮实子12g，陈皮5g。

上方服用1个月复诊，自觉右胁下及右腰背牵拉不适，畏寒怕冷，食纳不佳，脉细，舌质隐紫，舌苔中后部白腻。从肝经湿热，肝气不疏，脾不健运治疗。

处方：虎杖12g，平地木15g，红藤15g，土茯苓15g，黑料豆12g，贯众6g，制香附10g，佩兰10g，制黄精10g，楮实子10g，炒枳实6g，炒谷麦芽各10g。

再服2个月，复查HBsAg（-），守原法，去香附、枳实，加片姜黄10g，郁金10g。继续服药2个月，再次复查HBsAg（-）。嘱其守原方再服1～2个月以求巩固。

（五）临证体会

1. 求因论治当清化湿热瘀毒

根据临床实践体会，慢乙肝的病理特点是湿热瘀毒互相交结所致，而气病及血，"瘀毒"郁结，尤为病变的主要环节。因肝为藏血之脏，湿热毒邪伤肝，迁延持续不解，必致久病及血，瘀滞肝络，或湿瘀互结，或热郁血瘀，促使病情发展。由此可知，湿热毒瘀互结是发病的病理基础，且贯穿于疾病的始终，为我们确立清化湿热瘀毒这一治疗原则提供了理论依据。所谓清化湿热瘀毒，意指清解泄化湿热互结所致的瘀毒，包括凉血和血、化解肝毒、化瘀滞、通肝络等作用，通过凉血以解毒，和血以化瘀，达到清化湿热瘀毒之目的。适用于湿热瘀毒证，病情活动，病毒指标持续阳性，正虚不著，表现湿热与血互结的"瘀毒"征候。如面色黯红，两颧布有赤丝血缕，颈胸部散发血痣赤点，手掌鱼际殷红，舌质紫等。实验不仅提示清化瘀毒方有明显的抗乙肝病毒作用，且已证实有改善肝组织病理性损伤的作用，为应用清化瘀毒法提供了病原治疗及病理形态学方面的佐证。

2. 扶正抗邪须调养肝脾

中医学认为本病无论湿热从外感受，还是从内而生，必然首犯中焦，困遏脾胃。脾喜燥恶湿，湿盛则困脾；胃喜润恶燥，热盛则伤胃。湿热蕴遏交蒸，土壅木郁，势必导致肝之疏泄失司。热毒瘀郁于肝，湿毒内蕴脾胃，表现"肝热脾湿"之候，但邪毒久羁，热伤阴、血，湿伤气、阳，又可表现虚实错杂的现象，久则肝脾两伤，甚至病及于肾。为确立调养肝脾这一治疗原则提供了理论依据。调养肝脾的具体治法虽有多端，概言之，一般多以养肝健脾为主法，匡正以祛邪，并在扶正的基础上参以清化瘀毒，相反相成。适用于正虚邪恋，肝脾不调，进而肝脾两虚，邪毒内郁，病势迁延趋向慢性化的患者。实验表明，扶正解毒方对大鼠、小鼠多种原因所致肝脏损伤的动物模型，有良好的保护和再生作用，从而证实了扶正与解毒两法复合应用的药效机制和调养肝脾、扶正治本的重要性。

3. 祛邪与扶正有密切的相关性

因慢乙肝总属邪盛而致伤正，且尤以"湿热瘀毒"郁结为其病理特点，故对湿热瘀毒互结的实证，治当以祛邪为主，祛邪即寓扶正之意，治疗重在清化湿热，化解肝毒，凉血化瘀。动物实验证明，清化瘀毒及扶正解毒两方，对鸭乙肝病毒的体外、体内试验均有明显的抑制作用。临床实践亦表明，随着病情的好转，主症的消失和减轻，HBeAg、HBsAg 的转阴率分别为 66.91%、38.54%，提示邪祛则正复。但另一方面湿热瘀毒交结，久必耗伤肝阴，损及脾气，表现正虚毒郁的虚实夹杂证，治疗又当调养肝脾，兼以清化瘀毒。动物及临床实践提示，应用清化瘀毒及扶正解毒两方后，ALT、谷草转氨酶（AST）、谷氨酰转肽酶（r-GT）、总胆红素（TBIL）均迅速恢复正常。组织学观察，肝脏组织及细胞损害亦明显轻于对照组，说明对肝脏有良好的保护作用，同时还具有调节免疫紊乱的作用，可以增强机体的抗病能力，证实扶正与祛邪的互补关系。

重症肝炎辨治述要

重症肝炎主要包括急性、亚急性两类，是因急剧而广泛的肝坏死、肝功能严重损害所致的一种危重病证，具有发病急、病情进展快、病势重、变证多、治疗棘手、死亡率高等特点。临床表现主要为骤然起病、身目发黄、迅速加深、尿色深黄量少、乏力、纳差、恶心、呕吐、口中臭秽、出血、身热、烦躁、谵语、昏迷、腹水等症。由于本病以黄疸为突出的主症，而临床表现又显示其病重势急，故中医历来多将其归属于"急黄"范畴。并因认识到其具有传染特点而称之为"瘟黄"、"天行发黄"，合并出血、腹水时，则与"血证"、"膨胀"等病证相关。

本病的病因一为外感湿热疫毒，经口直犯中焦；一为饮食不节（洁），恣食肥甘，嗜酒太过，困遏脾运，湿浊内生，郁而化热。此外亦有因黄疸肝炎久延失治，或复加药毒损肝所致者。而输血感染，邪毒直入血分致病，亦并非罕见。其病机为湿热壅盛，内蕴中焦，由脾胃熏蒸肝胆，疫毒炽盛者，迅即深入营血，内陷心肝，克斥三焦，多脏受累，变证丛生，且可因热毒内陷，阴气耗竭，导致邪闭正脱。在中医疗法中，辨证论治仍占主导地位，多以湿、热、火、毒、瘀等基本病理因素为依据，指导立法选药组方，既要掌握主症之间的转化兼夹，还要注意与其他证候的兼夹并见，综合救治。现将本病的辨治要点概述如下。

1. 清热祛湿，治有主次

湿热成疸，肇自《内经》"湿热相交，民当病瘅"（《素问·玉机真藏论》），《丹溪心法》更为突出地强调"疸不用分其五,同是湿热"。历代诸家沿用至今,基本成为定论,且为当今引申以治疗肝炎的理论依据。周仲瑛教授认为湿热蕴结是肝炎的始动病理因素,且贯穿于本病的全过程,涉及各种类型及多种证候,不仅是黄疸型,无黄疸型亦概莫能外。即使阴黄寒湿证,起始亦可有湿热过程。湿热所在病位,首犯中焦,湿盛则困脾,热重则犯胃,故尤在泾说:"胃热与脾湿,乃黄病之源也。"湿热交蒸,由脾胃而熏蒸肝胆,肝胆疏泄失司,胆液不循常道,则外溢肌肤而发黄。由于湿与热的主次消长变化,临床必须辨清热偏重、湿偏重、湿热并重三类倾向。一般而言,辨别湿与热的轻重,多以黄疸的色泽为主要依据,临证不仅要辨湿热阳黄与寒湿阴黄之异,还要辨阳黄湿与热的主次。阳黄热重于湿者,黄色鲜明如棕色,若呈金黄色,则为疫毒炽盛之急黄重证;湿重于热者,黄色暗浊而不光亮,但又有别于阴黄之晦暗如烟熏。必须指出,如仅凭黄疸的色泽辨病理性质,不从症、征、舌、脉综合判断,又可能出现以偏概全之误。

就重症肝炎而言,一般多为阳黄之重证,但仍有热重、湿重之异。热重于湿者,主在阳明胃,症见发热,口渴欲饮,心烦懊憹,腹满痛,大便干结,舌苔黄厚少津,脉弦滑而数;湿重于热者,主在太阴脾,症见身热不扬,渴不多饮,口黏腻,胸闷腹胀,呕恶,大便溏烂不爽,舌苔腻,底白罩黄,脉缓滑或濡数;湿热并重者,多为湿遏热伏,相互郁蒸,胶结不化,故其病情重急,病势缠绵,不易速解,黄色深重,胸闷烦躁,身热,困倦,嗜睡,大便黏滞不爽,舌苔黄腻,脉滑数。

治疗原则当以清热祛湿为主。清热药性多苦寒,其特点是寒可清热,苦能燥湿,但毕竟以清热为长。祛湿的具体治法涉及多个方面,湿在上焦而有卫表症状者,当芳香化湿(浊);湿在中焦,困遏脾运者,当苦温燥湿;湿蕴下焦,小便不利者当淡渗利湿。当前对黄疸肝炎的治疗均倡化湿邪、利小便为基本大法,但化湿仅属祛湿法之一。湿与热交互郁蒸,是发病的基本要素,仅持"无湿不成疸"之说,尚难体现重症肝炎的病理特点,固本病总以湿热为多见。而湿从寒化者实属少数。为此,清热与祛湿必须兼顾,湿去则热孤,热清则湿化。针对湿与热的主次及动态转化,选药组方。热重于湿者,当用茵陈蒿汤、黄连解毒汤合方;湿重于热者,可用茵陈胃苓汤、加减藿香正气散合方;湿热并重者则用甘露消毒丹、茵陈蒿汤合方。常用基本药为茵陈、栀子、黄柏、黄芩、田基黄、鸡骨草、蒲公英、垂盆草、连翘、苦参、郁金等。热重者加大黄、黄连、龙胆草、板蓝根等;湿重,郁遏卫表,寒热,身楚酸困,胸闷,苔白罩黄者加秦艽、豆卷、藿香、佩兰疏表祛湿、芳香化浊;湿困中焦,胸闷脘痞,恶心呕吐,腹胀,大便溏垢,口中黏腻者加苍术、厚朴、法半夏、陈皮、白豆蔻等苦温燥湿;舌苔厚浊,腹胀满者,配草果、槟榔疏利宣泄;湿在下焦,小便黄赤热涩,量少不利者,加茯苓、猪苓、泽泻、通草、车前草、碧玉散等淡渗利湿。

总之,湿热是黄疸肝炎的病理基础,无论何类证候,均当以清热祛湿为其基本治法,根据湿与热的主次变化,从药味多少、药量轻重两个方面加以调配。必须注意苦寒太过常易损伤脾胃,即使偏于热重,在病势获得顿挫后,亦应酌情减轻药量,不宜大剂持续滥用。

2. 清热解毒,当分气血

由于重症肝炎的病理特点,在于湿热夹时行疫毒伤人,这是与一般肝炎湿热证的不同之处。临床虽以热毒为多见，但具体而言，在起始阶段，常见湿热酿毒，弥漫三焦。而湿毒、热毒主次有别，进而热毒化火，从气入血，又见火毒、血毒之候，并有在气、在血的主次动态变化，以及气营（血）两燔之异。在气以黄疸、发热为主要表现，在血以出血、昏迷为主要表现，气血两燔则不仅以上各症并见，且症情更重，多脏受累，变证迭起，出现痉厥动风、烦躁谵妄等危重表现。由此可知，热毒炽盛实是疫黄重证的主要病机、病证，清热解毒是其重要治则。但因毒邪性质多端，毒力强弱亦有转变，故解毒的具体内涵，还有清热、祛湿、泻火、凉血之分。同时由于本病发展快速，邪在气分历时较短，很快涉及营分，波及血分，故还有清气分热毒为主、清血分热毒为主、气血两清的不同。

在气分阶段，每见热极化火，火毒炽盛，燔灼阳明，腑实热结，若能及时采用泻火解毒、通腑泄热治法，力争阻断病势，免其侵入营血，有望提高存活率，可用栀子金花汤、龙胆泻肝汤、当归龙荟丸、五味消毒饮等方化裁，药用黄连、黄芩、栀子、龙胆草、大黄、大青叶、茵陈等。热毒深入营血，热壅血瘀，则全身症状迅速急剧加重，疸色深黄如金，口秽喷人，随时有动血、出血、邪毒内陷、厥闭、动风之变，治当清营凉血以解毒，凉血活血以散瘀，可用千金犀角散。药用水牛角片、玄参、紫草、牡丹皮、赤芍、生地黄、升麻等。同时，由于热毒从气入血，多具有气血两燔之证，故又应清气凉血、泻火解毒，参照清瘟败毒饮方意，合凉血解毒与泻火解毒诸药于一炉，审其气与血的主次轻重组方。

3. 腑实热结，主以通泄

由于重症肝炎"疫黄"的始动因素，与嗜食甘肥不节（洁）密切相关，多为湿热疫毒内蕴中焦，由脾胃而熏蒸肝胆。脾湿胃热相互郁蒸，壅结阳明，腑实热结，邪毒壅滞，不得外泄，是气热传营入血的重要病理环节。腑实热结的具体病理特点简而言之有三：一为湿热与肠中糟粕互结，表现"湿热夹滞"之候，症见便溏黏滞不爽，粪色如酱，脘痞呕恶腹满，身热不扬，舌苔黄厚腻，脉濡滑数；二为湿热化燥，"腑实燥结"，症见便秘，或干结如栗，腹满胀痛、拒按，烦躁谵语，午后热甚，舌苔黄燥，脉滑数；三为热与血结，瘀热里结阳明，症见便秘，或便色如漆而易，腹部硬满急痛，身热夜甚，神志或清或乱，口干而不多饮，舌质暗紫，苔焦黄，脉沉实。

泻下通腑是中医历来公认治疗阳黄、急黄行之有效的重要治法，而以大黄为首选。古人治疸诸方中用大黄者约占1/3，常用的茵陈蒿汤堪称为治疗湿热发黄的基础方，方中即以大黄为重要的主药，其性苦寒，能清热泻火、通下退黄、凉血解毒、化瘀止血，可作用于重症肝炎的多个病理环节，故其应用指征不仅在于有无腑实便秘，凡湿、热、火、瘀诸类邪毒壅盛者皆可用之，即使寒湿瘀结亦可与温化药配伍并用。临床可根据病情斟酌用量，一般多用生大黄，每日10g~20g，或从常规量递增，如服药困难，可用30g煎取100ml，保留灌肠，每日2次，以畅利为度。大便溏烂者，可用制大黄，每日6~10g，连续数日后，有时大便稀溏反见好转。至于大黄的辨证配伍应用，尤为中医临床之特色，仅就腑实热结与泻下通腑而言，即寓有下积滞、下热毒、下瘀热等多种作用。湿热夹滞治当清热化湿，导滞缓泻，用大黄合枳实、厚朴，轻剂频下；腑实燥结则当大黄与枳实、芒硝并用，苦寒下夺，以泻实热；瘀热里结阳明，又须大黄与芒硝、桃仁、牡丹皮合用，驱逐瘀热，通腑下结。若属肝胆湿热，疏泄失司，腑气传导不利，则应苦寒下夺与疏泄肝胆并施，再配柴胡、黄芩、赤芍、法半夏等。

总之，在急黄的全过程中，大黄应用极为广泛，具有通腑退黄、荡涤热毒、减少肠道有毒物质的吸收、保肝护肝、防止邪毒内陷、扭转危急之功。

4. 瘀热相搏，凉血化瘀

重症肝炎在湿热疫毒深入营血的极期，由于热毒化火，火热炽盛，热蕴营血，煎熬熏蒸，热与血搏，而致血液稠浊，血涩不畅，形成瘀血，血瘀又可郁酿化热，而致血热愈炽，血热与血瘀互为因果，表现为瘀热相搏的一系列证候，如瘀热发黄、瘀热血溢、瘀热水结、瘀热阻窍等证。瘀热郁于血分，易促使黄疸迅速进一步加深，持续难退，病程超过10日，至2周者，标志病情的恶化、难治，因此瘀热发黄与一般单纯的湿热发黄轻重差异极大。瘀热动血，具有血热与血瘀并见的特点，表现为多个部位的出血，量多势急，血色暗红、深紫，或夹有血块，质浓而稠，或肌肤瘀斑成片。对吐血、黑便的患者要特别提高警惕出现血脱危候。瘀热水结，乃因瘀热壅阻下焦，肾和膀胱气化不利，瘀阻水停，可见尿少赤涩、腹胀尿闭等证候，与现今所说之并发急性肾衰竭、肝肾综合征同义。至于瘀热阻窍，扰乱神明者，则多与瘀热里结阳明，腑热上冲，热毒内陷心包相关，可见烦躁、谵妄、嗜睡、神昏、痉厥等危候。

综上所述，血热和血瘀两种病理因素的共同参与，是构成重症肝炎瘀热相搏的病理基础，从而为应用凉血化瘀治法提供了理论依据。具体言之，就是将凉血与化瘀两类功效或双重作用的药物组合配方，辨证治疗瘀热所致的一系列证候。凉血与化瘀联合应用治疗重症肝炎的主要药效作用如下：①退黄，凉血可以清解血分热毒，毒解黄易除，化瘀可以阻止瘀郁生热，脉通血畅，有利于改善肝胆疏泄功能，加速黄疸的消退；②止血，血得热则行，血凉自可循经瘀阻则血涩，瘀化则脉道通利，血自畅行，从而控制因血热动血所致的出血、发斑；③利尿，清血分之热，可免搏血为瘀，防止瘀热壅阻下焦，影响肾和膀胱的气化，化瘀能使脉络通畅，水津得以布散，不致血瘀水停，从而达到化瘀利水的目的；④醒神，瘀热闭滞窍络，神机失用者，凉血与化瘀合用，可使瘀热分消，营热透而窍络通。

凉血化瘀方，当首推《千金方》之犀角地黄汤，该方具有凉血止血、散瘀解毒之功，为临床公认的凉血散瘀基础方，并可酌加紫草、栀子、大黄、玄参等。若黄疸深重，可合茵陈蒿汤加鸡骨草、田基黄等；出血量多者加大黄、栀子、紫珠草、白茅根；若消化道出血蓄瘀者，可用大黄煎汁高位灌肠，凉血祛瘀止血；尿少便秘者可仿《温疫论》桃仁承气汤意，配大黄、桃仁、芒硝、枳实、猪苓、白茅根、怀牛膝等下瘀热、利小便；瘀阻神机者，配合清心开窍通络之丹参、连翘、郁金、鲜石菖蒲等，同时可用神犀丹凉血解毒。

5. 利水逐水，缓急有别

利小便是祛湿退黄的又一重要法门，《金匮要略》云："诸病黄家，但当利其小便。"亦即所谓"治湿不利小便非其治也"之理，因湿去则热孤，不致郁遏化热。具体治法则当以淡渗利湿为主，方如茵陈四苓汤，并可选加通草、车前草、碧玉散、玉米须、地肤子、半边莲、金钱草、陈葫芦瓢等。淡渗利水一法，不仅适用于黄疸一端，当"黄变肿胀"（《类证治裁》），难于攻补者尤为重要，因攻则伤正，补则壅邪，唯有加大淡渗利水之力，配合宽中化湿行气之品以助水行，如苍术、厚朴、青皮、大腹皮、砂仁、枳实、莱菔子等消胀行水之品，缓图取效，以免大剂攻逐祛水伤正。另一方面，由于急黄所致之险胀，病起暴急，多因湿热毒瘀互结，肝失疏泄，脾失转输，气滞湿阻，经隧不通，复加肾失开合，三焦壅塞，决渎无权，以致水湿潴留，停而为臌，以邪实标急为主，故在必要时，逐水缓急亦须权衡用之。可在淡渗利水的基础上，合入《金匮要略》己椒苈黄丸，并加马鞭草、水红花子活血行水；水气壅实，腹满胀急，二便闭塞者，可加商陆根、煨甘遂，或另用牵牛子1g，沉香、蟋蟀、琥珀各0.6g研粉和匀顿服，每日1~2次，前后分消。总之，淡渗利水是基础，配合攻下逐水虽可缓其急迫，但宜"衰其大半而止"，然后继予淡渗利湿缓图收效，不可孟浪攻伐太过。

6. 热毒内陷，开闭防脱

湿热疫毒深入营血，内陷心肝，病势尤为重险，热陷心包，心神失主，可见神昏、谵妄，热动肝风，可见痉厥、抽搐、震颤，甚至变证迭起。但其病理表现总以邪毒内闭、邪正激烈交争为主要特点，且多与腑热上冲、瘀热阻窍等错杂并见。治疗当予清热解毒，凉血开窍，方选清营汤加减。药用水牛角、黄连、生地黄、牡丹皮、丹参、玄参、栀子、茵陈、板蓝根、郁金、石菖蒲等，并用安宫牛黄丸清心开闭醒神，醒脑静、清开灵亦可选用。兼有腑热上冲者，可通下与开窍并进，用牛黄承气汤；瘀热阻窍者，应凉血化瘀，加桃仁、大黄、赤芍；如痰浊内闭，神昏、嗜睡、舌苔厚浊者，又当化浊开窍，药用远志、石菖蒲、郁金、胆南星、天竺黄之类，并用至宝丹辛香开闭，豁痰醒神；风动抽搐者，加钩藤、生石决明，另服羚羊角粉息风止痉，紫雪丹清热镇痉。若邪实窍闭不苏，既可见厥闭而亡，亦可因热毒化火耗伤阴血，肝肾衰竭，阴气耗损，发展至内闭外脱。为此，既应祛邪以存正，防其脱变，亦须适当扶正固脱，参合生脉散意。药用西洋参、太子参、麦冬、五味子、龙骨、牡蛎。阴虚风动者加鳖甲、阿胶、白芍等。

从上可知，祛邪开闭是防脱的主要手段，内闭外脱则当在开闭的基础上固脱，若邪毒不祛，正气溃败，由闭转脱，气阴耗竭，纵投大剂扶正之剂，亦难以逆转。此外，病情获得扭转后，还应加强恢复期的调治，疏肝养肝、运脾健胃，兼清湿热余邪，佐以和血通络，以防复燃和发生后遗症。而生活起居、饮食宜忌、情志调摄尤应予以重视。

提高中医药辨治病毒性肝炎疗效的再思考

病毒性肝炎，特别是乙肝，不仅发病率高，且有大量的病毒携带者。因其起病大都缓慢、隐袭，易复发，迁延形成慢性，甚至发展为肝硬化、肝癌，故大多认为其属于难治病的范畴。尽管西医抗乙肝病毒药的问世和更新换代，取得了重大进展，但仍有病毒变异、不敏感、停药反跳等问题。中医药的辨证治疗，虽能缓解、减轻临床症状，稳定病情，但其优势多表现在个体疗效上，在中药抗病毒药理筛选方面，尚难在临床上得到满意证实。如何才能突破这些难点，周仲瑛教授认为还应回归到中医自身理念上找答案，求出路，思考相应的对策。

(一) 理论探析

1. 湿热逗留

审证求机，"湿热"是病毒性肝炎的始动病理因素，贯穿于疾病全过程的始终，表现于各个不同的类型，或显或隐，或急或缓，轻重不一。

湿为阴邪，热为阳邪，阴阳交错，复合为患，故最难速化，湿遏热伏，热处湿中，湿遏热外，相互郁蒸，则缠绵难已，病难速愈。

进而言之，湿热不仅有湿重、热重、湿热并重之异，且有主次消长，动态演变，不是一成不变的程式。临床治疗必须注意的着眼点：湿性濡缓，重浊黏腻，随五气而从化，常多兼邪，湿从寒化而为寒湿者较少，湿从热化而为湿热者多。

2. 久病入络

肝为藏血之脏，初病在气，久病及血，"初病在经，久必入络"。若湿热郁毒伤肝，每易邪入血分，瘀结肝络，由气郁而致血瘀，或湿瘀阻络，或热郁血瘀，瘀热互结。

鉴于肝炎发病的特殊性，既有从气及血的主要方面，也有邪伏血分，从里外发，由血及气，因血瘀而致气滞的一面。总之，湿热瘀毒深入血分，是导致病情持续迁延，形成慢性化的重要病理基础，必须重视的关键。

3. 伏毒深蕴

邪盛生毒，毒必附邪，湿热郁蒸，是病毒孳生复制的重要条件，进而酿毒的温床，毒因邪而异性，可以表现有湿毒、热毒、瘀毒之异，若发之于垂直传播者，则属胎毒之类，尤属病深难解，必须力求从里外发，宣透达邪。这一点与现今肝炎病毒的嗜肝性颇为类似，病涉肝肾厥少两经，深在血分，病情多见隐蔽、缠绵，治疗亦当分类处理，若属急性暴发，或病程中突变者，则属邪因毒而鸱张，邪正交争，热毒瘀郁之变证，多属危重恶候，每致热毒内陷，内闭外脱，颇与现今的自身免疫亢进说相似。

4. 肝郁脾虚

临证所见，湿热多为首犯中焦，困遏脾运，土壅木郁，脾病及肝，以致湿毒蕴遏脾胃，热毒瘀郁于肝，表现"肝热脾湿"之候，始则邪实，久则肝脾两伤，而致"肝郁脾虚"，但其中还应区分肝与脾的主次关系，辨别"土虚木乘"、"土不栽木"、"木不疏土"的不同。

从上可知，治肝先当调脾，但未必是先实脾、补脾，而运脾、健脾更为重要。

5. 脏病传腑

湿热瘀滞，蕴遏不化，肝脾两伤，势必病及于腑。肝与胆、脾与胃相为表里，肝郁气滞，不能疏泄条达，则胆的通利泄降功能失常，胆汁瘀滞，不循常道；湿盛困脾，热盛伤胃，脾运不健，胃失和降，则肠腑传导通降失司，反致湿热内生；湿热下注膀胱，可见小便异常。终至多个脏腑兼夹复合并病,故临证必须做到清肝当利胆,运脾须健胃,和胃须理肠,针对病证进行整体调节。

6. 邪恋正虚

湿热久羁,湿盛则困脾,伤气、伤阳,热郁则伤肝,耗血、损阴,由实致虚,虚实错杂。

肝脾同病,久必及肾,肝肾乙癸同源,脾肾互为资生,肝虚阴伤,势必下耗肾水,肾虚阳衰则不能暖土、温肝,遂其运化生发之性。

临证所见,则以气阴两伤为多,偏于肝肾同病者,以阴血虚耗为主;偏于脾肾者,以气虚、阳虚为主,治当扶正祛邪兼顾。

综上所述,临床必须把握的辨证要点:①清热化湿应辨湿与热的主次消长,动态演变,兼夹它邪;②久病入络应辨从气入血与瘀阻气滞的先后不同,湿瘀、热瘀两类性质;③伏毒深蕴,应予宣透达邪;④湿热首犯中焦,由脾及肝,故治肝当先调脾,但不在补而在健运;⑤脏病传腑,当予兼顾并治;⑥邪恋正虚,久病及肾,则当扶正抗邪,调养肝脾,培补肝肾。

(二) 治疗对策

1. 辨机论治

当前中医界对肝炎的辨证分型繁简不一,制定的规范、标准,难达成共识。证型愈多愈繁则对应性愈狭;证型过简,则覆盖面广,针对性不强。如能根据审证求机,辨机论治的理念,辨清湿、热、瘀、毒等病理因素,肝郁、脾虚、肾亏等病位特点,识其因果交叉,病势转化关系,自可使辨证得到活化,提升实践能力,破解固定分证分型的瓶颈。

2. 扶正抑毒

抗病毒是现代共知的病原治疗,是中医界认同的防治手段,然而中西医的着眼点不同,西医重在抑杀病毒,但还仅限于乙肝,且存在着病毒变异、反跳、个体适应性差异等问题,而中药药理实验,在临床上又难以证实。据此反思,还当从中医理念找出路,在整体观点、辨证论治基础上,治人、治病、治证、治毒相结合,通过整体调节,提高机体自身的抑毒杀毒能力。不宜单纯以寻求抗病毒药为目的。

3. 同中求异

病原学分类,病毒性肝炎有甲、乙、丙、丁、戊等多类,但仍具有肝炎的许多共性,按中医治病的基本理念,有斯证用斯药,这是异病同治、同病异治的具体表现,为此既应把握肝炎的共性,证同治应同,证异治亦异,又要从不同类别求个性。针对不同的病理特点处理。根据临床表现分析,甲型病毒性肝炎(简称甲肝)病在气分,热毒偏盛,脾胃为重点;乙肝病在气、血,湿毒久郁,肝脾同病;丙型病毒性肝炎(简称丙肝)病在血分,瘀毒留着,肝脾肾俱伤,表明气血有深浅,病理因素有侧重,病变主脏有主次。

若能据此做到同中求异，似可更为贴切。

4. 组方要领

基于肝炎具有多种病理因素交叉复合、因果转化的特点，治疗难期一法突破，当复合施治，多法并举，多途径增效，动态对应，合清热化湿、凉血消瘀、透邪达毒、益气健脾、疏肝补肾等法于一炉，杂合以治，随症加减。

组方必须做到相须、相使、相制、相畏，互为协调，以归于平。清热不能苦寒伤胃，祛湿须防伤阴，补阴不能滋湿，补脾须防壅气，疏肝不能耗气，活血不能破血，温肾不能动火。

选药范例：清热可取苦参、黄柏，苦寒清热燥湿，清利下焦，使湿有出路；垂盆草甘淡微寒，清热利湿，保肝降酶；肝胆湿火重者，可改为龙胆草以泻肝；有黄疸者可配茵陈、田基黄，苦、微寒之品，清热解毒，利湿退黄；祛湿可取苍术，草果苦温燥湿，运脾畅中；活血可取赤芍、紫草苦寒凉血，散瘀解毒；疏肝可用柴胡、升麻，辛、微寒之品，解郁升阳透毒；健脾养肝，用黄芪、太子参、黄精等甘、平、微温之品，益气养阴，扶正托毒；益肾用淫羊藿辛、甘、温，温肾助阳，合肉桂辛热补火，共奏温肾疏肝、透毒外达之效；配甘草益气补脾，清热解毒，调和诸药。通过多法合用，可以起到寒热互制，气血并调，多脏兼顾，扶正透毒的综合效应。至于药量的配比，还当因症而异，不可固定不变。

胆病辨治杂说

胆为六腑之一，附于"肝短叶中"。足厥阴经属肝络胆，足少阳经属胆络肝，两者互为表里，功同一体，胆可助肝共司谋虑决断、疏泄条达之职。但在以五脏为中心的理念指导下，一般多详于肝而略于胆，殊不思胆属奇恒之府，既有腑的形态，又有脏的功能，实而不满，满而不实，贮藏传送清净之胆汁，泄注胃肠，协助脾的运化，且肝以升为用，胆以降为和，升降相因，方能保持动态平衡。若升与降、疏与泄失调，则每易肝胆同病，互为影响。且"心与胆相通"，"肝与大肠相通"（《医学入门》）。脾之升从乎肝，胃之降从乎胆。故临证不仅要治肝不忘胆，还要胆胃、胆脾、胆肠、胆心同病同治，才能体现脏腑相通的整体治疗特色。

胆的病证常见者有黄疸、胆胀、胁痛、腹痛，内涵胆囊炎、胆结石、胆囊息肉、占位性病变、胰腺炎等，且与多种肝病有密切的关系。

辨证有肝胆气滞、肝胆火旺、肝胆湿热、肝胆痰瘀、胆郁痰扰多类，与其他脏腑同病的还有胆胃不和、胆热腑实、心胆虚怯、胆心同病（胆心痛）等。但其治则总应以通为用，以降为和，顺其性而调之。必要时在以通为补的基础上，亦可补而通之。

论其治疗大法虽有多端，但每因证候的复合兼夹，临床必须杂合用之。兹举其要者条例于下。

一法曰舒郁：意在疏肝以解郁，理气以利胆。适用于"肝胆气滞"证。多因情志刺激、抑郁不乐所致，与素体肝郁有关。症见胸胁胀痛，或窜痛，手按不舒，喜太息，多愁善感，容易生气，妇女月经不调，经来乳胀，舌苔薄白、尖边红，脉弦等。方用柴胡疏肝散，若属血虚肝郁，可取逍遥散；气郁化火者加牡丹皮、栀子；气逆嗳气加黄连、吴茱萸、白芍。

一法曰苦泄：治取苦寒逆折之品，清泄肝胆火热，适用于"肝胆火旺"证，郁火、湿火杂见。症见急躁易怒，面红目赤，头胀头痛，口苦口干，小便黄赤，皮肤湿疹，阴下湿痒，舌苔黄燥、质红，脉弦数等表现。方用龙胆泻肝汤，湿火重者加黄连、大黄、黄柏、土茯苓；郁火重者加香附、夏枯草、牡丹皮。

一法曰清化：此乃清热与化湿复合并投，以治"肝胆湿热"证。湿热既可外受，亦可内生，多因过食甘肥厚味，嗜酒过度，以致酿湿生热。症见胁肋胀痛，脘腹胀满，恶心呕吐，厌食油腻，大便溏垢不爽，小便黄赤，口苦口黏，面目发黄，皮肤瘙痒，舌苔黄腻、质红，脉弦滑或数，或濡。方选茵陈蒿汤、茵陈四苓汤、甘露消毒丹。临证应辨湿重、热重、湿热并重，随其主次消长，动态演变及相关兼夹病理因素配药。

一法曰和降：此为苦辛合法，苦降辛通，和中开痞，泄肝安胆之意，适用于"胆胃不和"证。症见脘宇痞胀，嘈杂泛酸，嗳气，口苦，苔黄脉弦。方选半夏泻心汤、栀芩二陈汤合左金丸之类。此即《灵枢·四时气》所说"邪在胆，逆在胃，胆液泄则口苦，胃气逆则呕苦，故曰呕胆"是也。

一法曰通利：腑以通为用，司传导之职，若"胆热腑实"，胆液不能疏泄，则通导失司，腑气壅塞，不通则痛。症见胁痛如绞，胀痛引背，灼热拒按，寒热弛张，胸闷口苦，泛恶欲呕，大便多秘，目黄肤黄，小便黄赤，舌苔黄腻，脉弦滑数。方取大柴胡汤、蒿芩清胆汤。通利与和解并施，有黄疸者加茵陈；便秘者加芒硝。

一法曰消积：湿热滞留，胆失疏泄，久而痰凝血瘀，"痰瘀郁胆"，结为砂石，变生息肉。常苦右侧胁肋胀痛，胸闷脘痞，脂餐加重，便意不爽，口苦，尿黄，或体形偏胖，舌苔黄薄腻、质暗，脉小弦滑。治当化痰以消结，化瘀以软坚。方用自拟四金化积汤（金钱草、海金沙、矾郁金、鸡金、酢浆草、虎杖、威灵仙、莪术、青皮、枳实、陈胆星、乌梅肉）等。

一法曰靖养：胆靖则神安，养心郁自解。多因长期抑郁不乐，或因惊恐过度，以致"心胆虚怯"，或"胆郁痰扰"。症见心悸不宁，烦躁不寐，焦虑不安，若气郁生痰，则伴见眩晕、呕恶、痰多、口苦，苔腻罩黄或黄滑、质淡红，脉濡滑。方用《千金方》定志丸合黄连温胆汤。

一法曰温通：久病入络，湿热痰瘀阻滞胆道，郁遏肝阳，生发条达失司，以致胆郁络瘀，甚或"胆心同病"。症见胆区怕冷喜温，胁背胀痛，时作时止，得温为舒，厌食生冷，大便或溏，或见胆区绞痛牵引胸背，短气乏力，舌苔淡黄质暗紫，脉细弦，或沉弦或细涩。多见于慢性肝炎、胆囊炎、胆结石等久病，或胆心综合征之卒痛，治当温胆通络。方用桃仁红花煎、当归四逆汤加肉桂、吴茱萸、川椒、九香虫、甘松、檀香、荜茇等。阳气虚衰者加人参、制附子、干姜、炙甘草、良姜、当归等补而通之；卒痛势急者，急服苏合香丸、麝香保心丸、速效救心丸之类，《素问·平人气象论》说："少阳脉至，乍数乍疏，乍短乍长"，凭脉辨证，即似指胆心痛，心律失常而言。

上列治法，临床还应根据证候的交叉错杂，动态演变，组合应对，才能达到机圆法活的化境。

肾膀胱篇

从"泻下通瘀"法治疗出血热少尿期——谈蓄血、蓄水与伤阴

出血热少尿期是肾脏损害并发急性肾衰竭的危重阶段。我们在临床实践中,采用"泻下通瘀"为主的治法,取得了颇为满意的疗效。且对部分经用大剂量西药如利尿合剂、依他尼酸、呋塞米等利尿,以及硫酸镁、甘露醇等导泻无效的患者,转用或加用泻下通瘀汤剂,获得转危为安的效果,治疗202例,死亡率3.91%,明显优于对照组77例的21.18%。现仅从中医学理论和临床实践对出血热少尿期的病理机制及治疗作一初步的探讨。

一、出血热少尿期病机初探

根据审证求因的原则,中医学认为本病系感受温疫热毒所致,故来势凶猛,发展极为迅速。在卫气营血传变过程中,临床表现卫分阶段甚为短暂,旋即以气分证为主,并迅速传至营分、血分,形成气营或气血两燔之证;而其病理中心主要在于气营。通过辨证,结合辨病,分期对照观察,发热、低血压、少尿三期,多见气营两燔之证,其中尤以少尿期最为凶险,死亡率最高,病理变化极其复杂。现概要讨论如下。

(一)蓄血是主要的病理基础

温邪入里,热毒由气传及营血,火热煎熬,血液稠浊,热与血结,血脉运行不畅,热郁血瘀,则表现瘀热在里的"蓄血"证候。同时可因瘀热阻滞,灼伤血脉,而致动血出血。离经之血又可停积为瘀。症见少腹硬满急痛,身热暮甚,烦躁,谵语,神志如狂或发狂,肌肤斑疹深紫,甚则出现大片青紫瘀斑,衄、咯、吐、下血等。陈光淞有言"热既与血相结,则无形之邪与有形之血相搏",吴又可说:"血液为热所搏,变证迭起",皆指热性病过程中邪入营血,血热与血瘀并见而言。

临床所见,本病瘀热内结的"蓄血"证,在病位方面,应注意辨别肠腑、腹腔、肾与膀胱的不同。如瘀阻肠腑,瘀热与有形积滞互结,腑气失于通降,可见腹部胀满急痛,便秘,或便色如漆而不结,此即吴又可所谓"血为热搏,留于经络,败为紫血,溢于肠胃,腐而为黑,其色如漆,大便反易"。若热伤血络,血溢于腹腔之内,离经之血瘀结成形,腹部可触到明显的癥块,胀急而有压痛。若瘀热壅阻肾和膀胱,肾关开合失常,下焦气化不利,可见少尿、尿闭;热损血络,可出现血尿。据文献记载,历来多认为蓄血

与蓄水病位均在膀胱，前者是热入血分，故小便自利而有神志变化，后者是热在气分，故小便不利，而无神志症状。但从我们临床实践来看，蓄血证之小便利与不利，实与病位有关，且可因病而异。凡蓄血在少腹、血室、肠道者小便未必不利；如蓄血在肾与膀胱，肾关不通，膀胱热结，气化失司，小便又何以能利？故吴又可曾经指出"小便不利，亦有蓄血者，非小便自利便为蓄血也"。妇女在经期发病者，其病情多较一般为重，易见暮则谵语，或清或乱等神志症状，表现"热入血室"的病理变化。它如瘀热弥漫三焦，闭滞血络，腑气不通，神明失用则可见神昏谵语，如狂或发狂等症。

（二）蓄血与蓄水有互为因果的关系

人体内的一切水液，统称津液，为饮食精气所化生，流行于经脉之内者为血，这就是《灵枢·邪客》所说"营气者，泌其津液，注之于脉，化而为血"。存在于经脉之外，布散于组织间隙之中的则为津液。"血得气之变蒸，亦化而为水"（《血证论·吐脓》），水津充足则亦可化而为血。水和血通过脏腑气化作用，可以出入于脉管内外，互为资生转化，保持动态平衡，处于和调状态，这就是通常所说的"津血同源"和水血相关。

在病理情况下，津液和血液任何一方亏耗，都可互为影响。津枯则血少，血耗则津伤，故《灵枢·营卫生会》有"夺血者无汗，夺汗者无血"的说法。另一方面，若水和血的输布运行涩滞，亦可互为因果，或血瘀而水停，或水停而血瘀，这就是《血证论·汗血》所说"水病而不离乎血"，"血病而不离乎水"。

就出血热少尿期而言，则多以蓄血为因，蓄水为果；但在病变过程中也可化果为因。一般多为瘀热壅阻下焦，肾和膀胱蓄血，气化不利，"血不利则为水"，瘀热与水毒互结，以致"血结水阻"，引起少尿甚至尿闭。或因热在下焦，水热互结，由蓄水而导致或加重蓄血。如水毒内犯五脏，凌心则神昏心悸，犯肺则喘咳气促痰鸣，侮脾逆胃则脘痞腹满呕逆，伤肝则肢瘛抽搐。若水毒泛溢肌表，还可见面肤浮肿，形如尸胖之征。甚则水毒潴留，肾气衰竭，趋向不可逆转的危候。

从上可知，当蓄血发展至蓄水时，并不是单纯水蓄下焦，水毒还可侵犯五脏，外渗体表。同时值得注意的是，蓄水虽属肾和膀胱病变，但肺为水之上源，如肺热气壅，通调失司，也可成为导致"蓄水"的病理环节之一。

（三）阴伤与蓄水可以并见

温病有余者火，不足者水。出血热"热入营血"，热与血结，既可致血瘀，同时也必然耗伤阴血，表现"阴亏蓄血"的证候；若瘀热灼伤肾阴，肾的化源涸竭，不仅有阴津耗伤的全身症状，且可见尿少溲赤，甚至尿闭，故治疗当以救阴增液保津为要，忌用分利、导泻、通瘀等法，但从临床实际来看，综合应用这些治法，其疗效又往往优于单纯滋阴生津。由此说明，出血热少尿期虽有阴伤的一面，同时还有瘀热水毒的壅结，多属本虚与标实相错，有时且以标实为主要方面。因此，治疗也不能执一而论。

一般来说，阴伤为津液的亏耗不足，蓄水是体液的停聚潴留，在病理上本属对立的两种不同倾向；但在某些特殊情况下也可同时并见，因瘀热在里，弥漫三焦，热毒不但伤津耗液，同时也会影响三焦的气化功能，津液不能正常敷布，反而停积成为有害的"邪水"，以致阴液不足与水毒蓄结并呈。若血蓄下焦，或水热互结，瘀热水毒壅阻肾和膀胱，气化不利则可见下焦蓄水证；或因热与血搏，脉道不利，津液失于输化而水停肌肤之间，既可表现小便赤少不利，面肤浮肿，且见口渴，身热，舌质红绛，甚至卷缩，苔焦黑，脉细数等症。如吴又可即曾指出"时疫潮热而渴……外有通身及面目浮肿，喘急不已，小便不利，此疫兼水肿，因三焦壅闭，水道不行也"。

综上所述，出血热少尿期的病理机制，主要表现为三实一虚，三实指热毒、血毒、水毒错杂为患，一虚指阴津耗伤。因此，治疗时必须全面考虑，权衡主次，采取相应的治法。

二、治疗大法及方药组成

（一）治疗大法

治法以泻下通瘀为主，兼以滋阴利水，以达到泻下热毒、凉血散瘀、增液生津、通利二便的目的。

（二）基本方药及配伍

1. 基本方药

方宗《温疫论》桃仁承气汤，《温病条辨》增液承气汤、导赤承气汤，《伤寒论》猪苓汤，《千金方》犀角地黄汤等加减出入。药用大黄泻下通便，凉血解毒，化瘀止血，便秘者可重用之；合芒硝、枳实以加强通腑泻热之功；伍生地、麦冬滋阴生津；配白茅根凉血止血，清热生津利尿，猪苓利水泄热，桃仁、牛膝活血化瘀。

2. 配伍

水邪犯肺，喘咳气促不得卧者加葶苈子泻肺行水；血分瘀热壅盛者，加用水牛角、牡丹皮、赤芍等凉血化瘀；津伤明显，舌绛干裂，口干渴者，可合入玄参，取增液汤全方以滋阴生津；小便赤少不畅者，可再加阿胶、猪苓、泽泻、车前子等滋阴利水。

3. 用法

上药加水煮取头、二煎，混和均匀，分2次口服，每6~12小时1次，每日1~2剂（重证者日服2剂），呕逆不能进药者，可予保留灌肠，每日2~3次，但以口服疗效更为满意。

三、临床应用与治疗效果

（一）适应指征

在出血热少尿期，无论其发热与否，凡见到小便赤涩量少，欲解不得，甚至尿闭不通，血尿或尿中夹血性膜状物，大便秘，小腹胀满或拒按，心烦不寐，神志烦躁或不清，呕逆频繁，面部浮胖，舌质红绛、苔焦黄，或光红少苔，脉小数等症者用之。

（二）药效观察

一般均在用药后 4～8 小时排出稀水便 3～5 次，首次量约 200ml，以后每次约 100ml 以上，小便量多在大便通后开始增多，次日尿量达 500ml 以上，总出水量在 1000ml 以上，经 2～3 日进入多尿期，或越过多尿期，直接进入恢复期。

四、几点体会

（一）泻下通瘀可利小水

临证所见，应用泻下通瘀药若能使大便通利，小溲亦可随之增多。这说明如能使邪从下祛，腑气通畅，下焦瘀热壅结的病理状态得到好转，则肾的气化功能也可获得相应改善，而小便自行。正如吴又可说："小便闭，大便不通，气结不舒，大便行，小便立解，误服行水药无益。"

（二）滋阴生津可通二便

热为阳邪，最易伤阴，肠腑津伤无水行舟则大便秘结不行，肾阴耗伤，化源涸竭，则尿少或闭。故滋阴不但可以"增水行舟"，通利腑气，且可助肾化水，通利小便。

（三）"急下存阴"，祛邪可以扶正

因瘀热下趋，邪从腑出，自可达到存阴保津的目的。据临床观察，若在发热期发现少尿倾向时早用下法，可以减少少尿的发生，缩短少尿期病程。同时在发热中、后期用之亦未发现有导致低休的情况。必要时有连用三五日，日服 2 剂者。这与温病"下不厌早"和"下中有补"等论点颇为符合。

（四）通瘀能够止血、利尿

出血热少尿期常合并不同程度的出血，严重的有多腔道出血，这是由于瘀热里结，灼伤血络，迫血妄行所致。应用凉血化瘀药，抑阳和阴，不但无动血之弊，且可取得通瘀散血、止血的效果。若"蓄血"在肾和膀胱，因血瘀而水停，尿少或闭者，应用通瘀之品，还可疏通肾脏壅结的瘀热，达到通利小便的目的。

（五）祛除水毒可使津液归于正化

出血热少尿期，瘀热壅结，水津失于输布而致下焦"蓄水"，或水毒泛溢肌肤，影响它脏者，在泻下、通瘀、滋阴的同时，配合行水利尿，既可促使"邪水"的排泄，且有助于三焦气化的宣通，使津液归于正化，纠正因水津不能敷布而导致的伤阴。

总之，根据临床实践，对出血热少尿期的治疗，主要以通下为原则，它包括下邪热、下瘀血、下水毒等几个方面，通过与滋阴生津法配合，可具备增液通腑、通瘀散结、滋阴利水等多种综合作用，从而取得较好的疗效。

略论肾炎从肺论治

根据急性和慢性肾小球肾炎的临床表现，涉及的中医学病证有多方面，但从浮肿这一主要常见的特异性症状来看，与"水肿"病的关系极为密切，为此，从水肿病探讨肾炎的防治，是中西医结合研究本病的重要一环。

一、理论依据

中医学认为水肿病的发病原理，主要是肺脾肾通调、转输、蒸化水液的功能失职，而致水液潴留，泛溢肌肤。三脏之中任何一脏功能失常，俱可相互影响为病，张景岳概括地指出"其本在肾，其标在肺，其制在脾"，既强调病变的主要脏器在肾，同时又说明与肺、脾在病理生理上密切相关。因此，治疗肾炎水肿，不但要治肾，还要治肺和治脾，为肾炎从肺论治，提供了理论根据。

一般来说，急性肾炎水肿表现"风水"证，或有上呼吸道感染（简称上感）者，与肺的关系最为密切，但某些慢性肾炎"阴水"证的急性发作期，以及水肿不著或水肿消退后，有时也可表现肺经证候。实践证明，急、慢性肾炎，不论有无水肿，凡临床症状涉及肺的，俱可采取治肺的方法。

二、治疗大法

在肾炎从肺论治这一整体观点的主导思想下，临证还当按照辨病结合辨证的要求，根据不同的证候表现，分别采取各种具体治法。一般常用的有疏风宣肺、顺气导水、清肺解毒、养阴补肺等法。概言之，疏风宣肺和顺气导水法适用于急性肾炎以水肿为主症的类型；清肺解毒法适用于急性肾炎有明显的上感，或存在慢性感染病灶者，但这几种治法也可应用于慢性肾炎急性发作期；养阴补肺法则用于急性肾炎病程较长，或慢性肾炎常因上感反复发作，体虚抗病能力低下者。归纳以上各个治法的应用指征，可知治肺主要是针对急性肾炎及慢性肾炎急性发作者，基本符合"其标在肺"的论点，兹分别列述如下。

（一）疏风宣肺法

1. 适应范围

（1）急性肾炎"风水相搏"证。病因风邪袭表，皮毛闭塞，郁遏卫阳。皮毛为肺之合，故肺气失于通调，风遏水阻于肌肤之间，发为水肿。

（2）慢性肾炎急性发作"阴水夹表"证。水肿病久，脾肾阳虚，复感外邪，肺气郁闭，导致急性发作或加重，兼见标实表证者。

2. 症状特点

"阳水"初起，发病急，病程短，头面身半以上肿甚，目胞浮，皮肤鲜泽光亮而薄，手按肿处凹陷较易恢复，小便短少，伴有肺卫表证，如寒热、汗少、肢体酸痛、咳嗽、气急等；或"阴水"因复感外邪引起急性发作，肿势加剧，兼见上述表证者。

3. 常用方药

常用药如麻黄、浮萍、防风、苏叶、生姜衣、光杏仁、桔梗、葱白等。方如苓桂浮萍汤。

风寒偏重，恶寒较甚，无汗，骨节疼痛，舌苔白滑，脉浮紧者，加桂枝配麻黄，以增强宣通肺阳，发汗解表的作用；风热偏重，身热较显，烦渴，气粗，舌苔黄，脉浮数者，加生石膏、桑白皮、芦根，石膏配麻黄一清一宣，方如越婢加术汤，适用于肺热内郁，表寒外束之证（如热毒症状突出的，当另用清肺解毒法）；风邪夹湿，肢体酸重，舌苔腻，脉浮濡者，酌加羌活、秦艽、防己、茅苍术，以宣表祛湿。

如卫表气虚，汗出恶风，肿势消退不快，脉濡者，则不用或慎用麻黄、浮萍，加生黄芪、白术、防己以益气行水，方如防己黄芪汤，但表不虚者黄芪忌早用，以免骤补留邪，《冷庐医话》认为"黄芪实表，表虚则水聚皮里膜外而成肿胀，得黄芪以开通隧道，水被祛逐，胀自消矣"。现代药理研究表明，黄芪有扩张心、肾血管，旺盛体表血液循环，改善肾功能，利小便，治疗尿蛋白的作用。说明用黄芪治疗肾炎水肿，当以具有虚象者最为适宜。

阴水夹表证，头面身半以上肿势加剧者，加制附子、细辛，方如麻黄附子细辛汤。此时用疏风发表药，能够起到因势利导的作用；配细辛可以温少阴、开太阳，合附子更能温肾助阳。现代药理研究表明，附子能扩张肾血管，使肾血流量及肾小球的滤过率增加，产生利尿的作用。由此说明，温经与发表并施，是标本同治之意。

4. 按语

疏风宣肺法的主要目的在于发汗退肿，如《金匮要略》即曾指出"腰以上肿，当发汗"。疏风重在解表发汗，但宣肺还可通阳利水。曹颖甫《金匮发微》提出"有利小便必先行发汗而小便始通者，因为大气不运则里气不疏，肺气不开则肾气不降"的论点。这一疗法是治疗急性肾炎及慢性肾炎水肿急性发作的主法，曾统计周仲瑛教授对21例阳水患者的治疗，用疏风发汗、宣肺行水法为主的，即占83.3%。

疏风宣肺药的用量，应比治疗一般外感表证的剂量要大，因肾炎"风水"证，风遏水阻，腠理闭塞，肺气不宣，水邪不易从皮毛外达，故必须加强疏风宣肺药的作用，才能使潴留于体内的水分，从汗、尿排出，如常用的主药麻黄，可以从4.5~9g，重用到15g左右，浮萍可以从9~15g，重用到30g左右。

本法每多与渗湿利尿法合用，配伍茯苓、猪苓、泽泻、生薏苡仁、冬瓜皮、车前子之类。方如五苓散、五皮饮，通过汗、利并施，表里分消，可以使水肿消退得更快，但在两法合用时要有主次；如属"风水"证，应以疏风宣肺为主，如属"皮水"水湿浸渍证，则又当以渗湿利水为主。

(二) 顺气导水法

1. 适应范围

顺气导水法适用于肾炎水肿，阳水初起，或阴水急性发作，表现水气上逆犯肺者。

2. 症状特点

水肿上半身为甚，颈脖粗胀，皮下组织有水液壅滞，咽喉阻塞不利，咳喘气急，胸胁满闷，气憋，难以平卧，尿少不利，舌苔白，脉弦有力，或检查有胸腔积液。

3. 常用方药

常用药如苏子、白芥子、莱菔子、厚朴、陈皮、沉香等，方如三子养亲汤。

用本法时一般均应配合开肺药，以调整肺气的宣降，参入麻黄、杏仁之类。如《诸证提纲》认为"盖杏仁能解肺郁，故肺气降而小便行也"。

水气壅塞，颈部肿胀，水在皮下组织疏松部位，咽阻气窒者，加海藻、昆布，利小便、消水肿，历代本草多说这两味药能"主十二种水肿"、"散结气"。

水邪迫肺，喘不能卧者，当配合泻肺药，如葶苈子、桑白皮，势急者必须顺气与泻逐并施，取效方捷，可佐入甘遂、大戟，适当攻逐，以缓解其急。方如葶苈大枣泻肺汤、控涎丹、十枣汤。甘遂、大戟本为逐水峻剂，但用量在 3～4.5g，入煎剂中，与利尿药配合应用，有时可见尿量增多，而大便无剧泻现象，《别录》记载大戟能"利大小便"，时珍认为甘遂能"泻肾经及隧道水湿"，说明遂、戟除泻下逐水外，似亦有利尿作用。

4. 按语

顺气导水法，主要是通过顺降肺气，达到行水利尿的目的；但另一方面，导水还寓有泻肺逐水的含义。如水邪迫肺，邪实势急，又当同时泻逐，导水下行。喻昌说："凡治水肿喘促，以顺肺为主，肺气顺则膀胱之气化而水自行"，《潜斋医学丛书》记载："黄履素见一味莱菔子通小便，诧以为奇，盖不知莱菔子亦下气最速之物，服之即通者，病由气闭也"，说明顺肺气可以起到利小便的作用。

因本法主要是应用于"风水"水气犯肺，肺气壅塞的实证，故多与疏风宣肺药配伍合用；但"阴水"水泛高原，上迫肺气者，又当在温肾助阳、健脾化湿的基础上，参以顺气导水之意。

(三) 清肺解毒法

1. 适应范围

(1) 急性肾炎初起，表现热毒偏盛者。病因风热毒邪从口鼻上受，壅结咽喉，入侵于肺，或肌肤患有湿疮，风毒从体表、皮毛内归于肺，以致肺热气壅，肃降无权，治节失职，甚则水液停滞成肿。

(2) 慢性肾炎常因上感引发或加重者。病因肺有蕴热，皮毛易开，风邪乘袭，以致肺热气滞，肃降无权。

2. 症状特点

水肿以头面部较为明显，或身半以上亦肿，或仅颜面、目胞微有浮态，身热，咽喉红肿疼痛，扁桃体肿大，或肌肤患有湿疮，溃破痛痒（亦有湿疮甫愈，但仍留有痕迹者），小便赤涩短少，或见血尿，口干苦，舌苔黄、质红，脉浮数或濡数，或病情迁延反复不愈，趋向慢性，经常因感冒引起咽痛，扁桃体肿大，面目浮肿，尿色深黄，尿检有明显变化。

3. 常用方药

常用药如金银花、连翘、紫花地丁、蒲公英、荔枝草、野菊花、一枝黄花、石韦、鹿衔草、土茯苓、鸭跖草、白茅根等。方如五味消毒饮。

风毒上受，上感症状明显，咽喉乳蛾肿痛者，酌配土牛膝、虎杖、蝉衣、桔梗、射干、牛蒡子、玄参等清上焦，利咽喉。

疮毒内归，皮肤感染，肌肤湿疮溃痒者，酌配河白草、地肤子、山苦参、六月雪、黄柏、赤小豆等以清泄湿毒。方如麻黄连翘赤小豆汤。

头面部肿势较重者，应与疏风宣肺药合用，伍以麻黄、浮萍之类。

4. 按语

清肺解毒法，主要是清解上焦肺经热毒，但同时也有利尿的作用，如《潜斋医学丛书》即曾指出"肺主一身之气，肺气清则治节有权……肺气肃则下行自顺，气化咸藉以承宣，故清肺药多利小水"。

本法与"风水"风热偏重证用疏风清热宣肺法的主要不同点在于热毒偏盛，而浮肿一般不剧（若浮肿严重而热毒又盛，亦可两法参合用之）。与"湿热"证用清利法的不同点在于以上焦风毒为主，而非下焦湿热证候。

据临床观察，清肺解毒药的用量，在比常规量加大2~3倍时疗效较好。

当前用清肺解毒法治疗肾炎有了新的进展，药物品种得到了不断的发掘充实，治疗领域也有所扩大，除用于急性肾炎外，对某些慢性肾炎亦可取得较好的效果。凡临床上表现有肺经热毒症状的线索可寻者，如配合或转以本法为主，亦可提高其疗效，弥补了慢性肾炎传统治法——温补脾肾的不足，提供了一条新的治疗途径。

（四）养阴补肺法

1. 适应范围

（1）急性肾炎水肿消退后，或水肿不著，但病程迁延较久。
（2）慢性肾炎反复发作。
两者都具有肺虚气阴耗伤病理表现者。

2. 症状特点

低热、干咳、口干、舌质红，脉细数，咽喉干痛，甚则经常红肿，扁桃体呈慢性肿大，或易汗、怕风，常因感冒诱致病情加重，尿黄，有泡沫，尿常规不易转阴者。

3. 常用方药

常用药如沙参、麦冬、百合、玉竹、生地、山药、白茅根等。方如沙参麦冬汤。

气阴两虚，易汗、怕风，常易感冒者，配黄芪、太子参、五味子、红枣，以补气固卫，如投黄芪而又觉内热、口咽发干者，可与知母合用。

阴虚血热，小便尿血，或镜检红细胞量多者，配牡丹皮、赤芍、小蓟，以凉血止血。

常夹外感症状，迁延难解者，酌加桑叶、菊花、连翘、金银花、蝉衣等，以轻清宣透。

咽喉肿痛，干燥、呛咳者，酌加玄参、牛蒡子、桔梗、甘草，以清利咽喉。

4. 按语

养阴补肺法，主要在于保肺固卫，若阴虚而伴有轻度浮肿时，用养肺阴药，滋其化源，也可起到利尿的作用。如《证治汇补》说："水肿有属阴虚者，肺金不降而浮肿……宜滋阴补肾，兼以保肺化气。"《潜斋医学丛书》记载："昔人治肺气不化，膀胱为热邪所滞，而小溲不通……一味沙参大剂煎服，覆杯而愈，是肺气化而小溲通也。"

由于肺虚容易反复感受外邪，尤其迁延进入慢性病期，阴虚与肺热两者常互为影响，标本虚实错见，因此，养阴补肺与清肺解毒往往需要结合使用，根据虚实的主次适当配伍。

本法主要是针对肺的阴虚内热证及气阴两虚证的情况，至于临床上常用以治疗慢性肾炎的党参、黄芪、白术等补气药，重点在于补益脾气，不能认为以补益肺气为主，两者主治目的不同，应予区别理解。

上列治肺四法，在临床具体运用时，既有各自的指征和范围，但又互为联系，有时还需结合使用。

三、临证体会

从上述可见肾炎从肺论治的意义是多方面的，结合临证初步体会，似有调节体液代谢、抗变态反应、预防和控制感染、增强机体抗病能力、促使病变脏器恢复等多种作用。兹试行探讨如下。

（一）调节体液代谢，消退水肿

中医学认为，人体水液的代谢，属肾所主，但肾的主水功能，又与肺、脾有关。如肾炎水肿，因肺气失于宣布，不能通调水道，下输肾和膀胱所致者，则当采取疏风宣肺和顺降肺气等方法以行水。

临床每见急性肾炎"风水相搏"证，在用疏风宣肺法时，多数患者服药后并不一定得汗，经常可见尿量增多，说明运用这一治法宣通肺阳，调整肺气宣降，不仅能够发汗，使水气从表发越而出，同时也可利尿，使水液下输膀胱而外出，若与渗湿利水法合用，则利尿的作用尤为明显。从现代药理知识和临床来看，某些疏风宣肺药，如麻黄、浮萍、苏叶、桂枝等，本身就具有一定的利尿作用。

若水肿证见水气上逆射肺者，又当顺降肺气，以导水下行。因肺主一身之气，为水之上源，水化于气，气行则水行，气滞则水停；肾为水之下源，赖肺气以下降，通调水道，归于膀胱，"肺气顺则膀胱之气化而水自行"。

它如养阴与清肺，通过滋养化源，肃降肺气，也可起到行水利尿的作用。

实践证明，凡肾炎水肿临床表现涉及肺的，根据"下病上取"理论，采取宣肺及顺气等治法，能使潴留的水液，从汗、尿排出体外。由此可知，肺与肾对体液的运行确有相互关系，治肺可以调节体液代谢，达到消退水肿的目的。

（二）抗变态反应

从中医理论来看，急性肾炎水肿的病因，多为风邪外受，入侵于肺，肺气不能通调水道，下输肾和膀胱，以致风水相搏而为病。这种论点与现代医学所说的上呼吸道或皮肤感染后，因变态反应引起的肾炎颇为类似。

根据临床观察，中医所说"风邪"，包括人体对某些过敏因素所引起的变态反应性疾病，以及其症状表现，某些疏风药即具有抗过敏的作用，能够抗变态反应。据药理研究表明，麻黄能抗过敏，对某些变态反应性疾病——哮喘、荨麻疹等，都有一定的疗效；浮萍、防风、苏叶等对因气候寒温失调，或食入鱼虾等物引起的变态反应性疾病——荨麻疹，亦均为临床所习用的有效药物。从药测证，似可说明，运用疏风宣肺药治疗肾炎，实际寓有抗变态反应的意义。

至于治疗"风毒"证的清肺解毒类药，不仅能够直接抗菌，对细菌感染性炎症有效，同时也具有抗变态反应性炎症的作用。如野菊花、连翘、地肤子、牛蒡子、山苦参等，都是临床习用于过敏性炎症的一些有效药物；药理研究表明，石韦能抗组胺过敏，蝉衣具有抗组胺、神经节阻断的作用，可以消除或减弱感染后的变态反应。它如养阴补肺法中的生地，据报告，也有提高肾上腺皮质功能、抗变态反应的作用。

从上可知，肾炎治肺，对减弱或抑制感染后的机体变态反应，具有一定作用。

（三）预防和控制感染

通过临证观察，上呼吸道和皮肤感染，与肾炎的发生、反复、迁延不愈有重要的关系，这与中医学肺开窍于鼻，喉为其系，外合皮毛，肺肾相生的理论颇相呼应。为此，防止急性肾炎迁延趋向慢性，慢性肾炎复发与恶化，预防感染及控制感染病灶，考虑从肺论治采用清肺解毒法，是极为重要的一项措施。

清肺解毒法属于清热解毒的范围，但它明确指出治疗的重点以肺为主，为制方选药提出指导依据，以示与湿热在脾、在肾的用药有所不同，加强了用药的针对性。

从清肺解毒类药的临床实践和实验研究来看，其多具有抗感染的作用，能控制细菌性炎症，从而防止因反复感染对肾脏所造成的变态反应性炎症，减轻肾脏的病理性损伤。

（四）增强抗病能力，促使病变脏器恢复

由于肾炎病程多长，往往迁延、反复，甚至趋向慢性，而致脏腑损伤，正气虚耗，

因此，在治疗时应辨其肺、脾、肾的不足，采取相应的扶正培本法。

如因肺虚抵抗力低下，卫外功能减弱，易受外邪侵袭，每因反复感冒诱致病情发作或加重，或经常伴有上感症状者，不仅要清肺解毒，预防和控制感染，同时更应采取补肺的措施，加强肺的卫外功能，改变患者的变态反应体质，才能避免感邪诱发。由于这类病例多见肺阴不足，内有虚热的表现，或兼夹外邪，经常迁延难解，因此，多以养阴清肺法为主。

肺对肾有资生关系，通过补肺可以达到益肾的目的，有利于肾脏的病理性损害获得逆转，以至恢复。为此，在一定的条件下，又似可把补肺作为治本的措施之一，必要时还可肺肾同治。

当前按照辨证结合辨病的要求，通过实践观察，初步看来，消除尿蛋白、恢复肾功能的治法和途径是多方面的，脏腑虚实有别，补泻各异，实难执一而论。至于从治肺来说，根据以上所述，似可能从各个不同的方面，或在某一环节上，促使肾脏实质性的病理损害得到修复。如从临床所得印象来看，往往是在全身症状得到改善的基础上，从而使尿蛋白和肾功能获得相应的好转，说明增强全身抗病能力与恢复肾脏功能，具有局部与整体的密切关系，而治肺是其中的一个重要环节。

四、医案举例

案1

王某某，女，39岁，门诊患者。

初诊：既往常有面部浮肿，此次病起五六天，开始两天曾有寒热，现已罢解，全身浮肿，下肢为甚，按之凹陷，咳嗽气喘，咳吐稀痰，腰痛，尿少色黄，口干喜热饮，舌苔薄腻，脉沉细。尿常规：颜色黄浑，蛋白（++），脓细胞3~7，红细胞4~6，颗粒管型0~1，透明管型0~2。证属脾肾素虚，风邪袭表，肺气不宣，通调失司，风遏水阻。治拟温经发表，疏风宣肺行水，仿麻黄附子细辛汤加味。

处方：制附片3g，麻黄5g，细辛2g，桂枝3g，光杏仁、桑白皮、葶苈子、木防己、泽泻各10g，连皮苓12g。

药服3剂，尿量较多，肿势小退，咳逆气喘减而未已，痰多清稀，脉有起色。上方加黄芪、白术各12g。再进3剂，尿量增多，水肿全部消退，咳喘亦平，脉转弦滑，唯腰部酸痛，纳差，复查尿常规（-），转予补肾健脾化湿药3剂善后。

按语 ①既往常有面部浮肿，可知脾肾素虚是其内因；此次水肿暴起，病初曾有寒热，说明又有风寒外感，但浮肿以下肢为甚，脉象沉细，又不同于单纯的风水证。因此，辨证为脾肾阳虚，气不化水，复加新感，兼有标实的表里同病，采取温里和发表并施的治法。②咳嗽气喘，痰多清稀，是肺气失于宣降的表现，一方面因风寒犯肺而肺气不宣，一方面因水气上逆犯肺，而肺气不降。因此，在用麻黄、杏仁等宣肺药的同时，参入葶苈、桑白皮以顺降肺气，泻肺行水。③由于原有气虚，气不化湿，则水湿逗留不易速去，所以在二诊时参以补气之品，仿防己黄芪汤意，加入芪、术以益气行水祛湿。最后转予补肾健脾化湿法善后。

案 2

祁某某，女，12岁，门诊患者。

初诊：去年腊月，先起高热、咳嗽，继则目胞浮肿，跗肿，尿黄量少，检查尿常规有明显变化，诊断为急性肾炎。经中西药治疗，至今已经9个月，未能向愈，尿化验仍不正常。症状：目胞微浮，面有浮态，汗多，夜卧亦有盗汗，常易感冒，咽弓微有红肿，扁桃体Ⅱ度红肿，时或腰痛，小便量较少，色黄有泡沫，口干，舌苔薄黄腻，质红，脉细滑。尿常规：蛋白（+++），脓细胞0~2，颗粒管型（+）。辨证论治：肺肾同病，阴气亏耗，卫外不固，风热易侵，治予养阴益气，清肺解毒。

处方：川百合、北沙参各12g，玄参10g，麦冬、生黄芪、怀山药各12g，一枝黄花、小叶石韦各12g，土牛膝、土茯苓、六月雪各15g，猫爪草、生薏苡仁各12g，白茅根30g。

上药加减出入，服后临床症状和尿常规检查均逐渐好转，经常感冒的现象得到了控制，先后治疗3个月，服中药60剂，仅自觉口干，舌苔质红中空，余无明显不适，尿常规检查，每周1次，连续3次，均为蛋白少，脓细胞少，红细胞0~1，取得较为满意的近期疗效。

按语 ①患者先起高热，咳嗽，继则面目浮肿，跗肿，提示病因风热毒邪侵犯上焦，肺热气壅，通调水液的功能失职，而致病及于肾。由于肺热内蕴，故咽弓常有红肿，扁桃体肿大，舌苔黄腻，脉见细滑；热在下焦，气化不利，则尿少色黄，而有泡沫，时感腰痛。虽然肺肾同病，但病源于肺，病变的主要矛盾在肺，因此，采用清肺解毒的治法。②汗多，夜卧亦有盗汗，口干，舌质红，是因久病肺的阴气亏耗，肺虚卫外功能不固，风热易侵，以致又常有感冒，故在清肺解毒的同时，采用补肺法以固卫，因肺虚的具体表现，主要是阴虚，所以用药亦以补阴为主，而佐以益气。③根据本例的临床表现，风邪蕴热在肺，是属邪实的一面；阴气亏耗，肺卫虚弱，是属本虚的一面，两者且又互为因果，标本同病，故清肺解毒与养阴补肺法合用，标本同治，使病情得到了初步的稳定。

案 3

夏某某，女，12岁。

初诊：2000年6月5日。3月初发现面浮腿肿，就诊于江苏省某人民医院，确诊为"肾病综合征"，遂予泼尼松治疗，但尿蛋白、隐血呈显著持续状态［尿蛋白（++++）左右、隐血（+++）左右］。今就诊时，仍服用泼尼松，量为60mg/d。症状：呈满月脸，尿量频多有泡沫，偶有腰痛，口干，手足心热，反应淡漠，手抖，血压高140/100mmHg，曾感冒2次，目前仍咽干痛，干咳，尿少，大便日行2次，舌质偏红苔薄黄，脉小滑。尿常规：蛋白（++），红细胞（++）。证属肺肾同病，阴虚湿热。治当养阴益气，清热利湿，佐以利水消肿。

处方：南北沙参各12g，麦冬10g，玄参10g，生地12g，大黄炭6g，大蓟15g，石韦15g，鹿含草15g，六月雪20g，黄柏10g，白茅根15g，金樱子15g，雷公藤5g，生黄芪15g。

二诊：2008年6月12日。患者水肿减轻，大便尚调，尿黄量多，日行约2000ml，有泡沫微混，口干，舌质红苔薄黄，脉细滑，尿常规检查：蛋白（+），红细胞（+）。药后初次见效，治守原意。

处方：上方改生地15g，加知母10g，大黄炭6g，水煎服，每日1剂。

服7剂后，患者每7日就诊1次，均在原方的基础上加减，并逐步撤减激素。三诊时患者咽痛不尽，加一枝黄花15g，四诊时加苎麻根、荠菜花以增强凉血止血、清热利湿力度，停用泼尼松。五诊时，尿检蛋白（+），隐血（-），血压120/90mmHg，尿量正常，食纳如常，精神好转，下肢浮肿减轻，在原方的基础上加天仙藤12g，土牛膝10g，调和气血，继循原法加减善其后，尿检、血压正常。随访年余。

按语 ①患者年系幼儿，形体未充，本为阴虚阳亢之体，下焦湿热煎熬，加之久用西药激素，使内热更盛，阴精更伤，以致肺肾阴虚日甚，犹如釜底抽薪，故单纯西药治疗久难奏效。②朱丹溪云："阴常不足，阳常有余。"患儿肺肾阴亏，虚热内炽，加之下焦湿热蒸动，灼伤阴络，故症见手足心热，小便黄赤量多有泡沫，蛋白尿、血尿持续及腰痛等。方中南北沙参、麦冬、生地、玄参大补阴液，滋养肺肾，以治其本；黄柏、知母清热泻火，石韦、大蓟、白茅根、六月雪、益母草、雷公藤清利下焦湿热，凉血止血，以治其标；黄芪益气升清，金樱子、鹿含草固摄止遗，消蛋白以辅其功。由于组方严谨，标本同治，故收桴鼓之效。③患者初诊时已服泼尼松近2个月，但尿蛋白、隐血持续不降，血压也高，感冒屡发，且见明显的库欣综合征，结合全身症状表现为一派肺肾同病，阴虚湿热之象。治以滋肺清肾，体现了肺肾相关、金水相生的理论，"下病上治"的整体观念。

从"风湿相搏"辨治慢性肾脏病初探

风和湿是常见的两大病理因素，既可从外感受，亦可从内而生，两者具有一定的相关性，"风能胜湿"，湿从风化，俱无定体，可随五气从化而合病，而"风湿相搏"为病者尤多，涉及多系统、多病证。其中肾病表现有风和湿的病理特征者，颇不乏例，故从风湿辨治慢性肾脏病，是值得探索的一条途径。

（一）"风湿相搏"是肾病的始动病理因素，是病机衍化的基础

风为阳邪，湿属阴类，阴阳交错，复合为患，故病势常反复迁延，缠绵难愈。且湿易与五气兼夹为患，"伤于风者上先受之，伤于湿者下先受之"。风湿合邪，上下交病，上则肺卫受感，风生水涌，面目浮胀，身半以上肿甚，下则大腹满胀，身半以下及四肢漫肿，手按没指，久则湿从浊化，衍生为秽浊黏滞的代谢性病理产物，下损及肾，肾虚不能分清泌浊，降解泄化，浊瘀互结，酿为湿毒、水毒、瘀毒，或伤气耗血，或伤阴损阳，正溃邪恋，以致浊阴上逆，侮脾、犯胃、射肺、凌心、伤肝，出现"溺毒"关格危象。

概言之，肾病主要以风湿为始动病理因素，其病势演变涉及寒、热、浊、瘀、水、毒多端，病性虽有虚实而又互为因果错杂，病位主在肺脾肾而又涉及心肝，累及多脏多腑。

（二）风湿与肾病特异征析要

多类肾病常见的特异征有肾水肿、肾病尿、肾风眩、肾劳损等，皆涉及风与湿的病理干预，兹简析之。

1. 肾水肿

此类水肿，多先从面起，"目窠上微肿，如新卧起之状"，继则"足胫肿，腹乃大"，发病多速，常有肺卫外感表证，符合"面肿曰风，足胫肿曰水"，"湿胜甚则水闭胕肿"，"诸湿肿满，皆属于脾"等风和湿的病理特征。因风邪犯肺，肺气不宣，湿困卫表，水湿不化，以致肾关不利，水聚为肿。可见于慢性肾病的急性发作，证见"风遏水阻"、"水湿浸渍"等候，久则脾阳虚衰，土不制水，水湿潴留，终必伤肾。

2. 肾病尿

微观辨证，尿检必有蛋白尿、血尿，治疗极为顽固，难以消失。总属肾之清浊泌别失常所致。既有精微失于固藏，肾虚络损的一面，更有湿浊瘀结，难以化解的一面，且属因实致虚者多，而湿的病理特性是黏滞、重浊、下趋，与脾的升运输化功能失职密切相关，故当脾肾同治，泻实补虚；注意观察小便的色、质、量、次，尿液的清浊，尿沫的多少，辨其湿浊、湿热、湿瘀，分别处理，参以疏风以胜湿，不可执一法以统治。

3. 肾风眩

风眩指肝风上扰所致的头晕目花，但其病本在肾，外因风邪客于上，水湿渍于表，风生水起，水涌风生，而致面浮足肿，血压升高；内因肾病日久，精气亏耗，水不涵木，内风暗动，下虚高摇，头昏目花，血压高而难降。后期若阴伤及阳，可致阴阳两虚，火不归元，虚阳浮越，头目昏眩，步履飘浮，尿频足冷，甚则因阴阳失调，气血逆乱，气升血逆，血瘀络痹，出现胸痹、心痛、偏枯、大厥卒中之变。

4. 肾劳损

"五脏之伤，穷必及肾"这是中医学对慢性疾病转归预后的一大理念，而对慢性肾脏病尤为重要。

微观辨证进入肾劳损者，肾功能必然有一定的损害。在病势发展中多有一个积渐突变的过程，表现始于肺，终于肾，"其标在肺、其制在脾、其本在肾"的病理特点。

必须理解这是因实致虚，虚实错杂的复合病理，它是在风湿犯肺、困脾基础上的演变，既可见肾风"面胕庞然肿"标实的一面，又有肾虚下损，不能藏精化微，使血气亏耗，而见腰脊酸痛、疲劳乏力等本虚的一面，但又不是纯虚无邪，有时甚至表现以肾实为主，常见浊瘀水毒互结，临证治本治标，治实治虚，还当权衡先后主次处理。

（三）风湿与肾病的脏腑相关性

中医学对慢性肾脏病的病理观，历来认为是"其本在肾"而不止于肾，在脏腑整体相关的理念下，肾与肺脾往往会形成一个病理生理链，涉及发病原因、水液代谢、尿液变化等诸多方面。但因主病脏腑有主次，故临床可有不同的表现。

1. 肺风湿郁

肺风湿郁多以外感风邪为主，病从上受，肺气不宣，卫表失和，而致寒热，汗少，咽痛，咳嗽。湿郁上焦，壅遏肺气，风遏水阻，肺失通调，而致面浮身肿，肿势身半以上为著，尿少色赤，多属风胜于湿，但有夹寒、夹热之异，辨证有风寒、风热之别。

2. 脾风湿阻

脾风湿阻多以湿困表里为主，常与饮食海鲜发物，皮肤湿疮内归有关，可见"脾风"外发肌腠的特征，湿聚为水，一身悉肿，身半以下为著，肿甚可见皮损溢水，皮肤湿疮瘙痒，身重烦疼，尿少色浑，大便易溏。但湿有热化、寒化之异，故辨证还有湿热、寒湿之分。

3. 肾风浊（湿）瘀

肾风浊（湿）瘀多属久病迁延不愈，"肾风"水肿时有消长，每因外感风邪加重，而致尿检恶化，肾功能损伤，肾虚络瘀，湿从浊化，浊瘀互结，清随浊泄，精气耗竭，因实致虚，风湿浊瘀交互为患。

（四）疏风祛湿是治疗慢性肾脏病的主要大法

鉴于"风湿相搏"这一复合病机在肾脏病发病中的病理特性，根据"风能胜湿"，湿从风化的相关性，治疗当以疏风祛湿为主法，针对风和湿的演变转化，病性的寒热虚实，脏腑病位的主次，采用相应的方药。

基础方药：苏叶、防风、浮萍、苍耳草、蝉衣、僵蚕、地肤子、汉防己、白术、猪苓、茯苓、泽泻。

辨证配伍：风寒重者加麻黄、桂枝、细辛；风热重者酌加石膏、连翘、桑白皮；兼有上感咽痛者配一支黄花、蒲公英、荔枝草、土牛膝；湿热重者酌加黄柏、六月雪、土茯苓；寒湿重者酌加苍术、厚朴、羌活；尿赤浑浊多沫者加血余炭、炙刺猬皮、大黄炭；头昏目眩者酌加天麻、川芎、白蒺藜；湿浊上逆者酌加半夏、黄连、干姜、吴茱萸；下焦浊瘀者配鬼箭羽、泽兰、桃仁、大黄；气虚者配黄芪、党参；血虚者配当归、鸡血藤、熟地；阴伤者酌配生地、玄参、北沙参、麦冬；阳虚者配淫羊藿、菟丝子；寒甚者配附子、肉桂。

据上可知，从"风湿"治疗慢性肾脏病，虽是值得重视探讨的一条途径，但必须在审证求机的理念指导下，注意相关病理因素，脏腑病位，病势演变，随症治之，不能执法守方不变。

结合临床体会，引申其义，可以认为风有多种特异性致敏因子的涵义，与现今的变态反应类同；湿是一类病理性的代谢产物，与免疫反应致病相关，而疏风祛湿有助于抗变态反应，调节免疫功能。疏风宣肺重在开鬼门，泻肾祛湿则可洁净府，表里上下分消，可奏疏风胜湿、"去菀陈莝"之效，为治疗慢性肾脏病提供一个新的切入点。

(五) 医案举例

案 1

李某，女，32 岁。

初诊：1999 年 3 月 3 日。既往有系统性红斑狼疮病史 10 余年，7 年前发现狼疮性肾炎，曾用泼尼松治疗，最大剂量用至 100mg/d，目前维持量 30mg/d，1 个月前静脉滴注环磷酰胺 0.6g/d，共 7 日，引起严重脱发。2 月 28 日尿常规检查示：蛋白（+），隐血（++），脓细胞（++）。症见满月脸，形体较胖，头发稀疏，面部潮红有灼热感，腰酸，小便浑黄并有黏膜沉淀，尿沫不明显，头晕，乏力，不耐久坐，腰脊疼痛，空腹时胃脘不适，有饥饿感，阴道有痒感，带下色黄量多，月经常衍期，量少，经行小腹不适，1 周前曾患带状疱疹，目前局部仍痛，舌苔淡黄，中后部腻，舌质红，脉细。证属肝肾亏虚，下焦湿热，脾胃不和，风毒痹阻。予补益肝肾，清利湿热，调理脾胃，祛风解毒之剂。

处方：苍术 10g，黄柏 10g，苦参 10g，苍耳子 10g，地肤子 10g，生地黄 10g，太子参 10g，淫羊藿 10g，生薏苡仁 12g，萆薢 15g，生黄芪 15g，制黄精 15g，青风藤 15g，茜草根 15g，鬼箭羽 15g，土茯苓 20g。

药后 1 周，带状疱疹消失，上方稍作损益，连续服用，每日 1 剂。1999 年 6 月下旬开始逐步撤用激素，至 2000 年 3 月下旬激素全部撤完，病情稳定。肥胖之躯渐趋苗条，满月面庞日趋常态，自测体重下降 4kg。小便转清，尿常规检查正常，初诊时症状基本消失，唯月经周期难定，面部偶发红疹，舌苔黄腻，舌质红，脉细。证属肝肾亏虚，湿热瘀郁不尽，久病络瘀。2000 年 3 月 29 日复诊时转以调补肝肾为主。

处方：山茱萸 10g，牡丹皮 10g，茯苓 10g，泽兰 10g，泽泻 10g，黄柏 10g，苍术 10g，凌霄花 10g，当归 10g，生地黄 15g，山药 15g，狗舌草 15g，鬼箭羽 12g，制黄精 12g，漏芦 12g，土茯苓 20g，菝葜 20g。

再复诊时稍予加减，服药至 2000 年 10 月，月经周期正常，面容恢复常态，新发长出，已无稀疏之感，多次尿检及肝肾功能检查均正常，平素稍有疲劳感，疾病告愈，嘱隔日服 1 剂以巩固疗效。偶来复诊，诉无任何不适，精神状态较佳。

按语 久病肝肾不足，阴血耗损，下焦湿热，风毒痹阻。先以治标为主，兼以培补正气，用二妙丸伍入萆薢、薏苡仁、土茯苓、苦参、地肤子等清利下焦湿热，又合鬼箭羽、苍耳子、青风藤、茜草、生地黄祛风解毒，清透瘀热，少佐黄芪、黄精、淫羊藿、太子参以辅助正气，顾护脾胃；标证缓解后，则专以六味丸合黄精、当归培补肝肾治其本，二妙丸、狗舌草、漏芦、土茯苓、菝葜等祛未尽之湿热邪气，久病络瘀，故还佐入鬼箭羽、凌霄花等化瘀通络。整个治疗过程标本主次分明，病情虽繁杂顽固，仍获佳效。

案 2

袁某，女，72 岁。

初诊：2002 年 2 月 5 日。既往查肾功能发现尿素氮、肌酐偏高，未做特殊处理。2000 年 3 月开始厌食，浑身无力，查肾功能：尿素氮 15mmol/L，肌酐 160μmol/L，长期服用肾衰宁。今因病情加重来诊。症见食少纳差，脘痞呕恶，浑身无力，大便少行，尿少，舌苔淡黄腻、质暗，脉细滑。拟从脾肾两虚，湿浊中阻，胃气上逆治疗。

处方：藿香10g，苏叶10g，黄连4g，吴茱萸3g，法半夏10g，淡苁蓉10g，淫羊藿10g，潞党参10g，泽兰12g，泽泻12g，鬼箭羽15g，生大黄（后下）9g，车前子（包煎）10g。

二诊：2004年7月15日。家属代诉：药后病情稳定好转，以后每次发作便服原方，病情稳定后继续服用肾衰宁。2004年4月因病情又见加重，曾住院查肾功能：尿素氮19.5mmol/L、肌酐300μmol/L；彩超：双肾缩小，左肾7.3cm×3.8cm，右肾7.5cm×3.4cm。诊断：①冠心病；②高血压3级；③慢性肾功能不全（氮质血症期）。目前患者怕冷明显，足背冷甚如浇冷水，血压基本正常。仍拟温通泄浊，和胃降逆。

处方：藿香10g，苏叶10g，炮姜2.5g，黄连3g，吴茱萸3g，法半夏10g，党参10g，生黄芪15g，淡苁蓉10g，淫羊藿10g，鬼箭羽15g，怀牛膝10g，生大黄（后下）6g，车前子（包煎）10g。

按语 本案属因虚致实，本虚标实之证，因病久积渐加重，标实成为病变之主要矛盾，故以治标为急，兼以固本，病变主脏虽然在肾，但已损及脾胃，且以呕恶厌食等为其特点，此乃水湿内停，湿浊酿热，水毒潴留，久病络瘀，湿热、浊瘀、水毒交互为患，侮脾犯胃，而致脾运胃降失常，由下犯中。六腑以通为用，今胃气不降则腑气不行，湿浊愈益瘀阻，故治疗虽重祛邪而意在安正，虽扶正亦不可壅邪。药用藿香、苏叶、黄连、吴茱萸、法半夏苦辛通降，清中化湿，和胃降逆；生大黄通腑泄浊，合肉苁蓉以补虚泻实，配泽泻、车前子利水渗湿；泽兰、鬼箭羽化瘀通络，并伍党参、淫羊藿补脾温肾，通中有补，药后症减，病情稳定，以后虽每见反复，但服药即平，迄今4载有余，看似对症治标，实则起到延缓病势发展的良好效果。而辨证求机用药，则涉及风、湿、寒、热、浊、瘀、虚多个方面。

肾炎治血心法

一、概　　述

根据肾炎的临床表现，涉及中医学多个病证，如急、慢性肾炎或尿毒症有明显浮肿者属"水肿"，尿少者属"癃闭"，以血尿为主者属"尿血"，兼有头痛、眩晕等高血压症状者则属"眩晕"、"头痛"；慢性肾炎肾功能损害，表现以体虚为主者则属"虚劳"；如发展至慢性尿毒症晚期者，又属"关格"范畴。而这些病证特点，正是中医辨证论治的重要依据。

从肾炎浮肿这一主要常见的特异性症状来看，与中医"水肿"的关系最为密切，它渊源于《金匮要略》之"水气"病，析其原意，似指水肿形成总属三焦气化失于宣通，津液停积而为水，表明水与气的病理关系极为重要。但《金匮要略》也同时指出"……女子则经水不通，经为血，血不利则为水，名曰血分"，说明气、血、水三者在生理、病理上有其因果互动关系，水和血通过三焦、脏腑的气化作用，出入于脉管内外，互为资生转化，才能保持动态平衡，如《灵枢·邪客》说："营气者，泌其津液，注之于脉，化而为血。"《血证论·吐脓》说："血得气之变蒸，亦化而为水。"若三焦气化功能失于宣通，既可导致血瘀而水停，也可因水停而血瘀，这就是《血证论·汗血》所说"水病而不离乎血"，"血病而不离乎水"。从而为水肿病的治气、治水、治血提供了理论依据，也为近代中医界应用活血化瘀法治疗慢性肾炎，特别是祛瘀利水法治疗肾炎水肿启迪了思路。同时还要进一步理解，从《金匮要略》所称的"血分"及所说的"治血"，从肾炎的有水肿到无水肿，治血实非活血化瘀一端，它必须在"审证求机"的原则下，辨清血热、血溢、血瘀、血虚，审其虚实，采用相应的不同治法，才能扩大肾炎治血的应用范围，并进而通假应用于其他相关的肾炎，如狼疮性肾炎、紫癜性肾炎、乙肝相关性肾炎等。

二、治 疗 大 法

在肾炎"治血"这一理论的主导下，临证当按辨证要求，针对主症及病理特点，分别采取各种具体治法。

（一）清热凉血法

1. 适应范围

清热凉血法主治"热毒壅遏"证。病因风邪热毒从口鼻上受，壅结咽喉，内犯于肺；或肌肤患有湿疮，风毒从体表皮毛入侵，壅遏肌腠，内归肺脾，壅阻三焦致病。常继发于感冒、喉蛾、丹痧或皮肤湿疹之后，而上感又每易诱发或加重水肿。如《景岳全书》说："凡外感毒风，邪留肌腠，则亦忽然浮肿"，《沈氏尊生书》言："有血热生疮，变为肿病"，揭示了上呼吸道及皮肤感染，可以引发肾炎浮肿。

2. 症状特点

颜面眼睑常有轻度浮肿，或身半以上亦肿，身热，咽喉肿痛，扁桃体肿大，或肌肤患有湿疮、脓疱疮，尿少色黄，口干苦，舌苔黄质红，脉浮数或濡数，常易迁延反复，趋向慢性，每因感冒而加重。

3. 常用方药

主药：银花、连翘、紫花地丁、蒲公英、六月雪、牡丹皮、赤芍、玄参、白茅根。

加减：风毒上受者，配一枝黄花、荔枝草、土牛膝、板蓝根；风遏水阻者，配防风、汉防己、浮萍、桑白皮、车前草；疮毒内归者，配河白草、地肤子、苦参、黄柏、土茯苓、野菊花。

例方：五味消毒饮、麻黄连翘赤小豆汤。

4. 按语

清热凉血法，具有清热散风、凉血解毒之功，适用于因感染所引起的肾炎。属上感者，侧重从风毒治疗，疏风清热解毒；属肌肤湿疮感染者，应侧重从"湿毒"治疗，清热祛湿解毒；热毒盛者，又当清热凉血解毒。

早在20世纪70年代，《中华医学杂志》（1974年2月）报道山西省中医研究所以清热活血为主法，用益肾汤治疗慢性肾炎，主要药物为当归、赤芍、川芎、红花、丹参、桃仁、益母草、银花、白茅根、板蓝根、紫花地丁草等，每药用量30g，有较好的效果，开拓了清热凉血法治疗肾炎的新思路。

（二）凉血止血法

1. 适应范围

凉血止血法主治"热伤血络"证。病因风毒上受，湿热遏表，热入下焦，灼伤血络，或热灼阴伤，而致动血妄行。

2. 症状特点

小便黄混、赤涩量少，甚则见肉眼全程血尿，尿有灼热或疼痛，或见肌肤散发出血性紫癜，以两下肢为多，腰痛，发热，咽痛，口干，苔黄质红，脉小滑数。镜检可见大量红细胞。

3. 常用方药

主药：大黄炭、黑山栀、石韦、小蓟、大蓟、白茅根、苎麻根、益母草、大生地、牡丹皮。

加减：血热风胜者，加连翘、地肤子、紫草、水牛角片；下焦湿热者，加黄柏、知母、荔枝草、车前草；血热阴伤者，加地锦草、旱莲草、玄参、龟板。

例方：小蓟饮子、犀角地黄汤。

4. 按语

凉血止血法，适用于肾炎以血尿为主症，病因下焦湿热，灼伤阴络所致者。因血得热则易妄行，血凉自能归经，若风毒客表，血热生风，肌肤散发紫癜，又当本着"治风先治血，血行风自灭"之意，凉血以祛风。如热灼阴伤，久延不愈，则当加入养阴之品。概言之，凉血清热可止血尿，凉血祛风能抗过敏。

（三）祛瘀利水法

1. 适应范围

祛瘀利水法主治"血瘀水停"证。根据"瘀血化水，亦发水肿，是血病而兼水也"（《血证论》）的论点，说明瘀血内停，气机阻滞，经脉痞涩，三焦气化不利，肾关开合失常，可致血化为水，形成肿胀。若属女子可先见经脉不通，而后水肿，此为先血后水；但另一方面，亦可见水肿久延不愈，经脉瘀阻，表现为先水后血者。表明水血相关，可以互为因果。

2. 症状特点

水肿反复难退，按之肿硬微痛，或皮肤有红缕赤纹，或肌肤甲错，妇女可见经前期浮肿加重，甚至月事不通，面色黯紫，舌质隐紫或有瘀斑，脉沉细涩。

3. 常用方药

主药：泽兰、益母草、马鞭草、路路通、凌霄花、苏木、王不留行、红花、桃仁、鬼箭羽、川牛膝、琥珀。

加减：肿甚体实者，配大黄、葶苈子、千金子；气滞血瘀者，加天仙藤、大腹皮、地枯萝、沉香、麝香；气血虚滞者，加生黄芪、当归、鸡血藤、川芎；络瘀肢厥者，加桂枝、赤芍、细辛。

例方：小调经散。

4. 按语

祛瘀行水，当选用以具有祛瘀与行水双重作用的药物为主，注意适当参入行气之品，以冀气行血行水化。若络瘀血涩，阳气不能外达四末而见肢厥者，又当同时温通阳气；如气血因虚而滞，则应补气以行血，养血以活血。从而达到气行血畅，水液自除的目的。这与现代医学认为的活血化瘀有改善微循环的作用，有利于组织间隙水液的吸收，其义类同。

（四）调气和血法

1. 适应范围

调气和血法适用于肾性高血压病的"气血失调"证，多因肾虚阴伤，不能养肝，肝旺阳浮，气血上逆，不能顺降，故当调气和血，气调则血和，血和则气亦顺。

2. 症状特点

头痛头胀，或痛处如针刺，面色黯红，时有烘热，胸部有紧压感，或胸痛如刺，间有心悸，肢体窜痛或顽麻，或见轻度浮肿，妇女月经不调，口干，苔白舌质偏黯，或有紫点瘀斑，脉细弦或涩。

3. 常用方药

主药：丹参、牡丹皮、川芎、大蓟、怀牛膝、白蒺藜、鸡血藤、天仙藤、代赭石。

加减：血瘀络瘀，颈强肢麻，胸胁胀痛者，加葛根、片姜黄、红花；肾虚肝旺者，加生地、玄参、枸杞子、菊花；浮肿者，加泽兰、泽泻、车前子；妇女月经不调者，加益母草。

例方：调气和血方。

4. 按语

肾性高血压病的气血失调证，每由肝肾阴虚，风阳上亢所致，故常与息风潜阳，滋肾柔肝法或主或次地配合使用。同时必须注意调气以平降为要，忌辛散伤阴；和血以凉润为宜，忌破血动血。

（五）泻下通瘀法

1. 适应范围

泻下通瘀法适用于急性肾衰竭的"瘀热水结"证。病因热毒传入下焦，瘀热里结阳明，热与血搏，三焦气化失宣，瘀阻水停，蓄血与蓄水并见，阴津耗伤，而致肾衰竭少尿。

2. 症状特点

小腹胀满，腹痛或拒按，大便秘结，呕恶频繁；小便赤涩量少，尿中有血性膜状物，甚至尿闭不通（24小时少于400ml为少尿，少于100ml为尿闭）；肾区叩击痛，有明显的肾功能损害；烦躁，甚至神志不清，或有身热，面部浮肿明显；舌质红绛或绛紫，苔黄燥或焦黄，脉滑数或细数。

3. 常用方药

主药：大黄、芒硝、枳实、生地、麦冬、桃仁、怀牛膝、猪苓、白茅根。
加减：瘀热在下者，加牡丹皮、赤芍；热伤阴络者，加黑山栀、石韦；水邪犯肺者，加葶苈子、桑白皮；阴伤明显者，加玄参、知母。
例方：泻下通瘀合剂（自拟方）、桃仁承气汤、增液承气汤。

4. 按语

泻下通瘀可以清泄腑热，使邪毒从下而泄，三焦壅结的瘀热得到疏通，进而改善肾的气化功能，故药后大便通利，小溲亦随之增多，表明通大便可以利小便。同时，通瘀还可化瘀利水，达到通利小便的目的。另一方面，因热毒最易伤阴，故又当佐以滋阴生津，不仅能"增水行舟"，并可助肾化水，而在泻下、通瘀、滋阴的同时，配合行水利尿，促使"邪水"的排泄，可助三焦气化的宣通，使津液归于正化。

（六）化瘀泄浊法

1. 适应范围

化瘀泄浊法适用于慢性肾衰竭的"湿浊瘀阻"证。病由肾病久延，脾失转输，肾失气化，湿浊内聚，或水毒潴留，瘀阻肾络，浊阴上逆，侮脾犯胃。

2. 症状特点

恶心呕吐，得食更甚，口有秽味，纳差，脘痞腹胀，胸闷，神倦欲寐，或烦躁不宁，头昏、头痛，大便或见干结，尿少，面浮肢肿，面色晦滞或苍白，苔白腻或罩灰，质黯淡或胖，脉细或细弦。

3. 常用方药

主药：生大黄、制附子、黄连、苏叶、干姜、吴茱萸、法半夏、茯苓、桃仁、红花、泽兰、鬼箭羽、益母草。

加减：湿浊偏重者，加苍术、厚朴、白蔻仁；湿浊上逆者，加旋覆花、代赭石、陈皮、竹茹，另饲玉枢丹；痰瘀蒙神者，加广郁金、石菖蒲、丹参，另饲苏合香丸；尿少或尿闭者，加怀牛膝、车前子、泽泻、沉香、琥珀；脾虚便溏者，加党参、炒白术、山药，去大黄。

例方：温脾汤。

4. 按语

本法用于湿浊瘀阻，脾运胃降失常，浊阴上逆，胃肠道症状明显，以标实为主者，可以起到缓解症状，稳定病势的作用，为进一步保肾培元创造条件。说明对某些重证，有时治标重于治本，若迳投补益势必壅胃碍脾，误补益疾。而治脾、治肾的主次先后亦当因病因证而异。

（七）补肾活血法

1. 适应范围

补肾活血法适用于慢性肾炎、尿毒症早期的"肾虚络瘀"证，多属肾炎经年以上不愈，或反复发作，脾气虚弱，转输无权，肾元亏损，久病入络，表现以正虚为主，并有浊阻络瘀之候。

2. 症状特点

轻度浮肿，或时有反复消长，神倦乏力，腿软，腰酸痛，头昏，气短，目花视糊，纳差，大便或溏，尿少或反多，面色萎黄，唇紫或灰黯，舌苔薄腻，质淡紫或淡红，舌质胖，脉细。

3. 常用方药

主药：黄芪、山药、茯苓、山萸肉、熟地、淫羊藿、菟丝子、当归、桃仁、红花、牡丹皮、鬼箭羽、泽兰、益母草、怀牛膝。

加减：脾气虚弱者，加党参、白术；肾阳不振者，加附子、桂枝；精气不足者，加鹿角片、紫河车、巴戟肉；阴血亏耗者，加枸杞子、生地、首乌、女贞子、旱莲草；湿盛浊阻尿少者，加苍术、厚朴、猪苓、泽泻、薏苡仁、车前子。

例方：济生肾气丸合桃红四物汤。

4. 按语

肾虚的病理性质，轻则气阴两虚，重则阴阳并损，且有主次差异，故临证当在平补精气的基础上，随其阴虚阳虚的侧重分别治疗或予并顾；络瘀每由湿蕴浊阻，故当注意参以运脾利湿泄浊；而肾虚气化失司，又是导致络瘀之基础，总属因虚致瘀，故宜活血以化瘀，活血以养血，不宜破逐太过，耗伤气血。

综上所论，肾炎治血，实非一端。根据临床体会，结合现代中药药理，表明凉血既能解毒，抗感染，又能清热止血，抗过敏；祛瘀可以改善血液循环，血行水亦行，有利于组织间隙潴留的水液得到吸收；和血能调畅血脉，改善微循环，调节血压，通瘀可以急下排毒，降低氮质血症；化瘀与泄浊并进，又可缓解尿毒症所致的胃肠症状，稳定病势；而活血与补肾合伍还能增加肾的血流量，改善肾功能，逆转肾脏病理性损伤。从而显示肾炎治血的多机制，多效应，多用途。

三、医案举例

案1 内伤发斑（热伤血络证）——紫癜性肾炎

张某，女，19岁。

初诊：1999年11月25日。2个月前因双下肢出现紫癜伴浮肿，住省某医院，经检查诊断为"紫癜性肾炎"，予泼尼松、火把花根片治疗20余日，病情控制后出院。出院后复查尿常规，又见蛋白（++～+++），隐血（++～+++），肾活检提示有新月体形成。患者家属拒绝再用激素治疗，转请中医诊治。刻查尿常规：蛋白（+++），隐血（+++）。症见疲劳乏力，失眠，腰酸腿软，口干，左胁有胀感，大便干结，尿浑黄有沉淀物，两下肢有散在瘀斑，并伴轻度浮肿，带下量多，色稍黄，月经先期1周以上，时有头昏，周身皮肤干燥发痒，舌苔薄黄腻，舌质红偏黯，脉细滑略数。证属肾虚阴伤，血热络损，下焦湿热。

处方：水牛角片（先煎）、大生地、茜草根、旱莲草、石韦各15g，制龟板（先煎）、赤芍、女贞子各12g，牡丹皮、紫草、黄柏、知母、苦参各10g，土茯苓20g，大黄炭5g。

二诊：2000年1月13日。上方连续服用40剂，查尿常规：蛋白微量，隐血（+）。浮肿已消退。

后数次复诊，均以上方略加损益，至2000年6月8日复诊时，查尿常规（-），月经周期恢复正常，但仍腰酸，足心热，面部稍痒，尿转清而色稍黄，紫癜已消失，舌质红苔薄，脉细滑。转以滋养肾阴为主，辅以清热凉血巩固疗效。

处方：山萸肉、山药、牡丹皮、茯苓、泽泻、苍术、黄柏、赤芍、苦参各10g，生地、水牛角片（先煎）各12g，大蓟、石韦各20g，白鲜皮、苍耳草各15g，熟大黄5g。

每日1剂，连续服用3个月，未见复发。

按语 本案在阴虚血热的基础上兼有湿热，故治疗以清热凉血为主，用犀角地黄汤（以水牛角代犀角）、紫草清解血热，龟板、二至等滋养阴液，黄柏、知母、苦参、石韦、土茯苓清利湿热。血热减轻，继以滋养肾阴为主调治，用六味地黄丸为主方，辅以犀角地黄汤、熟大黄清解血分余热，二妙、大蓟、石韦祛下焦湿热，苍耳草、白鲜皮祛风胜湿、抗过敏。因初诊之时，血热为主，故在选用大队凉血药的同时，兼顾阴虚和湿热，血热将清之际，则阴虚矛盾较为突出，转以滋养为主，兼祛未尽之邪。其中尤值得玩味的是对瘀热互结，血络受损，进而血溢，选用大黄一味，既可清热凉血，又可化瘀止血，出血多时用大黄炭，血止则用熟大黄，用药灵活精当，颇具匠心。

案2　水肿，虚劳，心悸，喘证（心肾两虚，瘀阻水停证）——慢性肾炎肾衰竭，肾性高血压，心力衰竭

李某，男，44岁。

初诊：1988年1月21日。发现高血压已4年，去年7月开始浮肿，腹部胀大，胸闷咳喘，心慌，尿少，常易反复感冒，诱致病情加重，多次肾功能、尿常规检查均有明显异常，现尿检：蛋白（++++），颗粒管型5～7，透明管型少，脓细胞少，红细胞少；心电图：窦性心动过速（111次/分），完全性右束支传导阻滞，合并右心室肥厚，左心室高电压；X线胸透：心影呈气球性增大，心腰凹陷，左心室向左增大，右心缘较丰满，心胸比例超过1/2以上。西医院诊断为"慢性肾炎、肾性高血压、心脏病心功能不全"。久用多种中西药物，难以控制稳定，日来因病情愈益发展，心力衰竭加重，故来周仲瑛教授门诊求诊。现症：面目浮肿，下肢尤剧，按之凹陷，胸闷，食后脘宇痞胀如堵，心慌，气喘，咳嗽痰白量少，神气虚怯，自汗淋漓，尿少，面色黧紫如赭色，舌质黯红，苔白，脉细数不整。血压180/140mmHg。辨治经过：初诊从心肾两虚，血瘀水停论治，本虚标实，病重势危，但以瘀阻水停，肾水上逆，凌心犯肺为急，故当急则治标。拟予益气活血，化瘀行水，佐以安神宁心。

处方：生黄芪12g，木防己12g，茯苓15g，葶苈子10g，桃仁10g，红花6g，丹参12g，灵磁石30g，石菖蒲5g，炙蟾皮5g，万年青根15g。另：琥珀粉（分吞）3g。

二诊：药服5剂后，精神明显改善，气喘近平，咳减，心下痞胀较软，但仍尿少，足肿，脉细涩，参伍不调。

处方：原方加鬼箭羽12g，泽兰10g，泽泻15g。

三诊：再服10剂，浮肿全消，仅入晚足跗微浮，咳痰黏白，咳剧易吐，脘痞，尿检：蛋白（+），脓细胞少。

处方：按首次处方去灵磁石，加桑白皮15g，炙远志5g。另：琥珀粉3g，川贝粉3g，制半夏粉3g和匀，1日3次分吞。

四诊：再服10日咳减，咳痰能爽，时有腹胀、矢气，心下痞硬已软，动后心悸，汗出亦少，面色赭黯减轻，苔薄黄腻、质黯，脉细略数、律整。尿检：蛋白微量，颗粒管型0～1，红细胞0～2。血压156/96mmHg。证属水饮不尽，心阴暗伤，气血不调。

处方：首次处方去蟾皮，加川椒目3g，大麦冬10g。上次药粉中再加沉香粉2g。

继服半个月，病情稳定控制，逆转了危象，取得了良好的近期疗效。

按语　本例多病并见，多脏同病，症情复杂，但辨证认为以标实为主要方面，治以益气活血，化瘀利水，注意心肾同治，效出意外，表明虽以心肾两虚为本，但气虚、血瘀、水停，实为主要病理环节。根据疗效反馈，证实"急症治标重于治本"这一论点的实用价值。在治疗过程中守法、守方不变，亦反证了辨证的确切性。方中所用黄芪、防己、葶苈子及椒目，乃是根据已椒苈黄丸意去大黄加黄芪，反攻为补，用治饮之方以治水的一点心得，特此附识。

泌尿系统结石辨治经验

泌尿系统结石的临床表现,属于中医学"石淋"、"砂淋"、"血淋"、"腰痛"等范围。

(一) 治疗大法为清利湿热,化石通淋

由于泌尿系统结石的病理因素为湿热蕴积下焦,煎熬尿液凝结而成砂石,它的主要矛盾是"湿热"。因此,治疗应以清利湿热、化石通淋为主要大法,要始终贯穿"通利"这一基本原则。

临床观察中药对结石的疗效,表现有两种情况:一种是结石自尿路排出体外,但其效果与结石的大小、个数、部位密切相关;一种是并未见到结石完整排出,但经摄片证实已经获得溶解消失。表明中药的疗效机制有二:一类是对病灶局部组织起物理性的推动作用而排石;一类是能使尿液化学改变而致结石溶化。目前临床多将排石与化石两种不同作用的药物配伍合用,以求达到相互协同提高疗效的目的,且尤应对化石类药物加以重视,因它既能使在1cm左右难以排出的结石趋于溶解,同时由于它能使得尿液发生化学改变,可以防止结石再度形成和复发。

代表方如石韦散、二神散、八正散。常用药物有金钱草、海金沙(包)、滑石、鸡内金、琥珀、硼砂、鱼脑石(以上4种药物可研粉服)、风化硝(冲)、萹蓄、瞿麦、石韦、冬葵子、木通、车前子、防己、萆薢、威灵仙等,如热偏重合并感染可配大黄、知母、黄柏、栀子;湿偏重者可配猪苓、茯苓、泽泻、通草。

(二) 理气化瘀是重要的辅佐措施

湿热蕴积下焦,凝成砂石,势必壅阻气血,导致气滞血瘀,膀胱气化失司,或在病理实质上表现有炎症性粘连,因此,在清利湿热、化石通淋的基础上,必须重视配合理气活血的方法。因湿热既可导致气滞血瘀,而气血瘀滞之后,湿热更易蕴结,互为因果,故疏通气血,又可加强清利湿热的效果,尤其在发生肾绞痛排尿困难、尿闭的情况下,以求达到通则不痛的目的,代表方如沉香散、琥珀散。至于具体处理,则当针对患者的症状,注意同中求异,区别重点,或以理气为主,代表方如沉香散(《三因极一病证方论》沉香、石韦、滑石、当归、白芍、冬葵子、甘草、王不留行);或以化瘀为主,代表方如琥珀散(《证治准绳》琥珀、木通、萹蓄、当归、郁金、木香、滑石)。

气滞者每见小溲滴沥涩滞不爽,排尿困难,甚至尿闭,小腹胀急,其病理主要为肾和膀胱的气化失常,但亦与肝气郁结,疏泄无权有关,治当疏调气化而通利水道,以冀气行水行,一般常配沉香、木香、乌药、青皮、茴香、川楝子、柴胡、白芍,有时可根据开肺气以通调膀胱水道的原理,用桔梗、升麻、紫菀降中有升,以收上开下行之效。实践证明,配合理气药,对结石固定不移者,确能起到推动的作用。若肾绞痛发作,疼痛剧烈者,可暂予苏合香丸1粒化服,辛香理气,宣郁止痛。

血瘀者腰部钝痛、刺痛、拒按,小腹满痛,或尿中有血,尿疼,舌质隐紫,或有瘀

斑，其病理为湿热久蕴，络脉瘀阻，甚则热逼血溢，同时与结石对局部组织的机械性刺激损伤也有密切关系，治疗当以化瘀为主，尿血明显者兼以止血。一般常配王不留行、失笑散、益母草、郁金、延胡索、怀牛膝、虎杖、木贼草、桃仁、茜草根、藕节，以及虫类走窜药如山甲、地龙、地鳖虫等。如有血热现象，舌质红，苔薄黄，口干者，可加凉血之牡丹皮、赤芍、细生地；尿血明显者用大黄炭、三七粉、血余炭、大小蓟、炒蒲黄、白茅根等。临床观察，化瘀药的应用，不但对血尿和疼痛可以起到较好的效果，同时对结石排出后，腰痛持续不易消除，络脉瘀滞现象未复者，亦可获得良好的作用。

（三）"通中寓补"是变证变治之法

一般而言，本病为湿热壅结，气滞血瘀，以邪实为主，故应"忌补"，假如误用补法则"气得补而愈胀，血得补而愈涩，热得补而愈盛"。但是必须注意体质与疾病的关系，局部与整体的关系，病程的长短，全面地看问题。凡体质虚弱不耐单纯通利者，则应该"通中寓补"或"消中寓补"，以求祛邪而不伤正，补正而邪易去，至于具体处理则需根据脏腑病位特点分别对待。

补肾是对肾结石体虚者的主要治法，因肾虚与湿热是本病邪正虚实的两个对立面，通过补肾以助气化，可以加强排石利水的作用，故临床久病患者常苦腰部酸痛，结石固定不移，特别是肾内结石，每多配合平补腰肾的药，如杜仲、桑寄生、狗脊、川断、怀牛膝、胡桃肉之类。胡桃补肾润下，可用作食疗单方（胡桃仁120g，香油120g，炸酥，1～2日服完）。如有明显阴虚或阳虚倾向者，则当分别对待，阳虚者多表现畏寒腰酸，尿频或小溲余沥不净，脉沉细，舌质胖大淡紫，可加入巴戟天、肉苁蓉、鹿角、补骨脂、制附片、肉桂之类激发肾气，肉桂尤能直达下焦助阳化气；湿热久蕴而致阴伤，表现口干，烦热，腰疼，尿少有热感，舌质红少苔，脉细数者，酌配生地、玄参、炙鳖甲等养阴软坚化石；《肘后备急方》有以鳖甲为单方治石淋，杵末酒送服的记载。

同时根据"肺为水之上源"的理论，可取补肺滋肾法，用麦冬、玉竹、沙参等品。玉竹系治石淋之单方，沙参含皂素，对尿液呈现酸性反应之结石，颇为理想。它如桔梗亦有类似的意义。

脾虚面色㿠白，短气，乏力，小腹坠胀，小便滴沥不爽，脉细者，可采用补中益气法加车前、牛膝等品补脾益气，对气虚不能传送者用之，可使清升浊降。气血虚弱者，可合十全大补意气血双补。

（四）常用单验方

1. 清利湿热

对泌尿系结石治标以清利湿热为主，可选用二神散、石韦散、八正散等。

2. 化气

化气，用乌药、沉香。前者"破瘀泄满，止痛消胀"（《玉楸药解》），善行下焦结气；后者"温而不燥，行而不泄，扶脾而运行不倦，达肾而导火归元，有降气之功，无破气之害"（《本草通玄》），两者配合，助气化，除水湿，行结石。

3. 行水

行水，用石韦、滑石。石韦主"五癃闭不通，利小便水道"（《神农本草经》）；滑石"疗五淋"（《药性论》），两者合用，即石韦散（《古今录验》），功擅利水，化结石，通肾窍。

4. 活血

活血，用王不留行、穿山甲。前者"利小便"（《纲目》），行血通经，善于下走；后者"破气行血"（《滇南本草》），散瘀止痛。

5. 理气行血

对气滞血瘀证显者，常用琥珀、沉香等份研末混匀调服，每次 2g，日服 2 次，有较好的理气行血、通淋止痛之功。

6. 补肾

对石淋久延，湿热蕴结，伤阴耗气者宜通补兼施，从补肾入手，旨在培本固元，通过激发肾气，加强排石利水的作用。阴虚者常用炙鳖甲，养阴软坚化石，《肘后备急方》以此为单方治石淋，杵末酒送服；阳虚者使用鹿角片，温通激发肾气，促使砂石排泄；气虚者配以胡桃肉，温气补肾，张锡纯谓其"消坚开瘀，治心腹疼痛，砂淋、石淋杜塞作疼，肾败不能漉水，小便不利"，民间作单方治石淋也有一定的效果。

另外，可使用单味鱼脑石，研末吞服，每服 3～6g，效果亦佳，《开宝本草》谓其"主下石淋"。

（五）临证体会

淋证之患，湿热为多，并可兼有气滞、血瘀等候，合并结石、尿血、淋浊等病变，日久耗气伤阴，则为本虚标实。故无论何种淋证，治疗应立足清热通淋，标本兼顾，通补合用，在调养通利的基础上，参以化气、利水、活血、消石等法，方能取得较好的疗效。

（六）医案举例

洪某某，男，67 岁。

初诊：2001 年 1 月 8 日。肾、输尿管结石病史 3 年余，多次 B 超检查提示双肾小结石，伴泥砂样结石，左肾结合系统分离，轻中度积液，输尿管上端明显扩张。两肾区时有疼痛，曾有肾绞痛史。舌苔薄黄，舌质暗红，脉弦。从肾虚阴伤，湿热瘀结治疗。

处方：金钱草 25g，海金沙（包）15g，酢浆草 15g，石韦 15g，萹蓄 15g，瞿麦 15g，威灵仙 15g，大生地 15g，生蒲黄（包）10g，怀牛膝 12g，大麦冬 12g，胡桃肉 10g，桑寄生 15g，冬葵子 12g，乌药 10g。

二诊：2001 年 5 月 10 日。自觉症状尚平，腰不痛，排尿通畅，小便时黄，舌苔黄、质红稍暗，脉细。原方加炮山甲（先煎）9g，王不留行 10g。

其后患者即间断服用此方，服药时一般情况好，停药则腰痛仍有发作，11月30日B超复查仍示双肾内有小结石，结合系统分离，输尿管下端扩张。在上方的基础上，嘱自购琥珀30g，沉香15g，鱼脑石30g，三药研粉，每服2.5g，每日2次。12月18日患者来诊时诉，B超复查双肾内已无小结石，结合系统无分离，输尿管不扩张，无腰酸腰痛等不适感，小便通畅，再予原法巩固，病愈。

按语 肾及输尿管结石，以及由此而产生的肾盂积水、腰痛，尽管患者没有尿路刺激征，仍照"石淋"辨证论治。石淋的基本病机在于湿热下注，化火灼阴，煎熬尿液，结为砂石，瘀结水道。病程短者治予清化湿热，排石通淋，化气利水，方药如石韦散、八正散、乌药、沉香；病程长者常伴虚瘀，宜在此基础上再配合补虚化瘀之法，药如炙鳖甲、鹿角片、胡桃肉、桑寄生、炮山甲、王不留行等。一般经此治疗，多能取效。但也有顽固不效者，由于结石不去，病情即使一度稳定，但终易反复。此时，采用验方排石散，取琥珀、沉香、鱼脑石，按2∶1∶2的比例配方，研末，每次1～2g，每日2～3次吞服，每有卓效。方中琥珀"消瘀血、通五淋"《别录》；沉香降气走下；鱼脑石现临床少用，此药系石首鱼科动物大黄鱼、小黄鱼头骨中的耳石，有利尿通淋排石的作用，对此古代本草有所记载，如《开宝本草》谓其"主下石淋"。临证所见，鱼脑石化石排石之功确凿，为治疗石淋验药之一，惜现代一般的中药书籍常不收录，人多不识，药房也常不备，殊为可惜。

气血津液篇

中医药辨治肿瘤若干理念问题的探讨

当前肿瘤的发病率不断上升，从少见病演变为多发病、常见病，成为健康的首要杀手。中医药面临患者的客观需求，参与愈益广泛深入，显示出不可低估的作用。从单一的扶正补虚，姑息治疗，甘当配角，进展到全方位对应，在多个方面发挥了独特的优势，彰显了自身的价值。通过勤求古训，古为今用，使传统的有关肿瘤的理念和经验，得到了临床充分的体现和证实，把辨病诊断和辨证论治逐渐做到了有机的结合，借助于现代诊查知识，为我所用，深化了微观认识，但从学术层面来说，中医肿瘤学的理论体系构建尚需加强，辨证论治的经验还需整理总结，疗效还需研究提高，并用现代手段剖析其机制。从中医学的理念中寻求立足点，在临床实践中点滴积累，系统整理，才能与时俱进，走自主创新之路，现就实践中的感悟，提出若干理念问题，以供研讨。

（一）"癌毒"是癌病的特异性致病因子

基于临床审证求因所获得的感性认识，中医界治癌普遍应用抗癌祛毒治则的客观反证，提示"癌毒"是导致癌病的一类特异性致病因子。它是在脏腑功能失调，气血郁滞的基础上，受内外多种因素诱导而生成的，与相关非特异性病理因素杂合而为病，毒必附邪，邪盛生毒，毒因邪而异性，邪因毒而鸱张，以痰瘀为依附而成形，耗精血自养而增生，随体质、病邪、病位而从化，表现证类多端，终至邪毒损正，因病致虚。癌毒与痰瘀互为搏结而凝聚，在至虚之处留着而滋生，与相关脏腑亲和而增长、复发、转移。从而为应用解毒、攻毒等法治癌提供了理论依据。但不能误解为据此可以从实验中找到"癌毒"的病理实质。

癌毒致病的临床特征，简而言之有五：一为隐匿，起病之初，深伏脏腑经隧，潜藏骨髓血脉，隐而难察，一旦显露则已难遏制；二为凶顽，病势凶猛，症情乖异，正邪混处，难拘一格；三为多变，转移、复发，走注弥散，传变无常；四为损正，随着病情的进展，毒恋正虚，损伤脏腑，耗竭气血，因病成损；五为难消，由于痰瘀郁毒互结，成为有形的实质性肿块，根深蒂固，胶着难解。

（二）病始于无形之气，继成为有形之质

从肿瘤的发生发展过程来看，多是在脏腑气机逆乱，郁而不伸的基础上，气不布津而痰凝，气结血阻而成瘀，与多种病理因素杂合而异性，与癌毒互为郁酿搏结而为病。从功能失调进而病及形质，从无形之毒结为有形之物，伤及脏腑，甚则互为传变，耗损气血阴津，因实致虚，难以逆转。

据此，若能治以理气解郁为基础，"发于机先"，似可起到超早期治疗的作用，消灭于萌芽状态，起到治其未生、未成的目的。

（三）"痰瘀郁毒"是肿瘤的基础病机病证

基于"癌毒"为病，多起于气机郁滞，以致津凝为痰，血结为瘀，郁毒与痰瘀互相搏结成形的病理观，结合临床感悟，可以认为"痰瘀郁毒"是肿瘤病的主要核心病机病证，具有辨证的普遍意义，而化痰消瘀是治疗肿瘤的重要大法。据此可以针对多种病理因素的因果演变转化而组方，随其所在脏腑病位的病理特性而配药，邪盛正虚者可视脏腑阴阳气血之虚损而扶正补虚，消中有补，补中有消，主次轻重因人而施。一般而言，肿瘤既成之后，最易伤阴耗气，故多以气阴、气血之虚为主，治疗以益气养阴为多。

（四）辨证与辨病理当互补

从肿瘤的中医辨病而言，古来即已有之，如乳岩、肠覃、石瘕、癥积、石瘿等都是针对不同病位及病理性质所提出的病名，是与西医病名对应结合的基础，应予挖掘整理，以供临床双重诊断及科学研究之用；辨证则是中医的理论特色、临床优势，个体化治疗的基础，缓解患者主要痛苦的手段，应用现代辨病诊断知识，可以测知病情的演变发展转归，但不能指导中医的辨证论治，为此必须辨病、辨证双轨并行，特别是对辨病诊断疑似难定，原发病灶遍查难明，不能昧然采用化疗、放疗者，更需有赖于辨证治疗。由此可知，辨病与辨证理当互补，主次则当因病、因证、因人而异。

（五）把握邪正的消长变化

肿瘤的发生、发展、预后，始终决定于邪正的消长盛衰、动态变化，这是基于整体观点、"司外揣内"所获得的综合印象，如与微观辨证相结合，更有临床实用价值，可为制定分期治疗规则，提供具有中医特色的思路和依据，并落实到临床应用上。《医宗必读》"积聚篇"所提的初、中、末分治三原则，对肿瘤的分期治疗，就具有普遍的指导意义，它说："初者，病邪初起，正气尚强，邪气尚浅，则任受攻；中者，受病渐久，邪气较深，正气较弱，任受且攻且补；末者，病魔经久，邪气侵凌，正气消残，则任受补"。概言之，初期邪不盛，正未虚，当予攻消；中期邪渐盛，正日虚，当消补兼施；末期正虚明显，邪积已深，则当补中寓消，养正除积。

特别要把握攻邪与扶正的辨证关系，理解攻邪亦是扶正，邪去则正安，但当衰其大半而止，忌过度攻伐伤正，扶正在于祛邪，正盛则邪却，但忌纯补滋邪、姑息养奸，要审时度势，权衡攻补的主次先后，病之初起正虚不著，或邪毒鸱张，当以祛邪为主，采取积极主动的策略；而年老体衰，病情深重，不任攻伐者，则当以扶正为主，采取防御性的姑息疗法，缓解痛苦，延长其生存期。

（六）瘤体是整体病变的局部征象

临证可见，有的患者查见某项肿瘤标记物明显增高，且持续异常，或已经出现转移性癌，而遍找原发病灶仍然不明者，据此可以认为瘤体的形成，当是整体病变的结果，是整体病变的局部表现，临证应从整体状况来看局部病变，做到有机的统一。注意审察患者的个体特异性，衡量治人、治瘤、治证的主次轻重，先后缓急，避免只看瘤体，不顾整体的片面性。这样才能发挥整体观念、辨证论治的优势，突显中医治瘤的理念特色，走自主探索之路。

（七）解毒与攻毒要因证、因人而异

当前，中医临床应用祛毒类药治癌已为人所共识，客观反证了癌毒学说的实用性，但对解毒与攻毒的认识和应用倾向上还各有侧重。如能因证施治，有主有次，联合互补，将更有利于个体化的治疗。

具体言之，解毒当求因，辨清毒的病理性质，分别采用不同的治法。如清热解毒、化痰解毒、化瘀解毒等。一般而言，临床采用清热解毒法者尤多，提示肿瘤的病理特点，以热毒为多，即使起于寒毒，亦多从火化，而解毒药与攻毒药的合用，可能具有拮抗、制约、中和等效应。

至于攻毒，则是立足于"以毒攻毒"，取毒药以攻邪，既有植物药或已经提取为化疗药的喜树碱、长春碱、红豆杉等，还有动物药如斑蝥、蟾皮（衣），矿物类药如雄黄、硇砂，以至砒制剂等。

临证对毒药的使用，应把握其两重性，既不应因噎废食，也不应孟浪太过，要区别是大毒、常毒、小毒，控制在安全用量范围之内，"无使过之，伤其正也"，了解个体对药物的耐受性、敏感性，有无蓄积作用。重视药物的配伍作用，力求既能减毒又能增效。

特别是虫类药，其性剽悍，善于走窜入络，搜剔逐邪，有祛瘀消坚、化痰散结、通络止痛之功，可引药力直达病所搜毒、剔毒、散毒，而增强疗效。但虫类药功用同中有异，应予辨证选择。另一方面，虫类药毕竟有毒者多，必须严谨对待，"衰其大半而止"，或间歇性使用，慎防伤肝损肾。如炮山甲、土鳖虫长于活血祛瘀消坚；全蝎、蜈蚣长于搜风止痉，通络止痛；僵蚕长于祛风痰而散结；蜂房祛风毒而消肿；地龙清络热；蟾皮拔毒消恶疮；蟅螂破瘀通结等。

对正虚为主，脾胃虚败者慎用，必要时与扶正药配比合用。

（八）从肿瘤所在病位，求病理因素的特性

由于脏腑生理功能各有所主，因而病证表现也有不同，病理因素的主要特性，亦随之而异，为此必须审证定位求机，才能指引临床治疗。如颈以上的头面部病变以风火上攻，热毒壅结所致者多；颅脑肿瘤常以风火痰瘀，上蒙清阳为主；肺部肿瘤则多以痰瘀郁热为先；食管、胃部肿瘤以痰气瘀阻为始；甲状腺病变多属火郁痰瘀；肝胆病变主在湿热瘀毒为患；肠道病变主要为湿浊瘀滞；肾、膀胱病变主在湿热浊瘀等。在此基础上，再察不同病期的脉症，识其兼夹，从整体辨其气血阴阳的亏虚，进行立法组方，特别在选药问题上，要根据药物的归经理念，同中求异，加强对主病脏腑治疗的针对性，从而达到进一步的优化。如清热解毒药山豆根苦寒入肺胃，长于治喉癌；漏芦苦寒入胃善治乳癌；泽漆苦寒入肺，主治肺癌、淋巴癌（肉瘤）；天葵子甘微苦寒，入肝肾，可用于肝癌、乳癌、肾癌、膀胱癌；夏枯草苦辛寒入肝，适用于淋巴、甲状腺等肿瘤。

(九) 复法大方多环节增效，是治疗肿瘤的基本对策

目前，在中医内科领域，因疑难杂病而就诊者与日俱增，显示"礼失而求诸野"的趋势，其中尤以肿瘤为难治病之典型病种，表现为病因的特异性，多种病理因素的复合性，多脏同病，多证交错，虚实夹杂，因果互动，病势复杂多变。因而，必须采用复法大方，才能对应这种复杂的病情，多环节、多途径增效，达到综合治疗的最佳目的。

复法大方渊源于"七方"中的复方、大方，两者既有相关性，但又没有必然性，如中药之"异类相使"的配伍，虽是复法，并非大方，但复法组成的大方概率又比较高，治法一般有 3~4 种，组方用药一般在 15 味以上至 30 味左右。

在应用复法大方时，既可按法组方、选药，顺序列队，也可选择一二个大方为基础，复入小方处理多个环节，选择经验药对增效。但必须做到组合有序，主辅分明，选药应各有所属，或一药可兼数功者，组合好药物之间相须、相使、相畏、相恶的关系，避免降低或丧失原有药效，切忌方不合法，药不对证，主次不清，杂乱无章。

另一方面，必须理解复法大方虽是治疗肿瘤的基本策略，但又不可一概而论，有时还当根据个体病情，有针对性地处理某个重点问题，特别是要把握"急则治标"的理念，缓其所苦，顿挫病势。

(十) 肿瘤的用药要点

整体观念，辨证、辨病相结合，是优选肿瘤用药的理论基础。辨证求机用药能适应个体的病情，把握其病机特性；辨病用药是采用抗癌通用性药物的依据，并应与辨证用药融为一体；辨证用药有助于缓解主要痛苦；病位归经用药，可以加强其针对性与脏腑的亲和度；经验用药可以彰显不同学派的特长。其中，尤应以辨证求机为主导，针对癌毒不同类别的病理特性选药。示例如下。

(1) 风毒：禹白附、蜂房、蛇蜕、地龙、全蝎、蜈蚣、马钱子等。

(2) 寒毒：制川乌、制草乌、肉桂、细辛等。

(3) 火（热）毒：白花蛇舌草、半枝莲、蜀羊泉、藤梨根、龙葵、石见穿、重楼、青黛、漏芦、山豆根等。

(4) 痰毒：山慈菇、制南星、夏枯草、炙僵蚕、白芥子、葶苈子、桑白皮、杏仁、猫爪草、泽漆、法半夏、旋覆花、昆布、牡蛎等。

(5) 瘀毒：莪术、山甲、片姜黄、王不留行、凌霄花、水蛭、刺猬皮、蒲黄、桃仁、仙鹤草、鬼馒头、鳖甲等。

(6) 湿（浊）毒：苦参、茯苓、猪苓、生薏苡仁、土茯苓、墓头回、菝葜、椿根白皮等。

(7) 燥毒：天冬、天花粉、知母、石斛等。

(8) 郁毒：八月札、枸橘李、乌药、天仙藤、合欢皮等。

与此同时，还需结合病位、主症选药，区别邪正主次，针对阴阳气血之虚，益气、养阴、补血、温阳，扶正以抗癌。

此外，对专方、专药的选用，则应从有毒、无毒、毒性大小，中医药理论所主病证，加以衡量取舍。

在治疗全过程中，要时刻注意顾护脾胃，运脾健胃，调畅腑气，才能确保气血生化有源。切忌过度治疗损正，伤脾败胃损中，特别对放化疗后，脾胃功能严重受损者尤当重视。即使补益扶正，亦应防滋瘤助长，要做到攻不损正，补不助邪，以知为度。

（十一）标急从权，对症施治，可缓其所苦

肿瘤后期，邪盛正虚，逾益明显，随其病位的不同，变证多端，甚至成为临床突出的痛苦，以致生存质量下降，特别是放化疗后所导致的毒副作用，每多难以忍受，耗伤气血，伤脾败胃，尤为严重。而中医药的对应治疗，每有缓其所苦的作用。

临证所见，癌性发热、出血、贫血、疼痛、胸腔积液、腹水、泄泻、便秘等，若能在辨证的基础上，针对主要矛盾，有重点地对应施治，每可缓其所急，值得总结经验，逐个探索研究。

（十二）防复发、转移，贵在养正

"养正积自除"，不仅是治疗肿瘤的重要理念，提示防止过度治疗伤正的一面，还为预防肿瘤的复发与转移，提供了基本对策。重视养正，增强体质，"先安未受邪之地"，治其未传、未变，是中医药的一大特色，肿瘤后续治疗不可或缺的环节，必须开拓探索的空间。

养正须辨脏腑气血阴阳之所属及其主次关系。一般而言，正虚多以气阴、气血之虚为主，阳虚者少，后期阴伤及阳者有之，因瘤体耗精血以自养，最易伤阴耗气，妄予温阳补火，反致耗气伤阴，不可不慎。除积当视痰瘀之偏盛，血道转移者当消瘀以流畅气血，气血冲和则血不瘀滞，但忌破血、动血，宜凉血、和血以散瘀，活血以生血，降低血液的黏附性；淋巴转移者当化痰、软坚、散结，使津液归于正化，不致复发再生。

本文对中医药辨治肿瘤的若干理念问题进行了探讨，基于临床审证求因及应用祛毒——解毒、攻毒药物治疗肿瘤的客观实际，提出"癌毒"致病说；认为瘤体是在脏腑气化功能逆乱的基础上，进而结成有形之物；"痰瘀郁毒"是肿瘤的核心病机病证；临床辨证与辨病应予互补；把握邪正的消长变化；瘤体与整体病变的相关性；解毒与攻毒要因证、因人而异；要从肿瘤病位求其病理特性；倡导复法大方是治疗肿瘤的基本对策；提示了肿瘤的用药要点；认为要重视标急从权，缓其所苦；预防复发转移，贵在养正等观念。

颅内肿瘤辨治经验

颅内肿瘤分原发与继发两大类。据美国报道原发于脑的肿瘤发病率为每年 8.2/10 万人，我国据 6 座城市的流行病学调查为 32/10 万人，而脑胶质瘤占颅内肿瘤的 50%，且恶性程度高，治疗难度大，手术与非手术的效果均不满意。应用中医药治疗，有时可以控制或缩小病灶，改善或缓解临床症状，具有一定的潜在优势。兹略抒临证辨治管见如下。

（一）病机着眼于肝肾亏虚，风痰瘀毒互结

各种恶性肿瘤的发病，尽管病因和病理错综复杂，但不外乎气血郁结、痰凝湿滞、经络瘀阻、热毒内蕴、脏腑失调，导致气阴亏虚，热毒痰瘀凝聚，日久而成癌块，临床上往往表现有特定的症状，如身体某一部位的长期刺痛、胀痛，局部小血管紫暗显露，舌有瘀点、瘀斑，见到或触及身体某一部位的癌块，或凭借内镜、CT、MRI等新技术，发现机体深部"幽隐之处"的肿瘤等。其病机关键在于痰瘀互结成为有形可征之实质病变，故每多从中医的"癥积"辨治。而颅内肿瘤又有其自身的特点。按其临床特征，还涉及中医学"头痛"、"眩晕"、"癫痫"、"类中"等病证。

根据肿瘤患者的整体状况和局部病变，多属正气不足，邪常有余，正如《医宗必读》所云"积之成也，正气不足，而后邪气踞之"。肾主骨，骨生髓，脑为髓海，且肝肾同源，故颅内肿瘤患者主要表现为肝肾亏虚，且尤以气虚、阴虚、精血不足为著，内因是其发病的基础，复加情志不和、外感六淫、饮食不调及劳逸失度，则诸邪乘虚为病，致使脑部的清阳之气失用，瘀血凝聚，络脉受阻，津液输布不利，壅结成痰，恶血与顽痰互结酿毒，积于脑部，日久更伤肝肾精血。肾阴不足，水不涵木，则肝阳又可化风，上扰清空，走窜经络。脑为奇恒之府，正常情况下，清气上扬，而浊阴下降。若肝肾亏虚，风痰瘀阻脑络，则清阳不得上升，浊阴不能下降，出现头痛、头晕、耳鸣眼花、呕恶、视物模糊、视歧、睑废、言语不利、肢麻，甚则出现舌强、失语、抽搐、震颤、昏厥等症。由此可见，肝肾亏虚、风痰瘀阻实为本病的基本病机。

（二）治疗重在补益肝肾，化痰祛瘀，祛风解毒

由于颅内肿瘤的病机特点为正虚邪实，且多以邪实为主，故治疗大法当扶正培本，补益肝肾，化痰祛瘀，祛除病邪，同时佐以祛风和络、解毒抗癌。用药可选鳖甲、生地、天冬、枸杞子滋养肝肾；水蛭、穿山甲、川芎活血通络；白附子、僵蚕、蜈蚣、牡蛎化痰祛风，软坚散结；黄芪、葛根益气升清。

临证治疗要本着扶正与祛邪相结合、辨证论治与辨病治疗相结合、局部治疗与整体治疗相结合的原则。扶正、祛邪是治疗本病的根本方法，两者可以相辅相成，起到增强正气、遏制肿瘤的作用，但应权衡其主次配药。在辨证治疗的同时，尚需注意辨病用药，可选炙马钱子、漏芦、山慈菇、泽漆、白花蛇舌草以解毒、抗癌；亦可酌用虫类药物如露蜂房、炙蟾皮、炙蜈蚣、炙全蝎等走窜搜剔之品。现代药理研究提示，某些虫类药物能抑制肿瘤细胞的恶性生长，提高机体免疫功能，增强淋巴细胞的转化率及巨噬细胞的吞噬能力，是治疗肿瘤颇有前景的一类药物。

鉴于本病的病位在头，用药宜轻清向上直达病所；风为百病之长，风性上浮，头为人身至高之处，故对本病头痛、眩晕的治疗，可用祛风之药，达到清上蠲痛的目的，如制白附子、炙全蝎、蜈蚣等。此外，还应审度痰瘀互结的主次轻重及不同病理性质，选择相应的化痰祛瘀药。

（三）医案举例

案1

陈某，男，14岁，学生。

初诊：1994年11月因头晕、头痛，经MRI检查诊断为"四叠体肿瘤"，接受γ刀治

疗半年，病势未能控制。头痛加剧，双眼睑下垂，复视，眼球转动受限，复查 MRI 显示肿瘤体积增大，于 1995 年 5 月在上海华山医院手术治疗，2 个月后做 MRI 复查，提示有80%肿瘤切除。但临床症状未见明显改善，故于 10 月 27 日前来门诊求治。刻诊：头晕，头痛，两眼睑下垂，上抬无力，复视，耳鸣，听力明显下降（无法欣赏音乐），时有恶心、口干，饥饿多食，形体肥胖，大便不实，日行 2 次，舌质暗红，苔薄腻，脉细滑数。又因输血感染丙肝，转氨酶增高（125U/L）。证属气阴两虚，痰瘀上蒙，清阳不展。治予益气养阴，化痰祛瘀。

处方：生黄芪 15g，葛根 15g，天冬 12g，天花粉 12g，川石斛 12g，枸杞子 10g，陈胆星 10g，炙僵蚕 10g，生牡蛎（先煎）25g，炙蜈蚣 2 条，炮山甲 10g，山慈菇 10g，露蜂房 10g，漏芦 12g，白花蛇舌草 25g。另：炙马钱子粉，每次 0.25g，1 日 2 次吞服。

二诊：服药 1 个月，头晕、头痛显减，听力稍有进步，恶心、口干消失，唯时有右侧头角疼痛，左目复视，胸部分流手术切口胀痛，右腰背疼痛，腹胀隐痛，大便欠实，日行 2 次，舌质暗红，苔薄黄腻，脉细滑，复查转氨酶（70U/L）。治以益气养阴，化痰祛瘀，运脾利湿。

处方：原方去枸杞子、石斛，加法半夏 10g，茯苓 10g，炙水蛭 5g。另：三七粉每次1.5g，1 日 2 次吞服。

三诊：继服 1 个月，头痛、手术切口、腰背疼痛悉除，左目复视减轻，复查肝功能正常，于 1995 年 12 月 12 日 MRI 检查提示：松果体区（四叠体）肿瘤术后改变，术区病灶较 1995 年 7 月 24 日 MRI 片显示有明显缩小。

嗣后随诊至今，病情稳定，整体情况良好，精神状态亦佳，无头昏、头痛，听力基本恢复，眼睑下垂、左目复视明显改善，能学习部分课程，参加适量的体育活动。1996年 7 月 11 日 MRI 复查结果：脑实质形态、大小正常，未见异常强化影，四叠体术后改变，无肿瘤复发征象。

案 2

张某，女，45 岁，工人。

初诊：有发作性昏厥、癫痫样症状 6 年。患者自 1988 年下半年始出现发作性昏厥，伴有癫痫样症状，发时短暂意识不清（5~10 分钟），反应失灵，口噤，迨逐渐清醒后对事物不能立即恢复记忆，几乎每月 1~2 次。发作轻时仅见两手不自主抖动，抽搐，不能持物，约 2 分钟，每日 7~8 次，痛苦异常，CT 检查诊断为"脑胶质瘤"。1988 年始在上海某医院用中药治疗 5 年，效果不著，多次 CT 复查均提示：左额颞顶部有约 7.1cm×5.4cm 大小的混合密度区，两侧脑室向右侧移位，有占位效应，先后摄片对比，左侧"胶质瘤"病灶均无明显改变。于 1994 年 4 月 1 日来门诊求治。刻诊：头昏间痛，恶心，右肩背手臂酸痛、麻木，情绪紧张，恐惧不安，经潮量多，夹有血块，舌质隐紫，苔淡黄，脉小弦滑。证属肝肾亏虚，风痰瘀阻，清阳不展。治拟补益肝肾，化痰祛瘀，祛风通络。

处方：生黄芪 20g，枸杞子 10g，当归 10g，制白附子 5g，制南星 10g，生牡蛎（先煎）25g，海藻 15g，竹沥半夏 10g，炮山甲（先煎）10g，鬼箭羽 10g，炙僵蚕 10g，炙蜈蚣 3 条，露蜂房 10g，炙远志 6g，石菖蒲 10g。

上方出入加减，服用 1 年余，癫痫样发作程度稍轻，小发作次数亦较稀少，但尚时多时少，详询病史，患者自述发作严重时兼有寒战，平时怕冷，全身畏寒，脊背更显，入晚尤著，右侧手掌温度偏低，口中常多痰涎口水，神疲乏力，舌质淡有紫气，脉细弦滑。转从风痰瘀阻，阳虚气弱治疗。

处方：制附片 15g，炙桂枝 10g，肉桂（后下）3g，生黄芪 30g，葛根 15g，制白附子 10g，制南星 10g，炙蜈蚣 3 条，炙全蝎 5g，炮山甲（先煎）10g，川芎 10g，当归 10g，炙僵蚕 10g，泽漆 10g，淡苁蓉 12g，鹿角片 10g。

药后畏寒明显减轻，乃至消失，癫痫样症状最长间隔 4 个月未发作，小发作减至每日 1~2 次。随诊至今，患者一般情况良好，病情趋向好转、稳定。

案 3

蒋某，男，63 岁，教师。

初诊：1994 年 3 月初，突然头痛，左侧瞳孔放大，眼睑下垂，不能睁开，复视，伴有恶心呕吐。4 月 9 日在某军区总医院行头颅 MRI 及 CT 报告提示：斜坡及鞍区块状异常信号改变，斜坡膨胀，轮廓消失，视神经受压上抬，肿块占据蝶窦，CT 平扫示枕骨斜坡及岩骨尖骨质破坏，密度降低，考虑脊索瘤可能。患者因体虚，畏惧手术，于 4 月 30 日来江苏省中医院就诊。症如上述，伴见面色少华，神疲乏力，舌红，苔黄薄腻，脉细滑。初从风痰瘀阻，清阳不展治疗。

处方：天麻、川芎、僵蚕、胆南星、炮山甲、地龙、石菖蒲、枸杞子、泽兰、泽泻各 10g，生黄芪 20g，葛根 15g，炙全蝎、制白附子各 5g，制马钱子粉 0.25g（另吞，1 日 2 次）。

二诊：服药 15 剂，头痛明显缓解，瞳孔大小基本正常，左眼睑开合改善，仍有复视，神疲乏力，口干，舌红有裂纹，苔黄薄腻，脉细。证属痰瘀化热，阴液耗伤。

处方：上方去胆南星、石菖蒲、泽兰泻，加陈胆星、川石斛、天花粉各 10g。

三诊：服药 30 剂，复视、眼睑下垂进一步改善，稍有头晕，左目视力模糊，舌暗红有裂纹，苔黄薄腻，脉细。转从标本同治，加补益肝肾之品。

处方：上方改黄芪 30g，加制首乌 10g，石决明 30g。

四诊：服药 40 剂，左眼睑闭合基本恢复正常，视力模糊，畏光，右耳鸣响，舌质暗红，苔黄薄腻，脉细。从肝肾亏虚，阴不涵阳，精气不能上承，痰瘀蒙闭清窍治疗。

处方：葛根 15g，生地黄、枸杞子各 12g，生黄芪、石决明各 30g，炙鳖甲、石斛、炮山甲、胆南星、僵蚕、天麻各 10g，炙蜈蚣、制白附子各 5g，制马钱子粉 0.25g（另吞，1 日 2 次）。

五诊：服药至 10 月初，患者自觉体力恢复，精神转佳，复视消失，仅有畏光、右耳鸣响。嘱再服原方 15 剂，以巩固之。

患者因为图根治考虑手术，于 1994 年 11 月 2 日住进上海某医院，11 月 12 日复查头颅 MRI 提示：蝶鞍内有异常块状信号，病变累及斜坡，鞍底下陷，视交叉上抬，双侧颈内动脉轻度外移，脑室系统无扩张，中线结构无移位。但与 4 月 9 日的 MRI 比较，肿瘤缩小 1/3，院方因半年内肿块缩小如此明显，且症状改善，劝患者暂不手术，用原法继续观察。故患者于 1994 年 12 月 7 日复又来诊。

六诊：因停药月余，加之疲劳、头晕、口干明显，仍感畏光、耳鸣，舌有裂纹，苔薄腻，脉细。治予滋养肝肾、益气升清为主，配以化痰消瘀、解毒抗癌法。

处方：葛根15g，生地黄、枸杞子各12g，生黄芪30g，炙鳖甲、天冬、天花粉、天麻、陈胆星、炮山甲、僵蚕、山慈菇各10g，炙蜈蚣、制白附子各5g，制马钱子粉0.25g（另吞，1日2次）。

七诊：服药半年余，畏光、头昏等症状消失，唯感时有耳鸣。1995年5月27日第3次头颅MRI检查提示与1994年4月9日老片比较，肿块缩小2/3。守法继进。

处方：原方加炙水蛭5g，路路通10g，灵磁石30g，调治1个月，诸症悉除。

按语 本例患者辨证系肝肾不足，清阳不升，风痰瘀阻滞所致，本虚标实，兼夹为患。治疗分为三步：初诊时头痛明显，伴有呕吐，瞳孔大小异常，眼睑下垂，病情较重，标实为急，故先用天麻、僵蚕、南星、制白附子祛风化痰，炮山甲、广地龙、泽兰、炙全蝎活血通络，石菖蒲、泽泻化痰开窍，制马钱子解毒消肿，枸杞子滋养肝肾，黄芪、葛根、川芎益气升阳；复诊时，头痛、瞳孔异常等症改善，口干、舌裂明显，系风痰瘀阻，郁久化热，津液耗伤，故去南星、石菖蒲、泽兰泻，加天花粉、石斛滋养阴液；继因耳鸣、目糊明显，肝肾不足，阴不涵阳，精气不能上承，本虚为主，风痰瘀结，留着未尽，故用炙鳖甲、大生地、川石斛、枸杞子等滋养肝肾，黄芪、葛根益气升阳，石决明、牡蛎、胆星、僵蚕、天麻等化痰软坚，炮山甲、炙蜈蚣、水蛭等活血通络，马钱子、山慈菇等解毒抗癌。由于辨证准确，药用得当，疗效显著。

高年罹患癌肿，肝肾气血不足，复加癌毒伤正，虚实夹杂，病情多变。故诊治肿瘤，不可滥用大剂解毒抗癌之品而忽视中医辨证，以防生变，应结合个体差异，明确肿块部位、病理特点，权衡标本先后，随症治之，切勿操之过急，轻率地易法更方。本案脑瘤病位在上，"高巅之上，唯风可达"，故用祛风化痰之药，配升举清阳之品，使药物直达病所；用虫类息风搜剔之药，配化瘀软坚之品引药上行，疏通络脉、消肿散结；用益肾养肝之药，配解毒抗癌之品，扶正祛邪，标本兼顾。只要审证精确，用药恰当，守方守法，坚持治疗，常可收到满意的疗效。

痰饮治法述要

痰饮是指体内水液输布运化失常，停积于某些部位的一类病证。其含义有广义、狭义之分，广义的痰饮是诸饮的总称，狭义的痰饮是诸饮中饮留胃肠的一个类型。辨证主要根据饮停部位，区别四类不同的证型，如饮停胃肠为痰饮，水流胁下为悬饮，饮溢肢体为溢饮，支撑胸膈为支饮。又以长期留而不去的为留饮，伏而时发的为伏饮，实际仍属四饮的范围。病缘三焦气化失宣，肺脾肾对津液的通调、转输、蒸化失职，阳虚阴盛，水饮内停。治疗原则是以"温药和之"。兹结合临证，对其治法作一概要论述。

（一）温化为治饮正法，但有健脾、温肾之分

由于痰饮的发病机制，总属本虚标实，阳虚为其本，水饮壅盛是其标，故应宗《金匮要略》"病痰饮者，当以温药和之"的原则，以温化为主，在温药之中，寓以行消之

品。因饮为阴邪，遇寒而聚，得温则化。通过温阳化气，可以杜绝水饮之生成，喻嘉言形容为如"离照当空，则阴霾自散"。水饮壅盛，采用汗、利、攻逐等法时，亦仅为治标的权宜之计，必须用之得当，衰其大半即止，水饮渐去，仍当转予温化之法以振奋阳气，使饮邪不再复停。

温化治本，尚有健脾、温肾之分。《金匮要略》创苓桂术甘汤、肾气丸两方，后世医家据此倡"外饮治脾，内饮治肾"之说。这里所说的内外，是指"饮之标在脾，饮之本在肾"，外感寒湿，饮食生冷，水谷不化精微而变生痰饮责之脾，肾阳虚衰，阳不化阴，饮从内生者病属肾。两者虽有相对之标本关系，但都是以阳气不足为主，如《通俗伤寒论》说："……惟苓术二陈及真武加减，一主外饮治脾，一主内饮治肾，则治夹饮之属虚者也。"由此可知，外饮、内饮之说实为脾肾分治立论，既非指水饮的在表与在里，也不是以是否具有表证为区别点。

(二) 根据水饮在表、在里，分用汗、利，以因势利导

凡饮邪在表的，当温散发汗。因水饮在表，皮毛闭塞，肺气不宣，通调失司者，用汗法既可温散发越在表之邪，且可宣肺气以通导水饮下行。适用于水饮外溢体表成肿，以及饮病具有寒热表证者。如溢饮证，水饮外溢肢体，当发其汗，表寒内饮用小青龙汤发汗温里；表寒外束，饮邪化热，用大青龙汤发表清里。支饮证，外寒内饮，症伴寒热身痛，当温里发表，用小青龙汤。悬饮因感受外邪发病，初起有表寒证候者，亦可用小青龙汤，或辛温发汗之剂。若外有表寒，内有郁热，证类风温者可用麻杏甘石汤解表清里。临床有时可见表解之后，胁下停饮也获得相应减退的例子，可为进一步用攻下逐饮法创造有利的条件。

凡饮结于里者，则当温化利水，以冀饮从水道分消。古人虽有"治饮不在利小便，而在通阳化气，气行则水行"的论点，但是在温阳化气的同时，兼以分利，还是有利于加速分消其饮邪的。如饮蓄下焦，脐下悸，小便不利，用五苓散化气行水；饮在心下，上为冒眩，下则尿少，用泽泻汤健脾利水；膈间支饮木防己汤证之用木防己、茯苓导水。周仲瑛教授曾治一悬饮患者，因有肺痨病灶活动，体弱阴虚，低热、舌红苔剥，不耐攻逐，取泻肺利水之剂，用大量桑白皮、冬瓜皮、路路通、梗通草、泽泻、车前子、杏仁、薏苡仁、连皮苓、丝瓜络、葶苈子等，尿量显增，胸腔积液从第三肋次第下降至少量，复投小量攻逐，水液净除，最后转以补肺养阴收功。

(三) 水饮壅实者，应攻逐以缓其急

凡水饮盛者，祛饮应从标治，取攻逐法以缓其急。如痰饮证，饮留胃肠标实为主者，当攻下逐饮。水饮在胃，心下坚满，可用甘遂半夏汤（遂、夏、芍、草、蜜）攻逐留饮。水饮在肠，腹满，沥沥有声，用己椒苈黄丸苦辛宣泄，前后分消。周仲瑛教授曾用甘遂半夏汤治疗一幽门梗阻，胃中留饮，脘部痛胀痞满的患者，并未见任何毒剧反应。借己椒苈黄丸意，改大黄为黄芪，易攻为补，加桃、红治疗肺心（或风心）、充血性心肌病、心力衰竭，对喘肿、腹满、紫绀有一定的疗效。支饮喘咳痰盛不得卧，饮多寒少，外无表证，亦可用葶苈大枣泻肺汤以逐饮，剧者可予十枣汤，如《金匮要略》说："夫有支饮家，咳烦胸中痛者，不卒死，至一百日或一岁，宜十枣汤。"说明久病未必皆虚，不能拘

于常规不变。至于悬饮饮停胸胁证，则尤以攻逐祛饮为其主法，目前临床治疗胸腔积液，即仍取控涎、十枣之类。饮祛后络脉不和者，用香附旋覆花汤以调之。

控涎丹、十枣汤两方比较言之，前者逐水之力较缓，反应较轻，对正气的伤害较小。因以芥子代替芫花，故有温肺理气之功，善祛皮里膜外经络之痰饮。用量可从2g递加到6g，最多9g。十枣汤是以遂、戟、芫等份为末，从2~3~5g，枣汤下，早晨空腹顿服，得快利后，糜粥自养，连用3~5~7日，停二三日再服，服后可有腹痛腹泻肠鸣，泻下3~5次。如痛泻过剧，并有呕吐，可减量或停服，临床观察其泻下作用和不良反应可逐渐耐受减弱。

（四）饮热相杂需温清并用，热郁伤阴当应变处理

一般来说，饮因于寒，但据前人记载，也有"热饮"之称，如《医门法律》痰饮留伏论："饮因于湿，有热有寒……水得于湿，留恋不消，积而成饮，究竟饮证，热湿酿成者多，寒湿酿成者少……"《通俗伤寒论》夹饮伤寒"……热饮，达表宜越婢加半夏汤，逐里宜己椒苈黄丸及控涎丹"。证之临床，导致"热饮"的原因有二：一为感受外邪而致停饮，或有里饮而复感外邪；二为饮郁化热。例如，痰饮之用己椒苈黄丸以治饮郁化热，腹满，口舌干燥，当前临床且借用治疗臌胀湿热证。溢饮水饮在表，里有郁热之用大青龙汤，如《医宗金鉴》说："溢饮病属经表，虽当发汗，然不无寒热之别也。"支饮喘满痞坚，烦渴苔黄，饮郁化热者，用木防己汤（己、桂、膏、参）行水散结，补虚清热。

至于悬饮一证，尤易表现有"热饮"之特点。因本病的形成，往往在肺气虚弱的基础上，外邪乘袭而发。如《温病条辨》论悬饮说："此因时令之邪，与里水新搏。"因此，在得病之初，可见温病证候，如类风温证，或因饮停胁下，内郁蒸热，影响肝胆经脉的疏泄条达，而致邪郁少阳，络气不和。正如《温病条辨》所说"伏暑、湿温胁痛……或竟寒热如疟状"。因此，临床必须按其病理演变过程，分阶段治疗。在初期邪郁少阳者，当和解疏利，方如《医学入门》柴枳半夏汤。如见类风温证则应解表清肺，不得囿于饮属阴邪之说。

另一方面，痰饮能否导致伤阴，也必须作进一步的探讨。一般而言，饮为阴邪，易损阳气，似无伤阴之理，故《通俗伤寒论》指出："时医不读伤寒金匮，不知饮证，放弃仲景良方，反有所谓阴虚痰饮者，岂知痰饮为阴盛之病，乃以阴盛而误为阴虚，一味清滋，宜乎饮咳久病之数见不鲜也。"然而联系上述"热饮"之说，阴虚的转归是可能的，不可概予否定。

结合临床实践，悬饮恢复期，表现阴伤的病例较多，究其机制可能为：一是初起感受时邪发病，表现温病证候者，温邪与里水相搏，饮热内郁伤阴；二是邪犯胸胁，络气不和，久延气郁化火伤阴；三是过用攻下逐水之剂，耗伤津液；四是禀赋不足，素体阴虚或原有某些慢性久病，如肺痨之类，故部分病例后期有转归为劳损重证者。

悬饮阴虚内热证，表现咳呛时作，咳吐少量黏痰，口咽发干，或午后潮热，颧红，心烦，手足心热，盗汗，胸胁闷痛，形体消瘦，舌质红少苔，脉小数者。治疗当养阴润肺和络，用沙参麦冬汤（沙参、麦冬、玉竹、天花粉、甘草、桑叶、扁豆）、泻白散（桑皮、地骨皮、甘草、粳米）。咳呛者加川贝、瓜蒌皮；有痰者加蛤壳、瓦楞子；胁痛者加橘络、旋覆花、郁金；水饮未尽者加冬瓜子、茯苓、泽泻、牡蛎。不能妄予辛香及攻逐

之剂。

(五) 治饮与治水之方可以通假应用

"饮者，蓄水之名"(《证治汇补》)。饮与水俱属津液不归正化停积而成的病理产物，故方书每多迳称痰饮为"水饮"。从病证表现而言，水停体内局部称为饮，饮泛体表全身名曰水，水聚大腹膨满者则称为臌。由于有它相同的病理基础及其演变转化关系，因此对饮证和水气病的治疗原则基本类似，处方亦每可通假应用，诸如五苓散、肾气丸等。

具体言之，溢饮病起急骤，症见饮邪泛溢肌表成肿，身体疼重而无汗者，多与"风水"表实证相同，若伴有发热、烦躁、苔白兼黄，见表寒里热之候者，可予大青龙汤解表清里，本方与治疗风水证之越婢加术汤近似，故《医宗金鉴·金匮要略注痰饮咳嗽病》说："溢饮者……即今之风水水肿病也。"痰饮，水走肠间，沥沥有声，腹满，口舌干燥者，可予己椒苈黄丸。经方所言之"腹满"，提示不仅水饮在肠，且已停聚腹腔，故现今取本方以治肝病臌胀湿热证亦常可取效。悬饮，《金匮要略》明言"饮后水流在胁下"，方取十枣汤，临床有时用治肝病腹水、心包积液亦佳。支饮，外寒内饮证，咳逆倚息，短气不得卧，小青龙汤为的对之主方，本证经文记载有"其形如肿"，实际已指出饮邪泛溢肢体成肿的病理演变。

(六) 医案举例

案1

沈某，男，50多岁。

因发热，便下紫血而入院。检查时脘下触有包块，但不痛，经治，发热、下血均瘥，而腹部日渐膨胀，渐至脐突，青筋暴露。经用补气、运脾、温肾、逐水诸法俱不效，住院半年余，反复检查既非肝硬化腹水，也非肾病，难以明确辨病诊断。当时天气日冷，见其伴有明显的咳喘，咳吐多量白色泡沫痰液，苔白，脉弦。重新辨证，认为起病虽属血瘀气滞，肝脾两伤，水湿内停，但当前的病机主要为寒饮伏肺，肺气不宣，通调失司，乃迳取小青龙汤原方，温肺化饮，开上启下，意图通过开肺以利尿，化饮以消水。药后腹水随咳喘咳痰的改善而日渐消退，经月痊愈。但亦未见小便明显增多，足证前人"治饮不在利小便，而在通阳化气"的论点，实为经验之谈，可以用为这一病例的佐证。张泽生教授，在1972年对实习生谈临床经验时，曾引用过这一验案，作为开肺化饮法治疗臌胀腹水的例证。

按语 本治例给人的启迪，一是突破了臌胀从肝脾肾三脏辨治的一般常规，表明温开肺气，亦可起到通调水道、消水除胀的作用；二是痰、饮、水、湿同出一源，俱属津液不归正化停积而成，在一定的条件下，且可互为转化，如《证治汇补》说："饮者，蓄水之名"，故治饮、治水、治臌诸方，每可通假应用；三是治水、治饮总应以温化为原则，因温药有助于气化水行，津液输化复常，则水饮自消。

案2

曹某，女，成人。

症状：3 日来左侧胸胁疼痛，转侧、呼吸尤剧，咳嗽无痰，胸闷，气短，脘痞恶心，恶寒，发热，无汗，头疼，骨节酸楚，口干黏、有甜味，渴不欲饮，便秘，溲少，舌苔白腻，脉濡数。

检查：体温 39.4℃，左胸呼吸运动受限制，第六肋以下叩诊浊音，语颤及呼吸音明显降低。X 线透视：左肺第三肋下见大片致密阴影，提示左下胸膜炎，有积液。红细胞沉降率 71mm/h，胸腔穿刺抽液 250ml，化验检查：李氏试验强阳性，蛋白定量：8g/L。

辨证论治：素体肥胖，痰湿偏盛，复加寒邪犯肺，以致肺气失于宣通，脾气转输无权，胸阳失展，气不布津，水液停于胸胁，留而成饮。治拟宣肺祛饮。

处方：麻黄 2.4g，葶苈子 9g，炒白芥子 4.5g，苏子、梗各 9g，炒莱菔子、光杏仁各 9g，桔梗 3g，炒枳壳 6g，旋覆花（包）9g，橘红络各 4.5g，制香附、广郁金各 9g。

服 5 日后，寒罢，身热递降，最高在 38℃以内，但胸部闷痛、口黏苔腻等痰湿症状仍较明显。上方去麻黄、枳壳、桔梗，加苍术 9g，桂枝 3g，温化水饮，同时另用控涎丹以逐水祛饮，每次早晨服 2.4g，在 12 日中，间断投药，总量共 19.2g，每次药后均得泻利 3~5 次。胸透复查：左侧胸膜增厚。自觉仍有胸部闷痛，午后低热 37.3℃。证属水饮久郁，络气不和，气滞血瘀之候。停用控涎丹，水药方中去苍术、桂枝、葶苈子、莱菔子，加炙乳香、炙没药各 3g，降香 2.4g，续服 5 日，胸部闷痛有减，低热亦平，原方巩固数日出院。

案 3

杨某，男，25 岁。

症状：10 日前起病，形寒发热，曾出汗而未退净，咳嗽不爽，左胁下引痛，吸气尤甚，3 日来加重，舌苔薄白，脉弦滑带数。

检查：体温 37.8℃，左背部第五肋以下语颤减弱，叩诊实音，听诊呼吸音减低。X 线检查：左胸第七后肋以下呈弧形阴影。

辨证论治：从邪郁少阳，饮停胸胁，枢机不和，肺气不宣论治，先予和解疏利，投小柴胡汤加郁金、杏仁、贝母、旋覆花、葶苈子等品。服 2 剂，体温正常，不复发热，咳亦大减，但胁仍痛，X 线检查同前。乃改用攻逐水饮之法，在 4 日中连续投控涎丹 5 次，第 3 日由 2.4g 增为 3g，最后一日服 2 次，每次 3g，共 6g。每日大便 2~3 次，量多，稀水，胁痛全消，再服 2 日，每服 3.6g。X 线复查：仅见左下肺稍有透明度减低现象，阴影已全消（系积液消退后肋膜轻度遗留增厚之状）。继予调理旬日，痊愈出院。

案 4

陈某，男性，60 岁，浴室工人。

症状：寒热 9 日，下肢浮肿、腹胀、气喘 5 日。发病之时，初觉精神疲劳，入暮周身恶寒，继之发热，无汗肢体酸重，头昏而痛，稍有咳嗽气急。4 日后，足部出现浮肿，由轻渐重，逐渐上升到大腿、阴囊、腹部，面部亦有轻度浮肿，两下肢肿势明显，玉茎阴囊肿胀光亮，腹满胀大，转侧有水声，咳逆气喘加剧，难以平卧，咳唾白色泡沫黏痰，胸部满闷，胁胀，食少不馨，小便量少，日一二行，仅 600ml 左右，大便干，舌苔薄白，脉弦滑。经注射及内服药物不效遂入院治疗。

检查：慢性病容，精神差，呈半坐位，右侧颈脉轻度怒张，两侧胸廓呼吸运动对称，触诊两肺下部及腋外侧震颤减弱，叩诊两侧第四肋以下转浊，听诊两上肺有管状呼吸音，右侧肩胛下区，有细小湿性啰音，两下肺呼吸音减弱，耳语音亦弱，心尖搏动不明显，未触及猫喘现象，心界不能明显叩出，心音略低，心尖有Ⅱ级粗糙之收缩期杂音，A2>P2，腹部无静脉曲张，叩诊音转浊，有轻度移动性浊音，肠鸣音存在，无压痛，未触及异常包块，腹围85cm，肝上界难以明显叩出（约为右侧第四肋间），下界肋下1.5cm，剑突下4cm，按之质软，无压痛及叩击痛，表面光滑，脾未触及，左侧腹股沟有疝气，阴茎高度水肿弯曲，呈水泡状，阴囊水肿发亮如两拳大，质柔软，透光试验阳性，两侧睾丸不可触及，两上肢无异常，两侧下肢呈可陷性水肿，尤以两膝以下为著，神经系统检查无病理发现，血压158/98mmHg，X线示：两侧胸腔积液，小便常规见明显阳性病变，蛋白（++），白细胞（++），红细胞（++），颗粒管型0~1，透明管型（++），心电图正常。

辨治经过：该患者从事浴室工作，历30余载，水湿浸渍其外，蕴伏于中，近复外感风寒，乘袭肌表，与内蕴之水湿相搏，致肺脾通调、转输水湿之功能失司。盖肺主一身之表，外合皮毛，为水之上源，借气化的作用，而通调水道，下输膀胱；脾主运化水谷精微，输送水湿，喜燥而恶湿。今风寒袭肺，则肺失宣降通调之职；湿邪困脾，则脾失运行转输之功，于是气不化水，水湿内停，聚为痰饮。辨其见症，胸胁支满，水走肠间，沥沥有声，腹满者，是属痰饮停于胃肠；咳唾胁胀，且胸腔显有多量积液，又似悬饮之流于胁下；无汗，肢体酸重，下肢浮肿者，为溢饮之泛于肌表；咳逆倚息短气不得卧者，为支饮之上撑胸肺。其伴有寒热头疼者，外有风寒束表，表里同病之候。合而言之，四饮诸候，兼见并呈。治拟宣降肺气，运脾渗湿。取发汗利尿，表里分消为主法，佐以攻逐泻饮，而缓其急。方选麻黄加术、五苓、五皮、葶苈泻肺合组，并加防己、牛膝、车前子以利其下，另予控涎丹，早晨空心顿服（4日中自4.5g递加至9g），以逐其上犯之水饮。

上药连进4日，尿量增多，日行800~1300ml，便下稀溏，日1~4次，稍有腹痛反应，下肢浮肿木硬略软，唯咳喘不减，难以平卧，表证仍在。入夜骤然气喘加剧，呼吸急促，端坐气急心慌，胸膈烦闷，躁急不安，汗出肤冷，面唇肢指出现紫绀色，脉细而数。听诊心率加快，有Ⅲ级收缩期杂音，两肺有湿性及干性啰音，叩诊音浊。病情变生顷刻，寒水上犯，凌心犯肺，心火被困，肺气上逆，逼肾中之真阳上奔，邪虽实而正不支，喘脱之象毕现，乃迅予急救措施，用参附汤、黑锡丹以扶正固脱，镇摄定喘。并针舒气、内关两穴，配合西药氨茶碱、毒毛旋花素、尼可刹米及氧气吸入，气喘、汗出虽略有缓减，唯危象未能迅速解除，此时正虚邪实，错综互见，若仅扶正而不祛其邪，则水饮充斥三焦，泛滥上逆，必致侵凌心肺之阳，故复取胸腔穿刺术，于两侧胸腔抽出积液1000ml，以治其急，而缓滔天之水势，术后喘促之危候至凌晨得以渐平。

由于以上一度波折，再度辨析症情，审其治疗，体会到饮为阴邪，得阳方化，若取法攻逐，则表证尚在，有背悬饮、支饮有表证者，忌攻其里之训，前用控涎丹而饮不能去者，亦即在此。若徒取汗法，则在里之寒饮，殊难发越尽从表出，故曾投麻黄加术汤而亦鲜疗效。若迳取利法，而阳不能化，则虽利之后，仍然旋去旋生，故前用五苓、五皮，尿量增多，而效仍不著。总之，饮邪内踞，而阳不能化，必当主以温化。若仅予汗、利、攻逐诸法，而不治其源，则阳气日虚，势必生生不已。乃宗《金匮要略》"病痰饮者，当以温药和之"之训，主予温化，兼取汗、利，表里分消。方选小青龙汤，温里疏表而开其上；苓桂术甘汤，温阳利水而治其中；麻黄附子细辛汤，助阳发汗，温少阴而开太阳。兼伍苏子、白芥子、旋覆花，以降气化痰定喘。药进3日，浮肿明显消退，小便日行1500～1700ml，腹围减至76cm，经5日而气喘咳逆大减，彻夜均能安静平卧，表证全罢。在此期间，因防胸腔积液过盛，逆迫心肺，仍先后抽液3次，以治其标（第1次右侧抽出700ml，第2次左侧抽取380ml，第3次右侧抽出600ml）。复查：右胸腔积液征在第九肋以下，左侧胸腔尚有中等量积液，肺部之湿性啰音已消失，心尖区及主动脉区可闻及Ⅱ级粗糙之收缩期杂音，肝肋下可触及，剑突下3cm，X线：胸腔两侧尚有少量积液，治宗原法再进，旬日后下肢阴囊水肿全部消退，每日尿量超过饮水量，咳喘均平，咳痰极少，血压正常，唯肢倦无力，身有寒意，入暮略有热感，苔白，脉细。此阳虚失于卫外，营卫不和所致，守原方去苏子、白芥子、旋覆花、麻黄，加黄芪、太子参、大枣甘温养正，补阳和阴。复经1周，小便检查（－），胸透：胸腔积液全部吸收。听诊心尖区之杂音亦不明显，临床无任何自觉症状，先后近2旬，得告痊愈，继从原法调理经旬出院。

（七）临证体会

1. 痰饮之与水肿，同源异流，俱属水湿停留

痰饮之与水肿，同源异流，俱属水湿停留，三焦气化失于宣通所致。一般来说，水肿为泛溢于体表全身，痰饮多停于体内局部，两者证候特点各有不同。但纵观《金匮要略》痰饮篇所述四饮诸证，亦有因饮邪泛溢而成肿者，故殊难以体表之肿与不肿，绝对划分之。如痰饮之腹满症，支饮之其形如肿症，溢饮之水流行归于四肢症，（《医宗金鉴》迳指为风水、皮水之病），俱为饮溢腹腔、肢体为肿之候。上例患者虽身肿腹大，类似水肿之风水表实证，唯风水之肿，多始于面部目下，所谓"面肿曰风"。而本例肿势反由下而上，且身半之上其肿不著，加之兼有痰饮、悬饮、支饮诸候，这就与风水有了明显的区别，虽然两者立法、选方，每多互假通用，唯亦并非彼此尽同。因此，必须分别识辨，不得误相混淆。

2. 从痰饮名称言之，有广、狭二义

广义痰饮为诸饮之总称，狭义痰饮，则仅为诸饮之一。因痰饮停积部位不同，而表现的形症不一，故有痰饮、悬饮、溢饮、支饮四种不同的分类，然上例患者竟四饮诸候，一身兼而有之，说明四饮虽多单独出现，但亦确可合而并病，究其病变之本，主要在于脾胃不能运化水津，故其停积之处，必首在心下，由此而流于一隅，单独为病；或淫溢各处，错综为患。诚如喻嘉言所说"痰饮之患，未有不从胃起者"，"一由胃而下流于肠，一由胃而旁流于胁，一由胃而外出四肢，一由胃而上入于胸膈"，指出水饮的形成，俱属起自中焦，源出于一，既可停于一隅，同时亦可流散各处，不得绝对孤立对待。

3. 治疗痰饮总以温化为主，分别言之，四饮各有重点

痰饮主在温阳利水；悬饮主在攻逐；溢饮当发其汗；支饮主在泻肺逐饮，温散利水。

合而言之，则不外以温化为其总则。因饮为阴邪，遇寒而聚，得温则化，所谓"离照当空，则阴霾自散"。

糖尿病杂谈

糖尿病的临床主要特征为多饮、多食、多尿。根据"三多一少"主症，属于中医学消渴的范畴，《外台秘要》早已率先揭示尿甜是其特异性病征。但消渴仅为糖尿病之外候，就症状而言，尚包括现今之尿崩症、精神性多饮多尿症等病；而Ⅱ型糖尿病又未必有"三多"见症。故在诊断上应作相关检查以助辨病，在治疗上当遵循中医有关消渴病的理论进行辨证论治。

中医学认为本病多由过食甘肥、情志刺激、素体亏虚（或房室过度），或过用温燥、金石类药物等所致，而禀赋不足，实是发病的重要内因。其基本病理为阴虚燥热，而以阴虚为本，燥热为标。两者又互为因果，久病可致阴伤气耗，阴损及阳，重证可以出现阴虚阳浮，进而发生阴竭阳亡的危象。在病程中且可导致一系列并发症。病变脏器涉及肺、胃（脾）、肾，肺燥、胃热、肾虚互为影响相关，而源本于肾。辨证一般俱从"三多"症状的主次，分为上、中、下消，以区别肺、胃、肾重点所属。仅从临床上看，三消症状往往同时并存，仅在程度上有轻重之别，而部分患者"三多"主症又不明显。为此，辨三消只能作为基本原则，而按病理表现分证则较切合实用。据临床所见其基本证候可分阴虚燥热、气阴两虚、阴阳两虚三类。析而言之，因阴虚与燥热的标本主次不同，又可分为肺胃燥热、肾阴亏虚两证，气阴两虚证表现以气虚为主者，又可另列脾胃气虚一类。若阴阳极度耗损，可见阴虚阳浮重证。病久可兼络热血瘀证候。

治疗一般以养阴生津，清热润燥为原则。阴伤气耗或阴损及阳又当参以益气，温阳。分别言之，上消治予清热生津，用消渴方、白虎加人参汤；中消治予增液润燥，用玉女煎或增液承气汤；下消治予滋阴益肾，用六味地黄丸或金匮肾气丸。临证既当区别三消主次，又须兼顾同治。

兹概要列述其辨治要领如下。

1. 治本须补肾，滋阴兼助阳

因三消原本于肾，而又必终及于肾，故消渴总应以补肾为主。肾为水火之脏，藏真阴而寓元阳，主五液，阴虚阳盛则关门开多合少而尿多；若阴伤及阳，阳虚气不化水，肾失固摄，则小便直下而致饮一溲二，故早在《金匮要略》即取肾气丸作为消渴治本之方。临床当辨阴虚、阳虚而左右化裁。由于本病以阴虚为主，燥热为标，故常以六味地黄丸为基础方，壮水以制火，酌加玄参、天冬、龟板、牡蛎等品。肺肾两虚合生脉散，肾火旺者加黄柏、知母，并取酸甘化阴之意，用山萸肉配生地补肾阴，麦冬配五味子补肺肾之阴，乌梅配麦冬、生地养胃阴；若见阴阳两虚，或以阳虚为主，可取肾气丸加鹿角片、淫羊藿、淡苁蓉、菟丝子等。组方配药应注意阳中求阴，阴中求阳的原则。

2. 补津能化气，补气可生津

若津亏不能化气，而致气阴两虚，津气俱伤，复加气虚不能生津者，不可纯用甘寒，当气阴双补，既应补津以化气，又要补气以生津。若气虚明显可径以补气为主而化阴生津，脾气虚弱者用参苓白术散，健脾补气以化津；肺肾气阴两虚者，可用《医学心悟》黄芪汤（即生脉散加黄芪、熟地、枸杞子）以益气养阴，药用黄芪、人参、白术、山药、扁豆、莲肉等补气，麦冬、地黄、玉竹等养阴。

3. 升清可布液，流气能输津

津因气而虚者，可取葛根升发脾胃清气，并可用蚕茧升清止渴，配鸡内金、生谷麦芽运脾养胃；如津气亏耗，或脾虚气滞，气不布津，投滋柔之品而阴津难复者，还可配小量砂仁流气以布津；若病因肝郁化火，上炎刑金，灼伤胃液，下耗肾水，而见"三消"证候者，又当在滋阴生津药中配入柴胡轻清升散之品以舒肝郁，并伍牡丹皮、桑白皮以清肝肺郁火。

4. 润燥须活血，瘀化津自生

津血同源，互为资生转化。阴虚燥热，津亏液少，势必不能载血循经畅行；燥热内灼，煎熬营血，又可导致血瘀，瘀热在里还可化热伤阴，终致阴虚与血瘀并见。瘀阻气滞则津液愈益难以输布，治当滋阴生津为主，兼以凉血化瘀，酌配桃仁润燥活血，赤芍、牡丹皮、丹参清热凉血，泽兰祛瘀升清，鬼箭羽通瘀破血。血行津布则燥热可解，瘀化气畅则阴液自生；若津亏不能化气，气虚不能运血，而致血瘀愈益加重，又当参以益气化瘀，用生黄芪、太子参合蒲黄、水蛭等品。

5. 治虚不忘实，"三热"应并顾

一般认为本病以燥热为发病之标，但进而言之，其热有三。

一为湿热，病因酒食不节，恣食肥甘厚味，饮食不归正化，形体日益肥胖，湿郁化热，发为消渴。如《素问·奇病论》说："此人必数食甘美而多肥也，肥者令人内热，甘者令人中满，故其气上溢转为消渴。"治当复入黄连、天花粉、苍术、佩兰、玉米须、芦根等清中化湿，芳香悦脾。如伤脾耗气，则应参以补气健脾之品；若湿热化燥伤津，又须清热润燥。

二为燥热，病因素禀亏虚，或房室过度，精气耗伤，水亏火旺，或因情志失调，肝郁化火，志火燔灼，而至燥热内生，形体日益消瘦，治宜清热润燥，药用石膏、知母、天花粉、芦根、北沙参、地骨皮等，配合甘寒养阴之品。至于因胃有燥热而需用调胃承气汤、三黄等方苦寒荡涤者究属少数，且应防止苦燥太过伤阴之弊。

三为瘀热，病因湿热、燥热郁结日久，煎熬津血，血液黏滞，运行不畅，瘀郁化热，久病入络，而致络热血瘀，治当清热凉血化瘀。药用制大黄、桃仁、赤芍、牡丹皮等。

总之，湿热、燥热、瘀热，每多互为因果，并见共存，治应兼顾，针对主次配药。

此外，饮食调护对本病亦有特殊意义，除一般控制外，还应重视食疗，如用山药蒸熟去皮，每日适量食之，或蚕蛹炒香随意食用，并可用猪、牛胰逐日做菜食之，亦可焙干研粉，日食 10~15g，取其以脏补脏之意。

血证论治

血证是指血不循经，自九窍排出体外，或渗溢于肌肤的一类出血性病证。

发病机制总属气火逆乱，血不循经，络伤血溢。但气有虚实，火有盛衰，实证为气火亢盛，血热妄行；虚证一为阴虚火旺，灼伤血络，一为气虚火衰，不能统摄，且可演变发展为从实转虚，或夹杂并见。若离经之血，留滞体内形成瘀血，可致出血不止。治疗当以治血、治火、治气为原则。根据具体病理表现，采用各种相应治法。因出血总以血热妄行者为多，血热由于火盛，故其基本大法又应以清热泻火、凉血止血为主。

一、治 血

因出血是重要的主症，故首应见血治血，针对血溢、血热、血瘀、血虚分别施治。

（一）收涩止血法

凡血出量多难止者，当收敛固涩止血治标为主。但必须辨证求因，结合病理表现治疗，配合清热、凉血、滋阴、补气、补血、祛寒、祛瘀等法。切忌单纯见血止血，而致蓄积成瘀，如属瘀血所引起的出血尤须慎用。此即"见血休止血"之意。

一般有炭类、酸收、固涩、胶黏四类药物。

1. 炭类止血药

炭类止血药，即将某些具有明显止血功效的药物烧灰存性（黑烧），以加强止血的作用。

常用方药：十灰散加减，药如侧柏炭、陈棕炭、血余炭、大蓟炭、藕节炭、莲房炭、地榆炭、百草霜等。

临证应注意病理特点分别配药：如气滞，用行气的香附炭（妇科出血多用之）；血瘀，用行瘀的蒲黄炭、茜根炭；气陷，用升散的炒荆芥炭（能入血分，便血、妇科崩漏多用之）；血热，用凉血的槐花炭、大黄炭；血寒，用温经的炮姜炭；湿热，用清热燥湿的苍术炭、黄柏炭；血虚，用养血的当归炭；阴虚，用滋阴的生地炭。

止血药炮制成炭，是否可以加强疗效？一要取决于各个药物的特异性；二要看出血的部位，如消化道出血，炭剂可以直接作用于出血之处，起到吸着、敷贴、保护的效果，有它的特殊价值。

2. 酸收止血药

酸味能收能敛，故具止血涩流之功。

常用方药：倍矾散（五倍子、白矾）加味，药如乌梅、五倍子、诃子、山萸肉、白矾等。

外感病邪热动血，内伤诸疾，火热迫血者忌用，以免敛邪。

3. 固涩止血药

凡血络损伤而致血出量多者，当修补固络，使其涩止。

常用方药：震灵丹加减，药用煅龙骨、煅牡蛎、乌贼骨、赤石脂、禹余粮、儿茶等。

涩可固脱，故大失血气随血脱者，可与大剂补气药合用以固脱。

4. 胶黏止血药

凡脉络损伤，血溢络外者当用胶黏类药补络止血。

常用方药：独圣散、白及枇杷丸加减，药如白及、阿胶、黄明胶、银耳、京墨等。

胶黏类药，多具补益之功，故对虚性失血最为适用。

（二）凉血止血法

凉血止血法适用于血热妄行的出血，因血得热则行，血凉自能归经。

常用方药：犀角地黄汤加减，药如水牛角、牡丹皮、赤芍、鲜生地（汁）、紫珠草、大蓟、小蓟、白茅根等。

如血热与血瘀互为因果，瘀热相搏，动血出血，可以表现为瘀热型血证的特殊证型，治当凉血化瘀以止血，配伍醋大黄、黑山栀、丹参、郁金、桃仁、童便等。

本法为营血伏热导致大出血的重要急救措施之一，且为温病热入营血，动血、出血之要法。

（三）祛瘀止血法

祛瘀止血法适用于出血而有瘀象者。因离经之血，瘀积体内，血脉涩滞，气血不能循经畅行，可致出血反复难止。瘀祛则血能循经运行，出血自止。

常用方药：失笑散、花蕊石散加味，药如参三七、广郁金、蒲黄、五灵脂、花蕊石等。

本法适用于血出反复不止，紫黯（黑）成块，或鲜血与紫黯血块混夹而出，伴有疼痛（固定、刺痛），低热，舌质紫，有瘀点、瘀斑，脉涩，或腹部触有癥块者。

本法与收涩止血药配合应用，能防止单纯收敛止涩导致蓄瘀。如丹溪即曾指出"凡用血药不可单行单止也"。缪仲醇说："宜行血不宜止血……因行血则血循经络，不止自止。"

某些祛瘀药虽有止血作用，但应注意不可过剂。因祛瘀药易损伤气血，故对药物的选择、剂量的大小均应适度。体虚者还须配合补益气血药。

因血瘀而导致出血者，必要时可用祛瘀活（破）血药。凡审证瘀象明显，一般无大出血倾向，经用祛瘀止血法而少效者，当选加具有祛瘀而又有活血、行血、破血作用的一类药物，如归尾、丹参、桃仁、红花、降香之类，以冀瘀去血止，活血生新。但此属罕用的特殊疗法，临床切须谨慎权衡。

（四）养血止血法

养血止血法适用于营血亏虚，络空不守之出血，或出血而致营血耗损，血不能藏者。

常用方药：四物汤加减，药如当归、白芍、熟地、仙鹤草、阿胶、龙眼肉、鸡血藤等。

血虚失血，不但要补养营血，还应配合益气药以生血，如当归补血汤之用黄芪。

二、治 火

出血多因火热，故当重视治火。严用和说："夫血之妄行也，未有不因热之所发。"但须辨其实火、虚火分治。

（一）清热泻火法

清热泻火法适用于火热炽盛的实热证。因血热由于火盛，火降则血自宁静。

常用方药：三黄泻心汤、黄连解毒汤加减，药如大黄、黄连、黄芩、栀子、羊蹄根等。

火性炎上，故火热动血以上部出血为多，治当苦寒逆折，抑阳和阴，区别不同脏腑病位选药。因火盛则血热，故本法多与凉血止血法合用。

注意不可徒恃寒凉，防止：①苦燥伤阴；②寒凉伤阳；③血滞成瘀。至于气虚中寒者本属禁例，更忌妄用。势急者，可佐以辛味从治，以免格拒，且防留瘀。如《证治汇补》用炒黑干姜末调童便服，即属此意。

由于火盛与阴虚有因果、转化、兼夹等相互关系，治须标本兼顾，清热泻火与甘寒滋阴并用，如大黄配合生地。

火热动血，血出气虚，实热与虚寒杂见者，又当寒温并用。

（二）滋阴降火法

滋阴降火法适用于阴虚火旺之出血，因阴虚不能制阳，则火炎动血。滋阴可以制火，使血不妄行。

常用方药：六味阿胶饮、茜根散加减，药如生地、白芍、旱莲草、阿胶、龟板胶、鱼鳔胶、藕汁等。

本法主要是以补阴和阳为目的，但在滋阴的基础上亦应佐以清热泻火。区别脏腑病变，选用壮水、柔肝、滋肺药。

应用甘寒、咸寒滋阴降火药，不宜过于滋腻。因滋腻太过，势必妨碍脾胃健运，影响气血生化。若能配合运脾健胃药，可有利于对阴柔药的运化吸收，避免壅滞之弊。药如山药、白术、橘白、砂壳、谷芽等。

三、治 气

"治血必先理气，气不妄动，血乃自安"（陈士铎）。但气病有虚实之分，气热、气逆、气虚及气脱之别。

(一) 清气法

清气法适用于气分热盛的出血，因气热则血热，气盛可化火，故凉血必先清气，清气即是清火，气凉则血自循经。

常用方药：白虎汤，药如石膏、知母、芦根等。

本法较苦寒泻火药为轻，因"火为热之极"，火是热的进一步发展，但临床清气与泻火又每多并用。

清气泄热法，适用于肺胃热盛之上部出血，以外感所致者为多。

气热与血热可以互为影响，应辨其因果与主次适当兼顾，或以清气为主，或以凉血为主，血气俱热者宜清气与凉血并重。

(二) 降气法

降气法适用于气郁化火（郁火），火随气升，血随气逆，上部阳络损伤所致的咳（咯）血、吐血。因气有余便是火，降气即是降火，气降则血自下行。

常用方药：泻白散、黛蛤散加味，药如地骨皮、桑白皮、旋覆花、苏子、竹茹、降香、沉香等。

本法主要针对肝郁化火，气火上冲，犯胃、侮肺所致的上部出血，多属实证，如唐容川即曾指出"气实者多上干"，治疗当以顺（气）降（火）为主。

对气郁化火的出血，常需与清肝泻火法合用，配伍牡丹皮、栀子等，但不能徒以降火为能事，必须从缪仲醇"宜降气不宜降火"的论点考虑，因"气降则火降，火降则气不上升，血随气行"。且郁火最易伤阴，若苦燥太过，愈益伤阴耗液。

在用降气法时，若气逆过甚，每需与镇逆法同用，配伍代赭石、生铁落等，合称为降气镇逆法。

(三) 补气（摄血）法

补气（摄血）法适用于气虚不能摄血所致的出血。因气为血帅，血随气行，气虚则血失统摄而外溢，气旺则自能帅血循经。

常用方药：归脾汤、补中益气汤加减，药如人参、党参、黄芪、白术、炙甘草等。

血为气母，气附于血，故血虚导致气虚，当同时补血以益气，配合当归、白芍、熟地、阿胶等。气虚不能摄血的出血，可以表现血随气陷的情况，如便血、尿血、崩漏等，其病理为清气不升，血从下陷，唐容川说："气虚多下陷。"治疗应在补气的基础上配合升举清气的药物，如升麻、柴胡，必要时再加固涩药。

对气随血脱者，应采取血脱益气的治法以救其急，用力专而量大的独参汤，气虚及阳之亡阳重证，当回阳救逆，用参附汤、六味回阳饮加山萸肉、煅龙骨、煅牡蛎以固脱。

(四) 温气（温经止血）法

温气（温经止血）法适用于阳虚血寒不得归经之出血。因阳虚不能温运血脉，血行涩滞，则阳不统阴，血不归经而妄行。故"温血必先温气，气暖而血自运动"（《证治汇补》）。

常用方药：柏叶汤加减，药如附子、肉桂、炮姜、艾叶、鹿角胶（霜）等。

阳化气，故温阳祛寒与益气补虚两法常多并用，但又各有侧重，前者治疗阳虚阴盛之血寒证；后者治疗气不摄血之气虚证。如属脱证，虚寒表现突出者，又当用大剂温阳补气之药以救脱。

温补是血证的变证变治，但有治脾、治肾的不同。若素体脾虚阳微，出血（尤其是吐血、便血）而见食少纳呆者，当用理中汤加归、芍等和血之品，斡旋中气，补脾以摄血。出血后脾弱食少者可用健脾补气法，予归芍六君子汤益气以生血。如《证治汇补》说："盖血病每以胃药收功，胃气一复，其血自止，昧者不知调理脾胃之法，概用滋阴，致食少泻多，皆地黄纯阴腻膈之故也。"若属水冷火泛，因肾中真阳不足，火不归元，浮越上炎，阳不入阴，血不能藏者，又当温补摄纳，导火归元，取桂附八味丸意。本法虽然罕用，但不可不知。

四、医案举例

案 1　阴斑、尿血（紫癜性肾炎）

秦某，女，15 岁，学生，门诊患者。

初诊：1992 年 2 月 20 日。在 9 岁时曾患血小板减少性紫癜。去年 9 月突发血尿，下肢外发紫斑，住中国人民解放军第八一医院检查，诊断为紫癜性肾炎，应用激素等治疗后控制。最近血尿又发，两下肢紫癜密集，腰部酸痛，小便红赤，口干，纳差，神疲，面黄欠华，舌苔黄、质红，脉细。今尿检：红细胞（+++），蛋白（++）。证属肾虚阴伤，络热血瘀，瘀热动血，血不归经。治予滋肾养阴，凉血化瘀止血。仿六味阿胶饮合犀角地黄汤意立方。

处方：大生地 12g，牡丹皮、白芍、山萸肉、怀山药、旱莲草、阿胶珠、茯苓、泽泻各 10g，炙龟板（先煎）、水牛角片（先煎）各 15g，煅人中白 6g，白茅根 20g。煎服，每日 1 剂。

半个月后复诊，两下肢紫癜基本消退，尿黄不红，诸症改善。尿检：蛋白（+），红细胞少，脓细胞少，守原法继服，病情稳定，多次在当地医院尿检，晨起小便（-），劳累后蛋白（微量~+），红细胞（少~+），下肢紫癜不再新生。此后诊治俱守原意，略事出入，结合辨病间断配用雷公藤 10g，最后加入黄芪 15g。有时尿检偶有蛋白少量。先后服药近 5 个月，临床痊愈。

按语　尿血属肾，多为阴虚火动，络损血溢所致。然此例尿血与肌肤出血发斑并见，既与虚火游离动血有关，又有络热血瘀、血不归经的一面，故治疗不仅需要滋阴清火，还应针对瘀热阻滞血络、蕴结下焦的病理特点，予以凉血化瘀，止其妄行之血。

案 2　耳衄

杨某某，女，66 岁。

初诊：患者于 6 日前，左耳开始鸣响，同侧头角偏痛。第 2 日该侧耳内流血疼痛，并感口干而苦，内热，畏寒，肢冷，胸闷气窒，纳少。就医治疗 3 次，根据风热上干清窍处理。方用桑叶、菊花、银花、连翘、防风、白蒺藜、薄荷、黄芩、赤芍、甘草之类，外以黄连水滴耳，不效。刻诊：左耳流血点滴不净，鼻涕带红，同侧头顶刺痛难忍，神情烦躁，内热口干，但不思饮，夜寐盗汗淋漓，声低气怯，胸闷不舒，畏寒，四肢清冷如冰，苔薄腻、色淡黄、质干，重按脉沉细。血压117/70mmHg。既往无耳病史。辨证：高年之体，下元不足，真阳失守，火不归原，浮越上炎，气血错乱，阳不摄阴，血溢络外，上出窍道，慎防延误，阴竭阳越致脱。治以温补摄纳，潜阳入阴，导火归原。方宗附桂八味加减。

处方：制附片3g，肉桂1.5g，山萸肉6g，干地黄12g，白芍9g，朱茯苓9g，煅龙骨15g，煅牡蛎18g，磁石12g，五味子3g，胡桃肉9g，沉香片0.9g。

药进2剂，耳衄、涕红均止，头痛得减，尚有阵作，其势不剧，唯形寒仍著，胸闷气短，口干，苔薄黄，脉沉细如绝。原方加附子1.5g，山萸肉3g，党参9g，黄芪9g，以益温阳补气之力；去白芍、牡蛎、茯苓、胡桃肉，再服2剂，寒感得罢，头痛告平，胸闷气短亦宽，脉有起色。续投2剂，得竟全功。

按语 耳衄一证，按其病位，多从肝肾两经考虑。因耳属肾之窍，胆附于肝，其脉上行贯于耳中，故肝肾病变，俱可导致耳衄。在病机方面，一般以火为主，若肝胆火旺，循经上逆，迫血外溢者为实；如肾水虚衰，水不涵木，阴虚火炎，血不循经者为虚。实者主予苦泄肝胆；虚者主予滋养肝肾。

本例患者，前从风热实证施治，效果不彰，按照辨证常规，舍实从虚，从阴虚火旺求之，似为合拍。且症见头顶刺痛，神情烦躁，内热口干，盗汗，苔黄等象，俱似下元水亏，龙雷之火上乘，内扰心神，热蒸营阴，逼液外泄之候。但另一方面，口干并不思饮，苔虽黄而色淡，声低气怯，胸闷息短，畏寒，四肢厥冷，脉来沉细如绝，这就说明了病变的本质，实以下元阳虚为主。因真阳失守，摄纳无权，无根之火，势必浮越上炎，故当投予温补摄纳、导火归原之剂，仿附桂八味意。诚如《证治汇补》所说"夫血证而用八味者，因外有假热，内有真寒，孤阳浮露，血不能藏，故用温剂，以吸血归原，乃变病变法也"。本例见症重在阳虚，故治从温补阳气，导火归原为主，方中予附、肉桂、山萸肉、胡桃、五味子，功能温养下元，摄纳肾气，导火归宅；地黄、白芍补阴济阳，龙骨、牡蛎、磁石潜阳入阴；沉香、茯苓下行入肾。方药不以止血为目的，而血得以止，实堪耐人寻味。

案3 尿血

黄某某，女，36岁，会计。

初诊：1995年4月21日。于1994年8月出现面浮足肿，镜检血尿，经西医院多方检查，原因未明。自觉腰肾区酸痛，腿膝酸软，尿次不频，尿时不痛、不急，时有恶心，心烦口干，饮水不多，舌质偏红，苔薄黄微腻，脉细。晨尿红细胞计数大于25万/毫升，形态多形，但B超检查肝、胆、肾均正常，尿路造影亦无异常发现。辨证为肾阴亏虚，下焦湿热内蕴，阴络暗伤，络损血溢。治拟滋肾清下，固络止血。

处方：大生地、怀山药、山萸肉、牡丹皮、茯苓、泽泻、旱莲草、阿胶珠、煅人中白、紫珠草各10g，苎麻根20g，大黄炭3g，虎杖、石韦各12g。

二诊：1995年5月5日。恶心、心烦消失，口干不著，尿检红细胞计数减至12万/

毫升，唯腰肾区仍有酸坠感，不耐疲劳，尿量偏少，手指胀结不舒，舌质黯红，苔薄黄，脉细。滋肾清下奏效，拟守前法进退。

处方：大生地、炙龟板（先煎）各15g，怀山药、牡丹皮、茯苓、泽泻、阿胶珠、煅人中白、旱莲草、料豆衣各10g，苎麻根20g，大黄炭3g，狗脊12g。

三诊：1995年5月19日。药后腰肾区酸痛基本消失，手指胀结亦除，小便色清，尿量正常，舌质淡红，苔薄黄，脉细。尿检正常。再予原法调治巩固。

处方：前方去旱莲草、狗脊、大黄炭、人中白、料豆衣，加黄柏10g，知母6g，虎杖12g。

按语　详察本例症情，当是尿血，与血淋之证有异。良由肾阴亏虚，虚热内生，下焦湿热蕴结所致。肾与膀胱相表里，血为热迫，渗溢膀胱，则血随溺出。病理性质属本虚标实，但以本虚为主。《类证治裁》说："溺血日久，肾液虚涸，六味阿胶饮。"故仿六味阿胶饮意治之。

案4　内伤阴斑（血小板减少性紫癜）

谢某，女，20岁，南京航空航天大学学生。

初诊：1996年6月1日。下肢皮下出现大块紫斑月余。素体不强，自小多病。4月中旬因饮食不当，导致发热、吐泻，经治而愈。5月初双侧下肢皮下出现大块紫斑，血液检查发现血小板减少，最低时仅为4×10^9/L，诊断为"血小板减少性紫癜"，住南京某医院血液科，用泼尼松冲击治疗，血小板升至110×10^9/L，嘱出院休养，逐渐撤减泼尼松，由60mg/d减至50mg/d时，血小板即降至16×10^9/L，撤减失败，不能再撤，遂寻求中医治疗。诊见面色浮黄少华，面似满月，两下肢仍有大片青紫瘀斑沉着不消，苔薄腻，舌暗红，脉细。证属心脾两虚，肝肾不足，气血生化少源。治宜滋养肝肾，补益气血。

处方：潞党参15g，炙黄芪20g，炙甘草5g，当归10g，仙鹤草20g，女贞子10g，旱莲草10g，阿胶（烊兑）10g，枸杞子10g，大生地10g，制首乌10g，黄精10g。日服1剂。

二诊：1996年6月22日。泼尼松维持50mg/d，与中药同用，上周查血小板升至70×10^9/L；遂减泼尼松为35mg/d，今日查血小板为96×10^9/L，面色稍有改善，肌肤瘀斑，舌苔黄薄腻，脉细。

处方：原方加补骨脂10g。日服1剂。

三诊：1996年7月13日。因劳累及泼尼松撤减过快，血小板计数上周降至44×10^9/L，但今日又升至53×10^9/L。自觉症状不多，唯面色稍有欠华，仍宜补益气血、滋养肝肾。

处方：潞党参20g，炙黄芪25g，炙甘草5g，当归15g，鸡血藤10g，仙鹤草20g，大熟地12g，阿胶（烊兑）10g，女贞子12g，旱莲草12g，补肾脂10g，菟丝子10g。每日1剂。

四诊：1996年7月27日。病情平稳，血小板计数逐渐上升，今查为66×10^9/L，自觉症状不多，易汗，大便偏少，苔薄腻，质偏红，脉细。泼尼松已撤减为20mg/d，治宗前意，参入温养之品助阳生阴。

处方：前方去旱莲草，加肉苁蓉10g，改菟丝子15g。

五诊：1996年9月14日。满月脸显著减轻，唯面黄少华，泼尼松撤至15mg/d，血小板计数40×10^9/L。治宜加强温肾填精。

处方：鹿角片（先煎）10g，补骨脂10g，潞党参20g，炙黄芪30g，当归15g，炒白芍10g，大熟地12g，川芎3g，仙鹤草25g，甘杞子15g，黄精12g，阿胶（烊兑）10g。

七诊：1997年4月5日。泼尼松撤完，血小板计数稳定在（70~71）×10^9/L，面色稍见红润。

处方：原方加淫羊藿10g，菟丝子15g。以作巩固。

1997年6月随访，患者症情平稳，中药仍在服用，已复学上课。此后复查血小板稳定在正常水平。

按语 血小板减少性紫癜，多属于中医"血虚"、"阴斑"、"肌衄"范畴，可能与某些病因造成的自身免疫，导致血小板大量破坏有关，西医应用泼尼松等作免疫抑制治疗，可以在短期内控制症情，但系治标之法，撤减时常易再度下降，引起病情反复。中医辨证，本病系心脾两虚，气血生化乏源，治疗总以益气养血为主，然气血之生成，有赖肝肾之强健。因肾主骨，骨为髓海，补益肝肾，则能促进髓海生血。故益气养血，培补肝肾为本病的治疗大法。然本例因应用大剂量激素，撤减之初，有舌红、满月脸等阴虚表现，故治法侧重滋养；后期激素撤减过半，阳虚渐显，继用养阴为主，血小板计数难平稳上升，反致下降，治疗转为着重温补，用鹿角片、淫羊藿、菟丝子、补骨脂之属，症情得以进一步改善，并使激素稳妥地撤除，血小板计数稳定上升。血本阴类，有赖阳气促进方能生成，此乃景岳"善补阴者，必于阳中求阴"之意。

从肝肾亏虚、痰瘀阻络辨治高脂血症的经验

高脂血症作为动脉粥样硬化的首要危险因素而倍受重视，尽管近年来西医学对本病的研究取得了很大的进展，但临床治疗手段尚欠理想，特别是长期用药的副作用，仍然是高脂血症治疗中的一大难题。中医药防治高脂血症，在近20年中作了大量的工作，发现了不少具有降脂作用的单味中药及中药复方，取得了较好的治疗效果。但在理论上如何提高认识，在临床上如何发挥辨证论治的优势，在治疗上如何提高疗效等方面尚待深入研究。

一、中医对血脂的认识

中医虽无血脂的概念，但对人体脂膏则早已有所认识，每常膏脂并称，或以膏概脂。《灵枢·五癃津液别》曰："五谷之津液，和合而为膏者，内渗于骨空，补益脑髓，而下流于阴股"，指出膏是人体的组成成分之一，由水谷所化生，并随津液的流行而敷布，有注骨空、补脑髓、润肌肤等作用，是人体化生阳气的基本物质之一。如《灵枢·卫气失常》云："膏者多气，多气者热，热者耐寒。"若脂膏过多则有形体变化，《内经》称为"膏人"、"脂人"，少则"体无膏泽"（《灵枢·经脉》）。于此可见，中医的脂膏与西医的脂质相类，至于脂膏与血的关系，张景岳曾说："精液和合为膏，以填补骨空之中，则为脑为髓，为精为血"（《类经》），认为膏可以化血，也可以说初步意识到血脂的存在。由此可知，膏与津液同一源流，膏是津液之稠浊者，是血的成分之一，源于水谷，与津液的其他成分可以互为转化。其正常生理须籍脾的生化、肺的敷布、心的营运、肝的疏泄、肾的主宰。

二、高脂血症的发病机制

膏的病变主要在于过多为害，究其根由，常因恣食肥甘、久坐少动，或因体质禀赋、年届老龄等关系，导致内脏功能失调，转输失职，津液不归正化，形体常趋肥胖，浊脂生痰，表现"肥人多脂"、"肥人多痰"的病理变化，日久浸淫脉道，痹阻血络，终致痰阻络瘀。心脉痹阻则为胸痹、心痛；经络、脑脉痹阻则肢体麻木不遂，甚至发为中风。

痰瘀的生成，虽然病涉多个脏器，但病变主脏在肾。因肾主津液，对津液的储存、分布、利用，以及津、液、精、血之间的转化起主导作用。人在中年以后，阴气自半，肾元亏虚，精气渐衰，肾阴不足，虚火灼津，肾气虚弱，气不化津，则清从浊化，或因水不涵木，肝失疏泄，木不疏土，而致脂浊内聚，困遏脾运，津液脂膏愈益布化失调，变生痰浊，壅塞脉道，血滞成瘀，或酿而生热，或滞而为湿。故总属本虚标实之病。本虚为肝肾不足，标实为痰瘀阻滞，而其主次关系则因人而异。

三、高脂血症的治疗

（一）治疗原则和主要大法

基于以上认识，说明高脂血症可以中医津液（主要是膏脂）学说、痰瘀学说为理论依据指导临床，按标实本虚两大证论治，以滋肾养肝治本，化痰祛瘀治标。治本可以调节脂质代谢，抗动脉硬化，延缓衰老；治标能抑制脂质合成，促使其降解排泄，消除痰瘀病理产物。由于肝肾不足以阴虚热郁为多，阳气虚衰者少，故治当滋养阴津，浚其脉道，慎投温肾助阳，以免动火灼津。乙癸同源，滋肾有利于养肝，遂其生发、条达之性，疏土运脾之职；化痰祛瘀祛除病理产物，有利于津液气血的输化运行，且脂浊困脾，积湿生痰，脾实不运者，与脾虚不健，内生痰湿有别，故治不在补而在运，化痰祛浊有助于改善脾的运化功能，使水谷精微归于正化。

（二）辨证论治

1. 痰瘀阻络证

症状：嗜食肥甘，形体肥胖，面有油光，头昏重胀，时吐痰涎，口苦、口黏，脘痞，胸闷或痛，肢麻沉重，舌苔厚腻，舌质隐紫，或有瘀斑，脉弦滑。

治法：化痰祛瘀，升清降浊。

基本方（降脂Ⅰ号方）：法半夏10g，胆星10g，昆布15g，僵蚕10g，瓜蒌皮10g，生山楂12g，丹参12g，虎杖12g。

加减：肢麻重滞者加片姜黄10g；胸闷胸痛者加广郁金、蒲黄各10g；食滞脘胀者加麦芽、六曲、炒莱菔子各10g；湿热内蕴者加制大黄5g。

2. 肝肾亏虚证

症状：头昏晕痛，目涩视糊，耳鸣，健忘，心悸，失眠，腰酸肢麻，口干，舌质偏红，脉细或数。

治法：滋肾养肝，化痰降浊。

基本方（降脂Ⅱ号方）：制首乌12g，枸杞子12g，制黄精12g，桑寄生12g，泽泻15g，银花10g，决明子12g，荷叶15g。

加减：眩晕者加天麻、白蒺藜各10g；目涩、视力模糊者加炙女贞子、菊花各10g。

以上基本方做成浸膏片，日服3次，每次6片，相当于生药1日1剂量。3个月为1个疗程，可连续服用2个疗程，一般不少于1个疗程。如用汤药，每日1剂，煎服2次，疗程相同。临证每见本虚标实错杂之候，故有时尚须按其主次比例组方配药，或先标后本分治，而根据肝肾亏虚、痰瘀阻络的病机特点，按标本合治的原则，制定有效专方，则是进一步深入研究的重要途径。

从辨病角度观察，本病常多无证可辨，因而有人认为可以实验检查为依据，主张微观辨证，按现代药理研究选药制方者，但按中医诊查要求，审证、察舌、切脉，观其形体状态，抓住主症特点分析，本组病例其有证可辨者，痰瘀阻络证85%，肝肾亏虚证80%，表明对中医的辨证施治优势不应忽视。辨病结合辨证选药制方，是研究中医药治疗本病的重要思路。同时，必须注意辨证要以实践为依据，把握病机病证重点，执简驭繁，防止推理性辨证，导致繁琐复杂化，这样自可转而为辨病论治提供有效的方药。

四、降脂两方有明显的调脂作用

临床应用降脂Ⅰ、Ⅱ号方治疗174例高脂血症，其中Ⅰ号方组73例，Ⅱ号方组101例，降低高三酰甘油（TC）幅度，Ⅰ号方为24.98%，Ⅱ号方为24.1%，分病例统计有效率为81.03%及86.11%；降低高胆固醇（TG）幅度，Ⅰ号方为32.71%，Ⅱ号方为40.31%，分病例统计有效率为74.24%及77.66%，说明两方均有明显的降脂效果。

降脂Ⅰ、Ⅱ号方与对照药物降脂灵（市售中药制剂）对照观察表明，三组药物均有降低高TC、TG患者血脂的作用，但降脂Ⅰ、Ⅱ号方治疗高TC、TG患者的有效率明显高于对照组（$P<0.05$），治疗后Ⅰ、Ⅱ号方组患者高密度脂蛋白胆固醇（HDL-C）/TC值有所上升，低密度脂蛋白胆固醇（LDL-C）值则有明显下降（$P<0.05 \sim 0.01$），而对照组均无明显变化。动物实验亦提示，可使LDL-C值明显下降，降低动脉硬化指数，且证实两方能减轻主动内膜、中膜TC沉积量，显示抗动脉粥样硬化的作用。

现在公认高密度脂蛋白（HDL）有抗动脉粥样硬化的作用，而低密度脂蛋白（LDL）和极低密度脂蛋白（VLDL）是导致动脉粥样硬化的危险因子。因此，降脂药物不但应降低TC及TG，还应升高HDL-C/TC值。观察表明Ⅰ、Ⅱ两方可使此比值分别升高2.81%和3.68%，提示两方均有利于防治动脉粥样硬化。

此外，一般认为饮食疗法是治疗本病的首要措施，但就临床所见，多数患者未必有嗜食肥甘史，通过饮食控制效果亦不甚明显。可见本病的发生主要在于脏腑功能失调，内因是重要的病理基础，节食控制外源，非尽治本之计，故患者以取普通饮食为宜，不必过分节制，否则徒伤正气，发生它病。

肢体经络篇

尪痹辨治探讨

尪痹为痹证的一种特殊证候，以其病情顽固，久延难愈，且疼痛遍历周身多个关节，亦称"顽痹"、"历节风"等。

《金匮要略·中风历节病脉证并治》曰："诸肢节疼痛，身体尪羸，脚肿如脱……"，"身体羸瘦，独足肿大，黄汗出，胫冷，假令发热，便为历节也"，"病历节，不可屈伸"诸条，均形象地描述了尪痹的临床特征为历节疼痛、关节肿胀和变形、活动受限、身体瘦削，并为尪痹病名提供了依据，与现代所称的类风湿关节炎极为类同。

尪痹虽然与风湿关节炎及相关疾病均可按痹证辨证论治，但从它的病因病机、病证表现及发展预后来看，均有其特异性，故应予以专题探讨。

（一）风寒湿热杂合，当审外受、内生

《素问·痹论》说："风寒湿三气杂至，合而为痹也"，"……其热者阳气多，阴气少，病气胜，阳遭阴，故为痹热"，指出总由外受风寒湿热等邪，痹阻经络、肌骨之间，影响气血运行而为病。但就尪痹而言，外邪作用于人体发病后，在其久延不愈反复消长的过程中，外入之邪，未必始终羁留不去，每因内外相引，同气相召，进而导致风、寒、湿、热内生，成为久痹的病理基础，若复感外邪，又可促使病情愈益发展加重。具体言之，外风可以引触身中阳气变生内风，外寒郁伤阳气可生内寒，外湿困遏则内湿难化。若经络先有蓄热，复加外受客热，又可内外合邪致病。

由此可知，风、寒、湿、热既是致病原因，更是重要的病理因素，不应单纯囿于外来之邪为病。一般而言，急性病期或慢性转为急性发作期多以外邪为主导，而慢性缓解期则内生之邪已经成为持续为病的重要条件，治法方药虽无大异，而又不尽相同。

（二）明辨寒热病性，识其相兼转化

风、寒、湿、热诸邪，既多杂合为痹，但又常有偏盛。风胜者历节走注疼痛，掣痛；寒胜者痛处固定，冷痛势剧，不可屈伸，得温痛减；湿胜者，痛处重着，或见漫肿，多犯下肢；热胜者，灼热红肿，痛不可近。临证若能据此特点，参合苔脉及全身情况，有所侧重地采用相应治法，可有助于疗效的提高。

风为六淫之首，百病之长，故痹证常以风为主导，兼夹它邪伤人；湿无定体，重浊黏腻，为病缠绵，若与寒、热病邪相合，互为搏结，更难速化，从而导致病势的持续反复。据此可知，风湿两邪尤其是湿邪，实为致病的基础，每因与寒或热相合而异性，故

临证辨病性的寒热所属，有其特定的意义。区别风寒湿痹、风湿热痹两大类别，实是重要的原则。正如吴鞠通论痹证分类所言"大抵不外寒热两条，虚实异治"。当前一般虽可认为热证多见于急性阶段、活动期，寒证多见于慢性阶段、缓解期，然活动期亦可表现寒证，缓解期亦有表现湿热逗留不化者，故又不可执一而论。

鉴于寒、热兼邪不一，邪正之间互有关联，还会表现不同的特点。如风湿热证，风热偏胜者，多见历节走注而好犯上肢；湿热偏胜者，骨节烦疼，肿痛每常固定，而多犯下肢；若风与热两阳相合，热从火化，或湿与热合，蕴酿成毒，还可出现火热毒盛之候，关节红肿热痛更甚，壮热汗多烦渴，或因热入营络，而见皮下红斑、结节；若邪热伤阴，虚热内郁，则低热持续，骨节疼痛时有消长，口干，舌红。风寒湿证，风寒偏胜者，多见历节疼痛而肩背凝重；寒湿偏胜者，痹而身寒如从水中出；若寒湿伤阳，则久延不已，自觉寒从骨髓中来，骨节挛痛而肢清，舌淡。

进而言之，寒热既须明辨，又不可截然分开，其间尚有兼夹、消长、转化的关系。如寒郁每可化热，而素体阳盛者尤易从化；若热去湿留，而素体阴盛者，又可转从寒化。它如经络蓄热而客寒外加，寒湿久痹而外受客热，均可呈现寒热错杂之证，如关节灼热肿痛而又遇寒加重，恶风怕冷，苔白罩黄，或关节冷痛喜温，而又内热、口干口苦、尿黄等。此即何梦瑶所言"有寒热并用者，因其有寒热之邪夹杂于内，不得不用寒热夹杂之剂"。同时，在兼夹转化的过程中，寒热两邪还会表现消长主次的动态变化，审此对辨证用药至关重要。

（三）区别邪正虚实，注意错杂主次

《灵枢·五变》说："粗理而肉不坚者，善病痹"，《济生方·痹》曰："皆因体虚，腠理空疏，受风寒湿气而成痹也"，表明多因素体虚弱，正气不强，气血不充，卫表不固，外邪乘袭而发病。反之，倘正气旺盛，感邪后也未必致痹。然一旦发病，则风寒湿热闭阻气血，不通则痛，又总以邪实为急，故病初一般又不应囿于正虚贸然用补，至于少数患者正虚邪微，或有特定的发病原因，如产后受感致病者又当别论。

虚实之辨，当从邪正标本缓急、病之新久着眼。新病以邪实为主，自应祛邪为先，区别风寒湿热偏胜施治。然素体阳气偏虚，卫外不固，既可召致风寒湿邪入侵发病，也是病邪随体质而从化的重要内因。如《素问·痹论》说："其寒者，阳气少，阴气多，与病相益，故寒也。"另一方面，素体阴血不足，经络蓄热则是风湿热邪入侵发病及病邪从化的内在原因，表明在标实的同时每亦寓有本虚，若寒邪重伤阳气，阳虚气弱，则寒湿更易逗留；郁热耗损阴血，阴虚则湿热自内滋生，从而构成久痹的病理基础。

久痹，邪留伤正，虽曰由实转虚，但纯虚无邪者实属罕见，一般多为因实致虚，且正虚每易反复感邪而致急性发作，表现实多于虚，缓解期则表现虚中夹实，故虚实虽然夹杂，而又主次有别。

（四）久痹痰瘀阻滞，肝肾气血亏虚

久痹不仅指风寒湿热诸邪痹阻经络，气血运行不畅，且因留邪与气血相搏，津液不得随经运行，凝聚成痰，血脉涩滞不通，着而成瘀；或因气血不足，不能运行布散津血，导致痰瘀的生成。痰与瘀又可因果为患，驯至痰瘀痹阻，成为尪痹的特异性证候，表现关节肿大畸形、僵硬不利、活动障碍，尤以侵犯多个小关节、呈对称性肿痛为特点，苔腻，舌质紫黯而有瘀斑、紫点。另一方面，由于邪伤气血阴阳，病及脏腑及其五体而致虚，轻则气血不足，重则损及阴阳；脏腑之虚重点又在肝肾，肝主筋，肾主骨，筋脉拘急僵直不利，骨节硬肿变形，未有不涉及肝肾者，故临证当辨病损性质，针对病变主脏治以扶正补虚，五脏之伤以肾为本，因而益肾每为尪痹治本之原则。然总应以温养精气为宜，细审阴阳之虚配药，不得概投温热。

总之，尪痹久病，痰瘀与正虚同时存在，病变已属内因为主，当虚实并治，审其主次处理。

（五）辨病审证求机，按法选方遣药

一般而言，对尪痹的辨治，基本不越痹证范畴，但从辨病的角度，识别它的特异性，可有助于深化辨证，把握病机特点，指导立法选方遣药，加强治疗的针对性。

对本病的分证，一般可分风寒湿痹、风湿热痹、寒热夹杂痹、痰瘀痹阻、久痹正虚（肝肾不足、气血虚痹）。然各证之间病因病机每多错杂相关，且可变异转化。论治不外祛风、散寒、除湿、清热、化痰、祛瘀、补虚七端，但又当据证参合应用，兹概要论述于下。

1. 寒热既应分治，也须相机合伍

风寒湿痹、风湿热痹两类证候，在急性期固可出现表证，如寒证畏寒发热无汗，肢节疼重；热证身热有汗不解，历节烦疼，但在慢性期则并无明显寒热表证可据，故切不可与一般外邪伤人皆具表证等同理解。

风寒湿痹，寒湿伤表者，用麻黄加术汤（《金匮要略》麻黄、杏仁、桂枝、甘草、白术）；寒湿偏盛者，可选乌头汤（《金匮要略》乌头、麻黄、芍药、黄芪、甘草、白蜜）；三气杂感者可选薏苡仁汤（《类证治裁》薏苡仁、苍术、羌活、防风、桂枝、麻黄、川乌、当归、川芎、生姜、甘草）作为基本方，量其偏胜配药；内寒明显者，可取麻黄附子细辛汤（《伤寒论》）加味，温经散寒；若寒湿伤阳，阳虚阴盛者，可予阳和汤（《外科全生集》麻黄、肉桂、炮姜、鹿角胶、熟地、白芥子、甘草）助阳消阴。

风湿热痹，急性期身热明显而有表邪者，多选石膏配剂，风热偏胜，用白虎加桂枝汤（《金匮要略》石膏、知母、甘草、粳米、桂枝）；风热与湿相搏者，用越婢加术汤（《金匮要略》麻黄、石膏、甘草、白术、生姜、大枣）；湿热痹阻者予加减木防己汤（《温病条辨》防己、桂枝、石膏、杏仁、滑石、白通草、薏苡仁）；湿热在下者可取四妙丸（《成方便读》苍术、黄柏、牛膝、薏苡仁）；湿热与痰瘀互结者，用上中下通用痛风方（《丹溪心法》苍术、黄柏、防己、龙胆草、威灵仙、桂枝、川芎、羌活、白芷、南星、桃仁、红花、神曲）；若风热火化，湿热酿毒者，又当参合犀角地黄汤（《千金方》犀角、地黄、赤芍、牡丹皮）加漏芦、土茯苓、忍冬藤、地龙、苍耳子、海桐皮；邪热伤阴者，另用秦艽、功劳叶、白薇、生地、石斛、知母、赤芍等养阴而清络热。

至于寒热错杂者，又当清温并用。寒初化热者，应温中有清，用桂枝芍药知母汤（《金匮要略》桂枝、芍药、知母、防风、麻黄、附子、白术、甘草、生姜）；寒湿已趋热化者，可予白虎加苍术汤（《活人书》石膏、知母、甘草、粳米、苍术），或选用热证诸

方；由于风湿热痹每见热与风邪相搏，或湿遏热郁者，故常须配伍辛通之品以助疏散宣化，分消三气，不得误认为必具寒热错杂之证，方能配合辛散宣通，如取石膏分别与桂枝、麻黄、苍术配伍，即寓此意。

常用祛风药有桂枝、防风、秦艽、羌活；散寒药有川乌、草乌、麻黄、细辛；除湿药有独活、苍术、木防己、蚕沙；清热药有石膏、知母、黄柏、忍冬藤等。

2. 顽痹化痰祛瘀，当重虫类搜剔

顽痹因三气与痰瘀互相搏结为患，内外合邪，愈益深伏骨骱，缠绵难已。临证如杂见风寒湿热症状者，当结合祛邪；与肝肾气血亏虚并存者，又当同时扶正补虚。

若证见痰瘀痹阻为主者，还应审察两者的偏盛配药。痰盛则肢节肿胀僵硬，重滞麻木；瘀盛则骨节刺痛，强直畸形。祛瘀活血可取桃红饮（《类证治裁》桃仁、红花、川芎、归尾、威灵仙、麝香少许冲服）加山甲、土鳖虫、姜黄、乳香、没药；化痰通络用青州白丸子（《局方》半夏、南星、白附子、川乌、生姜汁）；风痰者加僵蚕，寒痰者加白芥子，热痰者改南星为胆南星。如关节漫肿而有积液者，可加用小量控涎丹（《伤寒论》大戟、甘遂、白芥子）祛痰消肿，每日服1.5g，连服7～10日为1个疗程。但不必空腹顿服，可分2次于餐后服下。痰瘀痼结，深伏血络，非借虫类药不足以走窜入络，搜剔逐邪。前人所谓"风邪深入骨骱，如油入面，非用虫蚁搜剔不克为功"即是此意。但虫类药功用同中有异，活血行瘀用炮山甲、土鳖虫，而山甲"其走窜之性无微不至"，尤善疗痹；搜风剔络，用全蝎、蜈蚣，而蜈蚣对僵挛肿痛又胜一筹；祛风除湿，用乌梢蛇、白花蛇，乌梢蛇效虽略逊，而性平无毒；此外僵蚕之祛风痰，地龙之清络热，露蜂房之祛风毒，单味蚂蚁之温补强壮，均各有所长，应予辨证选择。如能应用得当，对缓解疼痛，改善活动，确有裨益。

3. 久痹治本顾标，益肾补气养血

久痹，寒伤阳气，热耗阴血，伤筋损骨，病及肝肾，正虚邪留，可见肝肾不足，气血虚瘀证候，故当扶正祛邪，治本顾标。如受感触发，病情活动，又须标本兼顾。

尪痹日久，反复消长，多见骨质疏松及破坏，活动功能障碍，腰脊僵痛，关节强直变形，筋痿骨弱废用，胫瘦腿软而膝部肿大，舌淡脉细，治当补益肝肾，强壮筋骨。

肝肾同源，补肾即可养肝，故扶正蠲痹尤重益肾。益肾当以温养精气，平补阴阳，强壮肾督为基础，忌燥热亦忌滋润。独活寄生汤（《千金方》独活、桑寄生、杜仲、牛膝、细辛、秦艽、防风、当归、川芎、地黄、芍药、桂心、茯苓、党参、甘草）、三痹汤（《医门法律》即独活寄生汤去寄生，加黄芪、川断、生姜）均属扶正兼祛邪之方；若阴虚湿热，腰酸胫瘦足弱，筋骨痿软者，又可参照虎潜丸（《丹溪心法》黄柏、知母、熟地、龟板、白芍、锁阳、干姜、陈皮）意，药如淫羊藿、地黄、白芍、鹿角片（胶）、杜仲、川续断、狗脊、桑寄生、怀牛膝、鹿衔草、千年健、石楠藤等。

若气血虚瘀，关节疼痛时轻时重，劳倦活动后为甚，神疲乏力，腰膝酸软，肌肤麻木，肌肉萎缩，舌质淡红，脉细，当益气固表，养血祛风。肌肤麻木不仁者，用黄芪桂枝五物汤（《金匮要略》黄芪、桂枝、芍药、生姜、大枣）；气血虚滞而风湿不尽者，用蠲痹汤（《杨氏家藏方》羌活、防风、赤芍、片姜黄、当归、黄芪、甘草、生姜），药如当归、白芍、熟地、黄芪、白术、炙甘草等；由于气血因邪、因虚皆可致痹，故当同时佐以行气和血之品，如红花、川芎、姜黄、鸡血藤、天仙藤之类，此即"气血流畅，痹痛自已"之意。

4. 注意病位、病证特点及辨病用药，谨慎掌握应用剧毒药物

尪痹病在肢体关节，而部位不一，故应注意病位所在选药。如痛在上肢项背，用羌活、防风、葛根、片姜黄、桂枝；痛在下肢腰背，用独活、防己、木瓜、蚕沙、川续断、牛膝；痛及全身关节筋脉，用松节、千年健、伸筋草、威灵仙、路路通。同时还应选用相应的藤类药通络引经，以增药效。如祛风通络用清风藤、海风藤、络石藤、丝瓜络；清热通络用忍冬藤、桑枝；补虚和血通络用石楠藤、鸡血藤、天仙藤等。它如针对病机病证特点组合配药，亦有助于提高疗效，如地黄、淫羊藿阴阳相济益肾而蠲痹，石楠藤、鹿衔草补虚而祛风湿，松节、天仙藤祛湿消肿，透骨草、威灵仙通利关节，漏芦、土茯苓清解湿毒等。

当前对尪痹的辨病专药治疗，已经取得了可喜的进展，如雷公藤、昆明山海棠及其制剂，青风藤、海风藤、蝮蛇注射液等，均能取得较为良好的效果。但毕竟药效单一，且有一定的毒副反应，难以适应病证具体情况及个体的差异，若能在辨证的同时结合辨病，配伍针对性较强的专用药物，将会更能增强疗效，发挥中医药的优势。

临证治痹应用辛热性猛、虫类毒药的机会较多，必须谨慎掌握，密切观察，切忌孟浪，追求急功，总应"以知为度"，中病为宜。因虫类药毕竟大都有毒或为小毒，能破气耗血伤阴，故量不宜重，一般不宜过于持续久服，可间歇给药或数药交替选用，体虚者应与扶正药配合使用，亦有虚体患者或产后得病用之而痛反剧者。

川乌、草乌为治寒痹之要药，但大辛大热有毒，一般均应制用，若症仍难改善，可改用生川、草乌，宜由小量开始递增，先各用1.5g，如无反应可渐增到各3～5g，煎煮时间应长，约1～1.5小时，可加甘草同煮以缓毒性。若药后出现唇舌发麻、头晕、心悸、脉迟有歇止者，皆为毒性反应，应停药，并用甘草、生姜各15g煎服解救。

番木鳖苦寒，有大毒，善通经络，消肿散结止痛，治痹有专功，多为炮制后入丸散中用，单用散剂日0.3～0.6g，过量见牙关僵硬，手足挛急，或强直性痉挛等毒性反应者，用肉桂6g，甘草6g煎服解救。

曼陀罗辛温有毒，但疗痹止痛有显效，多用作散剂，每次0.1～0.15g，1日2次；入煎剂可用0.3～0.5g，过量可见烦躁不安、口渴、步履不灵、幻觉、痉厥、神昏等毒性反应，可用防风10g，桂枝10g，或甘草10g煎服解救。

雷公藤苦有大毒，为治尪痹专药，可从小量开始，从5g递增至15g，去皮，先煎1小时减毒，以复入辨证方中为好，持续服用过久对肝肾功能及造血系统有损害，妇女可致闭经，故以间歇应用为宜。过量可见吐泻、腹痛等反应，除洗胃、灌肠外，可饮生萝菔汁或用莱菔子100g煎服解救。

（六）医案举例

案1

陈某某，男，57岁，教师。

初诊：四肢关节反复肿痛 1 年，曾住南京市某医院诊断为类风湿关节炎，迭进中西药治疗效果不佳，已全休半年，长期服用地塞米松每次 0.75mg，日 2～3 次。刻下四肢关节疼痛不已，上肢为著，腕指小关节尤甚，红肿灼热，手指梭形肿胀，局部色素加深，形体消瘦，步履困难，口干苦，舌苔黄厚腻，前部中空，质暗红，脉小弦滑。血查：类风湿因子阳性，红细胞沉降率 140mm/h。从风湿热毒留著，痰瘀互结治疗。投清热化湿，解毒宣痹之剂。

处方：秦艽、防己、鬼箭羽、白薇各 12g，防风 5g，黄柏、苍术、炙僵蚕、广地龙各 10g，土茯苓 15g，苍耳草 20g，炮山甲 6g。

二诊：药服 8 剂，肿势减轻，疼痛好转。

处方：原方加生地 12g，炙全蝎 3g，乌梢蛇 10g 以养阴除痹，再投 30 剂。

三诊：经治病情稳步好转，肿痛显减，但觉酸楚，关节活动恢复正常，苔化未净，舌红中空，脉小弦数。证属湿热不净，阴伤气耗之候。

处方：生黄芪、生地、土茯苓、透骨草各 15g，石斛、木防己、漏芦各 12g，广地龙、乌梢蛇、黄柏、知母、当归各 10g，炙全蝎 3g，炒苍术 6g，炮山甲 5g。25 剂。地塞米松减至每日 0.75mg。

药后关节肿痛基本消失，精神亦振，纳佳，寐安，唯上午觉肢体酸楚，苔脉如前。久痹正虚，湿毒不净，气血瘀阻，前方去透骨草、木防己、漏芦，加五加皮、鬼箭羽强筋通络，停激素。药服 20 剂，肢体酸楚减轻，查红细胞沉降率 25mm/h，予原法巩固。尔后 2 年，间断服用培本除痹之剂，并能恢复工作。

案 2

仇某某，女，57 岁，工人。

初诊：类风湿关节炎病史 4 年，历节走注疼痛，筋肉挛掣不舒。最近左手指肿胀拘急，疼痛明显，有梭形改变，右手肿痛稍轻，怕冷，畏风，天阴加重，夜卧有时盗汗，目眶、口唇发紫，舌苔薄质紫，脉濡细。类风湿因子试验阳性。证属久痹气虚，卫阳不固，痰瘀互结。治以温阳益气，宣痹通络。

处方：制附片、制南星、炙甘草各 5g，黄芪 15g，焦白术、鬼箭羽、淫羊藿各 10g，白芍、青风藤各 12g，炮山甲 6g，细辛、炙全蝎各 3g。

5 剂后肢体肿痛减轻，唯右肩臂疼痛，上举困难，原方去白术、白芍，加乌梢蛇、片姜黄搜风活络。连服 10 剂，肢体肿痛已平，但觉右臂抬举欠利，原方加熟地 12g，取得近期临床治愈。

案 3

尤某某，女，43 岁，工人。

初诊：患类风湿关节炎 2 年，周身关节游走性酸痛，两肩膝尤甚，右手指小关节肿胀，天冷则剧痛，痛处麻木不仁，偶有低热，舌苔薄、质暗红，脉细。血查：类风湿因子阳性。证为风湿久痹，寒痰瘀结，阳气不振，仿阳和汤进治。

处方：炙麻黄、炒白芥子、炮山甲各 5g，炙桂枝、制川草乌各 6g，大熟地、鬼箭羽各 12g，鹿角霜 10g，炙僵蚕 9g，甘草 3g。

服药 5 剂疼痛减轻，再服 15 剂症状控制而停药。

案 4

李某某，女，30 岁。

初诊：产后 4 个月，关节疼痛 2 个月，腰脊、肩、腕、膝走注疼痛，感受风冷加重，苔薄黄腻，舌质淡红，边有齿印，脉细。红细胞沉降率 30mm/h，类风湿因子阳性。证属血虚络空，卫表不固，风寒乘客为痹。拟益气养血，宣痹祛邪。

处方：炙桂枝、独活各 5g，细辛 3g，防风 6g，大白芍、当归、焦白术、秦艽、鸡血藤、川断、片姜黄各 10g，生黄芪、桑枝、桑寄生各 12g。

服 15 剂后腰脊痛减，原法既效，酌加养正之品以冀巩固，再服 20 剂，诸症悉平。

案 5

顾某某，女，42 岁，教师。

初诊：有类风湿关节炎病史多年。血查：类风湿因子阳性，红细胞沉降率 34mm/h。大小关节疼痛均剧，痛处怕冷，两膝尤著，行走不利，手指骨节明显变形，僵硬不和，难以屈伸，筋脉拘急，两肩酸重，肌肤时发水颗痒疹，下肢微有浮肿，口干或有烘热，舌淡红，苔薄腻，脉细濡。风寒湿三气杂合为痹，湿盛气虚，寒凝热郁，痰瘀互结，肝肾亏损。当治标顾本，温经散寒，宣痹通络。

处方：制川草乌各 6g，细辛 3g，制南星 6g，雷公藤 10g，炒苍术 10g，黄柏 6g，防风己各 10g，黄芪 15g，乌梢蛇 10g，大熟地 10g，炮山甲 10g，炙全蝎 3g，威灵仙 10g。日服 1 剂。

1 周见效，此后随症略事增损，或配桂枝、白芍以和营卫，或配青风藤、海风藤祛风通络，或加露蜂房、广地龙入络祛风，或配淫羊藿、大生地补益阴阳，或加知母、白薇以清郁热。连服 40 余剂，痛势显减，先后调治近年，疼痛缓解稳定，转觉口干欲饮，夜卧烦热，或有汗出，肌肤时发痒疹，舌淡红，苔薄黄腻，脉细。转从寒湿久郁化热，痰瘀互结，肝肾亏虚治疗。

处方：秦艽 10g，功劳叶 10g，青风藤 15g，雷公藤 6g，制南星 6g，炒苍术 10g，黄柏 6g，生地 10g，白薇 12g，木防己 10g，炮山甲 6g，广地龙 10g，乌梢蛇 10g，露蜂房 10g。

随症加减，继则酌配益肾补虚之品，行走活动便利，恢复全日工作，先后随诊 3 年，未见复发。

按语 以上 5 个案例虽同属类风湿关节炎，但中医辨证各有不同。案 1 证属热痹、顽痹，因风湿热毒留着，痰瘀互结，伤阴耗气所致，实中夹虚之候，故先从标治，予祛风、化湿、清热解毒、消痰、祛瘀之剂，病邪渐退。正虚较显时，分步加入养阴益气之品扶正祛邪，若起手即大剂补益恐有助邪之弊。案 2、案 3 均为风寒湿痹伤阳之虚实错杂证候，皆有关节冷痛的特征，但案 2 夜间盗汗，关节拘急，为卫阳不固，筋脉挛急之象，故取术附、芪附、芍药甘草诸方意加味进治；案 3 关节酸痛麻木，《内经》云："营气虚则不仁"，此为营血虚寒之证，故用阳和汤增损以温阳补血、散寒通络。案 4 为气血虚痹病例，因产后百脉空虚，营血不足，卫表不固，风寒湿邪乘客，着而为痹。治疗重在扶正达邪，攻补兼施，缓缓图治，若用猛剂，以期速效，则反伤正气，欲速而不达，故以黄芪桂枝五物汤加减施治。案5寒热相兼，虚实错杂，但起始以寒湿痰瘀为主，故温中兼清，祛邪佐以扶正取效，后见化热，久痹正虚，转以疏风化湿清热，酌配益肾补虚而得巩固。

辨证治疗痿证的经验

痿证是指肢体筋脉弛缓，软弱无力，日久因不能随意运动而致肌肉萎缩的一种病证。多发性肌炎和运动神经元病均属中医"痿证"范畴，西医学病因和发病机制尚不清楚，现多数学者认为与自身免疫有关，故治疗上除急性期以激素和免疫抑制剂控制外，尚无特殊疗法。中医对痿证的治疗早在《内经》就有论述，如"治痿独取阳明"，朱丹溪又提出"泻南方、补北方"的治痿原则等，为中医治疗痿证提供了理论基础。

（一）主因脾肾亏虚

本病可发于任何年龄，脾肾亏虚是其发病之本。脾为后天之本，气血生化之源，主四肢肌肉；肾为先天之本，藏精而主骨生髓。脾肾互资相济，若先天禀赋不足，或后天失养，或感受外邪，均可致气血津液不能润养筋脉，使宗筋弛纵无力，甚至痿废。调补脾肾为治疗本病之根本大法，这已被现代研究认为补脾肾能提高免疫功能所佐证。

（二）标在湿热瘀阻

本病患者大多以肢体痿软无力而就诊，并伴身体困重，尤以四肢为重，或微肿，身热，口干不欲饮等湿热之征。此由脾虚湿盛或外感湿邪，日久化热，湿热流注于下所致。如《张氏医通·痿》曰："痿起于阳明湿热。"湿热浸淫，经脉气血阻滞，势必生瘀；湿热愈郁，湿、热、瘀交结不解，气血阻滞更甚。湿热瘀久又可伤津耗液，脾肾亏虚更甚，而致气血津液不足。经脉气血阻滞和气血津液亏虚两方面加重了筋脉失养的结局，如此恶性循环，成为本病的重要病理环节，决定了病情的发展变化和转归，故湿热瘀阻是本病的主要病理因素。

（三）治辨标本主次

针对本病的主要病机特点，治疗当以补益脾肾、清热化湿、活血化瘀为基本大法，权衡标本主次，立方遣药。一般而言，急性期就诊者，当遵从急则治标、缓则治本的原则，治以清热利湿、活血化瘀，佐以补脾肾、益气血之法，但必须辨清湿、热、瘀三者的主次或兼夹程度。如临床有湿热、湿瘀、瘀热或三者并见的不同证候，一定要详细辨证，抓住主次，适当兼顾治疗。缓解期以治本为主，但不可骤然过补，以免助湿生热。临床中不能拘泥于病程的长短，应辨标本主次治疗。如有些患者虽病程很长，但以实证为主或虚实并重，仍当以泻实或先泻后补为主。本病病程较长，如疗效好，要做到守法守方，不可频更药方，据症情的发展作适当调整、相机变通则可。若有合并症，如皮肤发斑、关节痛等则可并病治疗。

(四) 方药应用概要

依法立方乃为用药之本，法由证立，证虽有虚实标本主次之辨，但病机的内在规律性和本病的典型表现为临床用药提供了可循性。实践证明，以代表方四妙散和防己黄芪汤加减治疗本病是值得推崇的。基本方为：苍白术、黄柏、木防己、生黄芪、当归、生薏苡仁、川牛膝、萆薢、五加皮、千年健、淫羊藿。热象明显者可加知母、石楠藤；阴伤汗出者加石斛、生地黄、瘪桃干；瘀象明显者加鸡血藤、葛根、土鳖虫、姜黄等；下肢痿软明显者可加木瓜、晚蚕沙等；气虚明显者可加大黄芪的用量，但切不可骤补，以免助湿生热。

(五) 医案举例

案1

曹某，女，16岁。

初诊：1999年4月14日。两下肢软弱无力2年余，曾于脑科医院确诊为"多发性肌炎"，予泼尼松，最大量达60mg/d。就诊时服50mg/d，5个月来多次复查，各项检查改善不显，近期检查结果为：磷酸烯醇式丙酮酸羧激酶（PCK）4147U/L，AST 119U/L，ALT 141U/L，乳酸脂氢酶（LDH）1150 U/L，均较高，症状无明显缓解。刻诊：两下肢软弱无力，举步乏力，登楼上行难以支撑，腿足末端肌肉萎缩，两手臂乏力。近3个月来形体渐胖，呈满月貌，肌肤有大量花纹，经潮正常，怕热多汗，二便尚调，苔淡黄腻，边尖红，脉濡，为湿热浸淫，脾虚气弱，气血不能灌注。

处方：苍白术各15g，葛根、生薏苡仁、鸡血藤各20g，黄柏、木防己、木瓜、晚蚕沙（包）、黑料豆、土鳖虫各10g，五加皮6g，生黄芪25g，川石斛、萆薢各15g。

服药10个月，下肢无力明显减轻，复诊时遵原方随症加减。标象渐平时，曾加续断、淫羊藿、桑寄生等以补肝肾、强筋骨，生黄芪渐加量至50g以增补气血的力度，并再进活血通络之品，如炮山甲、千年健、油松节、乌梢蛇、牛膝、红花等。泼尼松递减，至7月7日已撤完，患者肢体活动复常，趋向临床痊愈。

案2

周某，男，65岁。

初诊：1999年8月4日。右肩臂上举困难10个月，左肩臂上举受限8个月，脑科医院诊为"运动神经元病"。近期肌肉明显萎缩，两手臂酸木，不麻，两腿乏力，肩颈困累无力，气短，苔薄腻，脉细。证属脾虚气弱，痰瘀阻络，气血不能灌注。

处方：潞党参20g，生黄芪30g，炒苍白术各15g，生薏苡仁、葛根、鸡血藤各15g，当归、片姜黄、制南星、晚蚕沙、炮穿山甲、石斛各10g，广防己12g。

7剂后，患者两手抬举明显改善，颈肩酸困与腿足乏力轻重交替，余症无明显变化，遂再进利湿活血通络之品：改生薏苡仁、葛根各20g，加续断。再复诊时视标本轻重，在原方的基础上随症加减，渐加生黄芪至50g，再进全蝎、蜈蚣等通络之品，虚热之象明显时加白薇、瘪桃干等。经过近6个月的治疗，患者诸症明显改善，身体渐胖，精神好转，日趋康复。

按语 案1患者，长期大量使用激素，湿已化热，呈现一派湿热浸淫、脾虚气弱之象，故初诊即以三妙丸为主方，特别重用苍白术，再合以广防己、萆薢、蚕沙、五加皮、木瓜等祛风化湿之品，清化湿热以治其标；以生黄芪、葛根、石斛、黑料豆补气养血，培本固元；鸡血藤、土鳖虫活血通络；渐加黄芪量，增强培补之力。药进2个月，药力渐显，下肢腿软明显改善，先后加入续断、牛膝、红花等，肌萎之症基本控制，并逐渐改善。因患者自觉患肢凉冷，又加入淫羊藿、桑寄生、炮穿山甲等温肾通络之品，病情稳步改善，治疗3个月余，患者行走、起坐接近常人。案2患者年过花甲，周身肌肉萎缩，本虚标实，但以本虚为主，故重用党参、生黄芪再合当归以补养气血。并较上例加重行气活血之力，药证相合，7剂即有起效，惊讶之余，应细究其证治特点及药物配伍关系。从以上两案例用药看，所用药物当含有以下几个方面的作用：①三妙丸、四妙丸、广防己、蚕沙、萆薢、五加皮等具有祛风清热化湿的作用；②黄芪、党参、白术、茯苓、薏苡仁具健脾益气的作用；③续断、桑寄生、淫羊藿等具补益肝肾的作用；④石斛、知母、当归、鸡血藤等具养阴补血的作用；⑤土鳖虫、穿山甲、天仙藤等具行气活血通络的作用。针对证候的标本主次选择应用，体现治法与方药的密切关系。

第三部分 临床验案

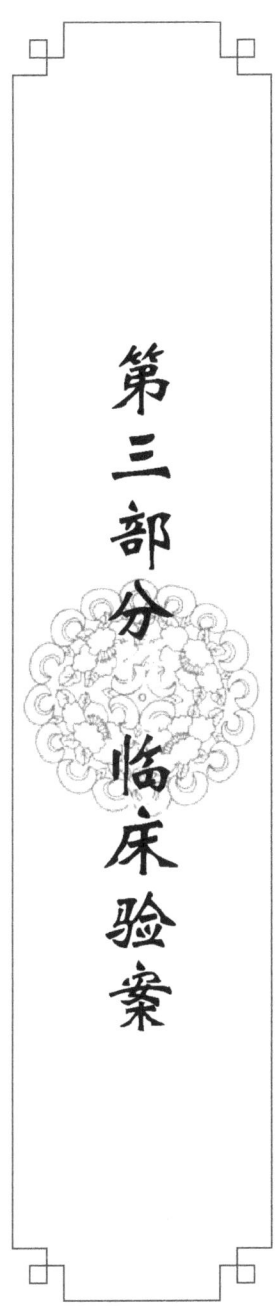

急症验案一束

案1　肌衄、内伤发斑（原发性血小板减少症）、暴喘（肺部感染、急性呼吸衰竭）案

患者季某，女，50岁。

病史摘要：1997年11月因头晕、乏力就医，检查发现血小板计数减少（$2.0×10^9$/L），诊断为"原发性血小板减少症"，使用大剂量激素、免疫抑制剂，病情未能好转，血小板计数持续下降，最低时仍为$2.0×10^9$/L，1998年8月住南京市鼓楼医院，予阿塞松、长春新碱等，因口腔溃疡反复不愈、尿路感染停药。9月20日因感冒发热，肺部感染继发呼吸衰竭，虽经消炎、抗感染、给氧、气管切开等抢救，病情仍难控制，遂要求中医会诊。

初诊：1998年9月30日。症见周身肌肤大片出血瘀斑（腹最大处约20 cm×15 cm），神志不清，呼吸急促，咳嗽痰多，喉中痰鸣。体温38.2℃，血小板计数$3.7×10^9$/L。证属络热血瘀，迫血妄行，痰热壅肺，肺失清肃。

处方：水牛角片（先煎）15g，赤芍12g，牡丹皮10g，大生地15g，茜草根15g，黑山栀10g，制大黄5g，全瓜蒌15g，葶苈子12g，炙桑白皮15g，知母10g，炙远志6g，石菖蒲10g。5剂。

二诊：1998年10月5日。皮下出血斑点明显减少，未见新生瘀斑，神志稍清，咳嗽痰多，舌苔黄腻，脉弦滑数。凉血止血，清化痰热再进。上方再服3剂。

三诊：1998年10月9日。皮下瘀斑全部消失，神志已清，热平，咳嗽痰多，神疲乏力，舌红，苔黄腻，脉细弦滑。证属络热血瘀，痰热壅肺，气阴耗伤。

处方：水牛角片（先煎）15g，赤芍12g，牡丹皮10g，大生地15g，茜草根15g，黑山栀10g，制大黄5g，紫草10g，全瓜蒌15g，葶苈子12g，炙桑白皮15g，知母10g，炙远志6g，石菖蒲10g，大麦冬12g，南、北沙参（各）12g，西洋参（另煎）6g。5剂。

四诊：1998年10月13日。瘀点、瘀斑未见新起，痰黄，便溏，日行4~5次，寐差。复查血常规：白细胞计数4.510^9/L，红细胞计数$3.3×10^{12}$/L，血小板计数$16×10^{12}$/L（今日输血小板），原法继进。10月9日方去炙远志、石菖蒲，加炒黄芩10g，旱莲草15g，炒阿胶珠10g。7剂。

五诊：1998年10月20日。患者已由急诊监护室转入普通病房，咳嗽，夜晚尤甚，痰多，余无明显不适，苔黄腻。仍当益气养阴，清化痰热，凉血化瘀。

处方：西洋参（另煎）6g，天、麦冬各12g，南、北沙参各12g，知母10g，炒黄芩10g，炙桑白皮15g，天花粉15g，鱼腥草15g，水牛角片（先煎）15g，赤芍12g，牡丹皮10g，大生地15g，茜草根15g，黑山栀10g，制大黄5g，紫草10g，旱莲草15g，炒阿胶珠10g。另：竹沥水20 ml，1日2次。7剂。

六诊：1998年10月26日。咳嗽减少，痰黏，口干欲饮，背后有汗，便溏，日2~3行，下肢瘀点散发，舌苔黄薄腻。听诊肺部湿啰音减少。证属阴虚血热，痰热动血，瘀热壅肺，肺失清肃，气阴两伤。

处方：西洋参（另煎）6g，天、麦冬各12g，南、北沙参各12g，知母10g，大生地15g，玄参12g，天花粉15g，黄芩10g，黑山栀10g，炙桑白皮15g，水牛角片（先煎）15g，赤芍12g，牡丹皮10g，制大黄5g，紫草10g，紫珠草20g，旱莲草15g，炒阿胶珠10g，仙鹤草15g，炒谷、麦芽各10g。另：竹沥水20ml，1日2次。7剂。

七诊：1998年11月3日。病情稳定好转，精神良好，外观呼吸平稳，间有咳嗽，痰少，自觉口干明显，肌肤灼热，皮肤未见紫斑，大便溏烂，日3~4次，食纳欠佳，苔灰黄、质红，脉细滑。证属肝肾不足，阴虚血热，痰热蕴肺。

处方：水牛角片（先煎）15g，赤芍12g，牡丹皮10g，大生地15g，玄参12g，南、北沙参各10g，大麦冬12g，天花粉15g，知母10g，炒黄芩10g，黑山栀10g，旱莲草15g，紫珠草12g，紫草10g，白茅根20g，炒谷、麦芽各15g，焦楂、曲各10g。另：竹沥水20ml，1日2次。7剂。

八诊：1998年11月10日。复查血象有改善，血小板计数$33×10^{12}/L$，白细胞计数$5.6×10^9/L$，临床情况稳定，呼吸平稳，少有咳嗽，痰不多，口干明显，大便转实，食纳知味，苔薄黄腻，脉细滑数。再予滋阴凉血，清肺化痰。11月3日方去紫草，焦楂、曲，加炙桑白皮12g，炒阿胶珠10g。7剂。

按语 本病来势凶猛，肌衄成片，窍闭神昏，一派险象。审证求机，其病机特点在于"络热血瘀、痰热壅肺"，针对这个主要矛盾，方用"犀角地黄汤"凉血止血，合清化痰热之品，窍开衄止。犀角地黄汤合制大黄、茜草根凉血祛瘀止血，功专力强，在内伤瘀热血证中具有独特的功效。前医诊为"气不摄血"证，处以归脾汤，竟无好转，反证药证相合，方能取效。此后，一直以凉血止血、清热化痰为基本大法，后期阴伤气耗明显，加重益气养阴之品，终取得良好的近期效果，达急则治标的救治目的。为本病"原发性血小板减少症"的进一步调治，提供了保证。

案2 痰热闭肺（重症肺炎、胸膜炎）、厥脱（中毒性休克）案

何某，女，20岁，学生。

病史摘要：因发热4日，身热加重（40℃），伴咳嗽、胸痛1日，于1998年8月26日入住南京市鼓楼医院，多次胸部X线示两下肺炎，双侧胸腔积液。诊断为"重症肺炎、胸膜炎"，先后曾用青霉素、红霉素、头孢哌酮舒巴坦钠、奈替米星、万古霉素、环丙沙星、尹克单、氟康唑等，并输血浆及多种支持疗法，仍然持续发热，两肺闻有湿啰音，呼吸困难，汗多，咳嗽咳痰黄稠难出，胸部X线见右侧气胸、双侧胸腔积液，乃对右侧气胸积液进行胸腔穿刺闭塞引流，血查白细胞计数$4.5×10^9/L$降至$0.9×10^9/L$，血氧饱和度74%，血培养示金葡菌、霉菌生长，9月9日因中毒性休克，出现全身冷汗如珠，声低无力说话，突然呼吸、心跳骤停，血压不能测到，行心肺复苏术后，予气管切开，呼吸机辅助呼吸，心搏、呼吸恢复，而神志一直昏迷，乃请中医会诊。

初诊：1998年9月30日。身热面赤，汗多淋漓，神志不清，咳嗽，痰多色白而稠，需经常使用吸痰器吸出，四肢拘挛，时有抽搐，舌苔黄腻，脉细数。体温38~39℃，心率140次/分，呼吸30次/分，血压130/60mmHg。证属痰热闭肺，逆传心包，肝风内动，邪闭正脱。

处方：西洋参（另煎）10g，大麦冬12g，生石膏（先煎）30g，生龙骨（先煎）20g，生牡蛎（先煎）25g，知母10g，天竺黄10g，鱼腥草25g，炒黄芩15g，葶苈子12g，天花粉15g，全瓜蒌15g，石菖蒲10g，炙远志6g，炙甘草3g。5剂。另：羚羊粉0.6g，1日2次化饲；安宫牛黄丸1粒，1日2次化饲；紫雪丹1g，1日3次化饲；猴枣散1支，1日2次化饲；鲜竹沥水20ml，1日2次调饲。

二诊：1998年10月5日。身热不退，神志不清，面色苍白，四肢逆冷，呼吸急促，咳嗽时作，汗多，四肢拘挛屈曲，苔黄腻，脉细数。体温38℃，白细胞计数$11.4×10^9$/L。证属痰热闭肺，毒陷心包，正虚欲脱，仍当清肺化痰，开窍醒神，益气养阴固脱。

处方：西洋参（另煎）10g，大麦冬12g，炒玉竹12g，南、北沙参各12g，知母10g，生龙骨（先煎）20g，生牡蛎（先煎）25g，炒黄芩15g，鱼腥草25g，金荞麦根25g，炙桑白皮15g，葶苈子12g，天竺黄10g，天花粉15g，全瓜蒌15g，青蒿（后下）20g，金银花20g，连翘12g，淡竹叶20g，石菖蒲10g，丹参10g。5剂。另：羚羊粉0.6g，1日2次化饲；安宫牛黄丸1粒，1日3次化饲；紫雪丹1g，1日2次化饲；猴枣散1支，1日2次化饲；鲜竹沥水20ml，1日2次调饲。

三诊：1998年10月9日。药后体温逐渐下降，汗出减少，面色转红，四肢转温，神志稍清，呼唤稍有反应，但手足仍然拘挛屈曲，苔腻稍化，脉细数。药治有效，病有转机，宜守法再进。

处方：10月5日方加石决明（先煎）30g，钩藤15g，黄连3g，广地龙10g。5剂。另：海蜇皮30g，马蹄10g，煎汤代水熬药；羚羊粉0.6g，1日2次化饲；安宫牛黄丸1粒，1日2次化饲；紫雪丹1g，1日3次化饲；猴枣散1支，1日2次化饲；鲜竹沥水20ml，1日2次调饲。

四诊：1998年10月13日。身热减而未净，咳嗽、痰量明显减少，神志逐渐苏醒，手足拘挛。脱象已趋缓解，闭象也渐复苏，但肺中痰热仍盛，肝风未平，气阴两伤。

处方：西洋参（另煎）10g，大麦冬12g，炒玉竹12g，南、北沙参各12g，知母10g，生龙骨（先煎）20g，生牡蛎（先煎）25g，生石决明（先煎）30g，钩藤15g，炒黄芩15g，黄连3g，鱼腥草25g，金荞麦根25g，炙桑白皮15g，葶苈子12g，天竺黄15g，天花粉15g，全瓜蒌15g，金银花20g，淡竹叶20g，石菖蒲10g，炙远志20g，丹参10g，法半夏10g，陈皮6g，川贝5g。7剂。另：羚羊粉0.6g，1日2次化饲；安宫牛黄丸1粒，1日2次化饲；紫雪丹1g，1日3次化饲；猴枣散1支，1日2次化饲；鲜竹沥水20ml，1日2次调饲。

五诊：1998年10月20日。神志基本转清，体温亦复正常，汗出不多，吸痰明显减少，肢体僵硬拘挛，苔薄黄腻，脉小弦滑。闭象已开，脱象已固，肺家痰热未清，肝风未平，治宜击鼓再进。

处方：西洋参（另煎）10g，大麦冬12g，知母10g，生龙骨（先煎）10g，生牡蛎（先煎）25g，生石决明（先煎）30g，钩藤15g，广地龙10g，炒黄芩15g，鱼腥草15g，金荞麦根30g，炙桑白皮15g，葶苈子12g，天竺黄10g，天花粉15g，全瓜蒌15g，金银花20g，炒玉竹12g，南、北沙参各12g，玄参12g，丹参15g。7剂。另：羚羊粉0.6g，1日2次化饲；紫雪丹1g，1日2次化饲；猴枣散2支，1日2次化饲；鲜竹沥水20ml，1日2次调饲。

六诊：1998年10月26日。身热未起，神志已清，眼神灵活，有正确的应对反应，呼吸平稳，汗出减少，肌肤温暖，二便正常，腹部稍有胀气，下肢拘急强直好转，两上肢拘急未见改善，苔黄不腻、质红，脉小滑数。体温37℃，心率90次/分，白细胞计数 $12×10^9$/L，中性粒细胞80%。证属气阴两伤，正虚未复，痰热不清，肝风未平。

处方：西洋参（另煎）10g，大麦冬12g，知母10g，南、北沙参各12g，天花粉15g，炒黄芩15g，鱼腥草30g，金荞麦根30g，炙桑白皮15g，法半夏10g，天竺黄10g，广郁金10g，炙远志10g，生龙骨（先煎）20g，生牡蛎（先煎）25g，生石决明（先煎）30g，钩藤15g，广地龙10g，炙僵蚕10g，丹参15g，大白芍15g。7剂。另：羚羊粉0.6g，1日3次化饲；猴枣散2支，1日3次化饲；鲜竹沥水20ml，1日3次调饲。

七诊：1998年11月3日。病情逐步趋向改善，神志清楚，问答能正确反应，眼神灵活，呼吸平稳，喉中已无痰鸣，但仍有痰液吸出，汗少，可进食少量流质，口干明显，体温正常，时有烦躁，两下肢拘急现象好转，两上肢手臂拘急改善不大，腹部轻度胀气，大便尚调、成形，舌质红、苔少色黄，脉小滑数。证属内闭外脱现象缓解，痰热郁肺未净，肝风尚难平息，阴津耗伤未复，仍当益气养阴，清肺化痰，平肝息风。

处方：西洋参（另煎）10g，大麦冬12g，知母10g，南、北沙参各12g，天花粉15g，大生地15g，玄参12g，川黄连5g，赤芍15g，阿胶（烊冲）10g，炒黄芩15g，鱼腥草30g，金荞麦根30g，天竺黄10g，广郁金10g，生石决明（先煎）30g，钩藤15g，广地龙10g，炙僵蚕10g，丹参15g。7剂。另：羚羊粉0.6g，1日3次化饲；猴枣散2支，1日3次化饲；鲜竹沥水20ml，1日3次调饲；养阴生肌散适量外用，治疗褥疮。

八诊：1998年11月10日。神志表情良好，反应应对正常，下肢拘急有所减轻，两手仍有拘挛，但手指伸张已有改善，舌红，苔浮黄，口干，脉小滑数。证属气阴耗伤未复，痰热郁肺未清，阴虚风动之象未解。益气养阴，清化痰热，平肝息风再进。

处方：11月3日方加龙牡各20g，丹参改为10g。7剂。另：羚羊粉0.6g，1日3次化饲；鲜竹沥水20ml，1日3次调饲；养阴生肌散适量外用，治疗褥疮。

按语 本案病由痰热壅盛，闭塞肺气，内陷心包，引动肝风，伤阴耗气，而致内闭外脱，表现高热、神昏、痉厥、喘脱等多症相叠，病情极为凶险，故治疗以扶正固脱、清化痰热、平肝息风、开窍醒神数法复合并投，从多环节协同增效，以冀脱固、窍开、热清、风定、喘平。详析几诊，初时重在取参麦龙牡、白虎及黄芩、天竺黄、鱼腥草、葶苈子、全瓜蒌、石菖蒲、炙远志等清热化痰、开闭固脱，并加清心开窍、息风化痰等急救药安宫牛黄丸、紫雪丹、羚羊粉、猴枣散。二诊热毒仍盛，且有正气外脱之势，故加重清透之力，祛邪以防脱，加用金银花、连翘、淡竹叶、青蒿等药。鸱张之热势得以遏制，外脱之正气得以顾护，峰回路转，令人振奋。继予清化、固脱、开窍、息风，危候基本缓解，窍机渐开，脱象得固。邪热之势渐缓，身热渐平，神志已清，痰热、肝风、气阴受损成为主要矛盾，遂在原方中减去大队清热之品，加重平肝息风、清化痰热、补益气阴之力。病情继续稳步好转康复。

案3 高热（诊断不明）案

孙某，男，79岁。

病史摘要：2002年8月19日开始发热，高达39.7℃，2日后住南京市中西医结合医院，用抗生素无效，9日后住江苏省人民医院治疗，经CT、B超、X线、痰、血培养等检查，发现"肺部轻度感染，少量腹水，脾稍大"，用亚胺培南-西司他汀钠、白蛋白治疗，并用激素降温，体温持续不退。既往胃镜查有萎缩性胃炎。

初诊：2002年9月9日。上午一般体温在38℃左右，午后高热39.5℃，热前寒战，半小时后发热，身热持续至夜晚9时，必须用激素方能暂降，用药热降时汗多，口干明显，欲饮而不能多饮，热高则恶心，食少，饮荤汤、流质易腹泻，日4次，形体消瘦，精神委靡，脘宇痞胀如堵，嗳气较多，脉细弦兼数，苔少，质光红、隐紫欠津。证属湿热中阻，枢机不和，脾虚胃弱，津气两伤，高热久延，正气虚败。

处方：柴胡10g，炒黄芩10g，青蒿（后下）25g，法半夏10g，橘皮6g，竹茹10g，芦根15g，太子参10g，大麦冬10g，川石斛10g，北沙参10g，藿、苏叶各10g，黄连3g，厚朴花5g，鸭跖草20g，炒谷、麦芽各10g，炒六曲10g，前胡10g，乌梅肉6g。4剂。

二诊：2002年9月13日。自前晚9时开始发热已平，亦不恶寒，精神好转，尿量增多，口干减轻，汗出亦少，偶咳，食纳开始复苏，3餐稀饭，昨晚至今大便3次，质烂，腹中欠和，苔少色黄质隐紫，脉小滑数。

处方：9月9日方加焦楂肉12g，炙鸡内金10g，广郁金10g。4剂。

三诊：2002年9月17日。昨已从江苏省人民医院出院，体温不再复燃，未见形寒，口干减轻，精神好转，大便正常，日食3餐稀饭、面条，寐差易汗，苔脉如前。原法善后。

处方：9月13日方改青蒿（后下）15g，鸭跖草15g，加炙鸡金10g，焦楂、曲各10g，砂仁（后下）3g，郁金10g。5剂。

按语 本患者高龄，高热20余日，经西医系统检查不能明确诊断，多种抗生素治疗无效，靠激素降温，综合脉症，认为患者发热之主因系湿热中阻，邪伏少阳，枢机不和，故而发热有时，寒热交作，又由于高龄体弱，病延日久，正气大伤，尤其是津气损伤更为明显，是以口干欲饮，形瘦神萎，舌质光红，脉细数。湿热阻滞中焦，脾胃受损，既不能纳又不能运，更加剧了病情，也使病情显得复杂化。治疗用药，颇为为难，单清湿热，苦燥必然愈伤气阴，养阴增液，又恐滋腻助湿碍胃。处方以小柴胡汤合蒿芩清胆、藿苏连朴清化湿热，和解枢机，透邪于外，其中青蒿重用后下，再加大剂鸭跖草又为治疗湿热稽留所致发热的验药，以太子参、大麦冬、川石斛、北沙参、芦根益气养阴，生津助液，诸药均甘而不腻，存阴而无助湿恋邪之弊。如此祛邪扶正两全，并行不悖。方中前胡、乌梅两味合柴胡、黄连为柴前梅连散，此方源于《杨氏家藏方》，原名前胡散，明代吴崑言其能治"风劳骨蒸，柴胡解不表不里之风，胡连清入肌附骨之热，前胡主脾肺表里之邪，褚澄氏曰：酸能入骨，则乌梅之用，亦可以收敛骨蒸……"。此处用之，一以加强清热透邪之功；一取《温病条辨》连梅煎意，合麦冬、石斛等以养阴护胃。提示对疑难病证常须治以复法合方方能取效，根据病情加减变化，可使复杂难治之证迎刃而解。

案4 肝胆湿热证（急性化脓性胆囊炎、胆石症、胆道感染、胆囊切除术后）、昏迷、厥脱、癃闭（多脏器功能衰竭）案

张某，男，70岁。

病史摘要：患者因上腹痛，发热1日，于1999年11月10日收住南京市鼓楼医院，经头孢哌酮舒巴坦钠、甲硝唑、亚胺培南西司他汀钠抗感染及解痉等治疗后，症状一度好转，但又再次发热，白细胞升高，于11月17日行胆囊次全切除术，术后诊断为"急性化脓性胆囊炎、胆石症、胆道感染"，予抗炎、止痉、对症支持治疗，11月19日出现少尿、肝肾功能减退、肺部感染、呼吸急促、心率加快，于11月20日出现呼吸衰竭，行呼吸机、血滤加血透等治疗至今，因腹胀予胃肠减压，现患者呈嗜睡状态，生命体征尚平稳，血气分析基本正常。乃请中医会诊。

初诊：1999年11月28日。刻诊：神识基本昏愦，但呼吸略有反应，呼吸节律尚匀，面色暗黄，腹部膨满，大便术后7日未行，尿闭，舌苔中部黄腻质暗，口齿干燥少津，脉小滑。证属热毒内陷，湿浊上蒙，腑实气闭，气阴两伤。邪实正虚，姑予兼顾，勉拟一方，泻实补虚，祛邪存正。

处方：生、熟大黄（后下）各6g，绵茵陈12g，黑山栀10g，炒枳实10g，厚朴5g，广郁金10g，石菖蒲10g，西洋参（另煎）10g，大麦冬12g，猪、茯苓各20g，泽泻15g，车前草12g，玄参10g，全瓜蒌15g，黄连4g，丹参12g。4剂。另：安宫牛黄丸4粒，日饲1粒。

二诊：1999年12月7日。神志转清，询查能示意表达，大便排泄稀粪多次，腹胀随减，但停药3日，又见腹部膨满，叩之如鼓，尿闭不通，日尿100ml左右，夜晚身热，呼吸气粗，舌苔黄浊腻、边红，脉弦滑。证属湿热浊瘀中阻，肾衰气化失司，邪实正虚，以实为急，病情尚未脱险入夷。宣清导浊，前后分消，不可置疑。

处方：制大黄3g，槟榔12g，炒莱菔子10g，炒枳实10g，沉香（后下）5g，晚蚕沙10g，猪、茯苓各20g，泽泻15g，大腹皮15g，虎杖5g。4剂。

三诊：1999年12月14日。神志清楚，但呼吸急促，面部呈痛苦表情，喉中有痰鸣声，腹部膨满隆起，大便2日未行，尿闭，身热不净，上肢稍有抖动，苔浊腻，舌体稍胖，舌质淡紫，脉弦滑不静。证属正虚邪实，湿浊内闭，腑气不通，膀胱气化不利，虑其闭脱，前法增其制。

处方：熟大黄5g，槟榔15g，炒莱菔子15g，晚蚕沙（包）10g，沉香（后下）6g，猪、茯苓各20g，泽泻20g，炒枳实15g，厚朴10g，乌药10g，广郁金10g，石菖蒲10g，通草5g，车前子（包）15g，大腹皮5g，全瓜蒌15g，鸭跖草20g。4剂。另：竹沥水20ml，每次1支，1日2次兑入药中服；西洋参10g，大麦冬12g，煎水代茶。

四诊：1999年12月20日。药后大便通利，日行2次，质溏烂色褐，腹胀减轻，小便增多，昨行1600ml，但今日稍减，身热平降，呼吸急促，微有痰声，咳嗽喉中痰鸣，咯痰色黄质稠，口干欲饮，舌苔黄薄腻、中部浊腻已化，质暗红，脉弦滑。证属痰热壅肺，湿浊中阻，腑气不利，膀胱气化失司，气阴两伤，慎防多变。

处方：熟大黄5g，葶苈子12g，炒莱菔子15g，全瓜蒌20g，天花粉15g，知母10g，炒苏子10g，炙桑白皮15g，晚蚕沙（包）10g，大腹皮15g，沉香（后下）6g，猪、茯苓各20g，泽泻20g，广郁金10g，石菖蒲10g，炒枳实15g，槟榔15g，车前子（包）15g，通草5g，苦参12g，丹参12g。4剂。另：竹沥水20ml，每次1支，1日2次，兑入药中服；西洋参10g，大麦冬12g，煎水代茶。

五诊：1999年12月27日。病情由险转夷，心力衰竭控制改善，呼吸趋向平稳，活动后气喘，稍有咳嗽，痰稠色黄，腹胀减而未尽，大便日行1次，色黄质溏，尿量增多，但不稳定，神爽，舌苔薄黄、质暗，脉弦滑转缓，但尚未静。证属气阴耗伤，痰热郁肺，腑浊未尽，肾气司化未复，仍需防变。

处方：熟大黄 6g，葶苈子 12g，炒枳实 15g，全瓜蒌 20g，槟榔 15g，炙桑白皮 15g，炒苏子 10g，炒莱菔子 15g，大腹皮 15g，天花粉 15g，知母 10g，广郁金 10g，石菖蒲 10g，炙远志 5g，猪、茯苓各 20g，丹参 12g，泽泻 20g，车前子（包）15g，沉香（后下）6g，通草 5g，大麦冬 12g，炒谷、麦芽各 10g。4 剂。另：猴枣散 2 支，1 日 2 次，1 次 1 支；竹沥水 2 支，1 日 2 次，1 次 1 支调上药服。

六诊：2000 年 1 月 2 日。病情虽能逐步改善，但仍咳嗽痰稠，且由黄转为血性褐色痰液，气急，呼吸尚欠平静，时有憋气，昨日又觉脘痞嘈杂，厌食，大便日行 2 次，腹胀近平，小便黄，昨行 1500ml，神倦欲寐，间发心慌，心电监护反复室上性心动过速，有时心房颤动，舌苔黄薄腻、质暗红，脉小滑数。证属痰热郁肺，气阴耗伤，热毒不净，腑气不调，慎防枝节。

处方：熟大黄 6g，葶苈子 12g，炒黄芩 10g，炙桑白皮 15g，知母 10g，黄连 4g，丹参 12g，广郁金 10g，炙远志 5g，石菖蒲 6g，法半夏 10g，天花粉 15g，陈皮 6g，炒苏子 10g，南、北沙参各 12g，大麦冬 12g，炒枳实 15g，全瓜蒌 20g，鱼腥草 15g，沉香（后下）6g，车前子（包）15g，炒六曲 10g，白茅根 15g。4 剂。另：猴枣散 2 支，1 日 2 次，1 次 1 支；参三七粉 5g，1 日 2 次分服；竹沥水 2 支，1 日 2 次，1 次 1 支调上药服。

七诊：2000 年 1 月 7 日。药后咳减，咳痰黏白，但无血色，呼吸能平，稍有气急，尿量日 1300～2000ml，血透已停 5 日，肾功能复常，大便日行 1～2 次、色黄溏烂，腹软，胃部稍有气胀，纳差，近日出现血小板计数明显减少，白细胞计数、红细胞计数减少，苔黄薄腻，脉小弦滑数。证属痰热蕴肺，湿热中阻，腑气不调，胃气未复，久病正虚。

处方：熟大黄 6g，葶苈子 12g，炒黄芩 10g，炙桑白皮 15g，知母 10g，黄连 4g，法半夏 10g，炒枳实 15g，全瓜蒌 20g，南、北沙参各 12g，大麦冬 10g，天花粉 15g，炒苏子 10g，丹参 12g，车前子（包）15g，炒六曲 10g，白茅根 15g，陈皮 6g，砂仁（后下）4g，大腹皮 15g，浮小麦 15g。4 剂。另：竹沥水每次 1 支，1 日 2 次，兑入药中。

八诊：2000 年 1 月 11 日。大病初复，神气虚怯，气阴两伤，肺经痰热不清，精神委靡欲寐，咳嗽气粗，痰黏微黄，大便日行、色黄质烂，尿量尚可，食纳有所改善，易汗，苔黄薄腻质暗，脉弦滑稍静。再予养阴清肺，化湿清中，健脾助运。

处方：南、北沙参各 12g，大麦冬 10g，天花粉 12g，知母 10g，炙桑白皮 12g，炒黄芩 10g，葶苈子 12g，法半夏 10g，陈皮 6g，炒枳实 15g，全瓜蒌 20g，黄连 3g，炒六曲 10g，炒谷、麦芽各 10g，煅牡蛎 25g，车前子（包）15g，太子参 10g。另：竹沥水 40ml 分冲。5 剂。

九诊：2000 年 1 月 21 日。病情逐步稳定，整体情况良好，处于康复阶段，稍有呛咳，时有心慌，口干，大便日 2～3 次、溏烂，尿量正常，食纳改善，肌肤瘙痒，有时出现痒疹，苔中后部黄腻，脉细数。证属湿热内蕴不净，气阴亏耗未复。

处方：南、北沙参各 12g，大麦冬 10g，太子参 12g，丹参 12g，法半夏 10g，炒黄芩 10g，全瓜蒌 15g，苦参 10g，广郁金 10g，白鲜皮 15g，炙桑白皮 12g，天花粉 12g，知母 10g，川黄连 3g，陈皮 6g，炒六曲 10g，车前子（包）10g。7 剂。

按语 本病例表现肝、胆、肺、胃、心、肾多脏同病，属现今所称之"多脏器功能衰竭"，但从中医辨证而言，仍以邪实为其主要方面，病理因素为热毒、湿浊、痰瘀交互杂呈，而致腑实气闭，二便秘塞，虽曰气阴两伤，然总属因实致虚，故治当泻实补虚，祛邪以存正，药入得效，便通胀减，惜患家畏忌通利，停药3日，二便复秘，虽力主宣清导浊，前后分消，不可置凝，但减量以投难效，复增其制方得便通尿畅，肝肾功能好转，心肾衰竭渐复，病情由险趋夷，守法继清余邪，兼以益气养阴，终致邪祛正复，清养收功。体现以下为清和"下中有补"的思路，因壅结的湿浊瘀热得疏泄，腑气通畅，则肾的气化功能也可获得相应的改善，故大便通利后，小便亦随之增多。取得通大便利小便的效果。纵观全部治疗过程，病情危、重、多变，由于坚持以辨证论治为准则，法随证转，故能步步取效，显示出中医药在急症治疗中的优势和作用，也显示出中西医学的互补在危重病证的抢救中是十分重要的。

案5 癥积、昏迷（肝癌术后、肝性脑病）案

司马某，男，46岁，工人。

病史摘要：乙肝病史7年，继发肝硬化、脾大、肝左叶小肝癌。1997年8月29日B超、8月31日CT均确诊"肝左叶小肝癌，肝硬化，脾肿大"，于1997年9月4日入江苏省人民医院行肝左外叶肝癌切除术，术中见肿块位于肝脏左外叶，大小约1.5 cm×10 cm，肿瘤组织完整切除，9月6日病理报告"肝细胞性肝癌，高～中度分化，大小约0.7cm×0.5cm，切缘未见癌残留，周围肝组织为结节性肝硬化"，术后采用保肝、抗感染、预防肝性脑病等治疗措施。1997年9月15日复查肝脏B超提示肝硬化、大量腹水，左侧胸腔少量积液，右侧胸膈下积液，给予利尿、补钾、补充白蛋白等支持疗法，体征减轻。

出院后仍用螺内酯20 mg/d，氢氯噻嗪25mg/d。因心动过速，烦躁不寐，去江苏省人民医院急诊，拟诊为"肝硬化、肝腹水、肝性脑病"，给予保肝、镇静药物治疗，效果不著，病情逐步加重，由救护车送至南京中医药大学门诊。

初诊：1997年10月5日。患者意识不清，神思不爽，答非所问，时时错语，烦躁不眠，面色黯滞，两目无神，口中有烂苹果味，有扑翼样震颤，尿少（每日800ml左右），舌苔灰黄腻，舌质暗红，口唇发紫，脉细数无力。此乃湿浊瘀毒内蕴，心神受扰，神明失主，治以清化湿浊瘀毒，开窍通闭，醒神回苏为要，病情重笃，防其内陷。

处方：川黄连5g，丹参15g，广郁金10g，石菖蒲10g，法半夏10g，炙远志6g，猪苓15g，泽兰10g，泽泻15g，藿香10g，茵陈12g，龙骨20g，牡蛎20g，熟枣仁15g，橘皮6g，莲子心4g，太子参12g。日服1剂。另：沉香粉、琥珀粉各0.45g，每日3次；犀黄丸3g，口服，每日2次，并停服所有西药。

二诊：1997年10月9日。神识已经正常，语言应对清楚，问及初诊情况茫然不知，烦躁亦平，夜能入睡，口干，食纳尚可，尿量偏少，汗多，苔薄黄，质红偏暗，脉转细滑。药证合拍，治守原意。

处方：上方去石菖蒲，改太子参15g，加大麦冬12g，黑山栀6g。每日1剂。

三诊：1997年11月7日。近3日脘腹胀满不适，但尚可纳食，每日尿量1200 ml左右，腹水征（+），怕冷，下肢略有浮肿，左下肢为著，大便正常，面色转灰，口干饮水不多，苔薄质暗，脉细。此为湿浊瘀毒渐化，肝脾两伤未复，疏泄健运失司，湿瘀气滞

水停之征。转从温阳利水，行气活血治疗。

处方：制附片 3g，炙桂枝 6g，苍术 10g，白术 10g，猪苓 20g，茯苓 20g，泽兰 10g，泽泻 15g，青、陈皮各 6g，川厚朴 6g，大腹皮 10g，砂仁（后下）3g，炙蟾皮 3g，生黄芪 12g，天仙藤 12g，每日 1 剂。另：琥珀粉 0.6g，沉香 0.3g，蟋蟀粉 0.6g，和匀，每日 2 次，吞服。

服用上方近 1 个月后腹水消退，腹胀不著，尿量增多，日 2000 ml 左右，大便成形，精神语言表达正常，能独自来门诊求医，但仍感疲劳乏力，手足清冷，上腹痞满不舒，入晚尤甚，舌质淡暗，舌体稍胖，脉细涩。病情深重，治非一日之功，药已对证，宜谨守病机，原法巩固。

处方：原方改黄芪 20g，加荜澄茄 6g，继进。

按语 肝性脑病，又称肝性昏迷，临床表现在严重肝病的基础上，伴有以意识障碍为主要特征的神经精神症状和运动异常等继发性神经系统疾病，是目前常见的急难症之一，死亡率较高。中医对本病的认识，可根据其临床表现归属在黄疸、瘟黄、臌胀、积聚、昏迷等门类中。

本案例是由肝癌引起的肝性脑病，病势凶险，若不及时救治，有由闭转脱至亡之虞。辨治以湿浊瘀毒内蕴、心神受扰为处方用药之着眼点，用川黄连、丹参、广郁金、莲子心、炙远志清心开窍；石菖蒲、法半夏、藿香、橘皮、沉香粉、琥珀粉芳香辟秽，化浊开窍；猪苓、茯苓、泽兰、茵陈利水渗湿，使湿浊瘀毒从小便而出；龙骨、牡蛎重镇安神，熟枣仁养心神，太子参益气养阴护正，且丹参、泽兰尚有活血之功，诸药合用使湿浊可化，瘀毒能去，心神得主，神机复苏。在窍开神清后，根据病情变化，转从脾肾阳虚、土败木贼、湿瘀气滞水停施治，用附子、桂枝温补脾肾；苍术、白术、猪苓、茯苓、泽兰、泽泻、蟋蟀粉、天仙藤健脾燥湿，利水消肿；青皮、陈皮、厚朴、大腹皮、砂仁行气消胀除满，芳香醒脾；炙蟾皮解毒利水；生黄芪益气健脾，利水消肿。全方通过温阳化气助行水、健脾燥湿助健运、淡渗分利助消肿、辛香行气助除满而达到标本同治之目的，并为后续治疗创造了条件。

案 6 咳喘、心悸（肺心病急性发作伴心力衰竭）案

张某，男，66 岁，退休工人。

病史摘要：反复咳嗽、咳痰、气喘 30 余年，加重 1 个月。曾在上海某医院诊断为"慢支、肺心病"，经中西医多种药物治疗仍难阻止病情发展。本次因天寒受凉感冒而诱发咳嗽、气喘、胸闷加重，入住当地医院诊断为"慢支合并感染，慢性肺心病合并心力衰竭Ⅱ级，呼吸衰竭Ⅱ型"，给予抗感染、吸氧、强心、利尿等对症处理，呼吸衰竭得以改善，但慢性肺心病合并心力衰竭的治疗效果不甚满意，来门诊转求中医治疗。

初诊：喘咳不能平卧，痰多不能咳出，胸闷气憋，呼吸困难，精神萎顿，语声低微，怕冷，无汗，大便偏干，尿少色黄。体检：体温 36 ℃，呼吸 25 次/分，脉搏 103 次/分，血压 120/70mmHg，面色青紫如漆柴，唇甲紫黑，颈静脉怒张，胸廓呈桶状，双肺满布湿啰音，手指呈杵状，双下肢浮肿，按之凹陷如泥，舌苔中部黄腻，舌质紫暗，舌下青筋显露，脉细滑无力。血白细胞计数 6.8×10^9/L，动脉血气分析：PaO_2 29.8 kPa，$PaCO_2$ 37.2 kPa。证属痰瘀阻肺，气不化水，水饮凌心，肺心同病。治以温阳化饮，涤痰祛瘀，

益气活血。

处方：蜜炙麻黄5g，制附片6g，淡干姜5g，葶苈子15g，苏木10g，炒苏子10g，木防己12g，生黄芪20g，桃仁10g，五加皮10g，潞党参15g，法半夏10g，泽兰10g，泽泻15g，万年青叶1片，绿茶1小撮。

病重投药，不宜日多，暂予3剂，每日1剂，分2~3次煎服。另嘱注意病情变化。

二诊：药服3日，症状明显好转，精神状态改善，面色、口唇、爪甲紫绀减轻，语声稍能有力，尿量增多（1500 ml/d），但仍咳嗽少痰，胸闷气急，畏寒怕冷，大便日行2次，质软，两肺湿啰音较前局限，双下肢踝部轻度浮肿，舌苔中部浮黄薄腻，舌质紫黑转为暗红，脉细。药已中綮，效不更法，继守原意。

处方：原方改熟附片10g，木防己15g，生黄芪25g，加石菖蒲10g，法半夏10g，以增强化痰作用。

续服10剂，症状改善显著，面部紫黑转黄，口唇爪甲紫绀消退，稍有胸闷，喘息不著，食纳知味，大便日行，小便量多，体检：肺部闻及散在细小水泡音，余无特殊，舌苔薄腻，舌质紫，脉细，血白细胞计数$4.8×10^9/L$，动脉血气分析：PaO_2 31.6 kPa，$PaCO_2$ 34.2kPa。药证相合，故收效甚佳，然此病由来已久，难以根拔，还当继续调治，治守原法。

处方：上方加沉香3g，陈皮10g。续服。

按语 阳虚气弱，痰瘀阻肺是肺心病的主要病理基础，急性发作期以肺肾阳虚为本，痰瘀阻肺，水气凌心，心脉瘀阻为标。因此，治疗当以温阳化饮，涤痰化瘀，益气活血为基本大法，尽管部分学者借用西医学肺心病合并感染在纠正心力衰竭的同时，首先要控制感染的观点，倡用清热解毒，活血化瘀治疗，但本病病程久延，痰饮郁伏于肺，多数患者平时常表现为肺肾阳虚，痰瘀痹阻心肺的证候特点，每易外感寒邪，邪从寒化，故仍应审证求机论治，治疗当重在"温"字，通过温通、温化、温补使阳复、饮消、气顺、血行，不宜滥用寒凉，以免使寒邪内闭，阳气更伤，脉络更滞，促使病情加重，当然若见有痰饮郁久化热之象，亦可适当配伍清化痰热之品，必以辨证为要。方中麻黄一药，既取其发太阳之汗，以解在表之寒邪，更重要的在于与温少阴之里寒，与补命门真阳之附子相配以发越凝寒，通达阳气，改善患者"缺氧"状态；苏木、桃仁、泽兰、五加皮、木防己、泽泻活血化瘀，利水消肿；苏子、葶苈子降气涤痰平喘；党参、黄芪配苏木等益气活血，利水消肿。现代药理证明，方中麻黄、附子、泽兰、苏木、五加皮、党参、黄芪均有不同程度的增加心肌收缩力、强心利尿、抗缺氧等作用，辨证之中寓以辨病选药，使之融为一体，颇为独具匠心。

疑难病案一束

案1 胸痹（冠心病心绞痛）

魏某，男，63岁，教师。

初诊：患者有高血压病史已20年。心前区左侧胸痛2个月不愈，走路劳累时则痛剧，胸闷、痛呈闷塞状，喜太息，心慌，口苦，大便正常，舌苔薄、质红，脉弦滑数。血压182/112mmHg，心电图诊为冠心病，供血不足。多次采用中药瓜蒌薤白半夏汤加活血祛瘀药无效；西药服复方降压片、地巴唑等，心前区疼痛仍然每日发作不止，服硝酸异山梨酯仅能缓解3~4小时。此为血瘀气滞，心脉痹阻之证。拟以活血理气，化瘀止痛为治。

处方：瓜蒌皮15g，红花10g，甘草4g，炒延胡索10g，丹参15g，生楂肉12g，炙乳香6g，娑罗10g，失笑散（包）10g，莪术10g，白檀香3g。5剂。

二诊：服上方后心前区疼痛明显减轻，不需服用硝酸异山梨酯，舌红苔薄，脉小弦，血压：180/110mmHg。

处方：上方去檀香，加钩藤12g，白芍10g，养肝息风。

按语 患者年过花甲，心气无力推动血行，血流缓慢，瘀血遂之而成，血瘀必致气滞，故行走劳累时胸闷胸痛更剧，瘀停胸府，胸阳失旷，则胸痛呈闷塞感，喜太息。故治用活血理气、化瘀止痛法，药取瓜蒌皮、娑罗子、白檀香以宽胸理气，气行则血行，延胡索、乳香、莪术理气化瘀止痛，失笑散、丹参、红花、生楂肉以活血化瘀，更助止痛之效。历时2个月之久的胸痹心痛得获显效，提示病机重在血瘀气滞，心脉瘀阻而非痰浊痹阻所致的胸痛，故屡用瓜蒌薤白半夏汤加味罔效，得失分明。从虚实辨证，心气心阴虚弱为本，血瘀气滞为标，然宗急则治标之训，既可使标急症状缓解，为治本奠定基础，且其效优于先本后标，表明对标本的权衡，关系到疗效的好坏。若从辨病角度看，冠心病与高血压病并存，而心绞痛症状尤为突出，因此，治疗必须针对这一主要矛盾，才能发挥中医辨证论治的优势。

案2 结节病

张某，女，58岁，工人。

初诊：1995年8月4日。患者1993年10月起因左手中、示指肿块，腮腺硬肿疼痛，口腔下黏膜肿胀疼痛，经分别活检均示为上皮样肉芽肿；因咳嗽不已，痰少胸闷，右背疼痛做肺部CT，查见两肺有结节样阴影，右肺门淋巴肿大，诊断为"全身结节病"。1995年1月先后住某医院治疗6个月，长期服用大量激素（泼尼松60mg/d），症情缓减不著，现仍日服10mg。1995年7月28日全胸部X线示：两肺野纹理增强，模糊，见小结节影，右肺门影增大、增浓，印象：两肺结节病。患者不愿继续长期服用激素，故来求治于中医。刻诊：咳嗽痰少，胸闷不畅，右后背部隐痛，口干欲饮，两目干涩，纳谷欠香，二便尚调，下肢浮肿，舌质暗红，苔淡黄腻，脉来沉细。证属肝肾不足，气阴两伤，痰瘀互结。法当培补肝肾，益气养阴，化痰祛瘀。

处方：生黄芪15g，天冬12g，天花粉12g，甘杞子10g，炙僵蚕10g，制南星10g，山慈菇10g，海藻12g，桃仁10g，炮山甲（先煎）10g，漏芦10g，鬼馒头10g。7剂。

二诊：1995年8月12日。药后咳嗽、胸闷俱缓，手指关节及右肩背疼痛有减，下肢浮肿减轻，时觉腹胀，舌质暗红，苔黄中腻，脉细。自减泼尼松半片。原方颇治，续为损益。

处方：生黄芪15g，天冬12g，天花粉12g，枸杞子10g，炙僵蚕10g，制南星10g，桃仁10g，炮山甲（先煎）10g，海藻10g，山慈菇10g，漏芦10g，鬼馒头10g，片姜黄10g，路路通10g。14剂。

三诊：1995年8月26日。叠进培补肝肾，益气养阴，化痰祛瘀之剂，近来诸恙日趋平缓，咳嗽胸闷已瘥，目涩，口干不著，腹胀已除，下肢轻度浮肿，右胸背部痛减未止，手指关节间有胀痛，舌质暗红，苔黄薄腻，脉细。泼尼松减为每日5mg，扶正祛邪，已见良效，方药合度，再守前法缓图。

处方：生黄芪15g，天冬10g，天花粉15g，枸杞子10g，制黄精10g，炙僵蚕10g，制南星10g，山慈菇10g，海藻12g，炮山甲（先煎）10g，漏芦10g，片姜黄10g，路路通10g，黑料豆20g。30剂。

四诊：1996年3月2日。结节病3载，前从肝肾不足、气阴两虚、痰瘀阻滞治疗，收效显著。去年10月初已撤去泼尼松，因被汽车撞伤，停服中药至今，病情未见明显反复。刻诊：右背隐痛偶作，胸闷不著，口干不甚，疲劳，头胀，纳谷不佳，舌质紫暗、尖红，苔黄薄腻，两脉沉细。仍以益气养阴，化痰祛瘀为法。

处方：生黄芪20g，天冬10g，天花粉10g，枸杞子10g，制黄精10g，太子参15g，炙僵蚕10g，制南星10g，海藻10g，炮山甲（先煎）10g，桃仁10g，路路通10g，片姜黄10g，炒谷麦芽各12g。30剂。

五诊：1996年3月9日。药进7剂，头胀减轻，食纳改善，精神转振，右肩背痛缓而未尽，舌质紫，苔薄黄，脉细。气阴逐渐得复，痰瘀亦有化机，续以扶正补虚，化痰祛瘀调治。

处方：太子参15g，炙黄芪20g，天冬10g，天花粉10g，枸杞子10g，制黄精10g，炙僵蚕10g，牡蛎（先煎）25g，海藻12g，炮山甲（先煎）10g，片姜黄10g，桃仁10g。30剂。

六诊：1996年4月27日。经治以来，病情逐步稳定改善，但尚不耐疲劳，左肩背疼痛间有小作，下肢偶尔微有浮肿，目涩视糊，舌质暗红，苔淡黄腻，脉来沉细。顽疾久病，不易尽愈，仍从肝肾不足，气阴两虚，痰瘀互结论治。

处方：潞党参15g，炙黄芪20g，当归10g，制黄精10g，枸杞子10g，片姜黄10g，炙僵蚕10g，炮山甲（先煎）10g，鸡血藤10g，川石斛10g，制首乌10g，大生地10g，黑粒豆10g，菊花10g。58剂。

七诊：1996年6月22日。6月18日复查全胸部X线提示：两肺纹理清晰，沿肺纹理走行可见少许致密点状影，印象：两肺无重要发现。结节病经培补肝肾、补益气阴、化痰祛瘀治疗7个月，诸症明显改善。精神振奋，咳嗽胸闷得瘥，关节肿痛已平，手指活动自如，肩背疼痛缓解，目涩口干基本消失，食纳正常，苔薄黄腻，质红，脉细滑。肝肾阴精得充，气阴日渐来复，痰瘀明显消退，仍守前法调理巩固。

处方：炙黄芪20g，当归10g，川石斛10g，天冬10g，北沙参12g，制黄精10g，枸杞子10g，大生地10g，炙僵蚕10g，炮山甲（先煎）10g，桃仁10g，天花粉15g。28剂。

按语 结节病是一种原因未明的慢性肉芽肿疾病，可侵犯全身多个脏器，以肺和淋巴结发病率最高。临床表现以干咳或咳嗽痰少，胸闷气短，关节肿胀硬痛为主症。可与中医学"咳嗽"、"痹证"、"虚劳"等病证相关。西医学对本病尚无特异性疗法，肾上腺皮质激素虽有一定的疗效，但适应范围局限，且副作用较多，而中医尚鲜报道。本例患者病近3载，久治少效，观其脉证，肝肾不足、气阴两虚是致病之本，痰瘀互结是致病之标，虚实夹杂为患。故治当培补肝肾，益气养阴，化痰祛瘀，标本兼顾。药用枸杞子、制黄精、大生地、制首乌等培补肝肾，黄芪、党参、太子参、天冬、天花粉、石斛、北沙参益气养阴，炙僵蚕、制南星、海藻、牡蛎、山慈菇、漏芦化痰软坚散结，桃仁、红花、当归、炮山甲、片姜黄、鸡血藤、鬼馒头祛瘀活血消肿。先后据症出入调度，前后服药7个月，体虚得复，诸症近平，结节消散。其取效不仅是辨证准确，组方用药恰切，更在于能够守法守方缓图求功。

案3 癫狂（狂躁型精神病）

张某，男，成人，已婚。

初诊：患者于1973年曾患精神病，经精神病院治疗，服氯丙嗪、苯海索等1年多病愈。近因精神刺激又复发。今来就诊时斥其岳母为魔鬼，奋起吐唾，云可使其显原形，向其弟索取苹果，而又说已被坏人下毒，必欲其再购，方称忠诚。神情举止失常，言语怪异，语无伦次，多疑幻想，幻视幻觉，夜寐时好时差，咳痰质黏、量较多，大便少行，舌苔腻白、边尖红，脉弦滑数。证属心肝气火郁结，痰热内生，瘀阻神窍，心神不宁。拟疏泄郁火，清化痰热，开窍宁心。

处方：醋柴胡3g，制香附10g，龙胆草6g，炒黄芩10g，白薇10g，法半夏10g，陈胆星10g，炙僵蚕10g，矾郁金10g，石菖蒲4.5g，鬼箭羽12g，紫贝齿（先煎）30g。5剂。另：礞石滚痰丸50g，每次5g，每日2次。竹沥水2匙，分2次兑入药中冲服。

二诊：药后咳痰减少，神情举止较安，言语较有伦次，但仍言多而无控制，大便日行2~3次，时干时溏，寐安，纳振，脉弦滑数不静，口干，苔薄白腻而有黏液，治守原议。

处方：原方去紫贝齿、黄芩，加珍珠母（先煎）30g。另：礞石滚痰丸5g，每日2次；万氏牛黄清心丸1粒，每日2次。

三诊：上药连服20剂，言语举止正常，咳痰少而不净，自诉易回忆问题，时有幻想多疑，寐差，口干有减，舌苔中后黄腻，脉细弦滑数。再予理气解郁，清火化痰。

处方：醋柴胡3g，制香附10g，龙胆草4.5g，白薇12g，法半夏10g，陈胆星10g，炙僵蚕10g，矾郁金10g，丹参12g，珍珠母（先煎）30g，朱茯神12g。另：竹沥水60ml分冲。

四诊：服上药15剂，幻想已能控制，精神安静能寐，或有梦，口干，咳痰量少、质黏，大便干，日行2次，舌苔黄糙腻，质红，脉细弦滑。再予清泄郁火，化痰安神。

处方：上方去矾郁金、丹参、竹沥水，加柏子仁12g，大麦冬12g。

五诊：药进10剂，一般尚平，近来上半日班2周，全日班1周，劳累后头晕，头顶时有掣痛，咽有痰阻感，口稍干，二便正常，舌苔薄黄，质红，脉细弦。证属痰火郁结已解，心肝脏阴未复。转予补益心肝以安神志。

处方：川百合12g，大麦冬12g，柏子仁10g，丹参12g，功劳叶10g，朱茯神12g，白薇12g，炙僵蚕10g，珍珠母（先煎）30g，夏枯草10g，旱莲草10g。5剂。

六诊：夜寐梦多不宁，头部时感昏痛，苔脉如前，心肝痰火，郁结未清，原法参入泄化，调治善后。

处方：原方去功劳叶、夏枯草、旱莲草，加龙胆草6g，陈胆星6g。

按语 该患者因受精神刺激，恼怒伤肝，气郁化火，灼津成痰，痰瘀蒙阻神窍，心神不宁，发为癫狂之疾。《证治要诀》谓："癫狂由七情所郁。"故拟疏泄郁火，清化痰热，开窍宁心为治。方中以柴胡、香附、白薇、龙胆草、黄芩疏泄肝经郁火，半夏、胆星、僵蚕、竹沥、礞石滚痰丸泻火逐痰，矾郁金、石菖蒲开窍，鬼箭羽、丹参活血以祛痰瘀，紫贝齿、珍珠母安神镇心，一度配用万氏牛黄清心丸加强清心开窍之力。投药20剂，患者言语举止即告正常。继守原法出入加减巩固疗效。至五诊因痰火郁结渐清，心肝脏阴未复，故转予补益心肝以安神志，调理善后。

案4 痉证（扭转痉挛）

黄某，女，29岁，未婚，工人。

初诊：患者于1972年6月开始，左侧嘴角歪斜，左上肢内收，左下肢行走不稳，由轻渐重，经针灸等治疗乏效，延至1976年4月前往某精神病院求治，并于12月份以"脑病待查"收住入院189日，查血、尿、肝功能、脑脊液、血钙、铜氧化酶等均正常，气脑颅平片亦无异常，眼科检查：双眼角膜周未见色素环。先按"肝豆状核变性"治疗观察，后按"手足徐动症"诊治（药用泼尼松、谷维素、维生素B_1等）。1979年11月、1980年4月又先后两次住某医院，经多方检查，诊断为"扭转痉挛"，并先后作了两次脑立体导向手术，出院时两上肢活动及两手指伸屈稍改善，两下肢张力稍定，构音仍困难。嘱继服地西泮、左旋多巴，症状又反复，并呈进行性加重。迭经中西药及针灸治疗，效果均不显著，乃于1982年5月12日来诊。

左上肢扭曲后屈不能伸展，手指屈伸不利经常握紧，右上肢较对侧为轻，左下肢行走失常，只能足尖点地，踝关节部肌肉僵直，移步需人搀扶，两侧眼角肌肉经常抽搐上引，舌强语謇，舌体左歪，苔黄，质红隐紫，脉细弦。肝主筋，阴血不足，筋脉失养，肝风入络，而致拘挛强急，当以养阴缓肝，舒筋解痉为治。

处方：大生地20g，大白芍20g，炙甘草10g，阿胶（烊冲）12g，木瓜10g，山萸肉10g，炙鳖甲（先煎）30g，牡蛎（先煎）30g，炙全蝎3g，当归10g，钩藤15g。

二诊：服上方5剂后，眼角肌肉痉挛发作稍轻，原方加炙僵蚕10g，继服药11剂。

三诊：左手除中指、无名指外，余三指已能自行松开，面肌表情亦趋自如，舌质红，脉细，仍循前意出入再进。原方大白芍改为30g，加明天麻6g，继续调治。

四诊：药服36剂，左手臂扭曲后屈渐能伸展，左足跟已能基本着地放平，踝关节部肌肉已不僵直，且运动自如，可以缓慢行走，并能从事轻的家务劳动，面色亦从少泽而转红润。

药服至百剂，眼角肌肉抽搐痉挛消失，表情自如，左手臂扭曲后屈转趋正常，伸展运动基本自如，手指亦能全部舒展，两足跟能着地平稳行走。10年痼疾，非短期可除，坚持原法调治善后。

按语 本例患者，西医诊断为"扭转痉挛"，根据临床表现，属于中医"痉证"范围。其共同点是中西医学两者都以症状为名。"痉"是强直的意思，以项背强急、四肢抽搐，甚至角弓反张为主要特征。它虽然是多种疾病的一个症状，但在中医治疗方面，可以通过治证达到治病的目的，体现辨证论治的优势和实用价值。

患者于发病前几年，生活上比较艰苦，精神上曾受惊恐刺激，加之两次肠痈手术，营血亏虚，肝郁不达，肝阴暗伤。肝藏血，主筋，肝血充盈，就能"淫气于筋"，若肝血不足，血不养筋，筋脉失于濡养，就可出现肝风病候，或见"动"、"摇"不能自主，甚或拘急强直，而成痉证。

痉证的病因，就内科范围而言，一是风寒湿邪壅阻络脉，或邪热入里，热盛动风，多属实证；一是津血虚少，肝风入络，筋脉失养，久病不愈，瘀血内阻所引起，多属虚证。本例患者经久不愈，形体消瘦，面色不华，呈痉笑面容，左上下肢扭曲僵直，功能失常，舌强语謇，呈现一派阴血不足、筋脉失养、虚风内动之候，故治以滋阴养肝、息风舒筋解痉，因阴血得复，筋脉得养，则拘挛强直自可缓解。

本例方取芍药甘草汤，芍药味苦而酸，有养血敛阴、柔肝缓急之功；甘草味甘，具"通经脉，利血气"，缓急之效。两者酸甘化阴，故能舒筋缓急。并合大定风珠、阿胶鸡子黄汤意，用阿胶滋阴养液，以息内风；地黄、山萸肉滋阴柔肝；鳖甲、牡蛎育阴潜阳；钩藤、天麻息风止痉；木瓜舒筋解痉；当归补血活血；更佐僵蚕、全虫等虫类药，以入络搜风止痉。这里需要注意的是虫类药性多刚燥剽悍，故需伍以柔养阴血之品，刚柔相济，以补偏救弊。

案5 颤振、痉证（肝豆状核变性）

范某，男，19岁。

初诊：震颤年余，呈进行性加重，手抖，身体晃动，肢体僵硬，行走不利，构音不清，经多处就医无效，最终在上海某医院根据检查所见及角膜边缘有褐色素环特征，确诊为"肝豆状核变性"，因病情持续发展，于1996年5月24日从江西来南京试请中医治疗。刻诊：震颤手抖，两手不自主蠕动，无有休时，身体晃动，紧张时加重，肢体强急，行走不利，稍有摇头，头昏，后脑时痛，牙关僵硬，纳食时咀嚼困难，语言謇涩，发音含糊不清，情绪易于激动，口干，手心热，面部潮红，唇红，形瘦体弱，舌苔薄黄，质红，脉细数。辨证为肝肾阴虚，水亏木旺，风火交煽，阴不涵阳，虚火上炎，内风入络，筋脉失濡，而致振掉与痉证并见。治拟滋液息风、育阴潜阳，仿大定风珠方意出入。

处方：炙鳖甲（先煎）15g，炙龟板（先煎）15g，牡蛎（先煎）30g，大生地15g，大麦冬10g，川石斛15g，阿胶（烊化分冲）10g，赤白芍各20g，炙甘草5g，牡丹皮10g，白薇15g，广地龙10g，炙僵蚕10g。日服1剂。

二诊：1996年8月12日。药服1个月后起效，震颤手抖、身体晃动渐平，行走近于正常，目前诸症俱不显著，唯蹲后起立困难，语言欠清，手心灼热，寐差，舌苔中部薄黄腻质红，脉细弦。据症兼有痰瘀阻络，心神不宁之候。

处方：原方加陈胆星 6g，炙水蛭 5g，熟枣仁 15g。

嘱连服 2 个月以资巩固。近期疗效出于意料之外。

按语 西医学认为，本病为铜代谢障碍所引起，多有基底节的变性和肝硬化。临床表现有肢体震颤、强直、构音困难等特征。既属中医学的"颤振"、"振掉"，又有"痉证"肢体挛急、强直僵硬的症状。

审证求因，本病主症表现为"风"的病理特点，《素问·至真要大论》云："诸风掉眩，皆属于肝"，说明震颤晕眩等动摇症状，其病变属肝，发病机制为风木内动。因本例既非热盛动风，又非肝阳暴涨，阳化内风，故从"虚风"辨治，滋液以息风，育阴以潜阳，取得显效，证明乙癸同源、五脏相关整体观念的理论特色。风火同气，互为因果，痰可因火而动，火即无形之痰，内风入络，久病血瘀，故清火化痰，活血通络又当适当兼顾。

案6 肥胖、脂肪肝

陈某，女，34 岁。

初诊：患者因形体肥胖，B 超查见脂肪肝而就诊。体重 78kg，身高 1.65m，平素食欲一般，肢体经常浮肿，月经周期正常，但经行量少色黑，舌苔黄腻，舌质暗红。此为脂膏不归正化，脾湿生痰，血瘀水停。治拟燥湿化痰，活血利水。

处方：炒苍术 10g，法半夏 10g，制南星 10g，海藻 10g，泽兰 10g，泽泻 20g，炒莱菔子 20g，炙僵蚕 10g，荷叶 15g，生楂肉 15g，鬼箭羽 15g，天仙藤 15g，马鞭草 15g。

二诊：上药连服 1 个月，体重下降 5kg，肢体浮肿消退，稍有头昏，食纳平平，经行量少色黑，舌苔黄腻，质暗红，脉濡，前从脂浊内聚，痰瘀痹阻，水湿内停，治疗有效，原法继进。

处方：原方加决明子 15g。

三诊：继续服药 1 个月，体重又见下降 3kg，头昏近平，食纳欠香，近来大便溏薄，日 2～3 次，腹痛，舌苔黄厚腻，边尖红，脉细，再予燥湿化痰，活血利水。

处方：炒苍术 10g，法半夏 10g，海藻 20g，天仙藤 15g，泽兰 15g，泽泻 15g，炙僵蚕 10g，生楂肉 15g，鬼箭羽 12g，荷叶 15g，稽豆衣 10g，路路通 10g。

四诊：药治 3 个月，体重下降 10kg，但经行仍然量少，2 天即净，舌苔黄腻，边尖红，脉细。证属脂浊内聚，痰瘀痹阻，水湿滞留，原法进退。

处方：炒苍术 10g，法半夏 10g，泽兰 15g，泽泻 15g，生楂肉 15g，鬼箭羽 15g，天仙藤 15g，荷叶 15g，大腹皮 10g，茯苓 10g，路路通 10g，炙僵蚕 10g。

按语 肥胖是指体内脂肪堆积过多和（或）分布异常，体重增加，是一种多因素的慢性代谢性疾病。复习中医经典文献，肥胖的病因归结起来有两方面：一是因湿困脾运或脾肾气虚，水谷精微运化输布失调，清浊相混，膏脂痰瘀内蓄而致肥胖；二是因过食肥甘、醇酒厚味，以使浊热渐积，脾运失常，加之多食懒动，气血瘀滞，运行不畅，更致脾胃运化失调，脂膏内瘀，气血壅塞，以致肥胖。故肥胖总属本虚标实之证，治疗以健脾利湿、益肾化瘀为大法，结合行气、化瘀、消导、通腑等法。正如《石室秘录·肥治法》中所云："肥人多痰，乃气虚也，虚则气不能运行，故痰生之，则治痰焉可独治痰哉？必须补其气，而后兼消其痰为得尔。然而气之补法，又不可纯补脾胃之土，而当兼补命门之火，盖火能生土，而气自生，气足而痰自消，不治痰正所以治痰也。"

案7 气臌

沈某，女，67岁，干部。

初诊：1995年11月22日。主诉腹胀、嗳气30余年。患者年轻时，因某年冬日酷冷，涉水感寒，发生肚腹胀满，嗳气，虽经调治未能痊愈。其后渐至腹胀如鼓，嗳气亦逐年加重，虽经京、津、沪、宁多家医院检查，未发现器质性病变。腹胀膨满，隆起如鼓，气窜肠鸣，日夜无休，每逢情志怫郁更为加重，嗳声响亮如雷，矢气频作；候诊时半小时内嗳气竟达20余次。口干乏味，大便偏干，舌苔淡黄中腻，有横裂，舌质紫，脉细。证属肝气横逆，湿浊中阻，腑气失调，久病入络。治宜疏肝理气，化湿泄浊，佐以通络。

处方：醋柴胡5g，赤芍10g，制香附10g，红花10g，莪术10g，晚蚕沙（包）10g，槟榔15g，煨草果3g，地枯萝10g，台乌药10g，青皮10g，代赭石（先煎）20g。7剂。

二诊：1996年1月3日。前投柴胡疏肝散合五磨饮化裁，嗳气减不足言，矢气有减，大腹依然胀甚，肠鸣气窜，大便欠实。胃中时或空虚似饥。苔淡黄腻，舌尖红，脉细。此乃肝气乘脾，土虚木郁。

处方：原方去红花、莪术，加潞党参10g，炒白术10g。14剂。

三诊：1996年1月27日。药后嗳气虽减，但不稳定，有时仍然频繁，嗳声宏亮，入夜尤著；腹胀虽有好转，但脘痞不适，矢气，大便偏溏，日行1次，口干不著，苔薄腻色黄，舌边尖红，脉细。证属脾虚肝郁，气虚气滞，清浊升降失常。当补破兼施，参入补中益气汤意，"塞因塞用"。

处方：生黄芪10g，潞党参10g，焦白术10g，醋柴胡5g，炒白芍10g，莪术10g，丹参10g，白檀香3g，青陈皮各6g，陈莱菔英10g。10剂。

四诊：1996年2月7日。上方试用10日，嗳气有所减轻，大便趋于成形，但大腹臌胀如前，补破兼施，"塞因塞用"有效，前法再投。

处方：原方中生黄芪、潞党参、焦白术各改为12g，加当归10g，乌药10g，去白芍、丹参。14剂。

五诊：1996年3月23日。近来腹大胀满，嗳气显减，大便成形，自觉从未有过的松快，精神振作，药效甚好。今来诊室，居然半小时内嗳气未作，遂嘱前药续服，以利巩固。

药后症情一直较为平稳，大腹膨隆胀满十减七八，嗳气很少发作，遂于1996年夏日停药。后因家庭矛盾，情怀抑郁，腹胀、嗳气又作，于1996年12月14日再次求治，因症情基本同前，仍投前方，病情又得缓解。

按语 本例患者大腹胀满如鼓，嗳气、矢气为舒，当属气臌。方书论臌胀有气臌、血臌、水臌、虫臌之分，近代将气血水三者视为腹水的病理因素，多认为互为错杂而各有侧重，把臌胀与腹水等同起来。诚然腹水之臌胀有气滞水停者，然气臌亦有大腹胀满而始终并无腹水者。如片面理解气臌仅为腹水之初期，则失之远矣。本患者初得病时乃因冬日涉水，寒邪直中太阴，寒凝气滞，脾胃清浊升降失常，加之久病情怀忧郁，肝失条达，乃成疾。初治着眼于气滞、湿阻，方选柴胡疏肝、五磨之类，以消为主，虽小有效验，但腹大不能消退；其后细考病机，乃为久病中气不能升运，脾虚肝郁，气虚气滞，故当补破兼施参入"塞因塞用"法，合补中益气汤意而获显效。然罹病久远，脾气虚陷，肝木易于乘侮，故尚宜坚持治疗巩固，而注意调摄情志，亦为预防气臌复发的重要环节。

案8 多发性硬化症

鲍某，女，36岁，干部。

初诊：1996年11月2日。主诉左侧肢体活动不利3个月余。既往有眩晕史4年。此次发病前1周曾经感冒。1996年7月5日突然头晕，随即左侧肢体不遂，同侧颜面麻木、感觉消失，右侧肢体温、痛觉消失，触觉存在，住脑科医院检查，发现患者双侧眼球外展受限，但眼底正常，双眼水平及旋转眼震，左上肢肌力Ⅲ级，左下肢肌力Ⅳ级；诱发电位示：左听神经功能障碍，视觉诱发电位（VEP）双侧正常，左正中神经感觉传导通路功能障碍（中枢段），双胫后神经至皮层通路功能障碍（左侧为著），SSR示植物神经功能障碍；电测听示双耳听力轻度损失（左侧重）；脑电图未发现异常；头颅MRI、MRA及颈部MRI均未发现明显异常，初诊为"脑干脑炎"，后修正为"多发性硬化症"。用激素等治疗2个月出院，虽左侧肢体肌力恢复至Ⅳ～Ⅴ级，但仍不能行走，又住某附属医院针灸1个月余，效果不著，今坐轮椅前来门诊。

患者形体肥胖，头昏胀痛，虽寒冬而汗出溱溱，双下肢浮肿，左侧上下肢肌肉硬胀，胸胁、腰臀及左下肢困重，有如束带，口干欲饮，口有燥热感；苔淡黄薄腻，舌质紫暗，脉细。证属湿热浸淫，痰瘀痹阻，气血失于灌注。治当清利湿热，化痰祛瘀，佐以益气养阴。

处方：川黄柏10g，晚蚕沙（包）10g，木防己12g，泽兰10g，白薇12g，海桐皮12g，炙僵蚕10g，炙全蝎5g，炮山甲（先煎）10g，广地龙10g，生黄芪25g，葛根15g，川石斛12g，天花粉12g。每日1剂。

二诊：1996年11月6日。药后汗出减少，口干已不显著，头胀痛稍轻，左下肢木胀有所上移，但左侧手足仍酸胀困重，胸部束带感明显，左侧知觉仍然迟钝，夜半后有烘热感，心烦。此乃风湿困遏肌表，湿热浸淫，久病络瘀。治当加重宣表祛湿。

处方：羌活10g，炒苍术10g，生薏苡仁15g，川黄柏10g，白薇15g，木防己15g，泽兰10g，泽泻15g，天仙藤15g，广地龙10g，炮山甲（先煎）10g，葛根15g，黄芪25g，川石斛15g。每日1剂。

三诊：1996年11月23日。药后左侧手足困重失用已显著改善，能离开轮椅勉强支撑行走，胸腰部紧束感大减，唯大便仍偏烂，苔薄腻中黄，舌质偏淡隐紫，脉细滑。证属风邪为患，湿热浸淫，久病络瘀，药既得效，宜击鼓再进。

处方：原方加入秦艽10g，独活10g，五加皮10g，制南星10g，去天仙藤。每日1剂。

四诊：1996年12月7日。左下肢沉重、酸胀、紧束感基本消除，行步轻松，已可单独来诊，唯左侧头面手足仍觉麻木重滞，治用前法巩固。

处方：秦艽10g，羌活10g，苍术10g，白术10g，晚蚕沙（包）10g，五加皮10g，木防己15g，白薇15g，片姜黄10g，炙桂枝10g，炮山甲（先煎）10g，赤白芍各10g，葛根

20g，黄芪30g，川石斛15g。

至1997年1月11日已基本正常。

按语 多发性硬化症属于中枢神经系统脱髓鞘疾病，与病毒感染及变态反应有关。西医主要采用肾上腺皮质激素治疗，对于肌肉张力增高、痛性痉挛等则用解痉剂和卡马西平等药物。本病例虽经上述治疗，但病情缓解不完全，肢体僵滞、困重，不能行走。中医辨证乃风湿热邪外袭，困于肌表，阻滞经络，治予祛风、清热、宣化湿邪，活血通络，然湿热久恋，耗伤气阴，又当佐以益气养阴，并防宣表除湿方药过于燥烈。虽然湿邪在表，经络困重有如束带，但当宗"风能燥湿"之意，重视风药之运用。故二诊伍用羌活、独活、秦艽等药之后，周身酸困、胀滞方能迅速消退。

案9 心痹

王某，女，47岁，工人。

初诊：1995年3月25日。患风湿性心脏病30余年，病情反复，不易稳定，虽服用西药，心房颤动仍难以控制，故来门诊求治。

自觉心悸心慌频作，胸闷隐痛，登楼气短，呼吸困难，四肢关节疼痛，怕冷畏风，自汗，心烦，舌质暗红，苔黄，脉细滑。证属风湿久痹，内舍于心，气阴两虚，心血瘀阻。治予益气养阴，宣痹通脉。

处方：太子参15g，党参12g，麦冬10g，五味子3g，生黄芪12g，炙桂枝6g，炙甘草5g，龙骨20g，牡蛎25g，鹿衔草15g，桑寄生10g，虎杖15g，丹参12g，熟枣仁12g。14剂。

二诊：药后胸闷气短、呼吸困难有减，心悸心慌仍作，但次数不多，发时胸闷，易汗，面赤升火，口舌有火辣感，腰膝酸痛，痛无定处，舌质暗紫，苔薄黄腻，脉细，续从气阴两虚，心脉瘀阻，心经郁热治疗。

处方：炙甘草5g，龙骨20g，牡蛎25g，生黄芪20g，党参15g，麦冬10g，鹿衔草15g，桑寄生15g，炒玉竹10g，黄连4g，苦参10g，功劳叶10g，熟枣仁12g。14剂。

三诊：心悸心慌发作明显减少，肢体酸痛减而不愈，受寒加重，面浮足肿，足跟疼痛，汗多，舌体有火辣感，齿龈疼痛，大便欠实，舌质暗紫，苔淡黄腻，脉细。证属风湿久痹，内舍于心，气阴两伤，阴阳失调，心营不畅，气不化水。治以调和阴阳，化气利水法。

处方：生地10g，制附片5g，炙桂枝10g，炙甘草5g，龙骨20g，牡蛎25g，生黄芪20g，炒玉竹10g，麦冬10g，黄连3g，五加皮10g，木防己10g，天仙藤12g，石楠藤15g，鹿衔草15g。14剂。

四诊：药后心悸心慌未见发作，浮肿消退，肢体酸痛不著，二便如常，舌质暗红，苔薄，脉细，治守前意进退。

处方：原方去五加皮、木防己、黄连，加青风藤15g，秦艽10g，淫羊藿12g，丹参15g。

随诊调治3个月，病情稳定，未见反复。

按语 《素问·痹论》云："脉痹不已，复感于邪，内舍于心"，"心痹者，脉不通，烦则心下鼓，暴上气而喘……"根据患者久病历经数十载及临证所见，故按"心痹"论治。心悸心慌、气短息促、自汗、舌红、脉细,为心之气阴两虚;怕冷畏风、心烦、胸闷隐痛、舌暗,乃心阳不振,心血瘀阻,心脉不利所致,故投生脉散合桂枝甘草龙骨牡蛎汤温通心阳、潜镇心神;参入鹿衔草、桑寄生、石楠藤、虎杖补虚祛风湿;熟枣仁、丹参养心安神。嗣后呈现心经郁热,阴阳失调,气不化水之征,则配伍黄连、苦参入心,苦泄清火;功劳叶、玉竹养阴清热宁心;附子、生地调补阴阳;五加皮、木防己、天仙藤行气活血,疏通经络,利水消肿。治随症转,而获良效。

无病可辨案例一束

案1 口干涩案

崔某，女，74岁，美籍华人。

初诊：2000年4月11日。患者主诉口涩干燥20余载，加重半年。在美国多家医院检查，排除干燥综合征。既往有高血压病史10余年，长期服用西药降压。目前患者自觉口腔黏膜有粗糙感，食纳不香，饮水不多，目干不显，口黏，尿黄，夜晚咽痛，舌质光红无苔、质暗紫有裂纹，脉细。证属肝肾阴虚，津不上承，久病络瘀，湿热内郁。

处方：生地12g，玄参10g，麦冬10g，天花粉12g，知母10g，生蒲黄（包）10g，佩兰、泽兰各10g，川石斛10g，枸杞子10g，南北沙参各10g，炒谷麦芽各10g，黄连2g，炙鸡内金10g，生甘草3g。7剂，日1剂。

二诊：2000年4月18日。药后口涩干燥显减，食纳尚可，近停服降压西药血压亦意外稳定，但口有时仍黏，口腔有粗糙感，舌质光红，脉细。治守原意。

处方：上方去南沙参、生甘草，加天冬10g，乌梅肉3g。

续服14剂后，诸症若失。

按语 患者年届七旬，年事已高，肝肾下虚，阴精渐衰，从其舌质光红无苔有裂纹，结合口涩干燥、入夜咽痛、脉细等，辨其证属肝肾阴亏，津不上承，且从其舌质暗紫，结合病史已长达20余载，辨其久病络瘀，更从其口黏，食纳不香，饮水不多，尿黄，辨其在肝肾阴亏、久病络瘀的基础上兼有湿热内郁，是其细微处，故方用生地、玄参、麦冬、天花粉、知母、石斛、枸杞子、沙参大补肝肾之阴于前，生蒲黄、泽兰活血化瘀通络于后，黄连、佩兰、鸡内金、谷麦芽清热化湿，健脾开胃于中。诸药合用，先后天并调，静中有动，标本兼治。再配以生甘草，除调和诸药外，并寓有甘守津回之妙。由于辨证准确，立法严谨，选药精当，故二诊时不但口涩干燥显减，食纳转佳，而且血压亦趋稳定。续守前法调理，多年病苦不日而愈。

案2 咳吐稠痰案

李某，女，42岁。

初诊：2000年3月7日。经常咳吐稠痰、质黏色白，自觉常有痰液梗滞气道，大便不实，反见形体日胖，苔黄薄腻，脉细滑。既往曾因胆结石行胆囊摘除术。辨证为脾虚不健，痰湿上干。治当温化痰饮，燥湿健脾。

处方：炒苍术10g，厚朴6g，陈皮6g，炒苏子10g，炒白芥子6g，炒莱菔子6g，法半夏10g，炙桂枝6g，茯苓10g，炙甘草3g，炙紫菀10g，款冬花10g，光杏仁10g，炮姜3g。14剂，日1剂。

二诊：2000年4月4日。药后诸症显减，但仍大便不实，日3~4行。

处方：上方去莱菔子、杏仁，改炮姜为5g，加焦山楂、六曲各10g。

续服1周后，病遂告愈。

按语 患者虽咳吐稠痰，然病位不在肺，而实归于脾，此为辨证之关键。因脾为生痰之源，肺为贮痰之器。患者脾虚不健，饮浊内留，则痰湿上干犯肺，故治当温化痰饮，燥湿健脾为主，方用苍术、厚朴、陈皮、法半夏，取平胃、二陈燥湿健脾，桂枝、茯苓、炮姜、炙甘草，寓有苓桂术甘汤和理中丸意，温振脾阳，蠲化痰饮，重在治本，辅以苏子、白芥子、莱菔子，仿三子养亲汤降气消痰，加紫菀、款冬花、杏仁上走于肺，化痰止咳，兼以治标。诸药合用，标本兼治，故获效甚捷。二诊时因大便不实，故去易于滑肠的莱菔子、杏仁，加大炮姜用量，并加焦楂、曲消食导滞，调理1周后，竟收全功。

案3 泛吐涎唾案

卢某，男，8岁。

初诊：患儿半年来口中经常泛吐涎唾，间有腹痛，余无所苦，大便尚调，眠食均可。苔薄腻，脉细滑。拟从脾不摄津治疗。

处方：太子参10g，炒苍术6g，陈皮6g，茯苓10g，法半夏12g，厚朴4g，乌药6g，益智仁10g，怀山药10g，藿香、佩兰各10g，吴茱萸1.5g。

二诊：14剂后，口泛涎唾已减大半，腹痛未再发作，苔薄黄，脉细滑。守运脾化湿原法继进。

处方：原方改苍术9g，加石菖蒲6g。14剂。

按语 本例患儿症状单纯，但常规辨证颇感棘手。根据中医理论分析"脾胃为津液之本"（《注解伤寒论》），泛吐涎唾乃津液运化失常，不能敷布所致，理当责之脾胃。盖因小儿形气未充，饮食不节，损伤脾胃，致使湿阻中虚。脾虚不摄，津液上泛则为涎唾。《内经》"脾在液为唾"当指此也。据此不难得出脾不摄津的证候诊断。因此，立法为运脾摄津，理气化湿。方选二陈平胃散加减。值得注意的是，方中合用了缩泉丸和吴茱萸汤。吴茱萸汤主治肝胃阴寒，浊阴上泛。缩泉丸本是治疗肾虚遗尿之方，此例患者用之颇为令人迷惑，然细辨病机，两症同属津液代谢障碍引起，都与津液失摄有关，脾气失摄则唾涎，肾气失约则遗尿，脾与肾，一为先天，一为后天，关系极为密切，病理上常相互感应，相互影响，用此治疗泛吐涎唾，当属异病同治之例，体现了辨证论治的灵活性。

案4 腹冷、冲气上逆案

董某，女，61岁，离休干部。

初诊：1998年6月17日。有冠心病史，曾见发作性心绞痛数次。1997年底开始自觉腹部寒冷异常，气逆上冲，至今半年，背部亦觉发凉，肌肉紧束，左侧肢体有走窜样疼痛，恶风，汗多，舌苔淡黄中腻、质暗红，舌体稍胖有齿印，脉小弦。证属表虚卫弱，营卫不和，阴阳失调，肝郁气滞，走窜入络。

处方：炙桂枝10g，赤、白芍各10g，炙甘草3g，煅龙骨（先煎）20g，煅牡蛎（先煎）25g，柴胡6g，法半夏10g，葛根10g，川芎10g，制香附10g，路路通10g，片姜黄10g，14剂。

二诊：1998年7月8日。腹背痛寒冷、气上冲胸感有所减轻，汗出量多，舌苔淡黄中腻、质暗红，舌胖有齿印，脉细弦。仍当调和营卫，行气活血。

处方：炙桂枝10g，赤、白芍各10g，炙甘草3g，煅龙骨（先煎）20g，煅牡蛎（先煎）25g，柴胡6g，法半夏10g，生黄芪12g，葛根10g，肉桂（后下）3g，川芎10g，制香附10g，路路通10g，片姜黄10g。14剂。

三诊：1998年8月5日。腹冷有所减轻，但尚未全消，两臂发凉，小腹气逆上冲，舌苔中淡黄腻、尖边红，脉细。前投桂枝加桂有效，原法进退。

处方：炙桂枝10g，肉桂（后下）3g，赤白芍各10g，炙甘草3g，煅龙骨（先煎）20g，煅牡蛎（先煎）25g，生黄芪12g，葛根10g，路路通10g，片姜黄10g，鸡血藤15g，淫羊藿10g，生姜3片，大枣4枚。14剂。

四诊：1998年9月2日。前后服药77剂，腹背寒冷，手臂发凉均减大半，小腹气逆上冲亦基本消失，但不能停药，面色欠华，苔淡黄腻，质淡红，脉细。仍以桂枝龙牡汤加味。

处方：炙桂枝10g，肉桂（后下）3g，赤白芍各10g，制附片6g，炙甘草3g，煅龙骨（先煎）20g，煅牡蛎（先煎）15g，生黄芪12g，葛根10g，路路通10g，片姜黄10g，鸡血藤15g，淫羊藿10g，生姜3片，大枣4枚。14剂。

五诊：1998年10月4日。药进100余剂，腹冷、气冲等症消失，精神改善，苔淡黄腻，质暗红，脉细滑。效不更方，原法巩固。原方14剂。

按语 本案是一怪病，患者以腹部剧冷为主诉，初诊时值夏月，却觉腹冷彻背，如在冬日，甚至哆嗦发抖，加衣物亦不能缓解，且冷气上冲，难以承受。曾多次求医未效。审证求机，当属表虚卫弱，营卫不和，阴阳失调，以《伤寒论》桂枝类方药处之应属的对。而处方的着眼点在于以柴桂各半汤配伍香附、姜黄、路路通、川芎以和阴阳，调气血，故初投即效，肌肉紧束感消失，继则加重固表和卫之功，以桂枝加桂汤、桂枝加附子汤、桂枝加黄芪汤为主方酌加调和气血之品，服药百剂，得竟全功。

案5 恶寒、身痛案

耿某，男，50岁，干部。

初诊：1996年11月9日。定时畏寒、身体酸痛4个月。今夏以来每日上午11时，下午5时，两度自觉形寒，周身肌肉酸困，手足为甚，似有低热，测体温正常，大便偏烂，胸闷，口干而黏，无汗，苔薄腻，脉细濡。检查红细胞沉降率、抗O、生化等无异常。拟从湿困卫表治疗。

处方：羌活10g，独活10g，防风10g，川芎10g，藁本6g，蔓荆子10g，炒苍术10g，葛根10g，生薏苡仁12g，秦艽10g。7剂。

二诊：1996年11月16日。周来仍有阵发性形寒怕冷，周身四肢酸困乏力，低热不显，大便溏烂，日行1次，食后脘宇稍有胀感，口干口黏，苔腻，脉濡。证属湿困表里，卫阳不宣。

处方：羌活10g，独活10g，防风10g，川芎10g，藁本6g，炒苍术10g，厚朴5g，陈皮6g，法半夏10g，葛根10g，生薏苡仁12g，秦艽10g。7剂。

三诊：1996年11月23日。宣表祛湿，发作性形寒怕冷罢解，大便溏薄欠实，但周身肌肉尚有酸胀感,食后脘胀,苔薄腻微黄,脉濡。证属湿困表里,原法巩固。

处方:羌活10g,独活10g,防风10g,川芎10g,藁本6g,炒苍术10g,厚朴5g,陈皮6g,法半夏10g,葛根10g,生薏苡仁12g,秦艽10g,生姜衣3g。7剂。

四诊:1996年12月16日。出差旬日,近三四日又觉形寒,身楚酸困乏力,大便溏烂改善,脘宇稍有痞胀,口干黏,苔薄腻色淡黄,脉濡。仍当益气化湿,宣表和中。

处方:羌活10g,独活10g,防风10g,川芎10g,藁本6g,蔓荆子10g,炒苍术10g,厚朴5g,陈皮6g,法半夏10g,生黄芪12g,秦艽10g,茯苓10g。14剂。

五诊:1997年1月11日。药后形寒罢解,周身酸困减轻,两下肢时感酸重,大便偏烂,汗出不多,口黏改善,舌苔淡黄白腻、质暗,脉濡。证属气虚湿困,原法再进。

处方:羌活10g,独活10g,防风10g,川芎10g,藁本6g,蔓荆子10g,炒苍术10g,厚朴5g,陈皮6g,法半夏10g,生黄芪12g,秦艽10g,茯苓10g,生炒薏苡仁各10g。14剂。

按语 临床上有症状而无体征及检查异常者,并不少见,因该患者定时形寒怕冷、身体困倦,辨为风湿在表,治宜宣表祛湿,用羌活胜湿汤加减颇为贴切,因风能胜湿故也。便溏、胸闷、口黏、脘胀、苔腻为湿困脾胃之征,故配用平胃散燥湿运脾,表里同治;继配生黄芪补气固表,乃补气化湿固本之法,表固卫密,风湿之邪自不再侵。

案6 食少案

王某,男,59岁。

初诊:1996年11月13日。1957年曾患肝炎,经治已愈。长期纳呆少食,由渐至甚,已达数年,且形体瘦削。多方检查治疗少效。

近数年来,食纳渐呆,甚则不思饮食,稍有恶心,长期大便干结如羊屎,口干,舌苔薄黄腻,质红,脉小弦滑。证属湿热中阻,脾虚肠燥。

处方:黄连3g,全瓜蒌20g,炒枳实15g,法半夏10g,生白术20g,太子参10g,橘皮6g,竹茹6g,炒白芍10g,炙甘草3g,厚朴花3g,炒谷芽10g,炒麦芽10g。14剂。

二诊:1996年11月27日。药后脘胀、恶心改善,食纳好转,大便基本通畅,但仍偏干,口苦,舌苔黄,质红,脉小弦滑。仍当清中化湿,健脾润肠。

处方:黄连3g,全瓜蒌25g,炒枳实15g,法半夏10g,生白术20g,太子参10g,橘皮6g,竹茹6g,炒白芍15g,当归10g,炙甘草3g,厚朴花3g,炒谷芽10g,炒麦芽10g。7剂。

三诊:1996年12月4日。食纳改善,脘宇胀意不尽,口苦,大便干结如栗,稍有头昏,舌苔黄薄腻,质暗红,脉小弦。证属脾虚胃弱肠燥,湿热中阻,腑气不降。

处方:原方去竹茹,加火麻仁10g,改全瓜蒌30g。7剂。

四诊:1996年12月11日。从脾虚肠燥,湿热中阻治疗,投小陷胸加枳实汤加味,食纳改善,脘痞得舒,大便通畅,口干不欲饮,头昏手麻,舌苔黄薄腻,质红,脉弦滑。守原意立方巩固。

处方:原方去竹茹、火麻仁。

调理半个月至愈。

按语 本例患者虽纳少、形瘦,但精神尚振,语声有力,不似虚劳之人声低、息微、神倦，加之口苦，苔薄黄腻，据此拟从湿热中阻、脾虚肠燥论治，且因证属标实本虚，故宜重在清化，兼以健脾，投小陷胸加枳实汤加味，果然一箭中的，数年痼疾，1个月而愈。方中妙在大剂生白术和太子参与小陷胸加枳实汤的配伍，健润脾运、清化湿热，湿热积滞得下，则脾胃之气复苏，"六腑以通为用"实属至理。若误从虚治，则失之远矣。

案7　不明原因发热案

梁某，男，51岁，干部。

初诊：2000年6月14日。1999年8月初因受凉后出现畏寒、发热，时有盗汗，伴有干咳，入院治疗，经胸部CT、MRI及纤维支气管镜等检查，诊断为"右肺门淋巴结结核"，经抗痨治疗好转，于10月2日出院。今年2月又出现持续性发热（多在38.5℃左右），间断服用对乙酰氨基酚暂可下降，但仍反复，遂于4月24日再次住院，入院后再行系统检查，仅红细胞沉降率快，118 mm/h，余无异常（患者不同意作淋巴活检）。仍给予抗结核治疗，但体温无明显下降，请多科会诊：考虑非感染性发热，并嘱停抗痨药，用吲哚美辛对症退热或试用泼尼松或秋水仙碱。患者不同意试服上药，故转请中医诊治。

发热持续4个多月，午后明显，体温多在38.5℃左右，黎明盗汗，间有咳嗽，咳痰不多，口干苦，大便正常，苔黄厚腻，脉濡。证属湿热郁蒸，枢机不利。

处方：柴胡10g，炒黄芩10g，法半夏10g，藿香10g，佩兰10g，青蒿（后下）20g，白薇15g，萆草20g，鸭跖草20g，厚朴5g，杏仁10g，薏苡仁15g，茯苓10g，芦根12g。14剂。

二诊：2000年7月7日。发热仍无明显改善，不怕冷，微咳痰少，口干欲饮，不苦，苔黄薄腻，脉濡。转从肺热阴伤治疗，拟柴前连梅煎合泻白散加味。

处方：前胡10g，柴胡10g，胡黄连5g，乌梅6g，知母10g，青蒿（后下）25g，白薇15g，萆草20g，炙桑白皮10g，地骨皮15g，炒黄芩10g，南北沙参各12g。

7剂后，体温降至正常，但咽干汗多，时或闷咳无痰，再续7剂。

三诊：2000年7月21日（已出院）。身热1周未发，测温正常，夜间阵发性烘热，仍有咽干，红细胞沉降率降至49 mm/h。

处方：上方加大麦冬10g，太子参10g，鳖甲（先煎）12g，牡蛎（先煎）25g。7剂。

四诊：2000年8月11日。体温一直正常，仅觉夜晚内热明显，目赤，口干，面部冒火，再予柴前连梅煎合青蒿鳖甲汤加味。

处方：前胡10g，柴胡10g，胡黄连5g，乌梅肉6g，炙鳖甲（先煎）12g，牡丹皮10g，青蒿（后下）15g，知母10g，生地12g，南北沙参各12g，地骨皮12g，大麦冬10g。

五诊：服7剂后，诸症均平，面部稍有潮红。

处方：原方加白薇12g，炙桑白皮10g。

继服2周，无明显不适，且红细胞沉降率正常。随访迄今无反复。

按语　患者反复发热近半年余，初得似属外感，但久延显系内伤，因诊断不明，故辨病治疗难效。内伤发热有虚有实或虚实夹杂，初诊时虽见一派湿热之象，但投小柴胡汤、蒿芩清胆汤、藿朴夏苓汤加减不应，故舍实就虚，从曹仁伯"伤风不醒成劳"之说，投《沈氏尊生书》之柴前连梅煎，并合泻白散加味。7剂后，体温即降至正常，后渐次加育阴或滋阴潜阳之品，以柴前连梅煎合青蒿鳖甲汤巩固疗效。体温一直平稳正常，红细胞沉降率也渐下降。柴前连梅煎，原本用治证属劳风者，但从本例看，热郁伤及肺阴用之颇佳。

案8 痰证案

张某。

初诊：2000年1月17日。患者从1998年11月起，咳痰色白量多，痰质黏稠成块，咳吐不利，两目时有昏花涩痛，口苦、口臭、口干，嗳气较多，胃中嘈杂，泛吐酸水，胸闷，背寒背痛，背后有紧压感，手心灼热，手麻，晨起手不能握紧，足冷，大便酸臭，不成形，苔腻色黄，舌质暗，脉沉细滑。怪病多痰，信而有征，拟从痰饮久郁化热，肝胃不和治疗。

处方：法半夏12g，陈皮10g，炙甘草3g，茯苓10g，炒莱菔子10g，炒白芥子9g，炒苏子10g，杏仁10g，乌梅5g，炒黄芩10g，厚朴6g，黄连3g，吴茱萸2g，煅瓦楞子15g，竹茹6g。水煎服，每日1剂。

二诊：2000年2月14日。药后口中痰涎减少，咳痰较前爽利，口苦、口臭减轻。药既对证，守法再进。

处方：上方去杏仁、乌梅、瓦楞子、竹茹，加炒苍术、白术各15g，炙桂枝10g，泽漆10g，猪牙皂2.5g。7剂。

三诊：2000年2月21日。药后痰涎咳吐爽利，痰量较少，不咳，手麻好转，但仍觉下肢、脚尖冷，大便欠实，酸臭不著，苔腻黄质暗，脉细滑。

处方：上方改猪牙皂为3g，加淡干姜3g。

守法服用半个月后诸症尽除，康复如初。

按语 患者咳痰多年，色白质黏量多，显系痰饮为患。痰浊阻滞，胸阳失旷，则症见胸闷背痛，且有紧压之感；痰浊上犯，头目不清，则两目昏花、时有涩痛；痰浊内盛，土壅木郁，肝胃不和，则症见嗳气泛酸、口苦嘈杂、便溏酸臭；浊痰内窜，脉络受阻，则手麻，晨起不能固握；痰饮内聚，阳气不展，则背寒、足冷；痰饮内郁，日久化热，则口干、手心灼热。可见，痰饮为患，不但随气升降，无处不到，而且寒热错杂，内外交困，诸症并陈。正如《杂病源流犀烛·痰饮》所说："人自初生，以至临死，皆有痰……而其为物，则流动不测，故其为害，上至巅顶，下至涌泉，随气升降，周身内外皆到，五脏六腑俱有。试罕譬之，正如云雾之在天壤，无根底，无归宿，来去无端，聚散靡定。火动则生，气滞则盛，风鼓则涌，变怪百端，故痰为诸病之源，怪病皆由痰成也。"本例治以寒热并用，苦辛酸合法。药用二陈、三子养亲汤燥湿化痰，理气降逆；加黄芩、黄连、厚朴、杏仁降气化痰，兼清郁热；加吴茱萸、瓦楞子、竹茹温肝和胃降逆。药后症减，故二诊去杏仁、乌梅、瓦楞子、竹茹，加苍术、白术则为平胃散，加桂枝则为苓桂术甘，除加强全方行气燥湿化饮之力外，并有"病痰饮者，当以温药和之"之意；加泽漆、猪牙皂化痰蠲浊开结之力更胜。三诊续加干姜，助其温化痰饮。顽痰化则三焦畅，浊饮消则气血达，诸多病症，自得消除。

经方的变通应用

经方主要是指仲景的《伤寒论》、《金匮要略》方,它是汉代以前临床医家实践经验的积累,经得起重复考验的效方,其特点是方随证立,配伍严谨,组药精炼,加减有度。古方今用,活法在人,临床若能方证相合,自能变通应用于外感、内伤多种疾病,取得显著的疗效。如执方不变,舍证从病,势必误以为古方不可治今病矣。

1. 抵当汤

考《伤寒论》抵当汤,功能攻逐瘀血,主治下焦蓄血证,见有癥瘕积聚,少腹硬满,躁狂,或沉默若痴,或善忘,小便自利或涩痛,脉沉结,苔白,舌绛或紫等症。药取水蛭、虻虫咸苦之品,灵动走窜入络,以破瘀血;桃仁、大黄苦滑之品,滑利以泄血热。周仲瑛教授用治腰椎间盘突出症,竟获奇效;治脑梗死又显上病下取之妙,表明瘀血阻滞为其应用依据,辨证加减,则是具体的变通。

案 腰椎间盘突出症

丁某,男,54岁,工人。

初诊:2000年5月9日。有腰痛史多年,近期病发,住当地医院治疗无效,今用机动小拖车送来就诊。卧不能动,痛不能忍,两下肢不能站立,左手臂不能活动、疼痛、麻木,食纳尚可,大便偏干,舌苔薄黄腻,质红偏黯,脉弦。腰部CT示:$L_{3\sim4}$、$L_{4\sim5}$、$L_5\sim S_1$椎间盘突出,查MRI排除脊髓占位。辨证:湿热痰瘀阻络,气血涩滞。方宗抵当汤加减。

处方:熟大黄5g,桃仁10g,炙水蛭5g,炮山甲(先煎)10g,泽兰15g,炙全蝎5g,制南星10g,片姜黄10g,川续断15g,怀牛膝12g,骨碎补10g。14剂。

二诊:2000年5月23日。腰痛减轻,但双下肢肿胀,尤以双踝、左前臂更甚,瘀阻水停,治守原意。

处方:原方加木防己12g,天仙藤15g,晚蚕沙(包)10g,威灵仙15g,黄柏10g,改熟大黄为10g。7剂。

三诊:2000年5月30日。左手臂已可活动,疼痛亦减,仍感麻木,双下肢肿胀减轻,余症同前,舌苔薄黄腻、质黯,脉弦。

处方:上方加土鳖虫6g。7剂。

四诊:2000年7月4日。代诉:左下肢已可缓慢搀扶行走,左上肢仅能做轻微劳动,有时肢体酸痛,大便正常,食纳良好,精神转佳,舌苔薄黄腻,质红偏黯,脉小弦。

处方:上方加路路通12g。14剂。

五诊:2000年8月17日。左下肢可举步自由行走,左手可自由转动,两膝仍有酸痛,苔脉如前。

处方：上方去炮山甲，加生黄芪20g，油松节12g。14剂。

按语 腰椎间盘突出症是常见的难治性疾病，本例治疗辨证以湿热痰瘀阻络、气血涩滞为病机特点，方选抵当汤加味。药用熟大黄为君，取其活血化瘀之性，使下部瘀滞得散，如李东垣曰："大黄之苦寒，能走而不守，泄血闭也。"伍以水蛭、山甲、桃仁、怀牛膝活血通络止痛，南星、全蝎化痰散结，通络止痛，川续断、骨碎补既补肝肾，又行血脉，强筋骨，泽兰活血利水。二诊症状有所缓解，但又现肢体肿胀，遂加木防己、天仙藤、晚蚕沙、黄柏、威灵仙调理气血、清利湿热。三诊时再增土鳖虫加大活血力度，与山甲共代虻虫，既寓抵当汤意，且显示了土鳖虫治疗血瘀腰痛的专长。五诊时患者诸症明显改善，于是去炮山甲破血之品，加生黄芪、油松节益气通络，以善其后。纵观辨治思路，用药以通为主，通则不痛，故取效甚捷。

2. 桃仁承气汤

桃仁承气汤原出《伤寒论》，功能泻下逐瘀，主治太阳病下焦蓄血，瘀热互结，少腹硬满，小便自利，夜晚发热，烦渴谵语，甚则如狂，脉沉实等症。药用大黄、桃仁泻下瘀热，芒硝咸寒软坚以增泄热下瘀之力，桂枝温通血脉，相反相成，炙甘草缓和诸药峻烈之性。后世《温疫论》用治温疫病下焦蓄血则去桂枝、甘草，加芍药、牡丹皮、当归，《温病条辨》亦沿用之，称为苦辛咸寒法，表明方药的具体应用，当据病证的不同而变通。周仲瑛教授曾用治出血热急性肾衰竭获得显效，对卒中之瘀热阻窍证，亦常用之。

案

陈某，男，52岁，干部。

初诊：1982年12月23日。5日前形寒发热，全身酸痛，继之身热加剧，高达40℃，头痛，身疼，恶心呕吐。在乡医院拟诊为"出血热"，采用西药补液、纠酸、抗感染、激素等。1天来热退，神萎，腰痛明显，尿少，日400ml左右，小便短赤，口干口苦，渴而多饮，大便5日未行，舌苔焦黄，舌红绛，脉细滑。因病情加重，转来住院治疗。体检：体温36.9℃，心率80次/分，呼吸22次/分，血压134/96mmHg，呈急性病容，神萎倦怠，颜面潮红，双睑轻度浮肿，球结膜下出血，胸背两侧腋下有散在出血点，两肺未闻及干湿啰音，心律齐，80次/分，心音稍低钝，无病理性杂音，腹满无压痛，肝脾（-），两肾区有叩击痛，神经系统（-）。血查白细胞计数$58×10^9$/L，中性粒细胞0.49，淋巴细胞0.14，血小板计数$210×10^9$/L，血红蛋白135g/L，尿素氮23.2mmol/L。尿检：色黄，蛋白（+++），脓细胞少，红细胞少。辨治经过：热毒壅盛，弥漫三焦，血瘀水停，治予泻下通瘀。

处方：生大黄（后下）30g，芒硝（分冲）24g，桃仁12g，怀牛膝12g，鲜生地60g，大麦冬20g，猪苓30g，泽泻12g，白茅根30g。

配合西药支持疗法，药后大便日行六七次，小便随之增多，呃逆亦除，2日后原方去芒硝加车前子15g，继服4日，小便日行5600ml，渴喜冷饮，寐差多言，烦扰不宁，舌红少苔，脉细数。血压150/110mmHg，血查白细胞计数$16.9×10^9$/L，中性粒细胞0.92，淋巴细胞0.08，血小板计数$66×10^9$/L，尿素氮33.91mmol/L。证属热毒劫阴，心肾两伤。治予滋肾清心，养阴清热。

处方：北沙参15g，石斛15g，生地30g，玉竹12g，怀山药12g，山萸肉12g，牡丹皮10g，知母10g，龙骨30g，覆盆子15g，莲子心3g，白茅根30g。

服4日后烦渴已解，神静，尿量递减至2200ml/日，尿检（-）。血查白细胞计数 62×10^9/L，中性粒细胞0.40，淋巴细胞0.60，尿素氮10mmol/L。转予滋阴固肾善后。

3. 小青龙汤

本方功能解表蠲饮，止咳平喘。主治外寒内饮证，喘咳痰多清稀，胸满不得卧，背冷恶寒，或肢面浮肿，小便不利，舌苔白滑，脉浮紧等症。药用麻黄、桂枝解表散寒，宣肺平喘，干姜、细辛温肺化饮，助麻桂解表，五味子酸收敛气，芍药和营养阴，散收相合，半夏燥湿化痰，和胃降逆，并为佐制，炙甘草益气和中，调和诸药。周仲瑛教授曾根据支饮的发病机制，用治一例臌胀重度腹水继发咳喘的病例，竟获奇效。

案

沈某，男，50多岁。

因发热，便下紫血而入院。检查时脘下触有包块，但不痛，经治发热下血均瘥，而腹部日渐膨胀，渐至脐突，青筋暴露。经用补气、运脾、温肾、逐水诸法俱不效，住院半年有余，反复检查既非肝硬化腹水，也非肾病，难以明确辨病诊断。当时天气日冷，见其伴有明显的咳喘，咳吐多量白色泡沫痰液，苔白，脉弦。重新辨证，认为起病虽属血瘀气滞，肝脾两伤，水湿内停，但当前的病机主要为寒饮伏肺，肺气不宣，通调失司，乃迳取小青龙汤原方，温肺化饮，开上启下，意图通过开肺以利尿，化饮以消水。药后腹水随咳喘咳痰的改善而日渐消退，经月痊愈。但亦未见小便明显增多，足证前人"治饮不在利小便，而在通阳化气"的论点，实为经验之谈，可以用为这一病例的佐证。张泽生教授，在1972年对实习生谈临床经验时，曾引用过这一验案，作为开肺化饮法治疗臌胀腹水的例证。

按语 本治例给人的启迪，一是突破了臌胀从肝脾肾三脏辨治的一般常规，表明温开肺气，亦可起到通调水道、消水除胀的作用。二是痰、饮、水、湿同出一源，俱属津液不归正化停积而成，在一定条件下，且可互为转化，如《证治汇补》说："饮者，蓄水之名。"故治饮、治水、治臌诸方，每可通假应用。三是治水、治饮总应以温化为原则，因温药有助于气化水行，津液输化复常，则水饮自消。

4. 白虎加人参汤

本方功能清热生津，主治气分热盛，津气两伤之证。药用生石膏辛甘大寒以清壮热，知母苦寒，助石膏清热生津，佐以甘草、粳米和中益胃。因热盛津伤气耗，故加人参以益气生津。后世每以白虎为主方，加减变通，从治外感热病扩大到内伤病证，颇多发展。今用治产后高热，亦获显效。

案

凌某，女，26岁。

病史：产后1周，从10月30日起恶寒发热，往来起伏不定，汗出不解，去某医院诊治，检查疟原虫（−），试从疟疾治疗不效，又见左下腹隐痛，乃至本院门诊妇科治疗，近日恶露呈黏稠块状，偶有淡红色，昨夜高热达40℃，汗出不解。迄今近20日，故予住院治疗。

症状：寒热往来不定，热重于寒，汗出不解，昨日热势加剧，头昏痛，腰脊肢节酸楚，口干而苦，有热臭气，恶露黏稠，偶有淡红色，左下腹隐隐作痛，大便尚调，唇干、呈紫褐色，苔薄白质红，脉濡数。

检查：精神倦怠，面红，头发湿润多汗，呼吸较快，肝大肋下1.5cm，剑突下3cm，左下腹有轻度压痛，左侧鼠蹊部有豌豆大淋巴结，有压痛、能活动，两侧肾区无明显压痛、叩击痛。妇科检查阴道见少量脓性分泌物，有臭味，左侧附件轻度增厚，稍有压痛。体温39.2℃，心率110次/分，白细胞计数$16.6×10^9$/L，中性粒细胞0.91，淋巴细胞0.09，胸透（−），小便常规（导尿）尿酸盐（+++），以后重复3次（−），仅见脓细胞。尿培养（−），血培养（−），阴道分泌物培养：白色葡萄球菌、非溶血性链球菌。

辨证治疗：产后气血虚弱，外邪乘袭，营卫不和，邪稽少阳，有热入血室、动风发痉之虑，治以扶正达邪，和解清热，方宗柴桂各半汤、清魂散出入。

处方：柴胡10g，桂枝10g，白芍10g，炒黄芩10g，荆芥炭5g，青蒿，白薇10g，生黄芪10g，当归10g，川芎5g，茯苓10g，泽兰10g，甘草3g，生姜2片，红枣3枚。

药后夜7时许身热仍有38.8℃，汗多，原方再投，翌晨热势不衰，汗出淋漓。中午热势升高至40℃。再度审证，大汗淋漓，畏风，面赤，心中烦热，口干欲饮，苔薄白、质红，脉数大而按之虚软，似为热在气分、津气不足之候，同时唇色紫暗，少腹隐痛，恶露不清，又有热入血分之势，急拟人参白虎汤清热生津，兼清血室之热，防其内传。

处方：白抄参10g，生石膏（先煎）60g，知母10g，生甘草3g，牡丹皮10g，赤芍10g，泽兰10g，栀子10g，竹叶20片。

于午后3时许服药，药后心中烦热大减，汗出减少，身热减轻，夜8时测体温38℃，乃从原方减生石膏、知母为半量，连夜加服。第3日上午，体温37.4℃，烦渴已平，汗少，舌红较淡，转以清营解热之剂。

处方：青蒿10g，白薇10g，赤芍10g，白芍10g，当归10g，川芎3g，泽兰10g，牡丹皮10g，炒黄芩5g，栀子10g，白抄参10g，焦楂炭12g，茯苓12g，竹叶20片。

第4日热不再起，唯肠鸣隐痛便溏，方予归芍六君汤，补益气血，健运脾胃。复查白细胞计算$5.4×10^9$/L，中性粒细胞0.66，淋巴细胞0.03，嗜酸性粒细胞0.04。

按语 此例经验主要在于掌握白虎证大热、大渴、大汗、脉大的特点，结合产后高热，津气两伤，脉虚大的具体表现，用人参白虎汤后，在5小时左右，即能使高热下降，症状改善，既显示有斯证用斯药的重要性，同时也提示了勿拘泥于产后宜温忌凉的说法。

5. 柴胡桂枝干姜汤

本方属柴胡证类方变法，治伤寒误予汗下，太阳余邪不尽，内陷少阳，枢机不利，水饮停积，阳郁不宣，少阳热邪与水饮互结不化，寒热杂见，出现胸胁满微结、往来寒热、心烦口渴、小便不利等症。药用柴胡、黄芩和解少阳，清泄邪热，瓜蒌根、牡蛎开结逐饮，桂枝、干姜、甘草宣化停饮，透达郁阳，共奏寒热并调之功。今用治急性肾盂肾炎少阳证兼饮停阳郁获效殊佳。

案

杨某，女，21岁。

病史：7月16日开始，形寒发热，测体温40℃，热势以上午10时左右，午后日晡之时为著，汗出不多，经某医院给予抗菌消炎治疗，至今8日，身热未降，故予住院。

症状：身热汗少，阵有恶寒，寒后则热势更甚，测体温40℃，但身热不扬，胸闷厌食，恶心欲吐，口中频频渗吐黏沫，口苦黏，渴不欲饮，头昏，尿少深黄，舌苔白质嫩，脉濡数。

检查：血白细胞计数$10.4×10^9/L$，中性粒细胞0.88，淋巴细胞0.12，尿常规：蛋白微量，脓细胞（+），上皮细胞少、颗粒管型少，胸透（-），肥达氏反应："O"1:8，"H"80，疟原虫（-），导尿培养3次：白色葡萄球菌，凝固酶（+），大便培养3次（-），血培养（-）。

治疗：先从暑湿外客，湿热内蕴论治，予芳化解表、淡渗利湿之剂，仿藿朴夏苓汤、香薷饮，继用连朴饮清热化湿，经旬效均不显，寒热起伏，热盛之前先有形寒，热势弛张于38~40℃，汗出热降，但仍然复升，胸闷，腹胀，小便黄，乃从湿热郁阻少阳，水饮内停，膀胱气化不利施治，用柴胡桂姜合五苓、二妙等方。

处方：柴胡5g，桂枝5g，黄芩6g，干姜3g，猪苓12g，赤苓12g，苍术6g，黄柏5g，薏苡仁12g，泽泻10g，车前子（包）10g，滑石10g，通草3g。

药后汗出热降，盘旋于37~38℃，不复升高，自无热感，症状改善，考虑久病体虚，湿蕴不化，湿重于热，从原方加党参10g补气，并入甘草3g，法半夏6g，生姜2片，红枣3枚以和中，热得纯解，诸症消失。原意出入善后。血查白细胞计数$5.6×10^9/L$，中性粒细胞0.78，淋巴细胞0.26，尿常规：蛋白微量、脓细胞少。

按语 本治例邪热虽在少阳，但太阳余邪不尽，故既用柴芩以和少阳，又用桂枝太少同治，因水饮内蓄，病在膀胱之府，症见恶心，口渗黏沫，渴不欲饮，尿少深黄，故合五苓散以通阳化饮利水，有别于原方水饮逆于胸胁，饮停津遏之用瓜蒌根、牡蛎以润燥生津，开结逐饮。因寒热并见，而以寒为主，故既取干姜佐桂枝以散寒，又取黄芩佐柴胡以除热。全方和解与温化并重，已非一般和解清利之法。

补中益气汤新用

补中益气汤源出东垣《脾胃论》，方中重用黄芪，味甘微温，入脾肺经，补中益气、升阳固表为君药；辅以人参、炙甘草、白术益气健脾，助黄芪增强补中益气之功而为臣药；血为气母，气能生血，气虚则血亏，故用当归养血和营，助参芪以补气生血，配陈皮理气和胃，使诸药补而不滞，共为佐药；并用少量升麻、柴胡，助主药以升提中气，而为佐使。诸药合用，则气虚得补，气陷能升，且脾胃为营卫气血生化之源、众体之母，五脏六腑、百骸九窍皆受气于脾胃而后治，若饥困劳倦，伤其脾胃，则众体无以受气而皆病，病则可涉多脏。故本方在临床应用范围广泛，涉及病种甚多，概而言之，则仍以"脾胃气虚证"为其主治依据，但在临证还当针对具体病证加减变通，不可执方不变。

案1 痿证、睑废（脾气虚弱证）——重症肌无力

钟某，男，57岁，高校教师。

初诊：1997年4月30日。左侧眼睑下垂至今8个月，在南京某医院住院诊治，CT、MRI全身检查无异常发现，经疲劳试验、抗胆碱脂酶药物试验、肌电图检查确诊为"重症肌无力"，服用新斯的明治疗2周后一度好转出院。今年3月中旬又见复发。刻诊：左侧眼睑下垂，舌体不和，语言不清，咀嚼困难，口唇周边肌肉有乏力感，头昏，舌苔两侧花剥，境界明显，舌质紫暗，脉细。查见语声低微，语言不清，呼吸平稳，心肺正常，睁眼无力，咽反射良好，左上肢握力V级，右上肢握力IV级。证属脾气虚弱，肝肾亏虚，清气不能上承。治当益气升清，培补肝肾。

处方：生黄芪20g，党参15g，葛根15g，当归10g，炙甘草3g，石斛12g，黄精12g，枸杞子10g，陈皮10g，石菖蒲6g，升麻5g，炙僵蚕10g，炮山甲6g。初投7剂。

二诊：1周后，眼睑下垂稍复，语言清晰，咀嚼功能改善，但不耐劳累，舌质光红好转，但尚暗紫，脉细滑，治守原法。

处方：原方改生黄芪30g。继服30剂。

三诊：1个月后，眼睑下垂复常，语言清晰，咀嚼功能恢复，精神改善，舌苔薄腻，质黯紫，脉细有力。效不更章，原方嘱持续服用一个阶段，以资巩固，半年后随访未见复发。

按语 中医古籍中与重症肌无力相似的证名记载有"痿证"、"睑废"、"脾倦"、"大气下陷"等。对病机和治疗的阐述，着重脾胃的较多。中医学认为，脾为后天之本，主运化，为气血生化之源，主四肢、肌肉，五脏六腑之精气皆赖其供养，四肢肌肉均为其所主。脾虚则运化失常，气血生化之源，四肢肌肉失于濡养，故痿而不用；气不运血，或痰湿阻滞，可见肌肤麻木不仁等痿征。

关于治疗，《素问·痿论》早就指出"治痿独取阳明"，亦即补益后天之法。故治疗常以益气健脾升清为主，方用补中益气汤之类。因临床上不仅脾虚，且常有兼证，其中最常见者为肾虚,即《脾胃论》中指出的"脾病则下流乘肾,土克水则骨乏无力"。治疗当在健脾益气升清的基础上加补肾之品,辨其阴阳化裁。久病痰瘀阻络者又当兼顾。

案2 头痛(清阳不升证)——原发性低颅压症

王某,女,30岁,南京市某院护士。

初诊:200年3月28日。患者于去年12月份,无明显诱因出现头痛,睡后缓解,站立加剧,且疼痛难忍,遂往南京某脑科医院就诊。经腰椎穿刺测压为20mmH$_2$O(1mmH$_2$O=0.0098kPa),诊为"原发性低颅压症"。迭经西药治疗,至今罔效,故来周仲瑛教授门诊求治。当时患者由人搀扶而来,哭诉病情,自觉后脑疼痛明显,痛不欲生。伴有头部重压感,头昏,颈僵,烦躁欲哭,且怕冷,出冷汗,口干口苦口黏,恶心欲吐,纳差,大便偏烂,苔腻色黄,脉细滑。辨证属脾气虚弱,清阳不升,痰浊上蒙,郁而化火。治予益气升清,化痰降逆,兼以清心除烦。

处方:潞党参12g,生黄芪15g,炒苍白术各10g,炙甘草3g,石菖蒲10g,法半夏10g,葛根15g,陈皮10g,当归10g,怀山药10g,制黄精10g,砂仁(后下)3g,炮姜3g,苦丁茶10g。7剂,清水煎服,每日1剂。

二诊:4月5日。上药仅进1剂,即已头胀不痛,但背有火辣感,嘱原方加黄连3g,清心降火,续服。

三诊:之后头痛已平,谈笑风生,与初诊时判若两人。食纳改善,烦躁有减,仅偶有头昏不清,目花,左耳听力不佳,有搏动感,寐差,苔薄黄腻,脉细滑。治守原法。

处方:原方加黄连3g,白蒺藜10g,首乌藤15g。14剂。

病愈,续予调理善后。

按语 患者头痛历时3个月,虽屡经治疗无效。考虑其病起多日,可首先排除外感头痛,其头痛睡后缓解,站立活动后加剧,显与气虚清阳不升有关;且有纳差、便溏、怕冷、出冷汗等表现,不难辨为脾气亏虚。痰浊内生,上蒙清阳,则见头部有重压感,头昏、颈僵、口黏、恶心欲吐等症。痰浊郁久化热,心肝火旺,则烦躁欲哭,寐差,口干口苦。苔黄腻,脉细滑为痰浊化热之征。治当补气升清,兼以化痰清火。仿补中益气汤意。方中潞党参、生黄芪、白术、炙甘草益气升清,葛根升发清阳,苍术、法半夏、炮姜、陈皮、砂仁化浊和中,当归、怀山药、黄精补益阴血,苦丁茶苦泄清上以散郁火。1剂后,因后背出现火辣感,且烦躁紧张,痰郁化火之象显现,嘱原方中加黄连,7剂后头痛明显缓解,表明黄连与炮姜配合既能苦降辛通,和胃降逆,又能及时缓解痰郁化火之势,故药效甚彰。

案3 气短(中气不足证)

刘某,女,60岁。

初诊:2005年5月6日。呼吸憋气、吸气困难2年,极度疲劳,厌食,懒言,咽喉有痰,但无咳出,不咳,晨起腹痛,大便不实。久治难效,查无异常。证属中气不足,肾虚不纳。治予补中益气,脾肾兼顾。

处方:柴胡5g,潞党参12g,生黄芪15g,当归10g,焦白术10g,陈皮6g,炒枳壳10g,桔梗4g,沉香(后下)3g,山萸肉10g,炙甘草3g,炒苏子10g,法半夏10g。

7剂。

二诊：2005年5月13日。疲劳明显改善，吸气尚未好转，寐差，入睡难，早醒，晨起腹痛缓解，大便正常，苔薄黄腻，质黯红，脉细。

处方：上方改生黄芪20g，加五味子3g，熟枣仁20g。14剂。

三诊：2005年6月17日。憋气、吸气困难显减，心慌亦轻，仍有胸闷，不耐劳累，食纳平平，大便已成形，苔黄，质红偏暗，脉细。证属中气不足，肾气下虚。

处方：5月6日方改生黄芪20g，加五味子5g，怀山药12g，熟枣仁20g。14剂。

药后胸闷亦缓，呼吸顺畅，停药。

按语 本例以吸气困难为特点，并见脾气虚弱征象，显属中气不足之征，然呼吸出多入少，又与肾虚不能纳气有关，故在补中益气的基础上，配伍山萸肉、五味子、怀山药以纳肾，苏子、半夏、沉香以降气，因气虚可致气滞，而使升降窒塞，故又用枳壳、桔梗调其升降。说明补中寓行，升降相因的组方用药思路，非常切合病情。

案4 气虚发热——发热待查

潘某，女，30岁。

初诊：1997年12月18日。1997年11月11日，无明显原因出现畏寒、发热，体温波动在37.7~40.8℃，伴有轻咳、无痰；无呕吐、恶心，腹痛、腹泻；无明显尿频、尿急、尿痛；无明显关节痛。曾用青霉素、头孢唑肟钠抗感染治疗无效，对乙酰氨基酚、激素可短时间降温，但不久体温即复升，11月17日住某医院静脉滴注福呈必妥、司帕沙星亦无效，停用一切药物5日，呈弛张热型，试验性抗疟治疗无效，此后改为红霉素、复达星等抗感染治疗，体温波动在36.3~39.3℃，呈间歇热型。系统体检始终未见明显异常，心肺（-），心率较快，心电图示窦性心动过速，肝脾（-），浅表淋巴结（-），未见皮疹。多次血常规：红细胞计数（3.42~4.19）×10^{12}/L，血红蛋白（98~120）g/L，白细胞计数5.8×10^9/L，中性粒细胞0.58~0.86，淋巴细胞0.12~0.34，血小板计数（138~258）×10^9/L；多次红细胞沉降率（50~85）mm/h；C反应蛋白41mg/L；血嗜酸粒细胞计数40×10^6/L；肥达氏反应丙1:320；军团菌反应（-）；抗"O"<500U，自身抗体（-）；血培养、骨髓培养、中段尿、痰培养（-）；骨髓细胞学检查增生活跃，嗜酸粒细胞增多；肝肾功能、电解质均正常；LDH 318U/L；血气分析、X线胸透（-）；胸、腹部CT示胆结石、轻度脾大。用多种西药罔效。

辨治经过：身热，体温最高达39.3℃，午后为著，热升时略有形寒，热退时有汗，体温日晡逐渐下降，口干欲饮，苔薄腻微黄，质暗，脉濡数，先从湿热逗留气分，少阳枢机不利治疗。用小柴胡汤、蒿芩清胆汤、栀豉汤合方。药进7剂，寒热起伏不定，最高体温40℃，1日2次出现体温高峰，形寒不著，汗出热退。继转和解清化、宣达募原，用小柴胡汤、蒿芩清胆汤合达原饮再投，服7剂后，发热仍未控制，体温午后升高，最高39.3℃，最低38.5℃，持续时间多则10小时，少则7小时，热前微有形寒，体温下降时汗出不多，自觉怕风，大便正常，口干时欲饮水，左下肢有时酸痛，脉细数，舌苔淡黄薄腻、质暗。发热持续至今近2个月，和解少阳、宣达募原，均难控制，但精神状态并无明显异常，证属内伤发热范畴，转从气虚阳陷入阴，卫表不和治疗。

处方：柴胡10g，炙桂枝10g，炒白芍10g，葛根15g，升麻5g，黄芪15g，当归10g，白术 10g，炙甘草 3g，炒黄芩 10g，橘皮 6g，法半夏 10g，潞党参 12g，生姜 3 片，大枣 4 枚。4 剂。

初服上药，当天仍有发热，午后 2 时开始，最高体温 38.2℃，近 3 日未见发热，昨日体温 37.2℃，汗出后稍有形寒，左下腹时有酸痛，口干，时欲饮水，苔薄白腻不厚，质淡紫，边有齿印，脉濡兼数。和解太少，甘温除热有效，宜原法观察，原方 4 剂。体温控制，未见反复，精神面色良好，但双下肢酸疼，左胁肋下隐痛，食纳、二便正常，苔淡黄薄腻，脉细略数。药证合拍，疗效显著，治守原法巩固。原方加鸡血藤 12g。7 剂。

按语 不明原因的发热临床并不乏见，中医辨治有外感、内伤之别。本例患者初起有恶寒、发热、咳嗽等外感之候，经用西药抗菌治疗发热不退，住院 2 个月经系统检查病因仍难明确，曾试用抗菌、抗病毒、抗疟、抗痨及激素等多种方法治疗，发热始终未能控制，而花费甚巨，经人引荐前来门诊。辨证为湿热逗留气分，少阳枢机不利，先予和解清化、宣透募原法，服药过程中，身热仍然起伏不退，细察患者发热持续 2 个月，而精神、食纳尚可，据此断属内伤发热范畴，转从气虚阳陷入阴、卫表不和治疗，仿补中益气汤甘温除大热，同时因热前形寒，汗出怕风，合柴桂各半汤和解太少法遣方用药。药证相合，竟能迅速起效，如此疑难之病，数剂中药而愈。"甘温除大热"确属言之有据。

案 5　尿浊（脾虚气陷证）——乳糜尿

黄某，男，34 岁。

初诊：患乳糜尿 1 年，稍疲劳或食油脂后即发作，形体消瘦，精神不振，舌苔薄白，脉细软。乙醚试验阳性。病由脾虚气陷，清浊泌别失常，脂液下流。治拟补中益气。

处方：党参、怀山药各 12g，当归、白术各 10g，黄芪 15g，陈皮 6g，升麻 4g，柴胡、炙甘草各 3g。

上药共服 30 余剂，尿浊转清，活动及食油脂亦无影响，小便乙醚试验：3 次均为（－）。

按语 本例为脾虚气陷，清浊泌别失常，精微下泄，致成尿浊，证候单一，故予益气升清即效。若兼有湿热，还当补中寓清，通补兼施；久病脾虚及肾，肾失固摄，又当脾肾同治，补肾固摄。

上列 5 案，病种各异，主症特点不一，上在头巅，下及前阴，外损肌肉，内见气短、高热，辨病毫无类同之处，而辨证却都可归属"脾气虚弱证"，用补中益气汤加减而获效，表明方证对应是重要的前提，辨证论治的优势不容置疑。假如仅有斯病而无斯证，不仅难以取效，甚至还将误治益疾。

大补阴丸验案拾萃

(一) 医案举例

案1 失眠

隋某,男,58岁。

初诊:2002年12月17日。失眠史约20年,近年加重,遂各处就诊,服中药百余剂,西药艾司唑仑辅助安睡,收效甚微。刻下:入睡困难,神思纷杂,烦躁不安,右足心热,右腿胀,腰痛,尿黄,口干,舌苔薄黄腻、质黯,舌体稍胖,脉细滑。证属君相火旺,阴不涵阳。

处方:生地12g,炙龟板(先煎)、黄柏各10g,知母9g,黄连5g,白芍、阿胶(冲)各10g,熟枣仁(打)30g,黑山栀10g,炒延胡索15g,法半夏10g,丹参12g,麦冬、莲子心各10g,珍珠母(先煎)30g。

二诊:服药14剂,寐眠明显改善,烦躁减,右足心发热,时有痒感,但入睡仍有困难,口干不重,尿不黄,舌苔黄、质黯紫,脉细弦。

处方:上方加玄参10g,改生地15g。

三诊:睡眠安好,平稳入睡,证治相符,原方继进。

按语 本案年近六旬,病久及肾,阴亏津少,水不济火,心阳独亢,火扰神明。正如《景岳全书·不寐》所云:"真阴精血不足,阴阳不交,而神有不安其室耳。"本案为顽固性失眠,失眠史长达20载,查及病历,多以清肝、安神之治,难以奏效。从足心热、尿黄、腰痛、口干等证结合病史,断其为君相火旺,阴不涵阳。治选大补阴丸为主方,以炙龟板、白芍育阴潜阳;知母、黄柏、生地、玄参滋阴泻火;阿胶、丹参、熟枣仁养血安神;炒延胡索、黑山栀清泻心肝之火;莲子心、珍珠母镇心安神。仅服药14剂,宿疾已有明显改善。1周后随诊,症情稳定向愈。

案2 崩漏

金某,女,27岁。

初诊:2002年10月25日。崩漏宫血起于1997年,治疗半年,一度痊愈。2002年4月再度复发,月经常迁延20~30日不尽。此次月经自2002年8月30日来潮,先崩后漏,用大量中药及西药孕酮治疗至今仍迁延约2个月难净。某医院诊断性刮宫示:宫内膜间质蜕膜化,腺化有分泌。刻下:月经漏下难尽,呈咖啡色,疲劳乏力,左乳房隐痛,面色萎黄,苔黄质红,脉细滑。辨证为肾虚肝热,冲脉失约。

处方:生地15g,山萸肉、牡丹皮、黑山栀、制香附各10g,炙乌贼骨、茜根炭、血余炭各15g,炒蒲黄(包)、陈棕炭、益母子(包)各10g,旱莲草、仙鹤草各15g。另:

青黛散10g，每次0.16g，每日2次。

二诊：漏下于服药8日后全净，近来带下有时如水，有时混浊，如咖啡色，头痛，腰不酸，左腹偶有隐痛下坠，腿酸，舌苔薄黄质红紫黯，脉细。

处方：上方加阿胶珠（烊冲）10g。

三诊：月经来潮五六日，近2日量多，当天减少，血色鲜红，有血块，开始腹部隐痛，大便偏干，苔黄质红，脉细。肝肾阴虚，冲脉失约。

处方：生地15g，炙龟板（先煎）、黄柏、知母、炙女贞子各10g，旱莲草、炙乌贼骨、茜根炭、陈棕炭各15g，炒阿胶珠10g，仙鹤草15g，血余炭、茺蔚子（包）各10g。

另：青黛散10g，每次0.16g，每日2次。

四诊：月经干净，先后8日，中途量多，色鲜有块，腰不痛，寐差，苔黄质红，脉细。证属肝肾亏虚，冲任不调。

处方：生地、山萸肉、牡丹皮各10g，黄柏、知母、炙龟板（先煎）各6g，旱莲草12g，当归、炒白芍、炒阿胶珠各10g，仙鹤草15g，茺蔚子（包）、制香附、枸杞子各10g，合欢皮15g。

在辨证论治的基础上，结合经前疏肝活血，经后养血，月经周期已正常。目前，经量适中，崩漏未作。

按语 《兰室秘藏》曾云："妇人血崩，是肾水阴虚，不能镇守胞络相火，故走而崩也。"本案为反复发作性崩漏，此次发作尤难控制，先崩后漏迁延约2个月，属肾虚肝热，冲脉失约。急则治标，初诊用多味化瘀止血药涩漏止崩，配合生地、山萸肉滋肾阴；牡丹皮、黑山栀清肝火。此后每逢经期，选大补阴丸为主方，以炙龟板育阴潜阳，调补冲任；生地、女贞子、旱莲草、炒阿胶珠、仙鹤草凉血养血止血；黄柏、知母清热止血；炙乌贼骨、茜根炭、陈棕炭、血余炭、茺蔚子化瘀止血防宿疾再作。调治有效，月经周期、色、质、量恢复正常。

案3 汗证

卢某，男，35岁。

初诊：2002年4月24日。1995年冬始，夜寐盗汗，迁延不愈，睡后肌肤烘热，汗出，腰骶部酸有沉坠感，晨尿色黄，苔薄黄腻质红，偏黯，脉细弦。证属肝肾不足，阴虚热郁。

处方：生地12g，玄参、麦冬、黄柏、知母各10g，煅龙骨、牡蛎（因价格关系，将大补阴丸中龟板改为龙牡）各25g，炙鳖甲（先煎）10g，瘪桃干20g，五味子5g，鹿含草、桑寄生各15g，糯稻根、浮小麦各20g，楮实子10g。

二诊：烘热汗出减轻，夜寐可，纳差，腰酸重，有坠感，尿黄，苔黄腻质黯，有齿印，脉细弦。加炒谷麦芽各10g，炒杜仲12g。

三诊：烘热不尽，夜寐间有盗汗，腰酸，不寐，尿黄，苔黄质红，脉小弦。

处方：上方加功劳叶10g，川百合12g。

四诊：烘热汗出，下体湿润，尿黄，味腥，舌苔黄薄腻，质偏红，脉细滑。腰骶部酸痛。证属肝肾不足，阴虚液泄。

处方：制鳖甲（先煎）10g，煅牡蛎（先煎）25g，黄柏、知母各10g，生地15g，麦冬 10g、玄参 12g、瘪桃干、浮小麦各 20g、山萸肉 9g、楮实子 10g、川断、金毛狗脊各 15g、五味子 5g、川百合 15g。

五诊：上方断续服 3 个月已无汗出，但仍觉肌肤烘热、腰脊酸痛、口干、尿黄，舌苔薄黄，质偏红，脉细弦。继从肾虚肝旺，阴不涵阳善后。

处方：上方去煅牡蛎、瘪桃干、浮小麦、五味子，加功劳叶 10g，桑寄生 15g，改山萸肉 12g。

按语 正如《医学正传·汗证》所云："盗汗者，寝中而通身如浴，觉来方知，属阴虚，营血之所主也……盗汗宜补阴降火。"本案盗汗史 7 年，伴腰骶部酸坠感，尿色黄，证属肝肾不足，阴虚火旺，津亏液泄。用制鳖甲、煅牡蛎育阴潜阳敛汗；知母、生地、麦冬、玄参、五味子、川百合滋阴清热；山萸肉、楮实子滋养肾阴；川断、桑寄生、金毛狗脊阳中求阴；瘪桃干、浮小麦收敛止汗。随诊至今，盗汗未作，仅偶有烘热，治疗显效。

（二）讨论

金元时期朱丹溪谓："阴常不足，阳常有余，故立大补阴丸以滋肾阴，泻相火。"本方原用于治水亏火炎之咳血、劳瘵、咯血、吐血证。而上 3 案，分别为失眠、崩漏及汗证，根据辨证论治，使用大补阴丸并不拘泥于原方原证，只要辨证正确，加减得当，多获良效。故临床辨证尤为关键，此为一切治疗之基础。

牵正散在治疗疑难杂症中的应用

牵正散来源于《杨氏家藏方》，具有祛风化痰通络之功，由白附子、僵蚕、全蝎三药组成，原为治疗面瘫所设立。目前，此方已广泛运用于面神经麻痹、血管神经性头痛的治疗中。一些医师报道此方对部分过敏性鼻炎、腰椎间盘突出症亦取得良好的疗效。对于某些疑难杂症凡有"风、痰、瘀互结"的病理因素，周仲瑛教授常加减使用本方，取得了较为满意的疗效，兹以三则验案探讨如下。

（一）医案举例

案1 神经胶质瘤术后伴发癫痫

张某，男，24岁。

初诊：2001年11月27日。右小脑半球，大脑颞叶髓母细胞瘤伴胶质瘤术后5年。今年4月复查MRI：右枕叶胶质瘤术后改变，软化灶形成，未见复发。术后曾经化疗，化疗照射全脊柱，头发不生，自1999年始，出现阵发性心慌，岁末有癫痫发作，意识障碍，神志不清，偶见倒扑，手臂无意识性动作，偶见寒战，现每日皆发作1次，时间不长，苔黄，舌质暗红，脉细滑。辨证属风痰瘀阻。

处方：制白附子、制南星、制僵蚕各10g，炙全蝎5g，天麻10g，钩藤（后下）、葛根各15g，炙蜈蚣3条，广地龙10g，炙水蛭3g，枸杞子10g，大生地12g，生黄芪15g，泽兰、泽泻各15g，制首乌、天冬各10g，侧柏叶15g，炙女贞子10g，旱莲草12g，牡蛎（先煎）25g。

二诊：2002年3月29日。患者为外地人，持续服药约半年，每日1剂，煎服3次。近来小发作已不多，癫痫控制良好。但头昏不适，精神反应欠佳，咽喉有痰渍感，喜寐，健忘，二便正常，口干，苔薄黄，舌质暗红，脉细滑。辨证为风痰瘀阻，肝肾亏虚。

处方：制白附子、制南星、制僵蚕各10g，制全蝎5g，天麻、制远志、石菖蒲、广地龙各10g，制蜈蚣3条，天冬、麦冬各12g，泽兰、泽泻各15g，大生地12g，丹参15g，枸杞子10g，土鳖虫5g，白薇15g，牡蛎（先煎）30g。

三诊：2002年9月25日。癫痫控制良好，1～2个月偶有1次小发作，时有头昏，睡眠多于正常人。余无不适主诉。继服原方。

按语 此例患者为头部肿瘤手术后，以频繁发作癫痫为主要临床表现。病为神经胶质瘤，通常由风痰瘀毒阻于头部，络脉不通所致。头颅肿瘤术后，气血暗耗，肝肾渐伤，宿邪未能尽除。以牵正散中制白附子、制僵蚕、制全蝎为主药，配合制南星、广地龙、炙水蛭、土鳖虫息风化痰、化瘀通络；以天麻、钩藤、牡蛎平息肝风；以远志、石菖蒲豁痰开窍；用生地、天冬、麦冬、丹参、枸杞子、炙女贞子、旱莲草益肝肾、养气血。治疗近1年，病情明显改善，癫痫发作频率显著减少，全身症状如头昏、咽中痰渍、口干亦得以缓解。病情改善，治疗有效。

案2 多发性硬化症

王某，女，47岁。

初诊：2001年5月14日。1997年3月份感冒，嗅觉失灵，头昏。1998年10月，因劳累后头昏加重，左侧手足乏力，活动不灵，麻木。多次MRI检查，最后诊断为"多发性硬化症"，曾住脑科医院，年初起用激素治疗，一度有效。上班感冒后又见加重。现服用泼尼松，每日60mg（5mg×12片）。目前：左侧偏半头部麻木，疲劳乏力，左侧手足软弱，气短声低，不欲饮食，二便尚调，舌苔黄，薄腻，舌质暗紫，脉细。辨证为气虚湿困，肝肾下虚，风痰瘀阻。

处方：生黄芪30g，葛根、生白术、生薏苡仁各10g，川石斛12g，片姜黄、怀牛膝、炮山甲（先煎）、乌梢蛇各10g，制全蝎5g，潞党参15g，当归10g，鸡血藤20g，制南星、制僵蚕各10g。同时配合用复方马钱子胶囊0.25g，2次/日。

二诊：2001年5月21日。药后平平，语言声低，左侧手臂活动不灵，怕冷，吹风受凉后疼痛，右侧手臂稍麻，纳差，恶心，睡眠不佳，口干，舌苔黄腻，脉细滑略数。辨证为风痰瘀阻，气血不能灌注，肝肾亏虚。

处方：制白附子、制南星各10g，制全蝎5g，制僵蚕、炮山甲（先煎）、当归各10g，生黄芪30g，制蜈蚣3条，法半夏10g，细辛4g，炒白芥子9g，炙桂枝、熟地各10g，鹿角片（先煎）10g，炮姜3g，炒六曲、川石斛各10g，首乌藤25g。

三诊：2001年5月28日。药后左侧头部、肩臂麻木减轻，右肩麻木亦有好转，周来曾腹泻2次，左侧手足稍凉，手心烫，晨尿色黄，阵发心慌，寐差，脉濡滑数。

处方：原方加炒苍术、黄柏各10g。

四诊：2001年6月4日。近日左侧颜面及右侧均有麻感，肩臂时麻，头昏头痛不显，语言费力，心慌，纳差，口干，舌苔薄腻淡黄，舌质暗，脉细滑。辨证为肝肾亏虚，风痰瘀阻，湿热内蕴。

处方：制白附子、炙僵蚕各10g，全蝎6g，炮山甲（先煎）10g，白薇、泽兰各15g，广地龙10g，生黄芪40g，葛根20g，炒苍白术各10g，木防己12g，黄柏10g，天仙藤15g，片姜黄10g，炙蜈蚣3条，淫羊藿、制南星、法半夏、枸杞子各10g，川石斛12g。

治疗有效，此后1年在此方基础上加减调整用药。寐差，夜寐易惊加合欢皮15g，首乌藤25g；颜面、肩臂麻感可再加白薇15g，泽兰10g，鸡血藤20g，片姜黄10g；食后腹胀加砂仁（后下）3g，炒六曲10g，陈皮6g，丹参15g；怕热，尿黄，加木防己、知母、生地各10g。

至2002年7月1日复诊时，病情基本稳定，但两手臂仍时有蚁行感，下肢浮肿，犹如针刺，寐多困倦，时有躁热，语声尚可，但不欲多言，气短，烘热，苔黄薄腻脉细。现服激素已降为15mg/d。

处方：6月4日方加鸡血藤15g，红花10g，生薏苡仁15g。

治疗随诊至今，患者已停用激素，病情明显改善，已能正常工作，治疗有效。

按语 多发性硬化症系神经脱髓疾病，病灶播散广泛，表现多为颅神经损害，感觉障碍，运动神经受阻，尿潴留等。目前，西医无有效疗法，激素及免疫抑制剂仅可缓解部分患者的症状，营养神经药物亦只能控制或延缓病情发展。本例患者以感觉障碍如左侧颜面及右侧均有麻感、肩感时麻为主症，结合疲劳乏力，气短声低，手足软弱，手心烫，晨尿色黄，口干，辨证为风痰瘀阻，气血不能灌注，肝肾亏虚，湿热内蕴，治疗以牵正散加味。方中白附子、僵蚕、全蝎、广地龙、炙蜈蚣、制南星搜风化痰，祛瘀别络；用白薇煎活血通络，用黄柏、生薏苡仁清热利湿；用枸杞子、川石斛、生黄芪、葛根补益肝肾，益气养阴，升清除痹。患者症状得以改善，激素用量得以减少，生活质量得以提高。

案3 多发性骨髓瘤

韩某，男，70岁。

初诊：2002年8月1日。患者由江苏省人民医院经过CT、MRI、骨髓活检证实为多发性骨髓瘤，已将近2年。曾化疗4个疗程。因难以完成全程化疗，转而求治于中医。刻下：腰脊酸冷，腰痛连及两胁肋，两下肢无力、麻木，难以直立，可以勉强慢步，大便时干时溏，偶有小便难控，口干，苔淡黄薄腻舌质淡紫，脉弦滑数。辨证为风痰瘀阻，肾督受损。

处方：炙白附子10g，制南星15g，炙全蝎5g，地鳖虫6g，露蜂房10g，炙僵蚕10g，炙蜈蚣3条，川断20g，制川草乌各6g，炒延胡索15g，九香虫5g，川楝子12g，巴戟肉10g，金毛狗脊20g，当归10g。同时，另服复方马钱子胶囊，每次0.3g，2次/日。

二诊：2002年8月8日。服药7剂，腰痛显减，但仍腿软，手足麻木，大便日行偏烂，苔淡黄腻。

处方：上方改制南星20g，加生甘草3g，生黄芪15g，片姜黄10g。

三诊：2002年8月22日。药后腰部疼痛明显缓解，但晨起腿有麻痛，食纳尚可，二便正常，苔薄腻舌质紫，脉细弦，效不更方。

处方：8月1日方改制南星20g，加生黄芪15g，细辛4g，骨碎补10g。

四诊：2002年9月12日。背脊痛意偶能感觉，腰不能挺直，左胯酸痛，起步时明显，食纳好，二便正常，苔淡黄腻，舌质暗，脉细滑。

处方：8月1日方改制南星20g，加威灵仙10g，千年健、生黄芪各15g，细辛5g，骨碎补10g，去川楝子。

五诊：2002年10月10日。腰背、后背痛势不尽，不耐久坐，背后凉感，临晚足浮，苔薄腻舌质暗，脉细弦。

处方：8月1日方去川楝子，改制南星20g，加威灵仙15g，生黄芪15g，细辛5g，骨碎补10g，淫羊藿10g，鹿角霜10g。

2002年11月7日再次就诊：腰部疼痛、凉感症状已完全缓解，无任何不适主诉，原法继进，效不更方，继以上方调治。

按语 多发性骨髓瘤是单克隆浆细胞异常增殖所致单克隆免疫球蛋白增高的一种恶性肿瘤，患者多以骨痛、背痛、乏力、急性感染、肾功能损害及贫血就诊。目前以化疗、放疗为主，虽有部分患者病情可获缓解，但多数老年患者难以承受化疗。本例患者确诊为多发性骨髓瘤已4年，虽已化疗4次，仍有明显临床症状。就诊时，以腰背疼痛为主症，伴有腰部冷感、下肢麻木、行走困难、小便难控等症状。腰为肾府，背脊为督脉循行之处,综合症状,结合病史,辨证为肾阳亏虚,督脉虚寒,痰瘀阻络。治宜化痰通络,活血祛瘀,温肾壮脊,以牵正散加味治疗,选用白附子、制南星、炙僵蚕化痰通络;以炙全蝎、炙蜈蚣、地鳖虫、片姜黄、骨碎补化瘀活血搜络;以川楝子、炒延胡索、九香虫理气止痛;以制川草乌、淫羊藿、鹿角霜、巴戟天、当归、黄芪温肾壮阳祛寒;用千年健、川断强腰壮脊。另外,加用复方马钱子胶囊以解毒散结止痛。经治后患者临床症状已尽消失,治效良好。

(二) 讨论

从上述3则验案可以看出,牵正散不仅可用于面部神经炎、三叉神经痛、头痛等颜面部麻木类疾患,亦可广泛运用于疑难杂病的治疗中。因"久病络瘀","百病多由痰作祟",故痰瘀是疑难杂病所常合并出现的病理因素。然而临床必须遵循辨证论治原则,首先,注意辨别独特个体的疾病属性,区分为实为虚,为寒为热,为阳弱亦或为阴伤等不同;分清病变脏腑及部位,如病在上,病在中,病在下,亦或病在头颅清阳,或病在腰脊肝肾。既能灵活运用该方,又可准确对应病证。正如上述3则验案,病情不同,病位有异,但因"痰瘀阻络"病理因素的存在,故在临证时,皆使用了具有祛痰化瘀通络作用的牵正散。而案1关注补益肝肾,平息肝风;案2更注意益气养血,化湿通络;案3强调温肾祛寒,强腰壮脊,故取得了较满意的临床疗效。由此,既可以体会中医"异病同治"的临证特色,亦可以感受临床治疗疑难病重视用药的灵活性、对应性的特色。

一贯煎的临床运用

一贯煎,为清代名医魏之琇先生所创,见于《续名医类案·心胃病门》高鼓峰、吕东庄胃痛治验的按语中。魏氏曰:"世人多用四磨、五香、六郁、逍遥,新病亦效,久服则杀人矣","高吕二案,持论略同,而俱用滋水生肝饮,余早年亦尝用此,却不甚应,乃自创一方,名一贯煎,用北沙参、麦冬、地黄、当归、杞子、川楝六味,出入加减投之,应如桴;口苦燥者,加酒连尤捷。可统治胁痛、吞酸、吐酸、疝瘕、一切肝病"。该方配伍严谨,选药精当,临床实践证明对阴虚血燥、肝气横逆所致胁痛、胃病等证,确有良效。

细析该方,主要由3组药物所组成:首先,重用生地黄为主,滋阴壮水以涵肝木,配伍枸杞子补肝血,养肝体以和肝用。冀肝得所养,肝气条达,则无横逆之虞。滋阴养血之品,除生地黄、枸杞子外,白芍、制首乌、山萸肉等,亦可根据病情选用。该法针对阴虚血燥、肝气横逆之病机,滋水养阴,以涵肝木,为治病求本之范例。非但肝气横逆之证,凡肝病为患而由肾水(阴)不足所致者,皆可效法。其次,方中用甘寒质润之麦冬、沙参补养肺胃之阴,既助脾胃生化之源,又滋水之上源。肺胃津充,金气清肃下行,自能制木,令其疏泄条达而无横逆之害,共奏培土养金、以制肝木之功。若肺胃津亏甚者,可酌加天冬、石斛、玉竹等甘寒养阴生津之品。再次,方中配味甘辛性温之当归,养血活血以调肝,借其辛散之性,使诸药补而不滞。更入少量川楝子,性寒不燥,既疏泄肝气,又顺肝木条达之性,且制诸药滋腻碍胃之弊。如此配伍,寓疏散于滋补之中,滋补不壅滞,疏散不伤正,可使阴血复、肝气疏,诸症可平。玫瑰花、佛手、香橼、生麦芽等辛香不燥、性质平和之品可酌情加入,以助疏泄条达之力,且用量宜轻,过则有耗气伤阴之嫌。周仲瑛教授在临床上对该方加减化裁,应用甚广。凡患者肝肾阴亏、肺胃津伤、血燥气郁之证俱可加减应用,临证之际应抓住舌红少津、咽干口燥、脉细弦等主症。兹附病案说明如下。

案1　复发性口腔溃疡

吴某,女,30岁。

初诊:2005年11月7日。主诉口腔常有溃疡反复发作已数年,多发于口腔黏膜、舌边等处,劳累受凉后易发。平素不耐久立,站久腰肾区酸胀感,无明显口干但饮水较多。面色较好,月经、饮食及睡眠正常,舌苔黄,质暗红,脉细。辨证属阴虚火炎,治以滋阴生津,清热泻火。

处方:大生地12g,北沙参10g,玄参10g,大麦冬10g,川石斛10g,川楝子3g,地骨皮10g,肿节风20g,白残花5g,生草3g,牡丹皮10g,芦根15g,西青果6g,黄连3g,黄柏6g,诃子肉6g。

2周后复诊,药后口腔溃疡较前有明显改善,口腔黏膜溃烂、疼痛消失,但上腭黏膜处仍有溃破、肿胀、局部隆起，腰酸好转，苔薄黄，脉细，药已对证，仍从阴虚火炎治疗。

处方：原方加马勃5g，制香附10g，藿香10g，炒黄芩10g，木蝴蝶5g，凤凰衣6g。

其后复诊诉口腔溃疡未再发作，余无明显不适，继守原法，原方再进14剂以巩固疗效。

按语 复发性口腔溃疡又名阿弗他口炎，《寿世保元》曰："口疮连年不愈者，此虚火也。"本例患者属阴虚火炎，故用一贯煎益阴治本，加入玄参滋阴降火，凉血解毒，正用于阴虚上浮之火；石斛清肾中浮火而摄元气，除胃中虚热而止烦渴；地骨皮泻肺火，清虚热；更加入黄连、黄柏苦寒泻火。白残花为周仲瑛教授治疗口腔溃疡的经验用药，方中更用少量收敛之品诃子肉促使溃疡早日愈合。全方补中有泻，清而兼润，相反相成，无燥热伤阴之弊，方证合拍，自能收效快捷。

案2 免疫性肝病

杨某，女，57岁。

初诊：2005年11月14日。2004年2月因恶心、纳差、四肢乏力去当地医院检查肝功能明显异常，同时查HBV DNA正常，乙肝五项（-），抗核抗体（+++），诊断为"免疫性肝功能损害"。先后用多种中、西药物，经半年以上治疗，反复查肝功能、转氨酶均在正常范围以上。最近一次查肝功能示ALT 169U/L，AST 211U/L，GGT 103U/L，ALP 277U/L。就诊时症见：右后背痛，恶心欲吐，纳谷不馨，疲乏无力，每夜燥热，口干口苦，盗汗，两腿酸软无力。小便偏黄，大便干结，1～2日1行。舌苔薄黄，舌尖暗红，中有裂纹，质紫，脉小弦滑。辨证为肝肾阴伤，湿热瘀郁，拟滋阴疏肝，清热化湿。

处方：北沙参10g，麦冬10g，生地12g，枸杞子10g，川楝子10g，当归9g，秦艽10g，茵陈蒿12g，炙鳖甲（先煎）12g，丹皮参各10g，垂盆草30g，合欢皮15g，老鹳草15g，雷公藤5g，银柴胡6g，苦参10g，苍耳草15g。

二诊：2005年11月21日。药后口干明显好转，大便转畅，仍诉睡眠差，药已奏效。

处方：原方加功劳叶10g，白薇12g，知母9g，首乌藤20g。

三诊：2005年12月12日。药后烘热有明显减轻，双腿酸软好转，行走有力，大便偏稀，舌苔薄黄，质紫，脉细滑。昨日复查肝功能ALT 41U/L，AST 52U/L，GGT、ALP均有下降。效不更方。

处方：初诊方加功劳叶10g，白薇15g，首乌藤20g，川石斛9g，焦白术10g，山药12g，地骨皮12g。14剂，以善其后。

按语 本例患者属阴虚湿热体质，年近60。每夜燥热明显，口干口苦，盗汗，两腿酸软无力，小便偏黄，大便干结，舌中有裂纹等均属肝肾阴精亏虚，湿热瘀郁，正虚与邪实并见。治以滋养肝肾，清热化湿。方用一贯煎合秦艽鳖甲散加茵陈蒿、垂盆草、老鹳草、苍耳草、雷公藤、苦参、牡丹皮参清热利湿，凉血化瘀。养肝肾益阴血方能化气有力，疏泄正常，正胜邪退。一贯煎补肝肾之阴而不滞，秦艽鳖甲散滋阴养血，清热除蒸。肝经湿热瘀郁，故加清热利湿，活血化瘀药。阴虚与湿热瘀郁病机不同，但可互为因果，相互转化，促进疾病的发展。湿热瘀郁为肝肾阴虚所致，故用一贯煎配合清热利湿，活血化瘀之剂治疗本例免疫性肝病患者取得了满意的疗效。

同病异治、异病同治血小板增多/减少症案例探析

同病异治、异病同治是中医辨证论治特色在临床上的具体体现,也就是说,病同证异者,治法亦当有异;病异证同者,治法亦基本相同。但同时还应异中求同,把握疾病的共性;同中求异,注意疾病的个性。并在肯定疗效的基础上,应用中医理论结合现代知识和方法,寻求其疗效机制,使中医药理论得到进一步的发展和创新。临床实践表明,同病异治、异病同治的理念,不仅适用于中医传统的病证名,还同样适用于现代西医学的病名和症状名。兹以血小板增多症和血小板减少症不同治法的效案为例,并作探析,以冀提供一条值得重视的临证思路和研究途径。

1. 原发性血小板增多症

案1

患者,男,30岁。

初诊:2007年6月4日。1998年因反复感冒,去某医院检查发现血小板增多,住院确诊为"原发性血小板增多症",曾服用羟基脲治疗,停药又复增多。

现查血小板计数851×10^9/L。症见面色潮红,偶有肢麻,两胯常有酸胀疼痛,舌苔黄,中部腻,脉右细,左细滑。辨证属热瘀营血,肝肾阴虚。方用犀角地黄汤加味。

处方:水牛角片(先煎)20g,生地、白薇、漏芦、鬼箭羽、茜草根各15g,赤芍、牡丹皮、紫草、地龙、川牛膝、玄参各10g,炙水蛭、生甘草各3g。每日1剂,煎服2次。

二诊:2007年11月7日。两胯胀痛能平,偶有肢麻,口干不显,大便日行1~2次,偏烂,舌红苔薄黄腻,脉细。复查血小板计数681×10^9/L,仍守原法出入。

处方:原方加葛根、丹参、泽兰、鸡血藤各15g,木贼草10g,炮山甲(先煎)6g,川石斛10g,去漏芦、茜草根、甘草。每日1剂,煎服2次。

此后患者来诊,均以二诊处方随症加减,多次复查血小板计数渐趋下降,但尚时有波动,动态观察到2009年3月降至正常,无反跳现象,临床症状亦不明显。

按语 本病临床多见头胀痛、面红目涩、口苦咽干、五心烦热、手足胀、失眠多梦、大便干结、舌暗红、脉络有瘀、苔少微黄、脉弦细沉数,重者可伴有胸腹痞满、肝脾肿大。根据本案的临床表现,病由肝肾阴虚,络热血瘀所致。针对这一发病机制,治以犀角地黄汤为主方凉血化瘀,配伍凉血之紫草、白薇、漏芦,因瘀重于热加炙水蛭、地龙、川牛膝、穿山甲、鬼箭羽、泽兰、鸡血藤、丹参等以消瘀,配以木贼草、茜根炭凉血化瘀,瘀热伤阴佐以玄参、石斛养阴清热,取得了满意的疗效。提示从"瘀热"辨治血小

板增多症，以凉血化瘀为其基本治法，是切合临床客观实际的，而针对个体加减配伍，同中求异，又是必要的。

案2

患者，女，29岁。

初诊：2003年5月27日。2003年3月突觉胸闷，呼吸困难，稍有心慌，血查血小板计数最高1300×10^9/L。当即住院，服用羟基脲（0.5mg，2次/日），注射干扰素1个月余，因反应较大难以续用，并做多次血小板分离术，血小板计数仍难稳定下降。近2年来，月经逐渐减少，目前1日即尽，有块，色暗，形寒，怕风，畏寒，腰冷，大便日行2~3次，成形，纳差，厌油腻。半个月来体质量下降3~3.5kg，舌苔薄黄腻，质暗红，脉细。辨证属气虚血瘀，治拟益气活血。

处方：生黄芪20g，当归10g，赤芍10g，川芎10g，桃仁10g，红花6g，泽兰15g，炙水蛭5g，鬼箭羽20g，川牛膝10g，熟地黄10g，山茱萸10g，炙桂枝10g，砂仁（后下）3g。每日1剂，煎服2次。

二诊：2003年6月24日。骨髓活检：符合原发性血小板增多症改变，纤维组织增多明显。并查见脾大。复查血小板计数676×10^9/L，白细胞计数4100×10^9/L。近期未再做血小板分离。面黄欠华，气短不能多言，稍有胸闷，头昏，周身酸胀，尿频，纳可，月经过期6日不潮，舌苔薄黄腻、质暗、有齿印，脉细。证属气虚血瘀，脾肾阳衰。治予温阳益气，活血化瘀。

处方：潞党参15g，鹿角片（先煎）10g，枸杞子10g，肉桂（后下）3g，生黄芪25g，当归15g，牡丹皮10g，丹参15g，鸡血藤20g，桃仁10g，红花10g，砂仁（后下）3g，山茱萸10g，菟丝子15g，怀牛膝10g，怀山药10g，淫羊藿10g，补骨脂10g，熟地黄10g，鬼箭羽20g，炙水蛭6g。每日1剂，煎服2次。

三诊：2003年8月12日。仍觉头昏心慌，气短减轻，四肢发软，感觉迟钝，食纳平平，大便偏烂。查血小板计数$(576~666)\times10^9$/L，白细胞计数4200×10^9/L，苔黄薄腻质暗，脉细数。证属气虚血瘀，肾阳不振。

处方：生黄芪25g，当归10g，党参15g，鹿角片（先煎）10g，枸杞子10g，淫羊藿10g，桃仁10g，红花10g，鬼箭羽20g，炙水蛭40，肉桂（后下）3g，炮山甲（先煎）6g，山茱萸10g，菟丝子15g，补骨脂10g，熟地黄10g，怀山药12g。每日1剂，煎服2次。

四诊：2003年9月16日。病情稳定，头稍昏，前日受凉，自觉腹部不适，纳谷一般，胃部怕冷，脱发，多言气短，两臀怕冷。复查血小板计数534×10^9/L，白细胞计数3500×10^9/L，舌苔薄黄、质暗红，脉细，再予益气活血，温养肝肾。

处方：潞党参15g，生黄芪20g，当归12g，淫羊藿10g，肉桂（后下）4g，鹿角片（先煎）10g，桃仁10g，红花6g，炙水蛭4g，土鳖虫6g，泽兰15g，鬼箭羽20g，生蒲黄15g，鸡血藤15g，补骨脂10g，菟丝子12g，川芎10g，熟地黄10g。每日1剂，煎服2次。

五诊：2003年11月4日。因头昏心慌不能支撑，住南京市鼓楼医院半个月，经颅多普勒：脑血管痉挛，经治症状改善，出院时查：血小板计数571×10^9/L。目前头昏不著，胸闷压塞不舒，稍有气短，头皮知觉迟钝，有紧缩感，口稍干，苔黄薄腻质暗，脉细，经潮量少，质暗，1天即停。仍从肝肾不足，气虚血瘀治疗。

处方：潞党参15g，生黄芪25g，当归10g，赤芍10g，川芎12g，葛根20g，淫羊藿10g，熟地黄10g，山茱萸10g，菟丝子12g，鬼箭羽20g，桃仁10g，红花6g，石菖蒲9g，炙水蛭5g，生蒲黄（包）15g，川牛膝10g。每日1剂，煎服2次。

六诊：2004年1月31日。自觉症状良好，早晨鼻涕带有血丝，食纳知味，腰臀部冷减，双足仍冷，月经过期半个月，左上腹痛，舌苔黄，质偏红，脉细，面色红润。血小板计数从$390×10^9/L$降至$189×10^9/L$。守法出入。

处方：制附片6g，肉桂（后下）4g，熟地黄10g，山茱萸10g，生黄芪30g，怀山药15g，补骨脂10g，鹿角片（先煎）10g，潞党参15g，当归10g，炮姜4g，焦白术15g，桃仁10g，红花6g，炙水蛭5g，淫羊藿10g，丹参15g，鬼箭羽15g，葛根20g，川芎10g，菟丝子10g，炙甘草3g。每日1剂，煎服2次。

其后病情稳定，去南方恢复工作。

按语　根据四诊所见，本例患者以气虚、阳虚症状突出，因肾主骨生髓，髓生血，故病源于肾；舌质暗红，周身酸胀，感觉迟钝，经潮后期，量少色黑，脾大等则属于中医的血瘀证。与西医学认为血小板增多使血液黏度增加，颇为符合。故采用益气温阳，活血化瘀治法，方中党参、黄芪益气，鹿角片、淫羊藿、补骨脂、菟丝子、肉桂温阳，熟地黄、山茱萸、枸杞子等补肾，当归、赤芍、川芎、桃仁、红花、川牛膝、泽兰、炙水蛭、鬼箭羽等活血化瘀。药证相合，疗效显著。

原发性血小板增多症系骨髓增生性疾病，属于髓系的克隆性疾病，其特征为骨髓中巨核细胞过度增生，血中血小板异常增多，并可伴有质量异常。临床以持续性血小板增多，伴皮肤黏膜出血、血栓形成、脾脏肿大为特征。本病的治疗，西医常以骨髓抑制剂如羟基脲、甲异靛、白消安等抑制和减少血小板生成，或予干扰素，或施血小板单采，或予抗血小板功能药物如阿司匹林、双嘧达莫等。

中医治疗一般以活血、破血、逐瘀为主，或佐清热解毒，或佐化痰祛湿。普遍认为益气温养之品刺激骨髓造血组织增生，增加血细胞数，属相对禁忌，而案2用益气温阳之品却降低了血小板计数，抑制了骨髓巨核细胞增生，推断可能是本法具有调节造血微环境或造血刺激因子的作用。案1则从热瘀营血，肝肾阴虚辨治，用凉血化瘀方药获效，显示了同病异治的特色和优势。两者异中有同的病理基础主要在于血瘀，故均重视活血化瘀药的应用。表明辨证论治，是中医药治疗疾病的根本法则，只要辨证准确，常能收到显著疗效，而其机制则值得进一步研究。

2. 特发性血小板减少性紫癜

案1

患者，女，25岁。

初诊：2009年3月13日。2年前夜晚睡觉时口中流血，肌肤黏膜有出血点，去医院血查血小板减少，多年来查血小板计数最低$(3～10)×10^9/L$，诊断为"特发性血小板减少性紫癜"，常用泼尼松维持。自觉疲劳乏力，腿软，经潮后期，血量偏多，舌苔淡黄薄腻，质暗紫，脉细滑。证属心脾两虚，肝肾不足，气血亏耗。

处方：潞党参12g，炙黄芪15g，当归10g，炒白芍10g，炙甘草3g，制何首乌10g，制黄精10g，焦白术10g，熟地黄10g，枸杞子10g，鸡血藤15g，仙鹤草15g，肿节风15g，花生衣20g，红枣4枚。每日1剂，煎服2次。

守法守方加减，曾经配伍过怀山药、山茱萸、茯苓，或生地、地锦草、旱莲草，或枸杞子、鸡血藤、炙甘草，观察至9月底。先后来诊6次，疗程半年，血小板计数不上升。

再诊：2009年10月30日。10月中旬，腹痛2天，检查黄体破裂，住南京市鼓楼医院输血小板、挂激素治疗。现仍有腹痛腰酸，月经7~8日不尽，晨起鼻衄，口干，手心热有汗，齿衄，下肢有瘀斑，面红目赤，胸背下肢瘙痒，舌苔黄薄腻，质暗红，脉细滑。查血小板计数$11×10^9/L$。转从肝肾阴虚，络热血瘀治疗。

处方：水牛角片（先煎）20g，赤芍12g，牡丹皮10g，生地20g，肿节风20g，地锦草15g，旱莲草12g，花生衣20g，羊蹄9g，紫草10g，仙鹤草15g，地肤子15g，地骨皮12g。每日1剂，煎服2次。

八诊：2009年11月28日。药服月余，近查血小板计数$116×10^9/L$，地塞米松已从原先每日5片减少至1片，牙龈出血基本控制，皮肤未见紫癜，经潮量少，手心热转平，面红目赤，苔黄质暗，脉细。守法观察。

处方：水牛角片（先煎）20g，赤芍12g，牡丹皮10g，生地20g，肿节风20g，地锦草15g，旱莲草12g，花生衣20g，羊蹄9g，紫草10g，仙鹤草15g，鸡血藤15g，地肤子15g，地骨皮12g，炙女贞子10g。每日1剂，煎服2次。

按语 本案初从心脾两虚，肝肾不足，气血亏耗辨治，仿归脾汤、八珍汤意，守法守方，观察半年，血小板计数不升（$11×10^9/L$），审其除齿、鼻出血，下肢瘀斑外，并见面红目赤、口干、手掌心热、肌肤瘙痒、经潮后期，结合苔脉，转从肝肾阴虚、络热血瘀、瘀热动血治疗，用犀角地黄汤加味，滋阴凉血，化瘀止血，并逐步撤减激素。药服月余，血小板计数上升，稳定在正常值以上。显示修正辨证诊断的必要性，若单一辨病治疗，恐难另辟蹊径，取得改善。对照血小板增多症案1，应属异病同证同治，而又同中有异，增多者瘀重于热，故化瘀之药为多，化瘀重于凉血；减少者，热重于瘀，故用药凉血重于化瘀。而其中深层的疗效机制，尚难以用药效的双向调节作用所能解释。

案2

患者，女，28岁。

初诊：2009年5月20日。1998年患者出现鼻腔、牙龈出血，皮肤瘀斑反复发作至今已10年余，确诊为"特发性血小板减少性紫癜"，曾用大剂量激素、免疫抑制剂等治疗，有所控制，但病情反复难愈。2009年3月因全身皮肤瘀斑、紫癜，血小板计数$12×10^9/L$。曾在当地医院使用大剂量激素泼尼松治疗2个月余，血小板计数仅升至$35×10^9/L$。肌肤散见瘀斑，偶有齿衄，月经量多，神疲乏力，腰酸腿软，夜寐梦多，口干欲饮，二便尚调，舌质暗红，苔薄黄，脉细数。拟从肝肾亏虚，阴血不足，血失归藏治疗。

处方：生地15g，山茱萸10g，制何首乌10g，阿胶珠10g，白芍10g，黄精10g，女贞子10g，旱莲草12g，地锦草15g，牡丹皮10g，肿节风20g，鸡血藤15g，茜草根10g，仙鹤草15g，血余炭10g，花生衣20g，炙甘草3g。每日1剂，煎服2次。

二诊：2009年12月23日。上方连续服用2个月余，并停用激素，皮肤瘀斑消失，月经正常，2009年10月16日血小板计数$103×10^9/L$，诸症已平，无出血及瘀斑，今查血小板计数$134×10^9/L$。继守原法巩固。

处方：原方加山楂10g，决明子10g，泽泻12g。每日1剂，煎服2次。

按语 本案从肝肾阴虚，阴血不足，血失归藏入手，以《类证治裁》六味阿胶饮、《景岳全书》茜根散、《简便方》二至丸加减，补肝益肾，宁络止血。方中生地、白芍、山茱萸、旱莲草、炙女贞、制何首乌、制黄精、炒阿胶珠补益肝肾，填精益髓，滋阴养血，生地、旱莲草又具凉血止血之功，牡丹皮、地锦草、茜草根既可凉血止血，又可活血散瘀，花生衣、血余炭止血化瘀，肿节风祛风活血、清热解毒，鸡血藤祛瘀血、生新血、流利经脉，仙鹤草养血活血止血，炙甘草益气补中，调和诸药。纵观全方，以补益肝肾，促进髓海生血为主兼以散瘀、宁络、止血，且能一药多用，又结合了现代研究配以花生衣、肿节风治疗血小板减少。标本兼治，以治本为主，故能收桴鼓之效。

成人特发性血小板减少性紫癜95%以上为慢性型，一般认为系自身免疫性疾病，迁延难愈，目前西医治疗以糖皮质激素、脾切除、免疫抑制剂等为主，虽提升血小板较快，但维持时间短，易复发。本病属中医"血证"、"衄血"、"紫斑"范畴，古又称为"内伤发斑"，病机以虚为本，与肝脾肾三脏密切相关。因脾主生血又主统血，肾藏精，主骨生髓，精能化血，肝主疏泄，又主藏血，乙癸同源。故生血化血，摄血藏血功能失调，是引起本病的关键。而热伤血络，络损血瘀为病之标。

以上两案，案1根据临床症状，药效反馈结果，经修正辨证诊断，改从肝肾阴虚，络热血瘀论治，用滋阴凉血、化瘀止血法后，获得明显的转折。案2则从肝肾阴虚，阴血不足，血失归藏辨治，以虚为本，热伤血络为标，疗效亦颇显著。两者虚实各异，治法有别，显示同病异治的特色，而肝肾阴虚又是其异中有同之处。